Hypertrophic Cardiomyopathy

肥厚型心肌病

·原书第 2 版·

原著　[美] Srihari S. Naidu

主译　汪道文　王　炎

中国科学技术出版社

·北　京·

图书在版编目（CIP）数据

肥厚型心肌病：原书第 2 版 /（美）斯里哈里·S. 奈杜（Srihari S. Naidu）原著；汪道文，王炎主译 . —北京：中国科学技术出版社，2021.9

书名原文：Hypertrophic Cardiomyopathy, 2e

ISBN 978-7-5046-9058-6

Ⅰ .①肥… Ⅱ .①斯… ②汪… ③王… Ⅲ .①肥大性心肌病—诊疗 Ⅳ .① R542.2

中国版本图书馆 CIP 数据核字（2021）第 085443 号

著作权合同登记号：01-2021-2865

策划编辑	王久红　焦健姿
责任编辑	王久红
装帧设计	佳木水轩
责任印制	李晓霖

出	版	中国科学技术出版社
发	行	中国科学技术出版社有限公司发行部
地	址	北京市海淀区中关村南大街 16 号
邮	编	100081
发行电话		010-62173865
传	真	010-62179148
网	址	http：//www.cspbooks.com.cn

开	本	889mm×1194mm　1/16
字	数	745 千字
印	张	27.5
版	次	2021 年 9 月第 1 版
印	次	2021 年 9 月第 1 次印刷
印	刷	天津翔远印刷有限公司
书	号	ISBN 978-7-5046-9058-6 / R·2704
定	价	298.00 元

（凡购买本社图书，如有缺页、倒页、脱页者，本社发行部负责调换）

译者名单

主　译　汪道文　王　炎

副主译　杭伟健

译　者（以姓氏笔画为序）

王　红　王　炎　孙　阳　李　瑞

李宗哲　何祚雯　汪道文　陈　鹏

陈杨辉　杭伟健　赵春霞　倪　黎

戴佳祁　戴梅艳

内容提要

　　本书引进自世界知名的 Springer 出版社，是一部全面介绍当代肥厚型心肌病基础理论及应用技术的经典教科书，由来自美国纽约 Westchester 医学中心的 Srihari S. Naidu 教授倾力打造。本书为全新第2版，共31章，涵盖了肥厚型心肌病的发现和认识过程、自然病史、病理学和病理生理机制、诊断方法、治疗和预后、初诊和随访、卓越治疗中心的建立等内容，系统总结了相关研究的最新进展。书中所述均基于临床研究和病例报告，力求客观准确，同时配有大量影像、病理图片及手绘插图，并提供了与各种诊治技术有关的最新临床数据，阐释浅显易懂。本书内容翔实，脉络清晰，图文并茂，可读性强，为肥厚型心肌病的临床诊疗提供了理论依据，既可作为心血管内外科、内科相关专业及老年病科等医生的实践指南，也可供相关专业研究生、规范化培训医生和其他相关专业人员阅读参考。

补充说明：书中参考文献条目众多，为方便读者查阅，已将本书参考文献更新至网络，读者可扫描右侧二维码，关注出版社"焦点医学"官方微信，后台回复"肥厚型心肌病"，即可获取。

原书序

再版序

本书初版对肥厚型心肌病这一令人关注的复杂疾病进行了全方位的详细描述，内容涉及 20 世纪五六十年代以来此种疾病的发现到多方面异质性的描述，强调需要建立卓越医学中心以开展进一步的研究。

全新第 2 版使本书成为该领域的权威著作之一。本书初版问世后，ESC 指南于 2014 年发表。与此同时，许多卓越的医学中心得以建立。随着人们对这一疾病的认识不断增加，该疾病的治疗方法也取得了令人鼓舞的成果。

有许多新的补充文献已纳入更新的章节中。新版还增加了新的章节，包括有关高血压、冠心病、先天性心脏病、肺部病理学、睡眠呼吸障碍管理的讨论，以及合并结构性心脏病的内容。此外，还增加了有关血管性血友病、血管性血友病因子、胃肠道出血等附带现象及高危患者管理的章节，以及在当今时代非常重要的有关培训和认证的章节。在经历了 50 年药物研发不足的情况下，有关营养和肥胖管理的部分也讨论了新的治疗药物。新版还在每章末补充了本章测试及答案解析，用以新知识的复习巩固。

本书在前一版基础上增补了很重要的内容，Naidu 博士及其同事付出的努力使本书水平又提高了一个新的层次，祝贺他们。

Bernard J. Gersh, MD, ChB, DPhil
Rochester, MN, USA

初版序

肥厚型心肌病是一种或一组相对新的疾病，在许多方面还存在争议。它是一个重要的独立临床疾病，与二叶主动脉瓣一起成为两个常见的单基因遗传心血管疾病。肥厚型心肌病的争议之处也是其魅力所在，因为这一独立疾病的特点是临床表现、疾病自然史、对药物治疗的反应及潜在遗传基础存在异质性。

本书的出版恰逢其时，因为 ACCF/AHA 指南已于 2011 年发表，ESC 指南也于 2014 年发表。本书主编 Srihari S. Naidu 博士与我一起参与了 ACCF/AHA 指南（2011 年修订版）的制订。这些指南表明，我们在肥厚型心肌病的研究上已有许多共识。此外，大量证据也帮助我们就一些内容达成共识，这些内容也纳入了这部由 Naidu 博士及其他专家共同编写的书中。

本书涵盖了肥厚型心肌病的各个方面及人们关注的热点问题。书中收录了指南中未能完全阐释的细节和临床实践内容，还有 Eugene Braunwald 博士编写的关于疾病初被发现时的独特见解。Braunwald

博士自 20 世纪 60 年代以来进行的工作对此病的研究具有深远的影响，使我们受益匪浅，其编写的章节是对本书的重大贡献。

本书强调，我们面临的是一种复杂的临床综合征，因此需要建立卓越医学中心。这样的医学中心要有足够多的患者数量，有成人和儿童临床心血管专家在内的不同领域的专家，包括全新的心脏影像学专家、心脏介入专家、室间隔心肌切除术专家、酒精室间隔消融术专家、心脏电生理学专家、遗传学家和遗传咨询师。所有卓越医学中心都能无障碍地提供各种治疗，特别是介入治疗，无论是现场治疗或无缝对接的转诊均可实现。如何构建卓越医学中心是全新的内容，我猜想这部分内容会很受欢迎。

肥厚型心肌病的综合管理是一个不断进展变化的领域，同时也已为进一步开展临床和基础研究、为国内和国际不同中心间的合作做好了准备。我更强调合作，尽管该病有一定的发病率，但大部分医学中心的患者数量都很有限，未来地区间及国家间的合作将共同构建起我们所需的数据库。在心血管疾病各领域进行大规模全球试验的时代，在某种程度上肥厚型心肌病似乎被排除在这种状况之外，因为本病并没有开展许多随机试验。用于有症状的肥厚型心肌病的药物（β 受体拮抗药、钙通道阻滞药和双异丙吡胺）出现约有 50 年的历史，但这些药物仅在很少数小型临床试验中被评价过。

室间隔减容治疗，特别是外科室间隔心肌切除术或酒精室间隔消融术通常是首选的治疗方法，但是没有随机试验，鉴于所需的样本规模和随访时间，以及关于早期结果的现有知识，今后也不可能进行任何试验。因此，指南和其他声明只能依赖于合理的共识进行编写。最近发布的 ACCF/AHA 指南得出结论：对于适宜的外科适应证患者，有经验的外科室间隔心肌切除术是"金标准"，而对于不具备适应证的患者，酒精室间隔消融术是理想的替代治疗。对于有适应证但不愿接受外科治疗的患者，酒精室间隔消融是合理的，但只有在患者和医生之间充分细致的沟通，并进行书面告知和权衡利弊的讨论之后，才予考虑。所有患者都需要理解两种治疗的利与弊。事实上，优选的外科室间隔减容方法是大量激烈争论的焦点。

这些值得关注的变化可能会在之后再版时呈现。肥厚型心肌病研究的魅力还在于，其原理正被不断揭示出来。我推测，有些由指南提出的当代研究议题在不远的将来会得到解决。从遗传学的角度看，无论是涉及突变阳性还是突变阴性患者，我们对肥厚型心肌病病因还是知之甚少。希望在不久的将来，遗传学方面的技术更新能在这一领域结出硕果。特别是基因型和表型间的联系需要进一步明确，基因型阳性但表型阴性的患者的治疗和评估也要明确。基因分型对于心脏性猝死和其他结果（如心力衰竭）的预后及危险分层是否有用还有待确定。虽然在当今实践中，除了遗传咨询外，基因分型对评价预后的作用是有限的。但是，遗传学家很可能从中找到具体的肥厚基因型。因此，基因型作为一种预测工具完全可能成为现实。

用 MRI 进行的研究可能在未来几年明确本病在心肌纤维化和心脏性猝死的归因风险中的临床意义。进一步来说，包括心脏性猝死和 ICD 植入的预后评估在内的风险分层各个方面都需明确，因此需要大规模的合作研究。此外，为研发新的治疗药物，我们需要进一步理解肥厚型心脏的基础生理和能量代谢。最后，如前所述，特别需要长期随访来比较和评价减容术，这对酒精室间隔消融术后的患者尤其需要。

迄今为止，历经50年的发现和研究，肥厚型心肌病的自然病史已然明确，关于梗阻作用的病理生理，现在也已了解。但是，其在本病中的作用机制还需进一步研究阐明。分子遗传学技术应作为肥厚型心肌病医学中心用于遗传咨询的常规临床工具，但现在的临床实践只是遗传学的冰山一角，更多有趣的信息在未来将会不断显现出来。最后，我们确实有许多诊断、药物治疗和介入治疗的方法需要进行比较研究，但是目前对该病的了解也达到了前所未有的高度。

我要向Naidu博士及其同事这部恰逢其时的著作表示祝贺。至此，肥厚型心肌病已经呈现在国家指南、临床实践和主流媒体上。我相信，本书将作为必不可少的参考书受到广大医生以及对这一疾病感兴趣的卓越医学中心的欢迎，未来我们还会看到更新再版的版本，而本书仍将是该领域最值得肯定的参考书之一。

Bernard J. Gersh, MD, ChB, DPhil, FRCP, MACC

Rochester, MN, USA

译者前言

肥厚型心肌病是一种相对少见但不罕见、看似简单但又十分神秘的疾病。看似简单是指由于症状典型对患者诊断不困难，而神秘则是因为其虽有明确的遗传学特性，却仍有许多未解之处。此外，肥厚型心肌病表型、病情和发病年龄差异巨大，其病理生理治疗与临床常规治疗有许多不同之处。

正是由于上述原因，许多心内科医生常常是"只见象牙"而"不见象身"，或是"一叶障目"而"不见森林"，因而心中怀有诸多迷惑之处：关于自然病史，多少患者会表现为梗阻类型？多少人会发展为心房颤动？多少人会发生心力衰竭？关于其表型及病理生理，心肌肥厚的常见部位及形态特点是什么？HCM 向心性肥厚的比例为多少？表型为心室中部梗阻及右室梗阻的比例多少？高血压心肌肥厚不对称的比例占多少？HCM 患者超声心动图二尖瓣反流的特点是什么？二尖瓣瓣叶的病变特点是什么？HCM 患者冠状动脉的病变特点是什么？关于诊断和检查，心电图有何特征？超声心动图、心脏磁共振钆增强延迟的价值如何？如何与高血压心肌肥厚鉴别？HCM 合并高血压心肌肥厚的变化趋势是什么？Brockenbrough 征的诊断意义是什么？心导管的鉴别价值是什么？关于遗传学，是否有人种差异？如何认识基因型阳性但表型阴性患者？关于预后和病情评估，哪些是猝死的高危人群？HCM 患者心脏移植的预后如何？关于治疗，应该使用哪些药物？严重梗阻患者如何避免低血压？酒精室间隔消融的风险是什么？风险相关的主要影响因素是什么？哪些人可能更需要植入 ICD？关于日常生活，如何进行饮食和运动？

翻阅本书，你可以倾听作者轻声细语地讲述其对病理生理机制的思考，感受作者对诸多数据和轮廓的内在评价，了解许多疾病的相关细节和轮廓。

在疾病自然史和流行病学方面，30% 的患者在安静状态下有左心室流出道梗阻，40% 的患者在激发（如 Valsalva 动作等）后梗阻，约有 20% 的患者出现心房颤动，9%～24% 的患者出现晚期心力衰竭症状（NYHA Ⅲ～Ⅳ级）。

关于表型及病理生理，在 HCM 患者中，前室间隔是最常见的肥厚节段（96%），其次是下室间隔（66%）和外侧游离壁（42%），只有不到 20% 的患者后游离壁会增厚。室间隔肥厚的类型包括 ∑ 型、反∑ 型、中间型和心尖肥厚型，非 ∑ 型室间隔与 HCM 密切相关。相比于白种人，黑种人 HCM 患者更常见向心性肥厚（9.3% vs. 1.5%）。大约 8% 的患者心室中部梗阻，约有 15% 的患者出现右心室梗阻。少于5% 的高血压性心脏病患者符合不对称性室间隔肥厚的标准，HCM 合并高血压时心肌肥厚总体仍是不对称的。HCM 患者心脏超声二尖瓣反流主要表现为后外侧反流，如果是中间或前向反流需要考虑二尖瓣自身固有的病变。HCM 患者的瓣膜病变特点包括二尖瓣前叶冗长、二尖瓣装置前向移位和乳头肌直接插入二尖瓣前叶等。HCM 患者心外膜冠状动脉通常正常，室间隔区域壁内冠状动脉增厚伴狭窄，其位置与肌纤维紊乱的区域有很好的相关性。在 HCM 中通常是正常的。

关于诊断和相关的检查，90%～95% 的 HCM 患者有 ECG 异常，包括间期短而深的 Q 波（＞0.3mV）、深大负向 T 波和（或）QRS 波群振幅增加，在无肥厚型心肌病家族史的患者中，若 12 导联心电图上也没有任何心电图异常，则诊断为肥厚型心肌病的可能性小；在儿童 aVL 导联的 R 波及 V_2 导联的

S 波之和大于 23mm，可以作为 HCM 的初步筛查标准。在激发梗阻用药方面，高达 20% 无 HCM 或显著左心室肥大的患者使用多巴酚丁胺也可诱发梗阻，因此，不推荐多巴酚丁胺用于可疑动态梗阻患者的评估，否则可能出现假阳性。HCM 患者心脏超声检查时纵向应变减低、圆周应变增加，而收缩扭转应变正常，尤其在运动试验后应变无增加支持 HCM 而不是运动性心肌肥厚的诊断。HCM 无创影像学检查表现为高动力左心室射血、左心室整体应变力降低和右心室游离壁钆对比剂延迟增强，可根据这些特征将 HCM 与高血压心脏病鉴别。在心导管检查部分，需再次认识 Brockenbrough 征，其被定义为室性期前收缩后体循环动脉压没有相应升高（而非通常错误认为的 LVOT 压力阶差升高），代表由于 LVOT 梗阻加重而导致每搏输出量减少，而在瓣膜性主动脉瓣狭窄情况下，室性期前收缩后体循环动脉压增加，可以鉴别 HCM 与瓣膜性主动脉瓣狭窄或瓣下隔膜导致的梗阻。此外，室性期前收缩后，导管记录 HOCM 典型的"尖峰和穹顶"形态具有诊断意义。

关于遗传学，在基因型阳性但表型阴性（G+/LVH-）个体中，心血管事件几乎不发生在心电图正常的患者。

在预后和风险评估方面但除了传统的危险因素，心脏磁共振的纤维化定量逐渐被认识到对猝死有重要的预测意义。

关于治疗，发生低血压时不宜使用多巴胺，可以考虑使用去氧肾上腺素或补液处理。在 HCM 患者，采用酒精室间隔消融区域经常含有右束支，所以约 50% 的 ASA 患者会出现右束支阻滞。因此，对于左束支传导阻滞基线异常、电轴严重左偏或 QRS 间期非常宽的患者，酒精室间隔消融依赖起搏器的比例接近 50%，提示这些患者应考虑在术前放置永久性起搏器。

关于饮食和生活方式，HCM 患者应避免剧烈运动和竞技运动，而咖啡因和酒精可能使 LVOT 梗阻加重。对于餐后症状加重的患者，应少食多餐和避免饱餐，所有 HCM 患者应避免脱水。尽管缺乏足够的研究，但笔者认为在经过评估或进行心肺运动试验后，谨慎推荐太极和瑜伽运动。

在这些内容介绍中，尽管有些数据或因纳入人群有所偏倚，可能因人种而异，仍有不少内容缺乏总体的整合和分析，或者仍有许多新的治疗进展未被囊括，例如经心尖室间隔射频消融术、经皮主动脉逆行导管射频消融术、未来新型脉冲电场消融术的应用前景未被提及，但瑕不掩瑜。

总之，在本书笔者的论述和见解中，我们可以感受到何为专注和专业的态度，并时时看见智慧、审慎和理性的火花闪烁。本书的系统论述使我们对肥厚型心肌病认识大大深入和拓展，将我们对肥厚型心肌病的认识和研究从"盲人摸象"的状态推进到细节呈现和深入探索的阶段。

华中科技大学同济医学院附属同济医院　　汪道文　王炎

原书前言

再版前言

我必须承认，时光荏苒，4 年转瞬即逝。自 2014 年底发行初版以来，*Hypertrophic Cardiomyopathy* 广受到好评，每年电子书和纸质书销售总量都会超过 10 000 册。我们把这主要归功于它恰逢其时，正值这种遗传性疾病成为一种"常见的罕见病"的时期，有关该病细微差别和复杂性迫切需要更加详细的研究。这种在医生和患者之间的认可值得关注，它推动了区域卓越医学中心的快速发展，提高了全世界对该疾病的认识。总之，这种知识的增长促使人们希望更多地了解这种疾病，分享来自世界各地专家的经验，而这正是本书的写作初衷。

然而，我们仍然不知道何时会更新出版第 2 版。直至 2017 年，我们的知识基础有了足够的积累，此时新版本的问世不仅是合理的，而且是必要的。需要更新的关键领域涵盖心脏性猝死的风险分层、室间隔减容术的选择、手术容积对疗效的影响、新型皮下植入式除颤器、我们对疾病遗传基础理解的进步、心脏磁共振成像新技术、疾病各阶段药物治疗、酒精室间隔消融术和外科室间隔心肌切除术的发展和技术改进，包括后者的心尖入路，而所有这些都在新版本中有所更新，而且新版本关注了该领域的发展方向。

更令人兴奋的是，此版本已扩展到以前从未讨论过但对任何临床实践都非常重要的领域。现在的章节涉及有关睡眠呼吸暂停和肺动脉高压、难治性高血压（无论是否由梗阻引起）、血管性血友病现象，控制饮食和肥胖，在重症监护病房照顾高危患者，采用新的经皮穿刺手术，如经导管主动脉瓣置换术、二尖瓣修复术和左心耳封闭术，以及处理心外膜或微血管冠状动脉疾病。这些新增的主题为肥厚型心肌病复杂的疾病管理增添了必不可少的色彩，并使项目变得更加全面。

从结构的角度来看，书内的相关数据及表格也进行了更新，每一章中都增加了测试及答案，以适应不同的学习风格。每一章都有要点及注意事项，便于读者必要时进行扩展。综上所述，新版本在阐述方法上全面和周到，有助于指导临床医生对患者实施最佳护理以及进行广泛的专业研究。

4 年的时间也给我们肥厚型心肌病项目带来了改变，这些改变可能会成为其他人参照的模板。2016 年底，患者都被转移至 Vestchester 医疗中心，其目标（和专用资源）旨在创建一个综合性一站式服务的世界级项目。作为为数不多的晚期心力衰竭和移植的医学中心之一，该医学中心拥有心脏外科手术医生、复杂电生理学家、遗传学家和遗传咨询师，并且拥有进行酒精室间隔消融术和外科室间隔心肌切除术的能力。该项目在开始的第一年就已接待了 300 多例患者，结合上一个医学中心的经验，在 15 年间共接待 1000 多名患者和家庭。医学中心有两个办公室，一个在长岛，一个在威彻斯特，覆盖范围进一步扩大了，每个办公室都有自己的 HCM 协调员来处理患者的呼叫和出入。第一年结束时，医学中心增加了一名执业护士，心脏病学研究员开始轮转学习。临床试验、观察性研究、针对特定中心和多机构的出版物、社论和国家教育仍在继续，包括在底特律举办的酒精室间隔消融现场指导课程培训班（现已成立 5 周年），以及在大多数主流心脏病学会议上的学术交流。重要的是，这是一个团队努力的成果——所有成员都在不断做出贡献，并不断提高他们的专业技能，建立了由 HCM 协会认可的综合卓越医学中心。

我提到这种转变并不是为了自我推销，而是为了表明，如果资源得到适当分配，书中绘制的蓝图就可以施行，因而我们可以在全美国和全世界有所作为，以此来帮助 HCM 患者得到他们应有的管理。与之相应的是，我们对有关创建卓越医学中心的章节进行了扩展，我们鼓励所有的医学中心通过这种自我反思和申请资源的过程，获得开发强大项目所需的资源，并持续不断地进行认证。

我要感谢直接或间接为全新第 2 版提供帮助的许多人。从各章编者到我们 HCM 团队的成员，再到我的家人和朋友，新版本是大家给予的所有支持和辛勤工作的结晶。感谢您对 HCM 领域的奉献，不但以医者的名义照顾患者，更以朋友和同事的身份给予我前进的动力。最后，感谢本书所有的读者，感谢您允许我们间接地参与到您的患者护理中来。

Srihari S. Naidu, MD, FACC, FAHA, FSCAI
Valhalla, NY, USA

初版前言

编写一本书绝非易事，它常常被描述为一种爱的劳动，是基于情感生成并向前推进，且生怕中途失去动力的事情。我会告诉你这是真的，因为现在我就处在对这件始于 2 年前的事业的情感巅峰。只是简单地完成已经开始的事情是远远不够的。作者不仅要切实完成一部书稿的撰写，而且要花时间、气力和灵感对其进行设计。是什么让我保持向前的动力呢？我经常想知道我是如何在个人职业生涯中走到这一步的，我认真地对待每一个病例，以至于想要把它变成课堂上的教案。这是一个有趣的故事，接下来我会与你分享。通过这个故事，也许你能够理解，为什么我要写这本书，以及我希望填补哪些空白。

1994 年，我在布朗大学医学院第二年学习心血管生理学课程时，第一次听到肥厚型心肌病这个术语。在短短几周时间内，我明白这是一种不同寻常的疾病，不仅在生理学上异常复杂，而且具有广泛的多样性，包括临床症状的多样性，发病年龄从儿童到老年，在遗传学和社会方面多样，以及在临床诊断和治疗方面具有多种挑战，这些使得这一疾病具有独特的魅力。确切来说，当时对于肥厚型心肌病的治疗几乎不知道，而仅仅对诊断学、生理学和遗传学稍有了解。但是，这是它吸引我的重要方面——感情，尽管过去了很多年，但我仍然初心未改。

我对肥厚型心肌病第二段深刻记忆是在曼哈顿康奈尔医学中心 / 纽约长老会医院。一位年长的住院医生在晨会上讲述了一个病例，这是一例肥厚型心肌病，当他走出房间时，我记得我能够说清楚其动力性流出道梗阻的基础病因，因此我感到非常自豪。他继续讲述可能的治疗选择。当时，用双腔起搏器减轻流出道梗阻是领先的治疗概念，并在 1992 年第一次有了正式报道。另外，他还讲述了一个新的消除梗阻的方法，即酒精室间隔消融，早期研究显示有与外科室间隔心肌切除术类似的效果。有几件事引起了我的关注：第一，似乎肥厚型心肌病很罕见，这是我做两年住院医生期间遇到的第一例患者；第二，既没有常规开展外科室间隔心肌切除术，也没有酒精室间隔消融术；第三，我对这个病依然很着迷——我要从中学到更多东西。

在宾夕法尼亚大学接受专科培训时，我开始向肥厚型心肌病的治疗领域进军。不管你信与不信，我去那里最初是想成为心力衰竭和心脏移植专家。我对血流动力学、生理学，尤其是心力衰竭的兴趣越来越大，直到我进入了心脏导管室。结果证明我喜欢动手，就在心脏导管室里我很快认识到我深爱的"心力衰竭"。到 2000 年，我看到了由我的一位指导老师 John Hirshfeld 博士完成了第一例酒精室间隔消融术。这是一例严重的心力衰竭患者，尽管使用了大剂量药物，但患者在平路上走一个街区都会感觉呼吸困难，甚至爬楼梯都会害怕得晕死过去。手术进行很顺利，3 天后患者的情况就改变了，心力衰竭明显改善。这很神奇，令我终生难忘。

4 年以后，我专科训练结业，找到的第一份工作是回到住院医生受训地康奈尔做介入医生。我的目标是在尽可能做一名好医生的同时，做一名科学家型的介入心脏病学专家，专注于药物洗脱支架。尽管如此，大部分研究所希望他们的员工在自己专业领域发展专长——也就是他们可以自称为"专家"并深耕的领域。一例用多种大剂量药物治疗无效的严重肥厚型心肌病患者被送进急诊室，该患者 4 年前经历了外科室间隔心肌切除，但是最大室间隔瓣膜接触面积缺失了。他的压力阶差在安静时为 100mmHg，激发时为 300mmHg，患者描述在外科手术后症状越来越重。这是我的第一个酒精室间隔消融患者。10 年后，他不仅是我的患者，还成为长久的朋友，他的生活因我的努力而得到了极大改善。

几年过去了，我首先成为当地肥厚型心肌病专家，然后成为该区域内肥厚型心肌病专家。我读了几乎所有肥厚型心肌病的相关文章和全部综述，涉及本病从症状到诊断和治疗的每一个方面。2006 年，我来到 Winthrop 大学医院，担任心脏导管室主任后，建立了肥厚型心肌病治疗中心，从开始的少数患者增加到近 500 人。随着时间推移，该中心不断发展，涵盖了诊断该病方方面面的内容，包括心脏 MRI、基因诊断、电生理、家谱系筛查、原创性研究、随机对照试验、儿科、外科和酒精室间隔消融。我们正在走向社区，以增加高中学生对肥厚型心肌病的知晓率和推动全州立法。我们将全部内容在国家会议和在线直播监督课程上宣讲（图 1），以及在无数个会议和半年一次的以患者为中心的会议上宣讲。

那么，这本书从何而来？我曾经被告知没有人再读书了，在某种程度上他们是对的。但是，我认为肥厚型心肌病不同。2009 年，我应邀为官方制订美国心脏学院（ACC）/ 美国心脏学会（AHA）肥厚型心肌病指南工作——我作为心血管影像和介入协会（SCAI）的官方代表。虽然我代表介入协会，但是作为一个繁忙的肥厚型心肌病项目的医疗主任，我带去了全部内容，尽量在各个方面多做一些贡献。这对我来说是一个突破改造的过程。在指南主席 Bernard Gersh 博士这样权威的专家身边工作，我

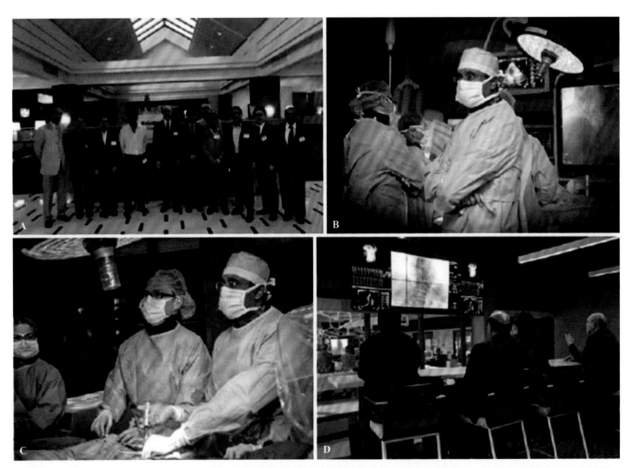

▲ 图 1　A. Naidu 博士和来自 2014 年酒精室间隔消融直播监督课程的部分工作人员及医生；B. Naidu 博士对观众演讲；C. Naidu 博士和现场助手 George Hanzel 博士做酒精室间隔消融；D. Michael Fifer 博士（右）对着屏幕做讲解

认识到，委员会的成员都是官方代表的一部分，我们需要做到三个方面的工作：①整合我们的智慧成为文本；②帮助医生认识到，肥厚型心肌病的治疗很困难且很耗时，因此要在肥厚型心肌病卓越医学中心完成；③确定我们所写的推荐实用，可以参照实施。两年后，我为这个组织的努力和成功完成的指南感到骄傲。可惜的是，有些内容尚不够完整。

　　我突然想到，除了这些新撰写的指南，没有任何其他原因能够解释为什么我们要对患这种病的患者这样做。我们在指南中解释了所做的事，并制订了多项推荐，但是"为什么这么做"和"如何做"还有不足，因为需要的是共识驱动。这时候我意识到，参考书对罕见病仍然是有必要的，只有这样，我们才能将我们的经验转换成文字留存，然后用它来指导他人。我们就是通过合理治疗这些患者，加深患者及其家属对我们的理解、提高我们的吸引力并扩大我们的影响力。这就是我们编写本书的动力源泉。一本书能够成为蓝图不仅是因其全面实用，而且还因其在创立和持续运营卓越医学中心过程中对一种罕见病保持了最佳的动态管理。

撰写本书的目的是，从发现肥厚型心肌病开始探究病例，并从超声心动图和心脏 MRI 诊断中找出细微差别。为了更好地帮助读者，Eugene Braunwald 博士将其遇到的肥厚型心肌病的第一手资料全部奉献给大家。我们讨论了包括药物、起搏器、除颤器及介入性室间隔减容治疗（外科室间隔心肌切除和酒精室间隔消融）在内的各种治疗。在遗传学章节，增加了家系筛查、生活方式关注和运动员筛查内容，其中许多内容还存在争议。书中还详细讨论了先进的管理技术，包括成像技术、心脏衰竭和移植技术。

为了实用，每章都以"要点"开始，以"注意事项"（只有专家才了解的关键信息）结尾。在专门讨论创立卓越医学中心，以及基于病例的综述和讨论的章节中，我们依旧延续了这种实用方法。最后一章将呈现给你真实患者的治疗，你将会看到过去几十年在诊断和治疗上的细微差别，在疾病病程中有时突然发生变化，这些变化需要在治疗中做出相应的必要改变。通过这些，读者不仅能够理解指南中所述的肥厚型心肌病治疗的教义，而且本书给了我们许多"新知"——这些"新知"不仅把学生与老师区分开来，而且把老师与大师区分开来。

我一定要感谢以下这些人，他们在 50 多年前发现 HCM 之后，不断追寻，以确保 HCM 没有"消失"，并在过去 20 年里迅速提高人们对 HCM 的认识，并开发出相应的治疗方案。其中最具影响力的两位是 Eugene Braunwald 博士和 Barry Maron 博士。前者描述了第一例 HCM 患者，并揭示了基本病理生理；后者则是将这个疾病与患者家庭联系起来，让人们对 HCM 产生兴趣并接受它，也促进了其他有热情的医生共同成长。因此，世界上诞生了许多肥厚型心肌病专家，他们各自拥有从生理学到药物治疗、从遗传到影像学、从酒精室间隔消融到外科治疗、从电生理学到移植的独特专业知识。以患者为中心的团体也随之出现，反映患者的迫切呼声并提供法律援助。总之，我们的队伍非常强大，通过将这一疾病、患者及受疾病影响的患者家庭紧紧联系在一起，我们成为一个大家庭。

如果没有以下这些人的鼓励和支持，本书就不可能完成。我的父母和妹妹一直在背后默默支持我；Vartan Gregorian 的领袖风格影响了我；John Hirshfeld、Howard Herrmann、Robert Wilensky、Daniel Kolansky 和 Mariell Jessup 激励我到达更高的境界，关注我所做事情的每一步进展；Kevin Marzo 和 Michael Niederman 给我机会让我飞翔；Garry Schwall 一直支持我的兴趣；Nicole Goldman 让我与患者保持联系；Nina Naidu 告诉我不只可以做，而且应该做；在我生活中，我的儿子 Kiran Naidu 每个时刻都让我感到幸福，让我感受生活的快乐。谨以本书献给所有人，谢谢你们。

Srihari S. Naidu, MD, FACC, FAHA, FSCAI

Mineola, NY, USA

目　录

第 1 章 肥厚型心肌病的过去、现在及未来
Hypertrophic Cardiomyopathy: The Past, the Present, and the Future

Eugene Braunwald 著

杭伟健　汪道文 译

一、过去

（一）肥厚型心肌病的诞生

早在 19 世纪 60 年代后期，法国人描述了 3 例现在看来是肥厚型心肌病的患者[1-3]，其中最有趣的是 Liouville 报道的病例。一位 75 岁女性出现呼吸困难并不断加重，检查发现有收缩期杂音，很快患者就离世了[2]。尸检报告是这样描述的：

左心室增大，非常厚。明显的向心性肥厚，测量 3.5～4cm 宽。我将示指从左心室插入主动脉流出道时，手指被紧紧地卡在主动脉瓣下 1cm 的心肌里了。主动脉瓣本身并没有狭窄或钙化。我试图将拇指从主动脉瓣插入心室，但从反向插入的示指不能到达。这是因为主动脉瓣下水平心肌增厚引起了梗阻（笔者强调）。

Liouville 描述的是左心室肥大合并肌性主动脉瓣下狭窄，几乎没有什么疑问的是，这位患者为肥厚型心肌病。她活到 75 岁，超过了当时预期寿命的 2 倍，其良性临床过程存在了许多年。在患者心室内压力测定 70 年前，Liouville 清晰地描述了心室内梗阻的概念。

1907 年，德国病理学家 Schmincke 描述了 2 位 50 岁女性患者的心脏，2 位患者均显示明显的左心室肥大[4]。Schmincke 医生写道："左心室流出道弥漫性肌性肥厚导致了梗阻，左心室不得不使劲工作来克服梗阻。于是，原发性肥厚伴发继发性肥厚导致流出道进一步狭窄。"由此他提出心室肥大导致急性梗阻，后者进一步肥厚并导致进一步梗阻的恶性循环假说。

（二）猝死

肥厚型心肌病发现史中下一个至关重要的临床 - 病理观察是 1929 年发现不明原因的心室肥大与猝死有关[5]。1944 年，Levy 和 von Glahn 发表了一篇有影响的文章，描述了 10 例患者，题为《不明原因的心脏肥厚》[6]。这应该是第一个通过临床观察和心电图、胸部射线，然后做尸检的肥厚型心肌病的系列研究。值得注意的是，其中 3 例为突然死亡。他们写道："这些患者似乎形成了一组临床特征，即心脏明显肥厚、有心功能不全症状和各种类型的心律失常。尸体解剖时，心脏均显示心肌纤维肥大。"

（三）家族事件

发现某些患者家族与特发性左心室肥大相关联具有里程碑意义。1949 年，Evans 报道了 5 例特发性左心室肥大的患者，他们来自 2 个家庭，被用"家族性心脏肥大"一词描述[7]。1957 年，伦敦病理学家 Teare 描述了 9 例心室间隔巨大肥厚，心肌细胞肥厚并排列紊乱，同时有间质纤维化的患者。这些患者中除 8 例突然死亡，2 例是兄妹外，没有提供更多的临床信息[8]。

这种情况下，到 20 世纪 50 年代后期，左心导管检查出现之前，一个综合征出现并被描述为：特发性左心室肥大，常常较严重，通常首先累及室间隔，可能引起心室内梗阻，有时是家族性的，可能导致猝死[9]。

（四）病理生理学解释

1955 年，Russell Brock 爵士（后来晋封为勋爵），一位杰出的英国心脏外科医生，他报道了先天性肺动脉瓣狭窄引起继发性瓣下狭窄成功进行了肺动脉瓣切除，梗阻从瓣膜转至瓣膜下区[10]。他推测，同样情况也可能发生于左心。他也报道了主动脉瓣狭窄和其他长时间高血压并认为患有继发性肌性主动脉瓣下狭窄来做手术的患者，他描述这种情况为"获得性主动脉瓣狭窄"[11]。他认为，这与他以前报道的先天性肺动脉瓣狭窄所致的肌性肺动脉瓣下梗阻是类似的。

1958 年，我和 NIH 心脏外科主任 Glenn Morrow 研究了 2 例呼吸困难和胸痛的年轻男性患者，其主动脉瓣下压力阶差增高，我们开始认为是先天膜性主动脉瓣下狭窄——一种相对罕见的先天性异常。那是一个开胸手术年代，当 Morrow 打开心脏，用钾诱导心脏停搏后，虽然见到左心室肥大，但是并没有见到主动脉瓣下梗阻。我们报道了这 2 个病例，并将其描述为："根据其临床、血流动力学、心血管造影和解剖学特点，肥厚型心肌病作为一类特殊疾病而呈现出来，它能在术前能与瓣膜性和瓣膜下性主动脉瓣狭窄区别开来[12]。"大约在同一时期，Brock 研究了类似的肥厚性主动脉瓣下梗阻，但没有继发于主动脉瓣狭窄和长期高血压的肌性肥厚患者。他也在 1959 年写道："这不是一个孤立的病例，Glenn Morrow 医生的经验清楚地告诉我，他曾经为 2 例类似的二十多岁的年轻患者做了手术，两人都活下来了。他允许我在他报道之前说出这些（Morrow and Braunwald, Circulation, in press, 1959）[13]。"

（五）动态和可变的梗阻

这样，到了 1959 年，肥厚型心肌病进入了一个新时代，血流动力学研究已经用于诊断和阐明其病理生理。越来越多的患者被发现了，特别是左心室流出道梗阻。人们很快发现这些患者的梗阻与主动脉瓣、主动脉瓣下或主动脉瓣上的固定性梗阻不同，肥厚型心肌病的左心室流出道梗阻是动态和可变的[14]。动态的即指生理和药理刺激可改变其严重程度[15]。使左心室（我们假设这是指左心室流出道直径）变小的干预会使得梗阻严重程度增加[16]。对于基础状态下没有梗阻的肥厚型心肌病患者，用这样的干预也能够激发梗阻。这些干预包括：①左心室收缩力增加，如运动或使用正性肌力药；②减轻左心室前负荷，如突然站立、Valsalva 动作负荷期或使用硝酸甘油。相反，即在增加左心室容量干预时，如卧位、下蹲、用力握紧手，或者输注无强心作用的血管收缩药（去氧肾上腺素），梗阻严重程度短暂减轻或消失[15]。

梗阻的变异性很明显，患者某一次导管检查梗阻很严重，几天以后梗阻可能就会减轻，甚至没有梗阻了[17]。在家族性肥厚型心肌病患者中，有些受累者有持续梗阻，而同一家族的一些左心室肥大的患者只在激发时才有梗阻，而同样是同一家庭的其他成员，虽然有左心室肥大，但是在基础状态和激发时都不出现梗阻[18, 19]。

尽管有梗阻，但是大多数患者射血分数正常或超过正常。几乎所有患者都有舒张功能障碍，伴有左心室舒张末期压力增高，而左心室舒张末期容量正常。左心室肥大伴纤维化使顺应性减低被认为是其机制[20-22]。舒张功能障碍可能限制了血液流入左心室[23]。上面总结的不寻常的血流动力学发现激发了人们的广泛兴趣，并且在 20 世纪 60 年代，肥厚型心肌病成了"典型代表"，几个新发展的左心室导管检查技术使人们对心脏的病理生理有了新的理解。20 世纪 60 年代后期，肥厚型心肌病在世界越来越多地被发现，其所呈现的临床特点今天依旧是认可的[15, 24]。

二、现在

（一）临床发现

患者可以是婴幼儿至老年阶段任何年龄的人，大约一半的人有常染色体显性遗传家族史，而另一些人似乎是散发的。大多数患者病程是非常良性的过程，实际上许多患者，特别是那些在家族研究中发现的患者（见下文），或者 60 岁及以上年龄的人是无症状的，并终身保持这样[25]。

心绞痛发作和劳力性呼吸困难是最常见症状，程度由轻度到重度。最常见死亡原因是猝死[8, 24]，之前可能有晕厥发作[26, 27]；较少患者由于严重梗阻导致严重收缩期和（或）舒张期心力衰竭而死亡[28, 29]。

在检查时，有左心室流出道梗阻的患者动脉搏动迅速上升，常常见到左心室抬举性搏动或者见心尖双重搏动；通常可闻及第四心音，沿胸骨左缘可闻及响亮（级别≥ 3/6）粗糙的收缩期喷射性杂音，此处可伴随有震颤。前文所述增加梗阻的干预（如突然站立）会增加杂音的强度和持续时间，而减少梗阻的干预则可减轻杂音甚至是使之消失[15]。大多数梗阻患者在心尖部有全收缩期二尖瓣反流杂音，典型心电图显示左心室肥大，常常见到异常深而宽的 Q 波，这表明是室间隔肥厚，而不是心肌梗死[15]。严重流出道梗阻的患者常发生心房颤动，这些患者耐受性差。由于心电图偶有正常，所以心电图检查不足以作为筛查实验来排除肥厚型心肌病。

（二）超声心动图

在超声心动图检查出现之前，心脏导管检查对于诊断伴有梗阻的肥厚型心肌病是必需的，尽管它使患者不适、花费大且有风险（虽然很低）。很显然，导管检查不是理想的筛查方法，也不适合于作为诊断之后的随访检查。因此，当有了超声心动图作为临床工具时，很快就用于疑诊的或已知的肥厚型心肌病患者，并由于

它提供了安全、无痛、便宜且无创诊断的手段，所以填补了一项重要空白[30]。这一发展将肥厚型心肌病引入到了"现代"。早期的 M 型超声心动图也提供了比心电图和胸部射线检测更加精细的左心室肥大严重程度的资料。超声心动图进一步证实了心室肥大特征性的不对称性，大多数患者室间隔 / 左心室后壁厚度比值超过 1.3[31]。超声心动图的一个重要发现是，大多数肥厚梗阻性心肌病患者有二尖瓣收缩期前向运动（SAM），这使二尖瓣前叶与室间隔接触[32]，并且梗阻的程度与接触时间相关。之后，二维超声心动图确定肥厚的部位[33]，能够使人们认识各种不常见但是重要的亚型，包括心尖肥厚型心肌病（主要在左心室心尖部严重肥厚）、继发于向心性肥厚射血分数保留的心力衰竭、严重舒张功能障碍、左心室扩张和射血分数减低的心力衰竭（患者通常以前有严重梗阻[28, 29, 34]）。随后，多普勒超声心动图发展能够检测流出道压力阶差[35]，发现有无二尖瓣反流及其严重程度，通过肥厚的左心室松弛和充盈延迟及左心房容量增加，更精确地发现舒张功能障碍的特点[36, 37]。

超声心动图现在已广泛用于筛查可能患有肥厚型心肌病的人，包括参加竞技赛运动的年轻人、临床诊断为肥厚型心肌病患者的亲属和那些带有特征性基因型的人（见下文）。它也用于随访已经确诊的患者，并可以评价治疗效果。带有斑点追踪的三维超声心动图能提供更精细的结构和功能分析。

在过去 10 年间，心血管磁共振显像（CMRI）应用也已经越来越多[38]。虽然它比超声心动图贵得多，但是能提供断层影像，并有较高的空间分辨率。它能够检测到超声所不能发现的小片段肥厚，并能发现心尖室壁瘤及二尖瓣结构的异常。对比剂增强的 CMRI 可以显示钆增强延迟（LGE），代表心肌纤维化，如果其范围很广，则将与室性心律失常和猝死有关[39]。

三、治疗

对于左心室流出道梗阻的治疗有 2 种模式——一种是药物治疗，另一种是 20 世纪 60 年代发展起来的外科治疗。

（一）药物治疗

考虑到 β 受体激动药能激发梗阻和使梗阻加强[16]，在 20 世纪 60 年代用当时新发展的 β 受体拮抗药治疗肥厚型心肌病患者是合理的，我们发现它在血流动力学[40]和临床症状改善方面[41]都是有效的。文献报道这些 β 受体拮抗药减少或预防了运动引起的流出道梗阻[42]。β 受体拮抗药今天仍然是治疗肥厚型心肌病一线治疗药物，在大约一半患者中减轻了心绞痛的严重程度[43, 44]。在不能耐受 β 受体拮抗药或治疗失败的患者中，有报道其他有用的药物是非二氢吡啶类钙通道阻滞药（维拉帕米或地尔硫草）和双异丙吡胺[44, 45]。前者可替代 β 受体拮抗药，后者需谨慎使用。

（二）介入治疗

很明显，流出道梗阻严重时通常与临床症状和不良临床结果有关[40, 46, 47]。1961 年，Morrow 和 Brockenbrough[48] 及 Kirklin 和 Ellis[49] 建立了左心室切除术，这是一种外科手术。在第一个 10 年，这个手术还非常危险，因此仅限于那些有严重症状的梗阻患者。最近，这个手术已经被更广泛地使用，能够更加有效地消除梗阻，同时减少相关的二尖瓣反流，手术死亡率为 2%，如果由有经验的外科团队操作，则死亡率更低[50, 51]。手术切除的指征为有严重梗阻（在安静或激发状态下收缩期压力阶差 > 50mmHg），尽管使用药物治疗，但仍持续有严重症状［心绞痛、呼吸困难和（或）晕厥］[26]。大部分患者无症状或几乎无症状，长期存活者的预后很好[52]。但是，有扎实经验的外科中心很少，符合指征的患者常常必须到离他们家较远的中心去手术。

1955 年，Sigwart[53] 介绍了另一种治疗肥厚型心肌病梗阻的技术，即酒精室间隔消融（ASA），并且这已经作为外科心肌切除手术的替代方法被普遍使用[51, 54-56]。和心肌切除类似，它也能有效地减轻梗阻，但应该限于有经验的、由手术操作上训练有素的介入专家操作。室间隔消融术是通过将一根导管送入冠状动脉前降支第一对角支，然后充盈球囊，注射无水酒精至球囊远端，从而造成梗死。虽然这一手术的死亡率低，但是需要安置永久起搏器的患者高达 15%，少数患者出现室性心动过速[55, 57, 58]。ASA 优点是经皮操作，患者在术后 2 天或 3 天内即出院，能很快恢复正常活动。没有报道将心肌切除术与 ASA 进行直接比较，但两者的手术过程和术后的成活情况似乎是类似的。ASA 减轻梗阻的作用稍差一点，约 10% 的患者需要重新行 ASA 或心肌切除术[50]。

对于梗阻性肥厚型心肌病患者，如果成功消除了梗阻但仍有难治性心力衰竭[28, 29]，可以考虑心脏移植治疗。对于那些不适合移植或没有心脏供体的患者，可以考虑植入左心室辅助装置作为移植桥接或终极治疗[59]。

（三）猝死预防

1929 年，Whittle 描述了 1 例 20 岁男性骑自行车倒下并在到达医院前死亡的案例[5]。死亡后尸检发现，患者有明显的不明原因的左心室肥大。如前文所述，Levy 和 von Glahn 报道了 10 例不明原因严重左心室肥大患者中 3 例突然死亡[6]，Teare 尸检发现 9 例巨块型室间隔肥厚患者中 8 例突然死亡。1968 年，我们报道的在 NIH 进行前瞻性研究的患者中，10 例死于肥厚型心肌病，其中 6 例是突然的、不明原因的，4 例是心力衰竭进行性加重所致[24]。6 例患者中只有 1 例猝死，该患者在基础状态下即有严重梗阻，而 4 例死于心力衰竭的患者以前有严重梗阻。

猝死由心室颤动引起，它仍然是肥厚型心肌病最常见的死亡原因。Maron 已经指出，实际上它是青少年和青年成人人群最常见的非暴力死亡原因[26]。由于这一并发症常在竞技运动期间发生，所以肥厚型心肌病患者被禁止参加竞技运动[43]。

1980 年，Mirowsky 等发展了植入型心律转复除颤器（ICD）[60]，它代表了在部分肥厚型心肌病中降低心脏性猝死风险的一大进步[26]。如Maron 等所指出的那样，有了这一装置，对临床医生是一个挑战，因为需要识别肥厚型心肌病患者是否有这一通常会致命的并发症的风险[61]。对于它的二级预防没有争议，这是针对那些心脏性猝死的存活者和持续性室性心动过速的患者。但是，ACC/AHA 指南推荐，在一级亲属有猝死的肥厚型心肌病患者、最近发生不明原因晕厥的患者、持续性和反复发生的非持续性室性心动过速患者也应该考虑[43]。其他危险因素包括运动应激试验时血压不升和严重心肌肥厚者。CMRI 上显示大面积钆延迟增强是另一危险因素，也是 ICD 植入的适应证[39, 61]。

（四）遗传

1949 年报道了特发性心室肥大（如肥厚型心肌病）是家族关联的[8, 62]。1961 年，Pare 等报道了一个大的家族性肥厚型心肌病家庭[63]。这个家庭有 6 代人，以孟德尔常染色体显性模式遗传。在我们的病例系列中，126 例患者中 4 例是家族性的，并被证明是常染色体显性遗传[24]。1990 年，他们发表了一篇经典文章，描述了第 14 号染色体上一个编码 β 心肌肌球蛋白的基因突变[64, 65]。肥厚型心肌病是一种遗传异质性疾病，在 8 个编码其他肌节蛋白（肌球蛋白、肌动蛋白和 Z 盘）的基因中有 1500 多突变位点（多为错义突变）与家族性肥厚型心肌病相关，并被认为是致病原因[65, 66]，6 个其他突变可能致病[62]。在约 50% 的肥厚型心肌病患者中发现了这些突变，其表现度（外显度）是可变的，外显率是年龄相关的。

虽然人们希望认定这些突变可以帮助进行危险分层并指导治疗，但是其只可能在少数（约 5%）有疑问或符合突变和负性结果风险很高的患

者有用[67-71]。肌节基因突变的肥厚型心肌病患者比没有肌丝突变的患者左心室功能更加紊乱[72]。

现在用自动全外显子 DNA 测序进行的遗传检测应该在临床诊断为肥厚型心肌病患者和有特殊肌节突变患者的近亲属中进行。这种试验现在能够迅速完成，价格也越来越便宜。已经发现它能分辨两组人群[67-72]，第一组人群是带有肌节突变患者的亲属，其没有突变，即基因型阴性（G−）患者。他们可以打消顾虑，不会发展成肥厚型心肌病，因此既不需要跟踪也不需要改变生活方式。第二组人群为肥厚型心肌病患者带有突变的亲属，即基因型阳性（G+）患者，如果这些人通过临床和影像评估发现没有肥厚型心肌病的证据，他们就构成了相对新的一类患者，即基因型阳性表型阴性（G+/P−）患者[72]。这些患者应该每年用超声心动图筛查，直到 20 岁以后改为每 3～5 年检查一次是否患病。

四、未来

（一）病理生物学

要全面理解肥厚型心肌病，我们还有许多挑战。其中第一个挑战就是在分子水平理解致病突变对心肌功能的影响。目前，在肌动蛋白跨桥循环、肌钙蛋白复合物的 Ca^{2+} 敏感性的变异和单位 ATP 水解产生张力减低间的关系已经有了提示[62]。

第二个挑战是阐明上述 G+/P− 患者的自然史[72]。已经发现了很多这类患者，可能高达肥厚型心肌病突变患者总数的 2 倍[73]。这些 G+/P− 阳性患者中有多少在他们的生命期间可能转变成 G+？对他们的常规随访到什么年龄停止？这些 G+/P− 患者表型转为阳性的第一个征象是什么？是心室肥大还是舒张功能障碍[62]？或者是对比剂增强 CMRI 显示 LGE？另外的问题还包括 G+ 而心脏超声检查没有任何异常者是否有任何临床风险[74]？这样的人应该避免参加竞技运动吗？给他

们怎样的遗传咨询建议？

第三个挑战是需要了解更多 G–/P+ 患者[72]。多少患者有家族性肥厚型心肌病而其突变还没有被发现？有多少患者有新的突变？多少患者真正是"散发性的"？重要的是，这些组别的患者各自的自然史是什么？

（二）治疗

如何选择和改进治疗面临许多挑战。虽然用于减轻梗阻的药物（β受体拮抗药、非二氢吡啶类钙通道阻滞药和双异丙吡胺）被认为是有益的[44]，并且广泛被使用，但是它们并没有经过严格的安慰剂对照随机双盲试验[45]。完成这些试验不应该太难，因为使用交叉技术，每个患者的安慰剂期都是其自身使用不同药物和联合的对照，终点是症状、运动能力和流出道梗阻的变化及药物不良反应。

同样，两个机械性干预治疗（心肌切除术和 ASA）之间也没有严格比较[51, 55]。理想的是进行随机试验，但也许不太可能实现，因为这要求

样本量大，并且两种技术都需要训练有素的手术者。相反，可以考虑发展前瞻性研究，需要在这中间要获得详细的基础信息，以便以后对接受两个类似手术的治疗组间能进行有意义的比较。

最后，因为对导致肥厚型心肌病突变的分子结局更加清楚，所以，有可能进行合适的治疗来切实改善肥厚型心肌病的自然史[73-77]。抑制肌球蛋白 ATP 酶活性的药物可以修饰遗传诱导的肌细胞 Ca^{2+} 循环、改变收缩蛋白 Ca^{2+} 敏感性或增加细胞外基质。这些作用可能会延迟或预防 G+/P– 患者发展成肥厚型心肌病，或者减缓临床明确的肥厚型心肌病患者的进展。

肥厚型心肌病在近 150 年前第一次被认识，我们已经获得了这一令人着迷的疾病的大量信息，但是故事仍然不完整。未来的进展可能需要科学家和临床医生与多个领域的专家一起继续合作，包括分子和临床遗传学、生物物理学、病理学、电生理学、介入心脏病学和心脏外科领域的专家。

第 2 章　肥厚型心肌病的自然病史
Natural History of Hypertrophic Cardiomyopathy

Arnon Adler　Qin Li　Lynne Williams　Harry Rakowski　著

杭伟健　汪道文　译

要　点

◆ 肥厚型心肌病患者通常在青春期或成年早期发展成心肌肥厚，在早期增厚期之后，肥厚程度进入平台期。

◆ 心脏磁共振钆增强延迟（LGE）发现，42%～73% 的肥厚型心肌病患者出现了心肌纤维化，这可能在肥厚型心肌病晚期收缩功能障碍的发展中起主要作用。

◆ 大多数肥厚型心肌病患者很少有症状或者没有症状。第一次就诊时，76%～91% 的患者分级已达到纽约心功能分级（NYHA）Ⅰ～Ⅱ级。

◆ 肥厚型心肌病队列总体死亡率较普通人群高，但是总体而言，肥厚型心肌病相关的死亡率还是相对较低的（在最近的发表的文献中约为每年 0.5%）。

◆ 大约 20% 的患者出现心房颤动，这是发生脑卒中和症状加重的重要原因，也与死亡率增加有关。

◆ 9%～24% 的患者出现晚期心力衰竭症状（NYHA 分级 Ⅲ～Ⅳ级），这与显著较差的临床结果相关。

◆ 30% 的患者安静状态下有左心室流出道梗阻，另有 40% 的患者在激发（如 Valsalva 动作和运动）后出现左心室流出道梗阻。流出道梗阻与更高的死亡率有关，并有更大的风险进展为心力衰竭，特别是在安静状态下有梗阻的患者。

◆ 3.5%～5% 的患者出现收缩功能障碍（即肥厚型心肌病晚期），这预示着他们的临床预后很差。在这些患者中 30% 死亡，还有 30% 在 3 年内接受了心脏移植。

一、概述

任何新综合征最早描述的病例常常是最严重的，预后也是最差的。随着对其了解的增多、诊断技术的改进和筛查流程执行，较轻的患者也可被发现，其自然病史也就变得相对明确。肥厚型心肌病就是我们以这样的过程理解一种医学疾病的典型病例。从早期 Teare 对年轻人心脏性猝死病例尸体解剖的描述[1]到最近的包括上千患者的队列研究，我们对肥厚型心肌病预后的理解发生了巨大变化。很长时间内，我们都认为有些患者病情很严重，有明显更高的病死率，而许多患者没什么症状，其寿命并不比其他人短。进一步来说，按照发病率 1∶500 估计[2-6]，大部分肥厚型心肌病患者可能还没有被诊断出来。人们有理由相信，这些患者中许多是不需要治疗的轻症者且可能预后很好。

同时，当代疾病队列的研究情况，由于患者

接受现代治疗而受到影响。药物治疗、室间隔减容和可植入式电子设备应用都被证明能明显减少发病率和死亡率。因此，值得注意的是，从这些大的队列所获得的关于疾病预后的信息并非反映了疾病的自然病史，而是反映了接受治疗的患者的自然病史。

二、疾病进展与外显率

肥厚型心肌病患者心脏肥厚可以发生于任何年龄。尽管许多严重患者出生后立即表现有肥厚[7]，但是有些患者可能仅仅 50 岁或 60 岁时出现临床表现。大多数患者是在青春期和成年早期出现肥厚，在肥厚发展一段时间后到达平台期。

就像一项包含了最厚心室壁大于 30mm、平均年龄 33 岁的研究所证实的那样[8]，患者后期心室壁可变薄。这些患者在随访的 8 年中，心室壁每年变薄 0.6mm，并伴有左心室和心房增大。但是，仅有 7% 的患者进展到收缩功能不全（LVEF < 50%）并伴有明显的室壁变薄（减少 > 5mm）。心肌纤维化发展在这一过程中起重要作用。CMRI 检测钆增强延迟作为一个可接受的纤维化的替代指标[9]，它将延迟的范围与收缩功能不全的进展关联起来[10, 11]。虽然 LGE 在肥厚型心肌病相对常见（图 2-1），可在 42%～73% 的患者中被鉴定[12]，但是其范围在大多数都是轻度到中度（70% 患者 < 10% 的心肌质量，86% 患者 < 20% 的心肌质量）[11]。

肥厚型心肌病外显率资料不完全。在德国的一项研究中，446 例肥厚型心肌病患者的亲属［平均年龄（39±18）岁，范围 1—86 岁］携带有家族突变，但仅 24% 有表型[13]。在那些随访的人（n=238）中，最后一次随访时发病率为 32%～44%，证明了可以晚期发病。尽管有这些资料，但是本病确切的发病率和发病年龄仍然是推测性的，需要多个大队列基因型阳性患者从儿童期到成年后期的长期随访研究来准确回答这些问题。

三、预后与结果

肥厚型心肌病是一类极其复杂的疾病，患者由于多个病理生理学过程的进展（见第 7 章），其症状也出现变化。最常见症状是劳力性呼吸困难、胸痛、头晕、乏力和心悸，但是，最可怕的结果是晕厥、脑卒中和心脏性猝死。然而，大多数患者症状很少。例如，76%～91% 的患者在第一次评价时 NYHA 分级为 Ⅰ 级或 Ⅱ 级，年轻人出现明显症状的可能性很小[14-16]。女性患者在肥厚型心肌病队列中占 30%～40%，但好像症状更明显，而且临床预后较男性差[17-19]。目前还不清楚是不是由于男性出现症状时年龄较大诊断增加而导致的偏差，或者是由激素和环境因素所致。

（一）死亡率

肥厚型心肌病相关的死亡包括心脏性猝死、心力衰竭或者心脏移植并发症所致死亡、脑卒中相关死亡和干预治疗（如心肌切除术、心肌室间隔消融术）并发的死亡。在一项 2006 年发表的含全年龄组（平均年龄 42 岁）的 956 例肥厚型心肌病患者的单中心研究中，随访中位时间 69 个月，总死亡率为 12%[20]。大多数死亡（70%）是肥厚型心肌病相关，其中 62% 为心脏性猝死，27% 是心力衰竭相关死亡，其余为脑卒中或手术相关死亡。心脏性猝死、心搏骤停复苏和植入了可植入装置 ICD 的联合终点为每年 1%。

最近发表的北美两个大的系列研究最新资料中，按出现症状的年龄分组（< 30 岁、30—59 岁和 ≥ 60 岁）分析了肥厚型心肌病队列患者的结果[14-16]。虽然没有比较年龄组间的区别，但还是可以得出一些结论。根据所发表的资料，像预期的那样，总的年死亡率随着年龄增大而增加，而肥厚型心肌病相关的死亡率似乎稍有降低（表 2-1）。结果是，与非肥厚型心肌病患者相比，肥厚型心肌病患者的标准化死亡比例从最年轻组的 5.8 下降至最年老组的 1.5。换句话说，老

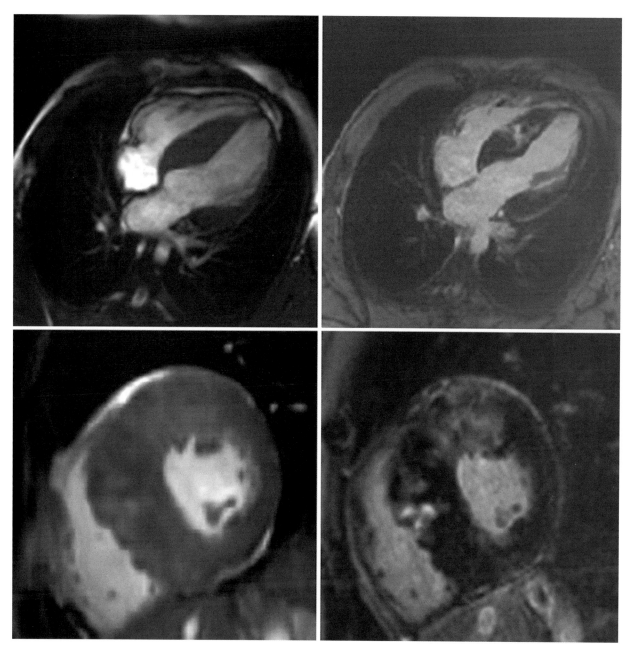

▲ 图 2-1　钆增强延迟（LGE）

在室间隔肥厚患者心脏 MRI 上，钆增强延迟延伸到前壁

年肥厚型心肌病患者死于肥厚型心肌病的可能性较小，这可能是由多种共病导致的 SCD 和由于活到较老年龄的患者 HCM 较轻。与非肥厚型心肌病患者比，肥厚型心肌病患者预期寿命仍然是短一些，但这个差异随着年龄增大而减小。另一个有趣的现象是，肥厚型心肌病相关死亡原因不同。年轻患者主要是心脏性猝死，而年老患者主要死因则为脑卒中。在这个人群中，脑卒中是否

仍然应该视为是肥厚型心肌病相关死亡存在争议。最后，适当的 ICD 治疗、心搏骤停复苏和心脏移植可以被看作是通过现代治疗预防了死亡。在年轻组，每年这些事件的发生率 1.8%，在中年组降至 0.8%，而在老年组则为 0。将可预防的和真实的死亡率合并可以估计未治疗的肥厚型心肌病患者的预期相关死亡率（表 2-1）。这个估计可能被夸大了，这是适当的 ICD 治疗被用作心脏性

表 2-1　按照年龄呈现的肥厚型心肌病患者死亡情况

年龄组（岁）	< 30	30—59	≥ 60
队列大小（n）	474	1000	428
平均年龄（岁，范围）	20 (7—29)	45 (30—59)	70 (61—91)
年总死亡率（%）	0.66	1.16	无数据
年确切 HCM 相关性死亡率（%）	0.54	0.53	0.48[a]
年可预防 HCM 相关性死亡率[b]（%）	1.8	0.79	0.16[a]
年真实 + 可预防 HCM 相关性死亡率[c]（%）	2.3	1.3	0.64
标准化死亡率[d]	5.8	1.7	1.5
HCM 相关死亡原因[e]			
心脏性猝死（%）	67	42.5	17
心力衰竭（%）	28	42.5	17
脑卒中相关（%）	0	5	50
病程相关（%）	5	10	17

资料来源于 3 篇文章，包括美国两个大中心的资料分析[14-16]。没有完成三个年龄组间资料的直接比较
a. 从发表的资料计算的估计值
b. 适当 ICD 治疗、心搏骤停复苏和心脏移植的联合终点
c. 可以看作是未治疗的肥厚型心肌病患者的死亡率，具体见正文
d. 年龄匹配和性别匹配的美国人群与预期死亡率比较
e. 所有 HCM 相关死亡的百分比

猝死的替代终点的缘故[21]。

儿科患者的预后很大程度上取决于出现症状的年龄。在出生后第 1 年即诊断的孤立性肥厚型心肌病患者比年龄较大才诊断的患者有大得多的可能性死亡或接受心脏移植（随访 1 年后分别为 19% 和 5%，随访 2 年后分别为 21% 和 3%）[22]。但是，那些成功存活 1 年以上的儿科患者，与在年纪较大的时候才诊断的患者的死亡率类似[23]。一旦存活 1 年以上，患者死亡率降低到接近 0%，但在青春期出现第二个高峰[23]。表现为混合型心肌病（包括限制型和扩张型心肌病特点）、继发于畸形综合征或出生代谢缺陷的心肌肥厚患者预后要差得多[22]。

（二）心房颤动和脑卒中

肥厚型心肌病患者心房颤动（AF）比一般患者更为常见[24]，影响大约 20% 的患者[25-29]。在没有已知 AF 的肥厚型心肌病患者中，5 年和 10 年累积 AF 发生率分别为 16% 和 33%[26]。一个 Meta 分析显示，这些患者年 AF 发生率为 3.1%，但是，当用其他指征植入 CIED（主要为 ICD）作检测时发现，AF 发生率为 7%[30]。虽然 CIED 被认为可以比其他方法更加敏感地发现 AF，但是佩戴这些装置的患者比没有佩戴的患者可能有更严重的疾病。因此，在所有肥厚型心肌病患者 AF 发生率可能低于 CIED 组，但是应该比没有佩戴这些可植入装置者在常规随访所发现的要高。发生 AF 的主要危险因素包括年龄、女性、左心房大小和 NYHA 心功能级别[26]。

肥厚型心肌病患者 AF 的重要性包括以下三个方面。

(1) 加重症状：已经证实在 84% 的患者中，AF 引起新的症状或加重以前的症状[24]。大部分（60%）患者有气短或胸痛，而少部分患者出现心力衰竭或晕厥（分别为 18% 和 22%）。由于这项研究没有使用检测无症状 AF 的方法，可能它对症状出现的影响较小，特别是较轻的患者。

(2) 增加脑卒中风险：如同没有肥厚型心肌病患者一样，AF 患者比窦性心律患者有更高的脑卒中风险（不同的研究估计表明，RR=10[27]，HR=8[31]）。肥厚型心肌病伴有 AF 患者的血栓栓塞年发生率为 2.5%～3.75%[25, 27]。用 CHA_2DS_2-VASc 风险评分对肥厚型心肌病患者进行评估被认为不是那么准确，这些患者都较年轻，危险因素相对较少，因此不推荐对这一人群进行风险分层[31-33]。

一项研究显示，总的肥厚型心肌病患者（有或没有 AF）脑卒中年发生率为 0.8%，并且因年龄而不同（> 60 岁患者为 1.9%）[27]。另外两项研究报道了类似的发病率，在 11 年的随访中，11.5% 的患者发生脑卒中[34]，计算 5 年和 10 年累积发生率分别为 2.9% 和 6.4%[31]。

(3) 与死亡率的关系：大多数研究证明，AF 是患者总死亡率[26, 28, 29] 和心血管死亡率[26, 28] 增高的标志。这一关联可能是 AF 的直接影响（如脑卒中、心力衰竭），此外更多可能是 AF 患者年龄更大和病情更重的共同结果。

（三）晚期心力衰竭和终末期肥厚型心肌病

呼吸急促是肥厚型心肌病患者最常见症状，可能是几种机制的结果。左心室流出道梗阻（LVOTO）、二尖瓣瓣膜前叶收缩期前向运动导致的二尖瓣反流和收缩功能不全（晚期肥厚型心肌病）都是在文献中被描述过的机制。如上所述，AF 是症状加重的重要因素，而且它在心力衰竭患者更常见（在 NYHA 心功能 Ⅲ～Ⅳ 级患者为 48%～64%）[35, 36]。

9%～24% 的患者出现晚期心力衰竭症状（NYHA 心功能 Ⅲ～Ⅳ 级）[14-16, 36]，而且更可能发生于女性[36]。一项包含 293 例患者的研究发现，女性患者中 17% 出现晚期心力衰竭症状，突出的病理生理改变是舒张功能不全，48% 的患者症状由它引起[36]。其余 30% 的患者是由收缩功能不全引起，22% 为 LVOTO 所致。在中位时间为 6 年的随访期间，有晚期症状的患者 20% 死亡，16% 接受了心脏移植。

晚期肥厚型心肌病被定义为无其他原因（如缺血性心肌病）可解释的左心室射血分数 < 50% 的收缩期心功能不全。3.5%～5% 患者在 14—74 岁（中位年龄 45 岁）期间发展为晚期肥厚型心肌病[10, 35, 36]，年发生率为 1.12/100 例患者[35]，预后比其他肥厚型心肌病患者差得多。根据一项包含有最大例数的这种患者（n=44）、中位随访时间为 3.3 年的报道显示，18% 死于心力衰竭，11% 猝死[35]，另有 30% 接受心脏移植。不良事件（死亡、移植或适当 ICD 治疗）年发生率为 11%。有趣的是，从诊断到出现晚期症状和疾病终末期的时间通常很长（> 10 年）；但是，一旦出现了这些症状，则很快进展到死亡或移植（2～3 年）[35, 36]。这与由于其他机制导致晚期症状的患者相反，后者在诊断以后很快进展到 NYHA 心功能 Ⅲ～Ⅳ 级，但是以后的时程拖得更长，加重较慢[36]。

虽然我们对疾病晚期发展的病理生理了解还很少，但是其与更大范围的 LGE 有关[10, 11, 35]。有一项研究关注这一问题，发现所有晚期肥厚型心肌病患者都有左心室质量中位 29% 的 LGE 负荷[10]。需要进一步将这一点说清楚，就是 42%～73% 的肥厚型心肌病患者 CMR 结果显示有 LGE，但是在这些患者平均 LGE 占左心室质量的范围低得多（3.2%～15.5%）[12, 37]。

关于肥厚型心肌病患者接受心脏移植的资料较少。他们大多数是晚期患者，但是没有 LVOTO、收缩功能保留（不能经室间隔减容治疗）的患者占这些接受心脏移植患者的 5%～48%[38, 39]。一项含有最大病例数的接受心脏移植的肥厚型心肌病患者的临床结果研究显示，移植后 1 年、5 年和 10 年存活率分别为 85%、75% 和 61%[40]。另外两项较小的研究证明，1 年和 5 年存活率分别是 90%～100% 和 84%～94%[38, 41]。这些成活率与非缺血性心肌病接受心脏移植患者可比，但是比缺血性心肌病患者要高[38, 40, 41]。

四、肥厚型心肌病亚组的结果

肥厚型心肌病患者可以有几个不同的形态学类型（图 2-2），但是导致不同类型的机制还不清楚。表型的多样性可见于有或没有 LVOT 或轻度梗阻者（图 2-3）。这些特点对预后的影响将在这里讨论。年龄和性别的影响在前面已经讨论，遗传发现的作用在其他章节讨论（见第 10 章）。

（一）左心室流出道梗阻和心室中部梗阻

LVOTO 被定义为 LVOT 阶差 > 30mmHg，已经发现约 40% 的肥厚型心肌病患者在安静状态下存在 LVOTO，另外 30% 在激发（如 Valsalva 动作和运动）后出现 LVOTO[42]。LVOTO 是由

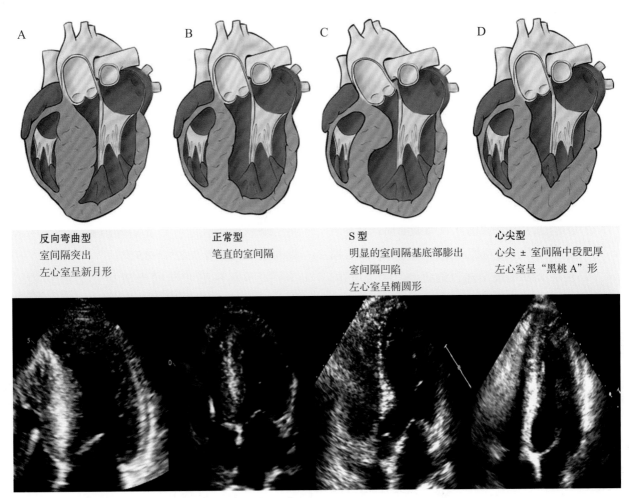

反向弯曲型	**正常型**	**S 型**	**心尖型**
室间隔突出	笔直的室间隔	明显的室间隔基底部膨出	心尖 ± 室间隔中段肥厚
左心室呈新月形		室间隔凹陷	左心室呈"黑桃 A"形
		左心室呈椭圆形	

▲ 图 2-2　肥厚型心肌病形态亚型谱

SAM 和室间隔 - 瓣膜接触，导致来自左心室的血流梗阻（图 2-3）。室间隔基底部肥厚、二尖瓣延长和乳头肌向顶端移位都导致了 LVOTO 的形成。

几项大的研究证明，LVOTO 与全因死亡、肥厚型心肌病相关死亡和心脏性猝死风险增加有关[43-45]。但这种关联可能依赖于症状的严重程度，轻度或没有症状的患者（NYHA 分级 Ⅰ～Ⅱ级），肥厚型心肌病相关死亡率低，不受 LVOTO 状态的影响[46]。同样，有晚期症状的患者，LVOTO 没有预测价值[45]。像预期的那样，LVOTO 是发生 AF[45] 和进展到 NYHA 心功能分级 Ⅲ～Ⅳ级很强的预测因子，事件的年发生率 7.4%，而在仅激发时发生梗阻（隐匿性）的或没有梗阻的患者分别为 3.2% 和 1.6%[46]。

左心室中部梗阻（MVO）被定义为左心室中部压力阶差≥ 30mmHg，见于 8%～10% 的肥厚型心肌病患者[47, 48]。它是肥厚的室间隔与游离壁直接接触的结果（图 2-3）[49]。乳头肌肥厚和发生率很低的乳头肌直接插入二尖瓣也可能导致了左心室中部压力阶差的形成。

一项聚焦于这一亚型的肥厚型心肌病研究发现，MVO 患者更可能有症状（NYHA 心功能 Ⅰ 级仅 28%）[47]。与其他类型肥厚型心肌病相比，其也有增加肥厚型心肌病相关死亡和心脏性猝死的风险。与 LVOTO 患者相比，肥厚型心肌病相关死亡类似，但是心律失常事件（心脏性猝死或致命性心律失常）在 MVO 患者中发生更多，这可能与继发性心尖室壁瘤有关。尽管如此，还需要等待大样本研究来验证 MVO 作为负性事件预测标志的作用。

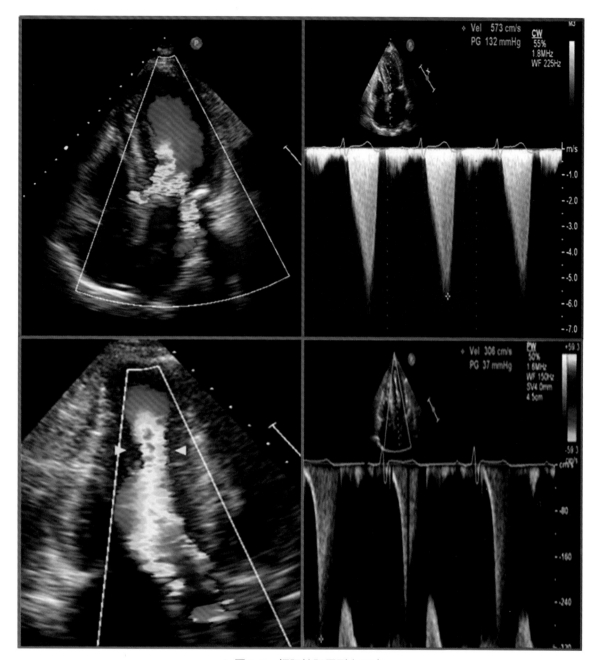

▲ 图 2-3 梗阻性肥厚型心肌病

上图为彩色多普勒和连续波多普勒，表明左心室流出道梗阻和后向二尖瓣反流；下图为彩色多普勒和脉冲波，表明心室中部梗阻

（二）心尖肥厚型心肌病

心尖肥厚型心肌病（ApHCM）发病率报道差异较大，为 1%～41%，东亚人（13%～41%）似乎[50-55] 高于西方人（1%～17%）[50, 52, 56-59]。这一变异有些归咎于 ApHCM 定义，如有些文章仅包含了"单纯"的类型（定义为肥厚局限于乳头

肌远端的节段），而另一些文章则将心尖肥厚占优势的病例（占心尖病例的 15%～46%）纳入其中，这可能增加了这个亚型发生率[53-56]。这种差异甚至可以在直接将日本人队列与西方人队列比较的文献中看到。1992 年，日本高知县的队列与英国伦敦队列比较，发现两种 ApHCM 发生率没有明显的差异（13% vs. 11%）[50]。10 年以后，来

自同一中心的日本队列与美国明尼阿波利斯的队列进行比较，得出了不同结论（分别为15%和3%）[52]。因此，部分原因可能是技术问题和缺乏严格的标准，这导致了不同研究之间ApHCM发生率出现如此大的差异。

考虑到ApHCM患者肥厚数量有限，而且这个亚组中LVOTO很罕见，与其他亚组的肥厚型心肌病比较，这组患者的预后预期较好。事实上，Eriksson等已经证明其总体死亡率与普通人群类似（平均随访13.6年为10.5%），年心血管死亡率仅为0.1%[56]。其他人也报道了类似的良好预后[55]，但值得注意的是，包括老年人的队列中，死亡率比一般人群高[60]。ApHCM患者其他负性事件，包括AF、短暂性脑缺血发作、脑卒中、心力衰竭、非致命性心律失常和心肌梗死在15年间为25%[56]。在这一组中，心肌梗死特别有意思，因为其通常发生于心尖区，并且没有明显的冠状动脉疾病[56]。

心尖室壁瘤（图2-4）可发生于ApHCM或室间隔中部肥厚（"沙漏形"）的患者，见于4.8%的全部肥厚型心肌病患者[61]和18%的ApHCM患者[62]。有研究证明，室壁瘤患者年死亡率和肥厚型心肌病相关死亡率均低（分别为3.4%和0.8%），与没有室壁瘤的肥厚型心肌病患者类似。但是需注意到其有较高发生血栓栓塞的趋势（1.1%/年 vs. 0.5%/年，P=0.06），这可能是由室壁瘤内本身形成的血栓导致。事实上，还发现另有14%的患者室壁瘤内有附壁血栓而没有发生栓塞事件。最后，这种患者发生心律失常事件的风险是没有心尖室壁瘤患者的5倍（4.7%/年 vs. 0.9%/年），这主要是由ICD治疗导致的。但是很重要的是需要注意到，这种明显的相对危险性可能与室壁瘤患者中有很高的ICD植入率（60%）有关，因为这群患者有很高的心脏性猝死的风险，而这十分令人担忧。基于这个有限的资料，有心尖室壁瘤的肥厚型心肌病患者似乎预后较没有室壁瘤者更差，但是，是室壁瘤作为临床结果独立预测因子的意义还有待验证。

五、未来发展方向

虽然自从肥厚型心肌病被描述以来，我们关于该病自然病史的知识已经大大扩展，但是仍有许多未知的东西。一个目前仅部分回答了的核心问题是"我的疾病进展的概率是多少"。很不幸的是，关于疾病外显率和疾病发生的确切年龄范围的资料仍然有限。回答这一问题需要通过家族筛查确定基因型阳性的大队列和几十年的随访。关于亚组患者（如终末期疾病患者）预后的资料也很有限，因为到目前为止，仅有一些相对小的队列。现在和将来将有希望通过分析大的队列以获得这些信息。最后，我们的知识大多数来自欧洲后裔队列，而亚洲、特别是非洲患者的资料非常有限。未来的研究希望提供能弥补这一空缺的信息。

临床精粹

- 通过用目前肥厚型心肌病相对较好的自然病史知识，我们可以一定程度上不需要由于诊断遗传性肥厚型心肌病而过分担忧。

- 偶然诊断的无症状老年患者可以放心，因为疾病不太可能随着年龄增大而进展，预后一般较好。

- 同时，也不要低估了肥厚型心肌病相关的风险，因为常规随访和生活方式的改变可以引起严重负性事件（如脑卒中、心脏性猝死）。

- 需要强调的一个事实是，表型外显率变异很大。症状轻的患者的亲属如果认为不太可能出现严重负性结果，则他们不太愿意接受筛查。相反，有严重后果的患者的亲属也应该知道，这不一定就代表他们自己的预后也一样差。

- 对于晚期疾病患者，即使无症状也推荐密切监测，因为疾病常常会迅速加重。

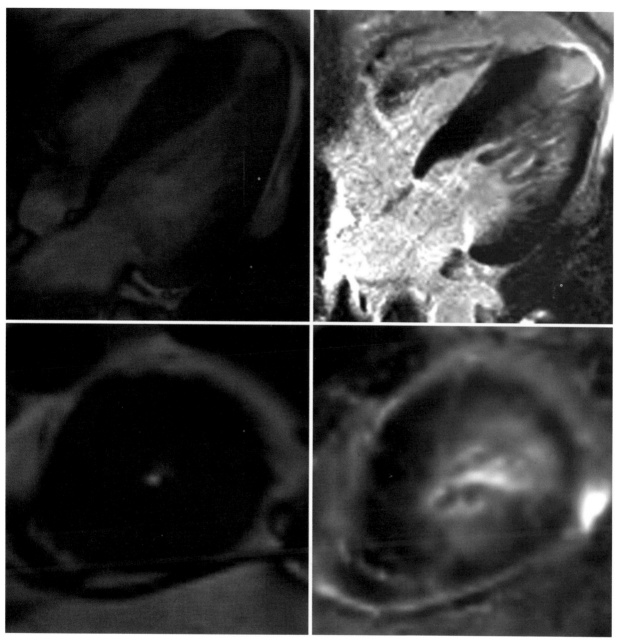

▲ 图 2-4　心尖肥厚型心肌病

这是一例心尖肥厚型心肌病患者心脏 MRI 影像。注意室壁瘤，其周边有跨壁钆增强延迟

本章测试

1. 关于肥厚型心肌病疾病外显率和进展，正确的是（　）

　A. 大多数患者左心室壁增厚终身持续进展

　B. 一个到 30 岁没有肥厚型心肌病征象的人几乎一定会保持表型阴性，能够放弃随访

　C. 大多数活到 60 岁的患者都会发展为晚期肥厚型心肌病

　D. 几乎所有携带家族突变的患者在生命中至少会出现某些疾病征象

　E. 大多数有肥厚型心肌病病征的患者在青春期或成年早期出现肥厚

答案：E。虽然大多数肥厚型心肌病患者在青春期或成年早期首先出现病征，但有些仅在生

命后期出现。没有推荐在哪个年龄停止随访，肥厚型心肌病可能在 30 岁以后出现。大多数患者室壁增厚在开始快速发展后通常进入平台期，不再随年龄进展。仅有 < 5% 的患者出现终末期肥厚型心肌病。肥厚型心肌病确切的外显率情况还不知道，但是不可能达到 100%。

2. 关于肥厚型心肌病患者死亡率的说法，错误的是（　　）

A. 在肥厚型心肌病现代队列中，心脏性猝死年发生率 < 1%

B. 诊断肥厚型心肌病的婴儿肥厚型心肌病相关的死亡率在儿童期极低

C. 心脏性猝死仍然是主要死亡原因，尤其在年轻的肥厚型心肌病患者中

D. 肥厚型心肌病患者比普通人群死亡率较高，但是随着年龄增长变得不再明显

E. 现代治疗（如 ICD 植入、心脏移植）可以降低肥厚型心肌病患者死亡率

答案：B。出生第 1 年就诊断的患者预后相对差，在诊断 1 年内死亡或移植的风险为 19%。但在整个肥厚型心肌病患者人群中，几十年后死亡率下降，部分是由于有了现代治疗，部分还由于在肥厚型心肌病队列中纳入了轻症患者。现在的年心脏性猝死率低于 1%，虽然它仍然是死亡的重要原因，尤其是在年轻人中。在老年肥厚型心肌病患者中，标准化死亡率接近普通人群。

3. 关于 CMRI 中 LGE 证实的心肌纤维化，下面正确的是（　　）

A. < 20% 的肥厚型心肌病患者出现

B. 约 50% 的患者有广泛纤维化（> 20% 的心肌质量）

C. 心肌纤维化与较低的心脏性猝死率相关

D. 仅有少数 CMR 上有 LGE 肥厚型心肌病患者会发展成终末期肥厚型心肌病

E. 在肥厚型心肌病患者中，LGE 并不是心肌纤维化很好的标志

答案：D。虽然心肌纤维化在收缩功能不全发展中可能起重要作用，但是大多数有 LGE 的患者并没有发展为终末期肥厚型心肌病。40%～70% 的肥厚型心肌病患者有 LGE，大部分为轻度至中度（< 20% 的心肌质量），与猝死风险有关（见第 14 章），并且被看作是一个心肌纤维化好的标志。

4. 关于肥厚型心肌病合并心房颤动，正确的是（　　）

A. 肥厚型心肌病患者心房颤动发生率与普通人类似

B. 因为肥厚型心肌病合并 AF 的患者通常较年轻，并且合并疾病比没有 AF 的肥厚型心肌病的患者少，所以大多数患者没有必要抗凝

C. 普通人群 AF 与死亡率增加有关，但是肥厚型心肌病患者与之不同

D. 肥厚型心肌病患者脑卒中发生率并不随着年龄增加而增加

E. 女性是肥厚型心肌病发生心房颤动的危险因素

答案：E。年龄、女性、左心房大小和高 NYHA 评级都是肥厚型心肌病患者心房颤动的高危因素。肥厚型心肌病心房颤动月发生率 20%，比普通人群高得多。CHA_2DS_2-VASc 评分不被认为是评估肥厚型心肌病合并心房颤动患者的准确方法，对所有没有禁忌证的患者都推荐抗凝。

5. 出现呼吸急促的肥厚型心肌病患者，错误的是（　　）

A. 少数患者出现 NYHA 心功能 Ⅲ～Ⅳ级症状

B. 心房颤动是肥厚型心肌病患者出现新症状的重要原因

C. 大多数有 NYHA 心功能 Ⅲ～Ⅳ级症状的肥厚型心肌病患者有 LVOTO

D. 出现 NYHA 心功能 Ⅲ～Ⅳ级症状是预后不好的征象

E. 在老年患者出现新症状应该排除冠心病

答案:C。呼吸困难进展（NYHA 心功能Ⅲ～Ⅳ级）最常由舒张功能不全所致，只有少数由 LVOTO 引起（一项研究结果为 22%）。虽然如此，室间隔减容治疗可以减轻有症状患者的梗阻和舒张功能不全。对新发生呼吸困难患者，均应该排除 AF 和冠心病，因为这些是引起症状的重要原因。根据一项研究，症状加重的患者预后更差，6 年死亡和心脏移植的风险为 36%。幸好，只有少于 25% 的患者出现症状加重，年轻患者很少这样。

6. 发现左心室射血分数＜50% 没有冠心病的患者，错误的是（　　）

A. 其预后明显没有收缩功能不全的肥厚型心肌病患者更差

B. 这一发现见于约 20% 肥厚型心肌病患者

C. 心肌纤维化在被认为在患者收缩功能不全的发展中起重要作用

D. 一旦患者被诊断有收缩功能不全，临床进展相对较快

E. 如果有心脏移植指征，移植后的成活比缺血性心脏病好

答案：B。晚期肥厚型心肌病定义为 LVEF ＜50%，但是没有肥厚型心肌病意外的相关病因，见于＜5% 的患者。这一亚组患者资料很有限，但是其死亡或移植的风险相当高（根据一项超过 3.3 年的随访研究，为 59%）。虽然从肥厚型心肌病诊断到出现收缩功能不全的时间通常很长（＞10 年），但是一旦出现收缩功能不全，病情进展相对较快。相反，移植成活与其他非缺血性心肌病患者类似，比缺血性心脏病患者更好。心肌纤维化被认为在肥厚型心肌病患者收缩功能不全发展中起主要作用，其负荷在晚期病例要高得多。

7. 休息状态下 LVOT 压力阶差 20mmHg、运动后 60mmHg 的患者，错误的是（　　）

A. 比即使激发也没有 LVOT 压力阶差的患者更可能出现进展期症状（NYHA 心功能Ⅲ～Ⅳ级）

B. 休息状态下没有压力阶差提示 SAM 不是导致 LVOTO 的一部分

C. 这些发现在＜15% 的肥厚型心肌病患者中见到

D. 有 LVOTO 的患者心脏性猝死发现增加，但是总死亡率不增加

E. 这一患者不太可能出现 AF

答案：A。LVOTO 定义为在安静或激发状态下 LVOT 阶差≥30mmHg，是导致晚期症状、死亡（包括心脏性猝死、肥厚型心肌病相关死亡和总死亡）及 AF 的风险标志。仅在激发后发生 LVOTO 的患者约占 1/3。这些患者发生 LVOTO 的机制与在安静状态出现明显压力阶差的患者相同。

8. 关于乳头肌远端节段孤立性肥厚患者，正确的是（　　）

A. 这种形态在亚洲肥厚型心肌病患者中很罕见

B. 增厚的心尖保护患者，防治其发生室壁瘤

C. 这种患者出现心尖瘢痕无一例外均提示冠心病

D. 无基底部肥厚提示这一阶段为晚期纤维化和室壁变薄

E. 与反向形态的患者相比较，这种患者的预后较好

答案：E。心尖肥厚型心肌病较其他类型发病率和死亡率低。但是，这些患者可没有冠心病而出现心尖室壁瘤。心尖段出现局限性肥厚的原因还不清楚，不是由于基底段被"烧穿"。大部分研究证明，这在亚洲人更常见。

第 3 章　病理学和病理生理学
Pathology and Pathophysiology

Atsushi Sakamoto　Kazuyuki Yahagi　Maria Romero　Renu Virmani　著

杭伟健　汪道文　译

缩略语

| HCM | hypertrophic cardiomyopathy | 肥厚型心肌病 |
| MRI | magnetic resonance imaging | 磁共振成像 |

要　点

◆ HCM 的诊断依赖于心脏的病理发现及家族史。

◆ HCM 必须与运动员的生理性心脏增大相区别。

◆ 除 HCM 外，可能导致肌纤维紊乱的情况包括其他原因导致的心室肥大、主动脉狭窄和慢性高血压。

◆ 猝死的危险因素包括持续性室性心动过速或室上性心动过速、年轻时反复发作晕厥、非持续性室性心动过速、心动过缓和心肌肥厚 > 3cm。

一、概述

1958 年，Teare 首次报道一名 14 岁男孩的心脏非对称肥厚，其被描述为"靠近二尖瓣的局限性弥漫性室间隔肥厚，质地粗糙"，显微镜下观察到"肌纤维束向不同方向的奇特排列"。Teare 认为那是心脏上的肿瘤。在 20 世纪 60 年代，来自贝塞斯达、伦敦和多伦多的研究者定义了肥厚型心肌病的临床、血流动力学和病理学特征，这些研究者强调了该疾病的梗阻性[1]。1980 年，世界卫生组织对心肌病的最初定义是"病因不明的心肌疾病"。累及心肌但病因已知的疾病被单独考虑，被称为特异性心肌病。1995 年，世界卫生

组织 / 国际心脏病学会和联合会特别工作组将心肌病定义为"与心功能不全相关的心肌疾病"，并将这些疾病分为扩张型心肌病、肥厚型心肌病、限制型心肌病、致心律失常性右心室心肌病和未分类的心肌病。从此以后，我们在对心肌病的病因和发病机制的理解上取得了很大的进步，从而使心肌病和特异性心肌病之间的区别变得更加清晰。

Teare 提供了上述第一个现代病理学描述[2]，Braunwald 等在 1964 年提供了最重要的早期临床报道[3]。Teare 使用年轻人心脏不对称的术语来假设这种情况可能是错构瘤导致流出道梗阻。该病进一步的病理学特征后来被称为"特发性主动脉瓣下肥厚性狭窄"[4]。人们逐渐接受了 HCM 由

全心室功能障碍引起，只有 50%～70% 的患者发生明显的流出道梗阻[5]。肌纤维紊乱的重要性及其量化形态测量技术出现在 20 世纪 70 年代末[1, 6, 7]。虽然常染色体显性遗传模式早在 1960 年就被描述[8, 9]，但该疾病许多遗传形式的遗传基础仅在 1990 年才建立，距最初的形态学描述已超过 30 年[10]。

二、流行病学

HCM 是一种常见的遗传性心血管疾病，在全球均有分布。世界上一些地区的流行病学研究报道显示，作为 HCM 典型表型的左心室肥大在一般人群中的患病率为 0.2%，这相当于美国至少 60 万（英国 12 万）受影响的人[11-13]。在之前发表的对 1866 年美国年轻运动员猝死的分析中，HCM 是确诊心血管事件的主要潜在心血管疾病（图 3-1）[14]。这一范围的变异性可能与研究方法有关，因为较低的患病率是基于有症状的患者，而较高的患病率是基于超声心动图筛查。该病可发生在任何年龄，尽管大多数患者在诊断时是 30 岁或 40 岁。在一项针对 600 名患者的较早临床研究中，患者的平均年龄为 45 岁（年龄在 7—79 岁），66% 的患者为男性[15]。在一项不同的多中心研究中，男性受影响的概率是女性的 1.5 倍[16]。该病要么未被充分认识，要么临床诊断被延迟，

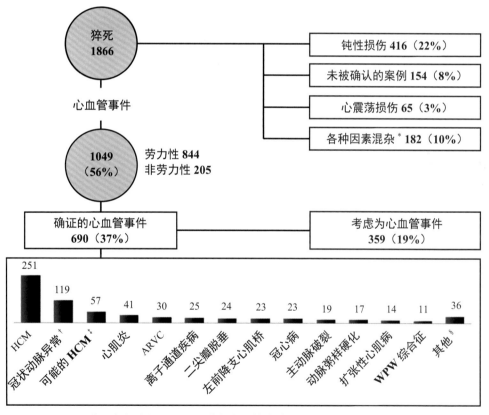

▲ 图 3-1　美国年轻竞技运动员因潜在心血管疾病猝死（SD）的分布（1980—2006）

HCM. 肥厚型心肌病；在该队列中，肥厚型心肌病是导致 SD 最常见的原发性心血管疾病。*. 中暑（n=46）、药物（n=34）、肺部疾病（n=35）、自杀（n=22）、闪电（n=12）、溺水（n=10，其中 3 人在铁人三项比赛游泳环节）、脑动脉瘤（n=9）、横纹肌溶解（n=8）、癫痫（n=2）和其他（n=4）；†. 主动脉和肺干之间的窦源性错误，最常见的是右（前）主动脉窦（n=65）的左冠状动脉主干异常及左主动脉窦（n=16）的右冠状动脉异常；‡. 在尸检时，偏厚的左心室壁厚度（18mm±4mm）和心脏质量的轻度增加（447g±76g）被视为肥厚型心肌病的可能证据（并非最终证据）；§. 先天性心脏病（n=8）、心肌梗死（n=6）、川崎病或相关疾病（n=5）、镰状细胞特性（n=5）、结节病（n=4）、脑卒中（n=3）、心脏肿瘤（n=1）、传导系统疾病（n=2）、其他疾病（n=2）。致心律失常性右心室心肌病、主动脉狭窄、冠状动脉狭窄、冠心病、心血管疾病、扩张型心肌病、左冠状动脉前降支心肌桥、二尖瓣脱垂综合征、WPW-Wolff-Parkinson-White 综合征（改编自 Maron et al. [14]）

在女性和非裔美国人中更为常见。发病的平均年龄约为 45 岁，呈双峰分布，高峰出现在成年早期和成年后期。婴儿时期发作的综合征可能是不同于成人疾病的异质实体。然而，该疾病的遗传形式已被婴儿期典型的 HCM 表型所确认。临床上，老年患者更可能患有高血压，合并基底室间隔增大，左心室前间隔肥厚[17]。

三、大体病理学

HCM 确实是独特的，因为它可能出现在从婴儿期到老年的任何年龄[18]。临床上，HCM 需要左心室肥大而非扩张，且没有任何其他导致所观察到的肥厚程度的心脏或全身性疾病（如全身性高血压）的证据。图 3-2 至图 3-7 显示了HCM 的大体病理情况。在绝大多数死于 HCM 的成人中，心脏肥大质量的范围通常是正常心脏质量的 2 倍。在大多数尸检系列中，心脏的平均质量都在 600g 以上，有几份报道称心脏的质量超过了 1000g[19-21]。然而，HCM 的猝死可发生在没有左心室肥大的情况下（图 3-2）。心脏质量应与体重结合进行评估，特别是在心脏尚未明显肥厚

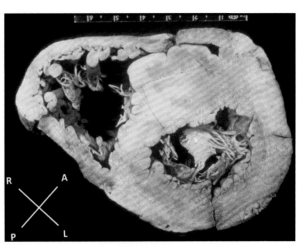

▲ 图 3-3 肥厚型心肌病，不对称肥厚

室间隔的前部增厚，这是间隔肥厚中最常见的部位（改编自 Virmani et al. [79]）

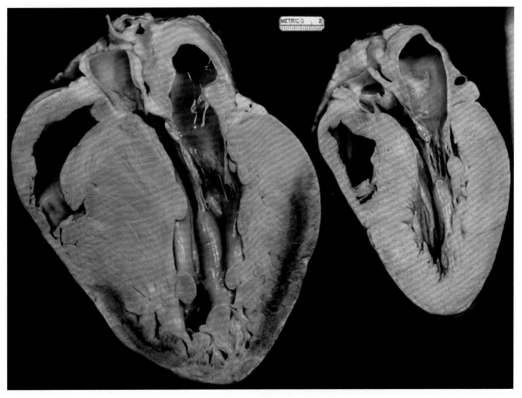

▲ 图 3-2 2 名 15 岁男性肥厚型心肌病猝死患者的心脏

左侧心脏重 1415g，室间隔比左心室游离壁厚得多。右侧心脏重 425g，室间隔和左心室游离壁的厚度相似（改编自 Roberts W.C., et al. Am J Cardiol 2009；103：431–4 and Maron BJ, et al. Am J Cardiol 2008；101：544–47）

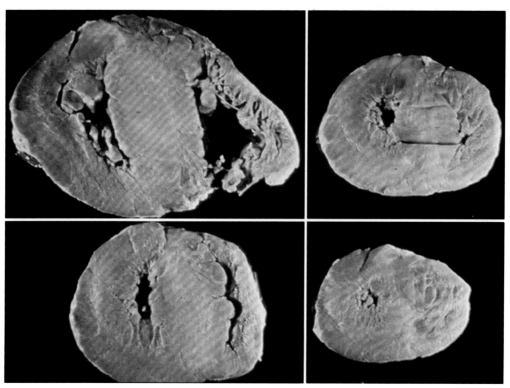

▲ 图 3-4 心尖肥厚型心肌病

室间隔肥大的主要部位在心尖部（改编自 Burke and Virmani[80]）

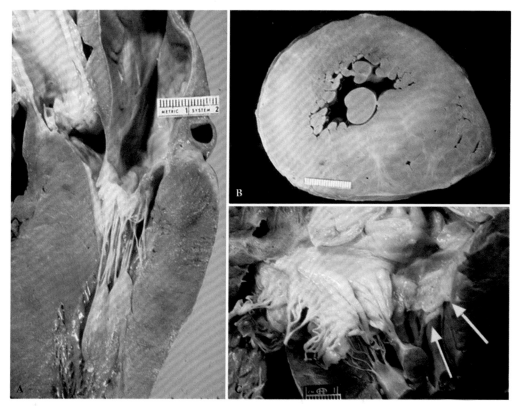

▲ 图 3-5 肥厚型心肌病，左心室流出道斑块

A 和 B. 肥厚型心肌病伴左心室流出道斑块；C. 流出道的高倍放大图，二尖瓣的前叶向后抬起，可见离散的流出道斑块

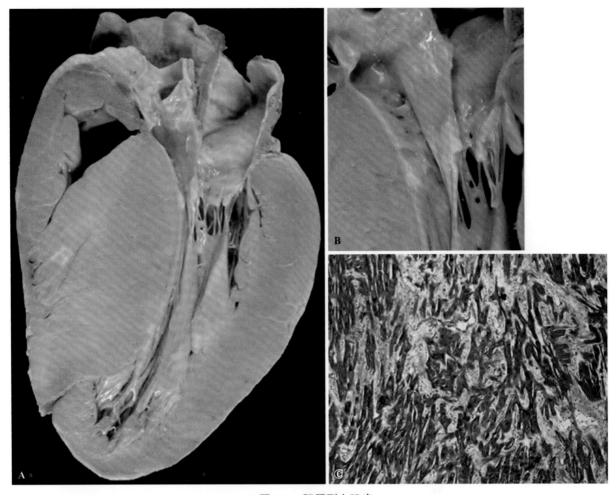

▲ 图 3-6　肥厚型心肌病

A. 心脏右后半部长轴超声心动图显示不对称肥厚；B. 流出道的高倍放大图，二尖瓣的前叶向后抬起，可见离散的流出道斑块；
C. Masson 三色染色显示肌纤维紊乱区纤维化（间质胶原蓝染）

的年轻人猝死时[22]。后者的病例虽然很少见，但文献记录是基于家族研究和肌纤维紊乱的组织学发现，其中心肌细胞失去了正常的平行结构[23]。

本病早期左心室腔小，常因左心室顺应性降低而出现左心房扩张。在儿童中，心肌质量可能相对快速增加，3～6 年后心室厚度增加 250%[24]。心尖肥厚型心肌病的大体特征与其他类型不同（图 3-4）。心脏质量可能仅轻度增加，室间隔心尖部可见瘢痕和肌纤维紊乱，肉眼可见并累及右心室和左心室间隔。

在疾病的后期，左心室可能逐渐扩张，肥厚的部分区域可能被肉眼可见的纤维组织所取代。肥厚区被瘢痕替代可将以前的肥厚区心室壁转化为正常甚至薄的心室壁[25]，并且在没有心外膜冠状动脉闭塞的情况下，可能会出现跨壁瘢痕[7]。在疾病的晚期偶有弥漫性心肌瘢痕。若将尸检结果与死前数年的心脏影像学检查结果进行比较，必须考虑形态学特征的演变。

近期 Melacine 等报道，在 HCM 患者中（n=293）有 17% 发生严重的进行性心力衰竭［n=50（17%）］，在这些心力衰竭患者中，心房颤动发生率为 64%。因此，实际发生心房颤动的人数在所研究的总人数中所占比例相对较小（11%）。在这些患者中，有 12 例 HCM 心脏可供病理检查，其中 5 例有心房颤动伴左心耳血栓，包括 3 例有栓塞史（图 3-7）[26]。

根据超声心动图的标准，肥厚部位被分为 4 种类型[15]：在 I 型中，仅有前室间隔增厚（图 3-3）；在 II 型中，整个室间隔增厚，而游离

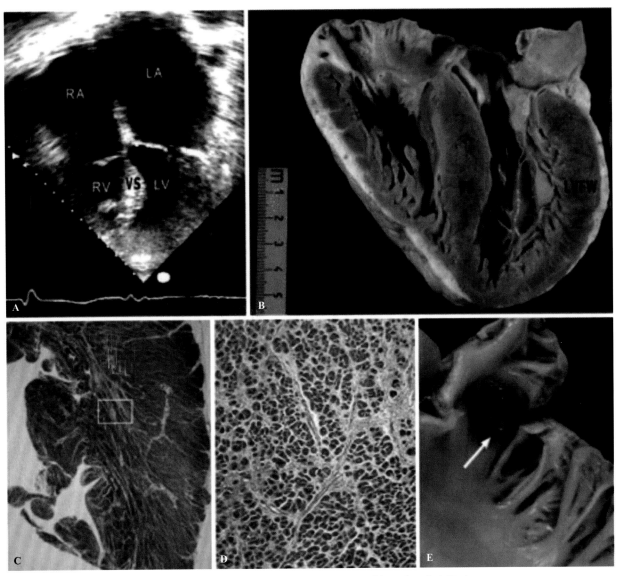

▲ 图 3-7　收缩功能保留的非梗阻性肥厚型心肌病和心房颤动

男性患者，60 岁，β 肌凝蛋白重链基因突变。A. 舒张末期四腔切面显示双心房严重扩张 [左心房横径（LA）90mm]，左心室（LV）和右心室（RV）大小正常，轻度左心室肥大 [室间隔（VS）18mm]，收缩功能保留；B. 移植时摘除心脏；C. 左心室游离壁（LVFW）的组织学切片显示无替代性纤维化，三色染色 3×；D. 高倍镜显示（C）图框中区域间质性纤维化增加，三色染色 40×；E. 左心房内附壁血栓（箭）。RV. 右心房（改编自 Melacini et al.[26]）

壁正常；Ⅲ型除累及室间隔外，还累及游离壁；Ⅳ型最不常见，其中前间隔正常，室间隔或游离壁的其他部位肥厚。过去，M 型超声心动图是确认 HCM 的主要方法，然而，越来越高分辨率的心血管 MRI 在 HCM 的临床诊断中起到重要的作用，特别是对于前外侧游离壁、心尖或后隔肥厚的患者[18]。通过病理检查，可以很容易地确定肥厚的位置。在 HCM 患者中，左心室壁厚度范围广泛，从轻度（13～15mm）到重度（> 50mm）。

在 73% 的心脏中，不对称肥厚伴有左心室流出道斑块，临床上与主动脉瓣下狭窄和二尖瓣前叶收缩期前向运动相关（图 3-5 和图 3-6）[19]。经常可以观察到二尖瓣增厚和延长，以及瓣膜质量增加。

四、心尖肥厚型心肌病

心尖 HCM 的特征是心肌肥厚主要位于左心室心尖部（图 3-4）[27-29]。这种相对罕见的 HCM

变异首次在日本被发现，占日本所有 HCM 病例的 13%～25%。然而，它在非日本人群中很少被观察到。尽管心尖 HCM 预后相对较好，但长期观察偶尔发现包括心脏性猝死、严重心律失常和心尖梗死伴心尖室壁瘤并发症。在美国，这种疾病的心尖型很少见，在病理上仅占病例的 1%，尽管这可能由于该病预后较好而低估了真正的临床患病率。

五、心内膜和瓣膜病理

如上所述，在高达 73% 的心脏中观察到左心室流出道斑块[19]。与先天性主动脉下狭窄相比，心内膜纤维化仅限于二尖瓣前叶对面的区域。在通过导管记录有主动脉瓣狭窄的患者中，左心室流出道斑块的发生率为 95%，而在没有主动脉瓣狭窄的患者中，其发生率低于 50%[19]。狭窄区域可通过手术切除以缓解流出道梗阻。心内膜和瓣膜的病理改变可见图 3-5 和图 3-6。目前，在相当大的一部分患者中，经皮穿刺注射酒精至室间隔代替手术矫正（见下文），并且斑块位置通常被用作超声心动图可见的靶向酒精输注指引。

六、镜下病理特征

HCM 的组织学特征是明显的肌纤维紊乱〔也称为心肌细胞紊乱、心肌紊乱（表 3-1 和图 3-8）[30] 和心肌细胞重构[31]。心肌细胞肥大、间质纤维化和壁内冠状动脉异常（增厚伴严重狭窄）均已被描述过。心肌细胞随横径增加而肥大，细胞核呈深染、肥大，形状奇特。心肌细胞紊乱的组织学表现包括心肌细胞斜向排列，产生螺旋状、缠结状或针轮状结构[32, 33]。另外，肌细胞形态异常，多见纤维分支，外侧附着增加。一些早期的研究表明，至少 5% 的室间隔肌细胞应表现出紊乱，诊断敏感性为 86%，特异性为 90%[6]。肌纤维紊乱的组织学边界不明确，评估可能有些主观。此外，必须记住，只有将横截面（短轴切面）用于

显微评估时，才可能评估肌纤维紊乱。据报道，细胞紊乱范围广泛，但平均占 33%，在死于疾病的年轻患者中更为广泛[34, 35]。

除 HCM 外，可能导致肌纤维紊乱的情况包括导致心室肥大的其他原因，如主动脉狭窄和慢性高血压[36]。然而，在这些情况下，肌纤维的紊乱程度通常很小，小于 5%。正常心脏游离壁和间隔连接处可能出现肌纤维紊乱。HCM 心肌细胞紊乱的特征是，在同一心肌切片中，受影响区域（通常在室间隔的中间 1/3）心肌细胞比心内膜下区域更大。肌纤维紊乱通常伴随着成纤维细胞和胶原的增加，前者在疾病早期占优势，后者在疾病晚期占优势[37-39]。

结蛋白免疫反应异常模式已在肌纤维紊乱的区域中描述。这些包括闰盘和 Z 带的标记减少或丢失，结蛋白中间细丝的纵向排列，以及心肌细胞的局灶性、颗粒状染色[40]。在具有已知遗传突变的 HCM 患者中，已经描述了肌节肌球蛋白丝的超微结构异常[41]。

表 3-1　肥厚型心肌病尸检病理特征

特　征	概率[a]
大体	
心脏肥大	95%
非对称性肥厚	90%
心内膜下瘢痕	80%
左心室流出道斑块	60%
二尖瓣脱垂	3%
跨壁瘢痕	2%
心尖部肥厚	1%[b]
组织学	
室间隔肌纤维紊乱 > 5%	85%
壁内冠状动脉增厚	83%
间质纤维化	95%

改编自 Virmani et al.[79]
a. 这些是近似值，可能因使用的定义和疾病阶段而有所不同
b. 在日本高达 25%

七、纤维化

HCM 的室间隔也可能表现为间质纤维化、替代性纤维化及淋巴细胞性症灶。纤维化通常在肌纤维紊乱的区域最明显（图 3-9）。对于长期患病的患者，整个心室和游离壁可能存在弥漫性瘢痕。在这种情况下，区分 HCM 和特发性限制性心肌病可能是困难的。有人认为，许多限制性心

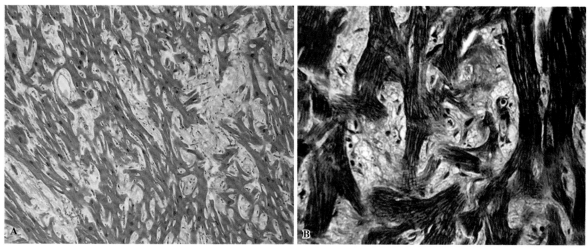

▲ 图 3-8　肥厚型心肌病的纤维肌紊乱
A. HE 染色切片，显示具有异常分支形态的肥大心肌细胞；B. Masson 三色染色，显示肌纤维紊乱区纤维化（间质胶原蓝染）

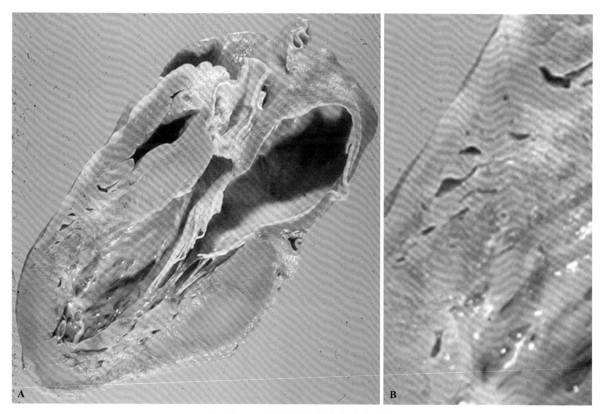

▲ 图 3-9　肥厚型心肌病和心室瘢痕
A. 位于左心室心尖部的有瘢痕的间隔变薄；B. 高倍镜下肉眼可见的心肌瘢痕；C. 室间隔组织学切片显示瘢痕（蓝色）和心肌内冠状动脉增厚（Masson 三色染色）（改编自 Virmani et al.[79]）

肌病实际上是 HCM 的表现形式[42]。在 HCM 的扩张期，可能存在广泛的瘢痕，但主要在室间隔和右心室发现，被归因于心肌内小血管疾病[43]。

最近的临床病理研究表明，在移植患者中，扩张的心肌纤维化区可能累及超过 1/3 的左心室心肌，并优先累及左心室尖部和中壁[44]。众所周知，对比增强的心脏 MRI 代表了 HCM 中心肌纤维化的区域[45]。一些研究报道表明，通过心脏 MRI 评估的纤维化区域数量可预测 HCM 患者的预后，包括持续的心律失常、心力衰竭、进行性扩张和 SCD[46, 47]。

八、冠状动脉异常

HCM 另一个重要的显微镜特征是壁内冠状动脉异常（图 3-10）。在 83% 的 HCM 患者中，室间隔有壁内冠状动脉增厚[48]，其位置与肌纤维紊乱的区域有很好的相关性。与无明显纤维化的心脏相比，有纤维化的心脏壁内冠状动脉增厚更

为常见[48-50]。血管发育不良伴内弹力层不发达，平滑肌细胞排列紊乱。

心外膜冠状动脉在 HCM 中通常是正常的。关于间质纤维化和替代性纤维化是继发于缺血性损伤，还是该疾病的固有部分仍旧存在争议。虽然难以证明，但大部分纤维化似乎与缺血无关。此外，在左前降支部分（隧道）上出现心肌桥与猝死风险增加有关，尤其是在儿童中[51]。

HCM 患者伴有许多不同的并发症（表 3-2），其中之一是左心室尖变薄，表现为动脉瘤，可继发于有或无冠状动脉疾病的心肌梗死愈合（图 3-11）。

我们研究了死于 HCM 的 51 名男性和 13 名女性的 64 颗心脏。这些患者被分为四组：①在劳累期间突然死亡（平均年龄 26 岁）；②在休息时死亡（平均年龄 38 岁）；③因疾病而非突然死亡（平均年龄 34 岁）；④其他原因死亡（平均年龄 51 岁）（偶然事件）。在运动中死亡的人明显比其他组年轻（平均年龄：26 岁 vs. 43 岁，$P=0.0009$）。偶然事件组的平均心脏质量（696g）

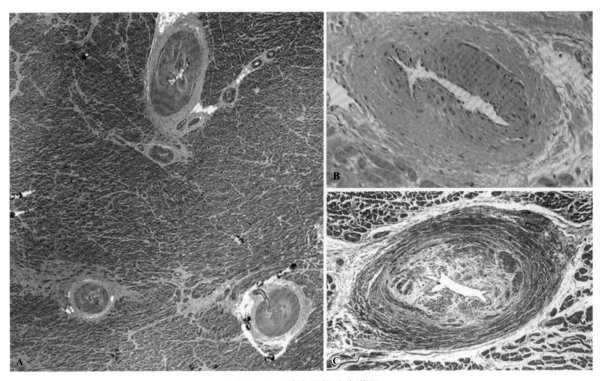

▲ 图 3-10　壁内冠状动脉增厚

A. 多支壁内动脉显示壁内冠状动脉增厚；B 和 C.HE 染色（B）和 Masson 三色染色（C）显示外膜瘢痕伴增厚和不典型增生（改编自 Burke and Virmani[80]）

表 3-2　肥厚型心肌病的并发症

- 死亡：猝死和非猝死
- 心房扩张：心房颤动
- 二尖瓣疾病：二尖瓣反流
  - 纤维增厚（解剖收缩期前向运动）
  - 乳头肌插入瓣膜叶
  - 腱索断裂
  - 脱垂
  - 环形钙化
  - 感染性心内膜炎
  - 乳头肌钙化
- 心肌梗死：左心室扩张
- 左心室心尖憩室
- 肺动脉高压
  - 肺动脉瘤
  - 肺骨化结节
- 心脏传导阻滞和束支传导阻滞

改编自 Roberts W.C., et al. Am J Cardiol 2009；103：431-4

也显著高于其他组（平均值范围为 496～622g，
P=0.02）。在运动组中观察到的不对称肥厚伴有
流出道斑块的发生率要高于偶然组或休息时死于
疾病的人。与非运动死亡和偶然组病例相比，劳
累组壁内冠状动脉增厚的程度也最高。这些结果
表明，在运动过程中死亡的 HCM 患者的心脏形
态存在差异，左心室流出道梗阻和冠状动脉壁
内增厚的发生率更高。Litovsky 等报道了 55 例
HCM 患者，发现非对称间隔肥厚在年轻人中比
老年人更普遍。猝死在年轻患者中更为普遍，且
心内膜流出道斑块比老年患者更常见。此外，肌
纤维紊乱更严重，年轻患者壁内冠状动脉增厚
比老年患者更常见[50]。最大的经验来自 William
C.Roberts 的实验室，他在尸检时检查了 200 多颗
心脏（表 3-3 和表 3-4）。他描述了解剖结果的显
著多样性，在 10 个形态学特征的研究中，没有 1
颗心脏显示所有的 10 个特征。

九、肌切除标本的组织学表现

主动脉瓣下压力阶差＞ 50mmHg 的患者常
采用手术切除和（或）心肌切除术来缓解流出道
梗阻。在一项对 89 例 HCM 患者的心肌切除标
本的研究中，58% 的标本出现了肌纤维紊乱，通

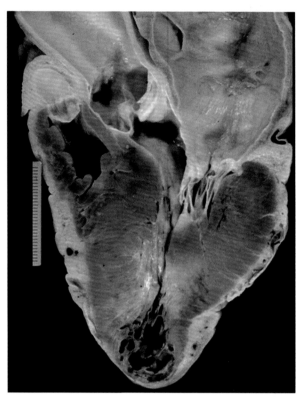

▲ 图 3-11　肥厚型心肌病

肥厚型心肌病患者心脏右后半部分的长轴超声心动图。心
脏有明显的左心房扩张，患者有长期心房颤动。心尖部左
心室变薄是继发于冠状动脉疾病所致的梗死愈合（改编自
Virmani et al.[79]）

表 3-3　按有无心脏手术划分的肥厚型心肌病的心脏表现

特　征	心脏手术		
	0（n=153）	+（n=77）	总（n=230）
左心房扩大	98%	100%	99%
心脏质量增加	95%	96%	96%
未扩张的左心室	82%	75%	80%
二尖瓣前叶增厚	66%	94%	75%
LV 流出道斑块	60%	93%	71%
VS 大于左心室	71%	63%	68%
VS 和（或）LV 跨壁瘢痕	42%	43%	42%
心肌细胞紊乱	95%	95%	95%
壁内冠状动脉疾病	83%	83%	83%
VS 和 LV 壁间质纤维化	90%	90%	90%

改编自 Roberts W.C., et al. Am J Cardiol 2009；103：431-4
LV. 左心室；VS. 室间隔

表 3-4　**153 例未行心脏手术的肥厚型心肌病患者的 3 个年龄组的大体心脏表现**

特　征	年龄组（岁）		
	≤ 10 (*n*=15)	11—70 (*n*=124)	＞ 70 (*n*=14)
左心房扩大	95%	100%	100%
心脏质量增加	80%	98%	86%
未扩张的左心室	73%	81%	93%
二尖瓣前叶增厚	27%	66%	100%
LV 流出道斑块	27%	78%	100%
VS 大于左心室	73%	71%	79%
VS 和（或）LV 跨壁瘢痕	0	45%	50%

改编自 Roberts W.C., et al. Am J Cardiol 2009; 103: 431–4
LV. 左心室；VS. 室间隔

常在标本的最深处。相比之下，心肌纤维紊乱在心肌内膜活检中所占比例较小，其次是取样误差 [52]。在心肌切除标本中还可以看到 HCM 的其他组织学特征，包括壁内动脉增厚和心内膜纤维斑块 [52]。

十、病理生理学

HCM 病理生理复杂，包括多种相关异常，包括左心室流出道梗阻、舒张功能障碍、二尖瓣反流、心肌缺血和心律失常 [53, 54]。临床上可能由于心脏动态杂音而怀疑 HCM。区分阻塞性和非阻塞性 HCM 在临床上很重要，因为治疗策略很大程度上取决于梗阻引起症状的存在与否。HCM 的症状是肺充血，包括呼吸困难、疲劳、端坐呼吸和阵发性夜间呼吸困难。意识障碍、胸痛和心脏性猝死都有报道 [12]。由于疾病已知家族性质，多达 25% 的病例是由于家庭成员患病而被偶然发现的。区分心脏对常规生理训练的正常适应是很重要的。结果显示，左心室内径和壁厚保持在正常范围内；然而，一小部分训练有素的运动员会出现心室肥大 [21]。文中（表 3-5）显示了 HCM 与运动员心脏生理性左心室肥大 [21] 鉴别诊断的标准。

表 3-5　**肥厚型心肌病与运动员心脏左心室肥厚鉴别诊断标准**

	肥厚型心肌病	运动员心脏
肥厚分布	大部分非对称性	基本对称
最大室壁厚度	≥ 16mm[a]	＜ 16mm
左心室内径	正常或减少（≤ 45mm）	正常或增加（≥ 55mm）
左心室充盈和舒张（多普勒和 TDI）	通常异常	正常
停训后肥厚消退	没有（或边缘）	存在
明显的心电图异常[b]	常见	不常见
HCM 的家族证据	通常存在	无

改编自 Pelliccia A, et al. Eur J Cardiovasc Prev Rehabil 2006; 13: 876–85
TDI. 组织多普勒成像
a. 在部分 HCM 患者中，LV 壁厚度也可能＜ 16mm
b. 最常见的深 Q 波、深倒 T 波，显著增加了心前区导联的 R 和（或）S 波振幅

HCM 血流动力学紊乱是由于左心室腔小，限制舒张期心室充盈而引起的。在疾病初期，射血分数为正常或增高。造成舒张功能障碍的原因有很多，包括心室的几何形状和容积异常、心肌细胞肥大、心肌细胞和肌原纤维紊乱及心肌缺血。胶原蛋白更新增加，其中 I 型胶原合成多于降解，也有证据表明基质金属蛋白酶（MMP–1 和 MMP–2）受到异常抑制。半数以上的患者都有主动脉下的压力阶差，而且经常是可变的和不稳定的 [55, 56]。

超声心动图显示，HCM 的特征包括左心室肥大、心室腔小、二尖瓣前叶收缩前向运动及特征性的心肌磨玻璃样外观。典型的非对称性肥厚发生在 80%～98% 的病例中 [15]。左心室肥大的分布不均匀，包括广泛的弥漫性壁增厚到轻度的节段性增厚。96% 的患者室间隔前壁增厚及 83% 为主要的肥厚区域 [15]。在 3% 的患者中观察到真正的二尖瓣脱垂，并不被认为在一般人群基础上发病率增加了。左心室肥大的程度与年龄较小、二尖瓣收缩前移和流出道梗阻更为明显有关，但与症状或性别无关 [15]。

除了超声心动图，MRI 也应该被考虑作为常规家庭筛查，特别是当超声心动图不明确时。如今，高分辨率 MRI 被认为比超声心动图更优越，特别是在表型表征方面，如左心室前外侧游离壁[57, 58]、心尖部[58] 或后间隔[58] 的左心室肥大的存在和程度，以及加强高风险心尖室壁瘤的识别，以及确定主动脉瓣下梗阻，如二尖瓣拉长或扩大[59] 或附属和移位的乳头肌[60]。

心脏性猝死是一种常见的 HCM 并发症，常由运动诱发。HCM 的年猝死率在成人中高达 1%，在儿童和青少年中为 2%～4%[21]。尽管如此，在过去的 30 年里，一些研究报道了流出道梗阻性 HCM（HOCM）和非阻塞性 HCM（NOCM）患者 SCD 发生率的差异，而最近的一项 Meta 分析显示，阻塞性 HCM 的 SCD 年发生率（1.43%）仅略高于非阻塞性 HCM（1.14%），提示已被公认的 HOCM 中 SCD 并发症较高；然而，SCD 在 NOCM 中也是不可忽视的[61]。在一系列 30 岁以下猝死的运动员中，HCM 是美国[14] 尸体解剖中最常见的发现[62]；然而在意大利，心律失常性右心室心肌病是 30 岁以下运动员猝死的最常见原因[63]。

最可靠的识别高危患者的特征包括年龄小于 35 岁、有 HCM 猝死家族史、非裔美国运动员、与猝死发病率增加相关的基因异常、持续性室性或室上性心动过速、年轻人复发性晕厥、非持续性室性心动过速、心动过缓和心肌重度增厚 > 3cm（表 3-6）。已经发表的一篇重要论文表明，其中两种或两种以上风险因素的存在与 3%～6% 的较高年风险率相关，而任何一种风险因素的存在与约 1% 的年风险率相关[21, 64]。

HCM 患者的临床病程是高度可变的。总的来说，成人每年的死亡率为 2%～3%，儿童的死亡率稍高一些[65, 66]。10% 或以上的患者进展为扩张型心肌病。扩张型 HCM 死亡患者的心脏可能表现为弥漫性瘢痕、肌纤维紊乱、室间隔不对称肥厚甚至变薄。根据 Barry Maron 教授的说法，在 2% 的患者中观察到广泛的心室瘢痕伴左心室

表 3–6 猝死的危险因素

- 二级预防
- 心搏骤停或持续性室性心动过速
- 常规一级预防风险标记
  - 肥厚型心肌病猝死家族史
  - 近期不明原因晕厥
  - 多次重复非持续性室性心动过速（动态心电图）
  - 运动引起的低血压或血压下降
  - 重度左心室肥大（厚度 ≥ 30mm[a]）
  - 广泛弥散的晚期钆强化
- 一级预防的潜在高风险亚组
  - 终末阶段（射血分数 < 50%）
  - 左心室心尖部室壁瘤和瘢痕
- 一级预防的潜在评估[b]
  - 静息时左心室流出压力阶差明显
  - 多个肌节突变
  - 可缓和
    - 激烈的竞技体育
    - 冠状动脉病变

改编自 Maron BJ and Maron MS[18]
ECG. 心电图
a. 或者根据儿童的体形大小，得到相同的结果
b. 对常规风险因素法评估后风险水平仍不明确的患者，对植入型心律转复除颤器的决策进行评估

腔扩张。人们认为，瘢痕形成可能与心肌内冠状动脉增厚有关。HCM 也容易发生感染性心内膜炎。少数患者（2%）可能发展为严重的二尖瓣或主动脉瓣反流，或两者皆有，继发感染性心内膜炎需要瓣膜置换术[67]。赘生物通常出现在二尖瓣前叶上，但也可累及二尖瓣接触点的流出道心内膜或累及主动脉瓣。因此，传统上建议 HCM 患者，特别是有流出道梗阻的患者，在进行易发生感染性心内膜炎的牙科手术或高危手术之前，应进行预防性抗生素治疗[68, 69]。但是，正式指南并不认为在有或没有阻塞性生理的情况下对 HCM 进行预防应用抗生素是强制性的[70]。

HCM 的治疗包括药物治疗，可能包括心脏起搏，对于流出道梗阻的患者，应行外科手术切除术或经皮酒精室间隔消融术。据报道，在肥厚性梗阻性心脏病患者中，在右心室心尖部适当放置导联的房室同步起搏可以减少左心室流出道梗阻和症状[71]。然而，起搏治疗是有争议的，一些权威机构不支持在梗阻型 HCM 患者中使用起搏，甚至有人认为起搏可能会使预后恶化[72]，因为慢性起搏可能会发生长期的负性重构。

据报道，外科室间隔心肌切除术后围术期死亡率低，晚期生存率高（15 年随访时为 72%）[73]。外科室间隔心肌切除术在 20 世纪 60 年代早期首次进行，涉及切除 5～10g 心室基底隔的心肌组织（图 3-12）。对于所有流出道压力阶差大于 50mmHg（静止或有生理刺激）且有症状并难以接受药物治疗的患者，均应考虑手术室间隔心肌切除术或酒精室间隔消融术[53, 74]。这些手术的结果是二尖瓣反流显著减少和长期症状改善。值得注意的是，目前在大规模手术中心进行心肌切除术的手术死亡率很低，已降至 1% 以下[75]。根据 2011 年美国心脏病学会和美国心脏协会对 HCM 的诊断和治疗指南，外科室间隔心肌切除术仍然是阻塞性 HCM 的"首选"和"黄金标准"。外科手术切除的替代方法包括改良的 Konno 手术、主动脉瓣置换术和左心室流出道重建[76]。两个研究小组（一个在德国，另一个在伦敦皇家布罗

普顿医院）通过选择性冠状动脉酒精注射（经皮酒精室间隔消融术）来诱导局部间隔梗死的非手术性间隔缩小术已经得到推广和描述，多项研究表明，在合理选择的患者中，使用这种技术可以达到与外科手术相同的效果，如减轻症状、降低血液流出压力阶差及长期死亡率[77]。2014 年，欧洲心脏病学会最新指南将外科心肌切除术和酒精室间隔消融术作为适当患者的可比疗法。

十一、家族性肥厚型心肌病

HCM 的常染色体显性遗传是在 1958 年首次描述后的 13 年内建立的[2, 8]。一项对 70 个家族病例的超声心动图研究表明，在 55% 的家族中，至少有一人有 HCM 的超声心动图证据；然而，也可见零星的新突变病例[78]。

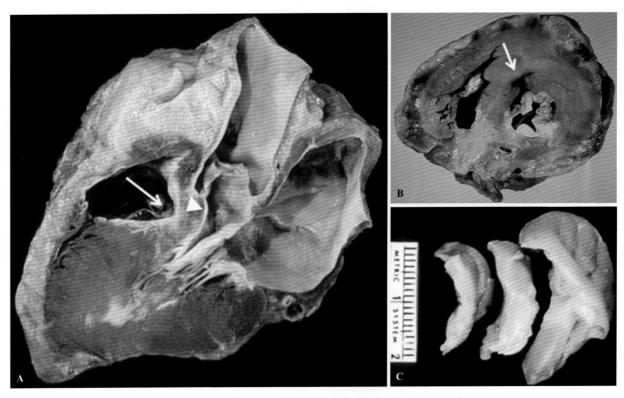

▲ 图 3-12　肥厚型心肌病肌瘤切除术

A. 肌瘤切除术治疗肥厚型心肌病，采用右心室入路行脊髓切除术（箭），左心室流出道的离散斑块（箭头）。B. 肌瘤切除术治疗肥厚型心肌病，采用左心室入路行脊髓切除术（箭）。C. 与图 B 同一患者的肌切开标本显示三块心肌明显增厚（改编自 Virmani 等[79]）

临床精粹

- 肥厚型心肌病的特征是不对称的间隔肥厚，并伴有镜下肌纤维紊乱。伴随着纤维化，左心室腔可能扩张，心脏质量是体重和身高预期心脏质量的2倍。
- HCM与猝死的联系并不罕见，但它可能不是年轻训练运动员心脏性猝死的最常见原因，尤其是在美国以外的国家。
- HCM通常是家族性的，需要进行基因分型，但零星的病例也有据可查。

本章测试

1. 以下代表了一般人群中HCM的实际发病率的百分比是（ ）
   A. 0.002%
   B. 0.02%
   C. 0.2%
   D. 2%
   E. 20%

答案：C。来自世界多个地区的流行病学研究报道称，在普通人群中，作为HCM典型表型的左心室肥大的患病率相似，为0.2%，相当于美国至少60万名受影响的个体。

2. 以下在HCM的大体病理检查中不大可能发现的是（ ）
   A. 左心房扩张
   B. 心脏质量增加
   C. 心室瘢痕形成
   D. 左心室流出道斑块
   E. 肌纤维紊乱

答案：E。HCM显示左心房扩张是由于左心室顺应性降低，少数病例并发心房颤动也可导致左心房扩张。随着病情进展，左心室瘢痕增多。此外，心内膜血管增厚可能导致左心室瘢痕，这点可以大体确定。在梗阻性HCM中，

左心室流出道斑块通常肉眼可见。虽然几乎在所有HCM病例中都能观察到肌纤维紊乱，但它只能通过脱水和石蜡包埋心室间隔后的组织学切片和染色来检测。

3. 以下为心尖型HCM特征的是（ ）
   A. 房室传导阻滞
   B. 超声心动图表现为Maron Ⅲ型
   C. 日本流行率高
   D. 基底间隔变薄
   E. 高加索人患病率高

答案：C。心尖肥厚型心肌病是一种罕见的变异型，主要表现为左心室心尖肥厚。在一些病例中观察到了心尖室壁瘤和室性快速性心律失常。尽管心尖型HCM占日本所有HCM病例的13%～25%，但在非日本人群中很少观察到。这种罕见的变种在Maron最初的分类中没有提到。

4. 下列不是HCM的特性的是（ ）
   A. 二尖瓣后叶相对部位的心内膜纤维化
   B. 左心室流出道斑块
   C. 主动脉瓣下狭窄
   D. 二尖瓣延长
   E. 心肌细胞增大

答：A。在HCM患者中，左心室流出道斑块的发生率高达73%，此外，在通过导管记录有主动脉瓣狭窄的患者中，概率为95%。经常观察到心内膜纤维化和二尖瓣增厚和伸长；然而，在收缩期可观察到前叶与室间隔接触处左心室间隔纤维化。心肌细胞增大是显微镜检查的典型表现。

5. 在HCM心脏的组织学检查中，下列最不可能检测到的是（ ）
   A. 心肌细胞核深染
   B. 成纤维细胞紊乱
   C. 间质纤维化

D. 奇特形状的肌细胞

E. 壁内冠状动脉增厚

答案：B。HCM 的典型组织学特征是存在明显的肌纤维紊乱（也称为心肌细胞紊乱、心肌紊乱和心肌细胞重构）。心肌细胞肥大、间质纤维化、壁内冠状动脉增厚并严重狭窄均可见于 HCM 心脏。心肌细胞肥大，横径增加，细胞核增生，呈奇特形状。成纤维细胞紊乱不是 HCM 的特征。

6. 以下最有可能在 HCM 中检测到的心肌纤维化模式是（　　）

A. 心脏计算机断层扫描

B. 超声心动图

C. 心脏闪烁显像

D. 左心室造影

E. 心脏磁共振造影

答案：E。延迟对比增强心脏 MRI 是一种公认的检测 HCM 心脏纤维化区域的方法。一些研究报道心脏 MRI 评估的纤维化区域的数量可以预测 HCM 患者的预后。

7. 以下为 HCM 晚期并发症特征的是（　　）

A. 二尖瓣狭窄

B. 心包钙化

C. 室底间隔变薄

D. 左心室扩张

E. 冠状动脉瘤

答案：D。肥厚型心肌病的并发症见正文（表 3-2）。左心室扩张是晚期 HCM 的常见表现，伴有广泛的心肌纤维化。

8. HCM 中表现出异常管壁增厚的血管是（　　）

A. 升主动脉

B. 心外膜冠状动脉

C. 壁内冠状动脉

D. 毛细血管

E. 冠状窦

答案：C。在 83% 的 HCM 患者中，室间隔有壁内冠状动脉增厚，其位置与肌纤维紊乱的区域密切相关。与无明显纤维化的心脏相比，有纤维化的心脏壁内冠状动脉增厚更为常见。

9. 下列不是超声心动图评价 HCM 特征的是（　　）

A. 非对称性肥厚

B. 颗粒状闪烁征

C. 毛玻璃样外观

D. 小心室腔

E. 收缩期前向运动

答案：B。超声心动图上，HCM 的特征包括左心室肥大、心室腔小、二尖瓣前叶收缩期前向运动、心肌典型的毛玻璃样外观。典型的非对称性肥厚发生在 80%～98% 的病例中。颗粒状闪烁征是心脏淀粉样变的典型超声表现。

10. 以下不是 HCM 患者 SCD 危险因素的是（　　）

A. HCM 猝死家族史

B. 运动后血压升高

C. 近期不明原因晕厥

D. 左心室心尖部室壁瘤和瘢痕

E. 广泛弥漫性晚期钆强化

答案：B。文中（表 3-6）列出了 SCD 的危险因素。运动导致的低血压或血压下降主要由左心室瓣下狭窄引起，是 HCM 发生 SCD 的危险因素之一。

第 4 章 诊断方法：超声心动图
Approach to Diagnosis: Echocardiography

Beevash Ray　Matthew W. Martinez　著

王　红　汪道文　译　　阚志生　陈志坚　校

要　点

◆ 超声心动图是诊断、评估和监测 HCM 疑似患者的主要初始影像学检查方法。

◆ 应用二维超声心动图可以精确评估多个心室壁的厚度。

◆ 大多数 HCM 患者在安静或生理刺激条件下发生梗阻。"SAM 间隔接触"是大多数患者在前间隔和二尖瓣瓣膜之间出现 LVOT 机械性血流梗阻的原因。用连续波多普勒可以精确测量梗阻引起的压力阶差。

◆ 激发 LVOT 梗阻并测量及其压力阶差对于症状性 HCM 的治疗至关重要，而运动负荷超声心动图是此项评估的理想方法。

◆ SAM 不仅导致左心室流出道梗阻，而且通常会同时导致二尖瓣后向反流。如果患者出现二尖瓣前向反流，则需要进一步评估二尖瓣是否存在内在病理因素。

◆ 在肥厚型心肌病患者中，组织多普勒测值低于同年龄个体的预期测值。这一点有助于区分运动员心脏肥厚与肥厚型心肌病。

◆ 心尖肥厚型心肌病患者可能需要进行左心室超声造影检查。左心室超声造影可以用来评估"心尖囊性膨出"或心尖室壁瘤，其中可能含有血栓。在考虑进行酒精室间隔消融时，该方法也是评估室间隔穿支解剖结构的重要手段。

一、概述

在 20 世纪 60 年代，临床检查提示流出道梗阻后并不能明确 HCM 的诊断，而只能是怀疑诊断，需进行心导管检查确认是否存在瓣膜下流出道梗阻并评估其压力阶差[1, 2]。然而，随着 M 型和二维超声心动图的出现，精确评估室壁厚度及增厚类型和分布成为可能[3]。此外，多普勒超声和负荷超声心动图可以提供有关 HCM 在舒张和收缩期变化的额外信息[4, 5]。现代的超声心动图检查需要在多个成像平面上进行综合评估。检查时要求特别注意波束的正确成角，以尽量减少左心室壁厚度测量的误差，正确识别左心室肥大。在没有显著肥厚的病例中，通常需要综合所有影像学参数（包括左心室舒张功能）进行鉴别。总之，在过去的二三十年里，超声心动图已成为 HCM 诊断、监测和治疗后评估的首选方法[6]。

二、M 型超声心动图

采用超声心动图诊断 HCM 的第一个标准是通过 M 型超声建立的。M 型超声心动图具备高时间分辨率，这一点优于二维超声心动图，使其成为确定时相的理想方法[7]。因此，M 型超声可精确显示心动周期的时相，对于显示特定心脏结构的细微异常至关重要[8]，尤其是发现与 HCM 相关的异常结构，包括不对称室间隔肥厚、二尖瓣收缩期前向运动（图 4-1）、左心房大小和主动脉瓣提前关闭（图 4-2）[9]。

M 型超声心动图最重要的线性测量参数是测量左心室后壁和室间隔厚度。采用胸骨旁左心室长轴切面，测定室壁厚度 > 1.1cm 被认为异常；然而，怀疑 HCM 的患者室壁厚度通常大于 1.5cm[10]。胸骨旁长轴的另一个重要的线性测量参数是左心房前后径，近似于左心房大小[11]。HCM 患者因流出道梗阻、二尖瓣反流、左心室舒张功能不全或伴有心房颤动，左心房直径通常增大。左心房大于 48mm 的患者具有较高的心房颤动、充血性心力衰竭和心源性死亡的风险[12]。利用 M 型超声心动图进行线性测量的主要缺陷包括：不能发现真正的短轴尺寸和测量左心室的代表性部分。

HCM 患者的二尖瓣的收缩期前向运动可导致左心室流出道梗阻，这将在本章后面讨论[13]。M 型超声心动图非常适合于显示 SAM 的存在和程度（图 4-1）。当通过二尖瓣进行 M 型超声时，很容易看到二尖瓣前叶 / 腱索与室间隔的接触，以及可以观察主动脉瓣收缩中期提前关闭切迹（图 4-2）[14]。SAM 和随后左心室流出道梗阻的严重程度可以从瓣叶 / 腱索与室间隔接触的持续时间来推断。轻度阻塞接触持续时间不超过收缩期 10%，如超过收缩期 30%，则提示严重梗阻[15]。

三、二维超声心动图

二维超声心动图是用于诊断、预后判断和治疗 HCM 的重要技术手段。它首次能够在一帧图像内显示整个心脏，从而更好地显示 HCM 相关的心脏结构异常，包括评估左心室收缩功能、左心室肥大、左心房容积和 SAM。因此，二维超声心动图是评估可疑 HCM 患者的主要初始影像检查方法。

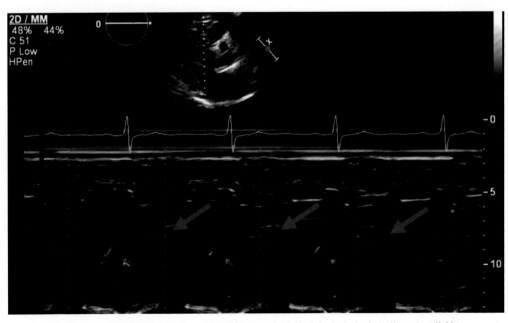

▲ 图 4-1　收缩期前向运动，显示收缩期二尖瓣前叶向左心室流出道运动（蓝箭）

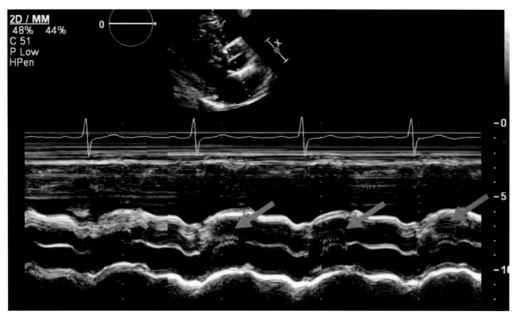

▲ 图 4-2　一名梗阻性 HCM 并有 SAM 的患者，显示主动脉瓣提前关闭（蓝箭）

（一）左心室肥大

二维经胸超声心动图能可靠地诊断 HCM。影像学特征包括左心室肥大，不伴左心室腔扩大，同时没有任何引起左心室增厚的系统性疾病[12, 13]。传统上，左心室壁增厚 > 15mm 被用来定义 HCM[10]。然而，在室壁厚度 13～15mm 的患者中可发现较轻程度的 HCM，临床实践中使用基因检测增加了检出轻度肥厚 HCM 患者的比例。这种较轻程度的左心室肥大是所谓的"灰色区域"，因为它可以在非 HCM 人群中看到，如高强度训练的运动员或高血压心脏病患者。运动员心脏室壁可以增厚，这种情况较难与 HCM 鉴别。然而，即使是在高强度训练的运动员，室壁厚度也很少超过 15mm[16]。按照经典的方法，左心室壁厚度测量是在舒张末期，在胸骨旁长轴或短轴显示室间隔和左心室后壁的切面上进行。所关注的区域通常是室间隔基底段，但在 HCM 中已报道了各种不同类型和累及范围的左心室肥大（包括弥漫性增厚和部分显著性增厚）[17]。临床上最重要的测量值是任何左心室水平测定的最大室壁厚度（MWT）[18]。室壁厚度 > 30mm（图 4-3）与心脏性猝死相关，是植入型心律转复

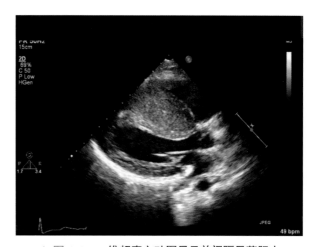

▲ 图 4-3　二维超声心动图显示前间隔显著肥大

除颤器的 Ⅱa 类指征[19]。虽然 M 型超声对于确定舒张末期有更好的时间分辨率，但二维超声心动图的优点是可以进行真正的短轴测量。

左心室前壁和前侧壁肥厚的存在可能较难被检测和量化。声窗特点和离肺较近是心肌评估部分受限的原因，此时可能需要进行其他影像学检查[20]。超声技师和读片医生也应该注意观察是否存在单纯的心尖肥厚或室壁肥厚自室间隔延伸至心尖[21]。可能需要着重观察心尖部，包括使用对比剂，以充分确定是否存在心尖肥厚及心尖室壁瘤。已经证实心尖室壁瘤可能是心尖肥厚型心

肌病或严重的长期左心室中部梗阻的并发症，并与不良心血管并发症的风险增加有关，包括心搏骤停和腔内心尖血栓形成，后者有可能导致脑卒中。对心尖的重点观察也有助于识别左心室非致密化，并帮助与心尖肥厚型 HCM 进行鉴别[22]。右心室肥大在 HCM 中也有报道，在一项研究中，44% 的 HCM 患者观察到右心室肥大[23]。有心脏磁共振研究也显示右心室质量增加和肥厚[24]。然而，右心室肥大的临床和预后意义尚不清楚。

（二）左心室收缩功能

大多数 HCM 患者左心室收缩功能增强，左心室腔相对较小。随着二维超声心动图对左心室功能的可视化评估，辛普森法和缩短分数法等左心室收缩功能测量技术已经被证明可以很好地用于估算左心室射血分数[25]。尽管射血分数超过 70% 很常见，但也可以看到左心室收缩功能障碍，定义为终末期 HCM 或 HCM 的"燃尽"阶段，导致进展性心力衰竭[26]。在这种情况下，二维超声心动图评估的要点是严重左心室重构，逐渐从典型的肥厚、非扩张和高动力状态演变为左心室收缩功能障碍[26, 27]。然而，只有小部分（约 4%）HCM 患者在中年出现左心室收缩功能障碍（射血分数 ≤ 50%），这部分患者预后差，心脏性猝死的风险较高[28, 29]。二维超声心动图连续动态评估射血分数，特别是在症状有变化的情况下，可用于评估过渡到终末期的 HCM[30]。

（三）左心房容积

二维超声心动图测量的 LA 容积是一个重要的临床和预测指标，通常在收缩末期心尖四腔和双腔切面测量。根据平面测量法，有几种方法可根据长轴、短轴及面积估算 LA 容积近似值[31]。通过左心房容积增加可反映左心房容积重构，已被证明可以预测非梗阻性 HCM 患者的运动能力，并可以反映慢性左心室舒张负荷情况[32]。此外，左心房指数容积 > 34ml/m^2 已被

证明可以预测更严重的心血管事件、更明显的左心室肥大、更严重的舒张功能障碍和更高的充盈压力[33]。

四、多普勒超声心动图

超声多普勒和二维超声心动图是有效互补的诊断方法，前者提供解剖学信息，后者提供血流动力学和生理学信息。1842 年，奥地利科学家 Christian Doppler 描述了多普勒效应，这是多普勒超声心动图的基础[34]。它主要从数学术语描述了声源向观察者移动时声频增加与声源离开观察者时声频减少之间的关系。根据这一原理，我们可以推算心脏的多种血流动力学变量，包括心腔间的压力阶差、血流方向和流速。HCM 患者的综合超声心动图评估包括采用彩色多普勒、脉冲多普勒、连续波多普勒和组织多普勒来评估心脏的血流动力学和舒张功能。

（一）左心室流出道梗阻

在 HCM，左心室流出道梗阻常归因于二尖瓣收缩期前向运动。大多数 HCM 患者静息时没有明显的梗阻，但部分患者中可以出现动态压力阶差。因此，无论是在休息或生理刺激下出现梗阻，似乎是大多数 HCM 的基本特点。LVOT 梗阻及压力阶差变异性极大，受个体生理状态的影响也极大。对于无静息压力阶差而有症状的患者必须进一步评估是否可激发压力阶差。左心室流出道梗阻是多种机制共同作用的结果，包括室间隔肥厚导致左心室流出道狭窄、二尖瓣装置前向移位、二尖瓣收缩期前向运动。二尖瓣瓣叶冗长、异常移位或异常乳头肌附着也可能增加梗阻。SAM 的特点是二尖瓣前移导致二尖瓣瓣叶与室间隔接触。在部分患者中，二尖瓣的其他结构也可能增加梗阻，包括乳头肌异常肥厚或移位，并伴有更多的左心室远端或中部梗阻。

左心室流出道梗阻的机制还存在争议，但大多数人认为其是由左心室流出道和二尖瓣 – 主动

脉几何结构的变化所致。首先，如前所述，乳头肌移位导致舒张期血流向下的涡旋力，将二尖瓣拉入左心室流出道[35]。HCM 患者的二尖瓣前叶更长，容易做出类似船帆的动作突入到左心室流出道导致梗阻[36]。收缩期血流流向较长的二尖瓣前叶，产生急性二尖瓣 – 主动脉成角并形成拖拽力，牵扯二尖瓣向前移动，与室间隔接触并造成梗阻[37]。在大多数患者中，"SAM 间隔接触"是导致室间隔和二尖瓣装置部件间机械性 LVOT 血流梗阻的原因。梗阻在左心室和主动脉间产生压力阶差[38]。SAM 的血流动力学结果包括射血时间延长和每搏输出量减少。通常，二尖瓣前叶受累，但极长的二尖瓣后叶也可能影响梗阻[39]。二维超声心动图是观察二尖瓣 SAM 和梗阻的一种良好的首选检查方法（图 4-4）。通常在收缩期于胸骨旁长轴进行观察。在观察到梗阻后，多普勒超声心动图用于量化压力阶差。如果在静止状态下不能观察到 SAM，可以采取诸如 Valsalva 动作和（或）使用异丙肾上腺素等的激发试验。

SAM 不仅导致左心室流出道梗阻，而且通常会导致伴随的后向（侧向）二尖瓣反流。SAM 可干扰二尖瓣瓣叶的闭合，并导致后向二尖瓣反流。所有患者都应进行二尖瓣的全面评估，尤其是计划进行室间隔减容治疗的患者。众所周知，与无 HCM 的患者相比，HCM 患者二尖瓣前叶冗长。其他异常包括二尖瓣装置前向移位和乳头肌直接插入二尖瓣前叶。超过 50% 的患者被证实存在乳头肌异常，在进行手术切除室间隔时需要注意并在必要时结扎乳头肌[40]。根据患者年龄的不同，二尖瓣退行性病变可能同时存在，这是除 SAM 外导致二尖瓣反流另一机制。另外，二尖瓣钙化可能导致二尖瓣前向移位并加重 SAM。这些二尖瓣退变可能也需要手术修复或置换。仔细观察二尖瓣反流的方向可以帮助我们了解是否存在二尖瓣固有疾病[41]。二尖瓣后向反流可见于 SAM 患者，而前向或中央二尖瓣反流提示存在二尖瓣固有疾病，也许是二尖瓣脱垂或其他病因[42]。二尖瓣前向反流通常需要进行经食管超声

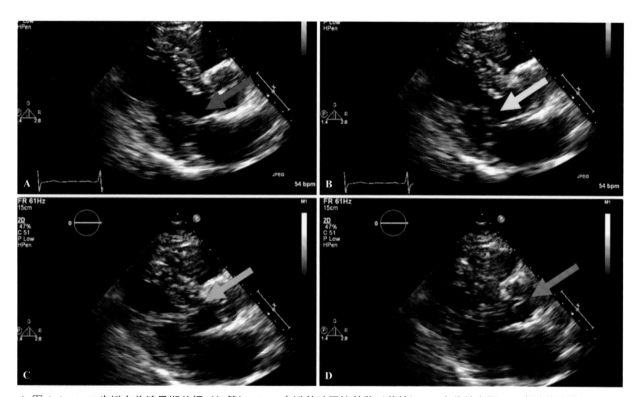

▲ 图 4-4　**A.** 二尖瓣在收缩早期关闭（红箭）；**B.** 二尖瓣前叶开始前移（黄箭）；**C.** 在收缩中期，二尖瓣装置进入 LVOT 并造成梗阻（绿箭）；**D.** 主动脉瓣提前关闭（蓝箭）

心动图检测进一步评估。

（二）彩色多普勒

彩色多普勒采用不同颜色代表不同的血流方向和速度来显示腔间血流信号[43]。这一特点使彩色多普勒成为评价瓣膜反流的强有力工具。在梗阻性 HCM 中，由于存在 SAM，通常会出现二尖瓣瓣叶闭合异常，导致二尖瓣反流，该现象于胸骨旁长轴切面显示最清晰。如上所述，重要的是要注意判断二尖瓣反流的方向和严重程度，这对决定是进行外科手术还是酒精室间隔消融术非常重要。特别是有明显的二尖瓣固有疾病的证据时，有助于决定进行外科室间隔心肌手术合并瓣膜修复或置换术。在胸骨旁长轴及心尖五腔和三腔心切面，由 SAM 引起的血液湍流表现为左心室流出道内的五彩混合颜色血流信号（图 4-5 和图 4-6）。SAM 产生的二尖瓣反流血流方向指向后方或侧方，而由二尖瓣瓣环、乳头肌或瓣叶病变等二尖瓣固有性疾病产生的二尖瓣反流则指向前方和中央[41]。彩色多普勒可以用来观察有无心尖室壁瘤的存在和用连续多普勒显示相应的逆向血流信号（图 4-7）。中间腔梗阻可伴随心尖室壁瘤形成而出现，这可能与有室性心律失常和全身血栓栓塞有关[44]。

（三）脉冲多普勒

在脉冲模式下，单个超声波晶体发送和接收间歇或"脉冲"式发射的声束。脉冲多普勒可以确定的最大频移是脉冲重复频率的一半，称为奈奎斯特（Nyquist）极限频率。如果频移高于奈奎斯特频率，则发生混叠现象[45]。因此，用脉冲多普勒进行血流速度检测有一个最大速率限制。脉冲的优点是可以确定在某一特定位置的局部血流速度，但它不能解析连续波多普勒所能检测到的高速血流信号。

脉冲多普勒可用于准确测定 HCM 患者左心室流出道的血流速度[46]。该测量在心尖五腔和（或）心尖三腔切面进行，要注意使脉冲声束尽

可能与血流方向平行。速度可以用伯努利方程转换成压力，从而获得 LVOT 压力的精确测值[34]。此外，梗阻可发生在左心室腔内的多个区域。因此，脉冲多普勒被用来连续探测从左心室心尖到

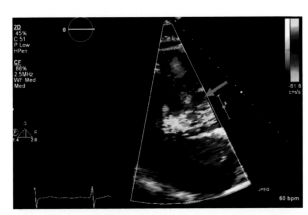

▲ 图 4-5　左心室流出道彩色多普勒显示湍流，如镶嵌五彩血流信号（蓝箭）

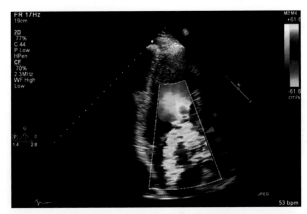

▲ 图 4-6　左心室长轴切面，彩色多普勒显示指向后方的二尖瓣反流（红箭）和左心室流出道与主动脉间的湍流信号

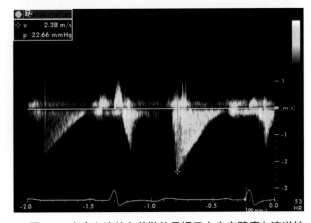

▲ 图 4-7　心尖血流的多普勒信号提示心尖室壁瘤血流逆转

左心室流出道和跨主动脉瓣的压力阶差，从而确定梗阻的解剖水平。这一方式通常被称为"脉冲隔断"，可以允许检查者识别梗阻产生的彩色多普勒信号，从而判断梗阻部位。然而，LVOT 的速度通常超过奈奎斯特探测极限[47]。因此，通过脉冲多普勒通常无法准确评估 HCM 患者左心室流出道压力阶差，而需要通过连续波多普勒来确定最大速度。脉冲多普勒在确定舒张功能不全方面也很重要（稍后讨论）。

（四）连续波多普勒

不同于脉冲多普勒，连续波（CW）多普勒传感器使用两个晶体，其中一个晶体连续发射声波信号，而另一个连续接收。由于发射的信号不是脉冲信号，所以沿超声束的反射信号被同时接收。这种模式的主要缺点是检测到的速度可以来自超声波束经过的任何地方，因此无法定位。而对于 HCM 患者，这种模式的优势在于没有混叠效应，可以精确测量高速血流速度，在确定血流峰值速度和压力阶差方面尤其有优势。为了避免低估血流速度，必须仔细地将连续波束与血流方向平行对齐。

如前所述，HCM 患者常有左心室流出道梗阻。这种机械性梗阻表现为跨左心室流出道的压力阶差，它可以用连续波多普勒进行精确测量（图 4-8）[48]。多普勒频谱信号特征是收缩晚峰值和呈匕首状，与固定性主动脉瓣狭窄频谱信号相区别。同样，该测量是在心尖五腔和（或）心尖三腔切面进行。约 25% 患者在安静休息时就有明显的左心室流出道压力阶差，定义为压力阶差 > 30mmHg。对于有症状而在静息时无明显压力阶差的 HCM 患者，必须考虑动态性梗阻。可能激发压力阶差的方式或试验包括让患者进行 Valsalva 动作、给患者服用亚硝酸异戊酯类药物及让患者运动。运动优于使用药物，因为药物可能在正常人心脏中引起压力阶差，从而导致假阳性结果[38]。50% 以上的安静时无明显左心室流出道梗阻的 HCM 患者在运动时会表现出大于 30mmHg 的流出道压力阶差[49]。因此，大多数患者都有静息或隐匿性（可激发的）梗阻。激发试验可以很容易地与连续波多普勒检测同时进行来检测 LVOT 压力阶差。

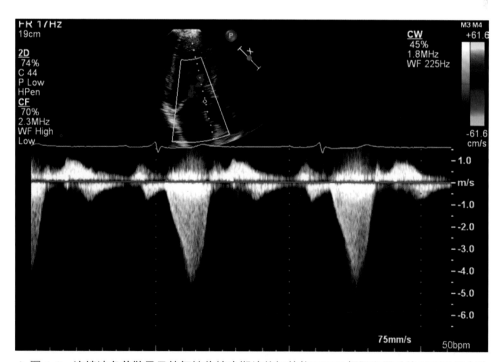

▲ 图 4-8　连续波多普勒显示特征性收缩晚期峰值匕首状 LVOT 梗阻和严重的 LVOT 压力阶差（流速接近 5m/s 或 100mmHg）

（五）舒张功能评价

几乎所有的 HCM 患者都有一定程度的左心室舒张功能障碍[50]。HCM 患者由于左心室质量增加和心肌纤维化，导致心室顺应性降低和室壁僵硬度增加，这些在舒张功能不全发生中起着重要作用[51]。

采用脉冲和连续波多普勒评估的多普勒超声心动图，结合二维超声心动图可以准确评估 HCM 患者的左心室舒张功能。舒张功能测量包括二尖瓣流入血流速度的脉冲测量（E 代表早期快速充盈，A 代表心房收缩）、LA 大小、三尖瓣反流速度、肺静脉逆向血流速度和 TDI 测量的二尖瓣瓣环速度（称为 E′ 和 A′）[52]。这些测量通常在心尖四腔切面进行。

虽然脉冲多普勒测定的变量本身（如 E/A 比值和肺静脉优势）与 HCM 患者左心室舒张末压（LVEDP）并没有良好相关性[53]，但是 TDI 结合脉冲参数已被证明可以反映舒张功能不全。例如，E/E′ 比值 > 15（使用 TDI 从二尖瓣内侧瓣环检测的 E′ 速度）已被证明与有创性测量的左心房压力 > 15mmHg 相关性达 73%[54]。从预后角度而言，E/E′ 比值的变化可以预测成人和儿童 HCM 患者的运动耐力[55, 56]。

美国超声心动图学会制定了确定 HCM 患者舒张功能的指南，推荐四个参数来评估 HCM 患者的舒张功能不全分级，分别是平均 E/E′ 比值 > 14、LA 容积指数 > 34ml/m^2、肺静脉心房血流逆转持续时间 > 30ms 和三尖瓣反流（TR）峰值流速 > 2.8m/s。上述参数对动力性梗阻疾病和二尖瓣反流患者同样有效。然而，如果二尖瓣反流在中度以上，则只有肺静脉 – 心房逆转时间和 TR 参数有效。如果达标的参数低于 50%，那么左心房压力正常，存在 I 级舒张功能不全；如果超过 50% 的参数超过标准，则左心房压力升高，并存在 II 级舒张功能不全。在正好完全满足 50% 的参数的情况下，不能确定左心房压力和舒张功能分

级。最后，在限制性充盈异常（E/A > 2.5，E 峰速度减速时间 < 150ms，等容舒张时间 < 50ms）和 E′ 速度降低的情况下，存在 III 级舒张功能障碍[57]。

（六）组织多普勒成像

彩色多普勒、脉冲多普勒和连续波多普勒用于检测红细胞流的速度特性，而组织多普勒成像（TDI）则用于检测心肌组织的速度特性。TDI 测量高振幅、低速信号，这是对心肌径向和纵向运动进行量化的理想评估方式。组织多普勒成像是对 HCM 进行评估的一项极其重要的技术。在心尖四腔心切面，脉冲 TDI 取样框放置在靠近二尖瓣瓣环内侧或外侧的心肌组织，测量收缩和舒张心肌运动速度[58]。在 HCM 患者，TDI 值低于同年龄正常个体的预期值（图 4-9）。年轻患者测量值正常或接近正常应视为异常。此外，TDI 有助于区分生理性肥厚，如运动员心脏（正常或超常心肌速度）（图 4-10）和病理性肥厚（异常心肌速度）[59]。最后，用 TDI 测量的二尖瓣瓣环收缩期速度小于 4cm/s，已被证明是 HCM 患者死亡或心力衰竭恶化住院的独立预测因子[60]。

（七）应变和应变率成像

应变测量评估心肌相对于邻近心肌的运动，与 TDI 测量一样，不受心脏整体运动和牵拉的影响。因为应变测量值与角度相关，注意仔细获取这些测量值的方式非常重要。应变测量心肌变形能力，应变率测量心肌局部变形速率。该技术允许对纵向、圆周和径向变形进行空间和时间跟踪，并定量计算应变值。HCM 患者间隔应变显著减低，与室间隔增厚程度相关[5]（图 4-11）。研究表明，HCM 患者纵向应变减低，圆周应变增加，收缩扭转应变正常，但舒张时的解扭转应变减低[61, 62]。纵向应变测量值的显著降低与心脏 MRI 检查确定的心肌纤维化相关[63]。

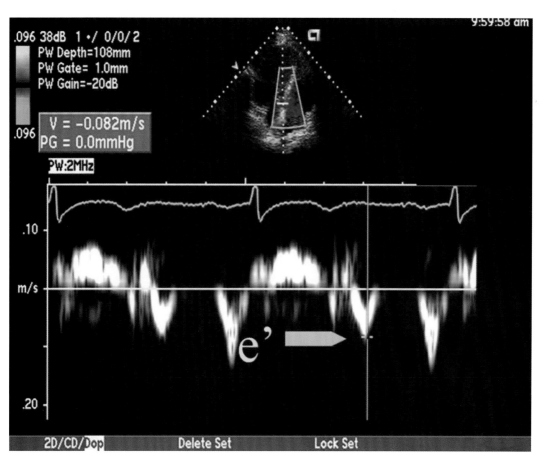

▲ 图 4-9 组织多普勒显示年轻 HCM 患者测量值异常减低

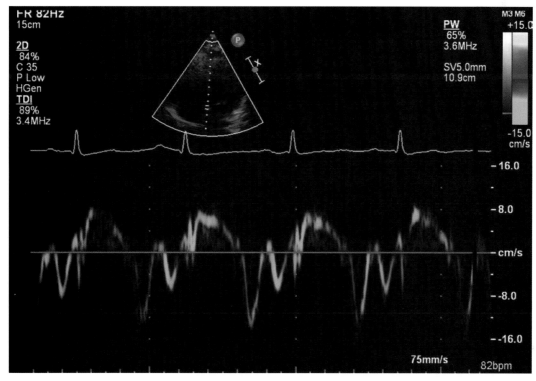

▲ 图 4-10 组织多普勒显示年轻运动员测量值高于正常

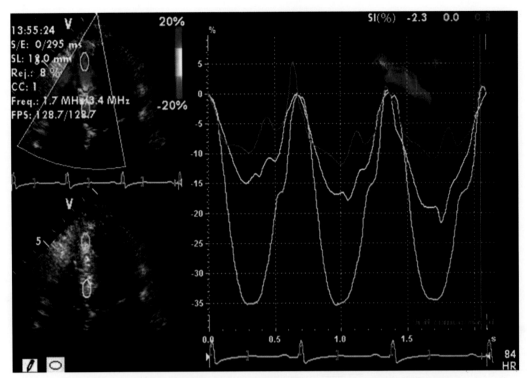

▲ 图 4-11　超声多普勒衍生的应变成像显示左心室肥大区域的异常应变值

五、负荷超声心动图与 LVOT 激发试验

如前所述，HCM 患者可以没有明显的静息性梗阻。HCM 常是一个动态演变的疾病，在激发后才出现左心室流出道梗阻。对于这类所谓动态梗阻的患者，需要进一步检查明确是否存在梗阻[64]。因此，激发梗阻并测量 LVOT 压力阶差对于 HCM 的处理至关重要的，有几种干预方法可以用来激发梗阻，目的是减少左心室容积和（或）增强心肌收缩力。从药理学负荷的观点出发，提出了各种运动和用药方案来激发梗阻。多巴酚丁胺、异丙肾上腺素和亚硝酸戊酯都被认为可以激发梗阻。多巴酚丁胺负荷试验的标准方案是剂量高达 30~40μg/（kg·min）[65]，但 LVOT 梗阻就是多巴酚丁胺的不良反应，高达 20% 的无 HCM 或显著左心室肥大的患者使用多巴酚丁胺也可诱发梗阻[66]。因此，多巴酚丁胺不推荐用于可疑动态梗阻患者的评估，并且可能出现假阳性[67]。异丙肾上腺素剂量 0.005~0.02μg/（kg·min），持

续 5~10min，已被安全地用于 HCM 患者，该药通过引起心动过速导致左心室流出道梗阻[68]。亚硝酸戊酯的使用需要在 1~2min 内从一个胶囊中吸入 2~6 次药物。在动态梗阻患者中，LVOT 成像过程中同时吸入亚硝酸戊酯会导致心率增快和血压下降，随后出现 LVOT 梗阻。如有需要，可重复进行，但如果出现严重低血压或明显的面色潮红和（或）头晕症状，则应停止使用[69]。但是，这些不是生理性评估方法，也不能模拟运动产生的相同应激。因此，运动负荷超声心动图是一种理想的检查方法，可以在模拟的运动应激条件下评估室壁运动、流出道压力阶差和收缩功能的变化，与导致患者产生症状的运动生理负荷相近[70]。

这些方案类似于常规的运动超声心动图，在负荷前、负荷期间或负荷后立即进行超声成像。可以采用标准的跑步机平板运动方案，如 Bruce 或改良 Bruce 方案及踏车方案。踏车运动可以更容易地获得影像学数据和进行血流动力学评估，然而，这种方法会增加静脉回流，并可能降低激

发左心室流出道梗阻的可能性及梗阻程度。在这些方案中，运动负荷试验是首选方案，因为它最接近于生理状态。与仰卧相比，直立运动更可能在运动期间引起 LVOT 压力阶差，是动态 LVOT 梗阻患者的首选检查方法[71]。

2011 年，ACCF/AHA 的 HCM 诊断和治疗指南将运动超声心动图定为 Ⅱa 级建议，用于对静息峰值瞬时压力阶差不超过 50mmHg 的患者，进行检测和量化运动激发的动态 LVOT 梗阻（证据水平 B）。对静息或采用 Valsalva 动作压力阶差大于 50mmHg 的患者，不应进行负荷超声心动图检查[72]。在运动试验期间，尤其是在半仰卧运动期间，可以评估以下参数：心电图变化、症状、心率、左心室流出道梗阻、左心室收缩 / 舒张功能、二尖瓣反流、血压和肺动脉收缩压（SPAP）。尤其重要的是，需要区分瓣膜下压力阶差和二尖瓣反流。其他可以检查的参数包括二维应变成像[73]。二维纵向应变无明显增加考虑诊断 HCM 而非运动员心脏[74]。

对于不能用药物控制症状的患者，运动激发压力阶差 ≥ 50mmHg 是进行室间隔缩减治疗的传统干预阈值[67]。最后，运动超声心动图可以用来识别有功能学意义的冠心病患者因运动引起的一过性局部室壁运动异常。这一点非常重要，因为同时存在冠心病和 HCM 的患者预后较差，这种情况可能存在于有心血管危险因素的老年患者，需要进行血管重建技术进行治疗，可与室间隔减容治疗同时进行或单独进行[75]。

六、声学造影超声心动图

心肌声学对比剂通常是静脉给药，以显示成像困难患者的心室腔。尤其在某些情况下，心尖 HCM 可能难以识别，使用对比剂有助于最大室壁厚度（MWT）测量，并确定是否存在心尖室壁瘤及腔内血栓形成（图 4-12）[76]。声窗条件差的肥胖患者也可以从声学造影超声心动图中获益，它能帮助评估收缩功能、心腔大小和室壁厚度。

在 HCM 患者中，对比剂还有不同作用。在选定的一组患者中，进行酒精室间隔消融术用以治疗药物治疗无效的症状性梗阻性 HCM[77]。将

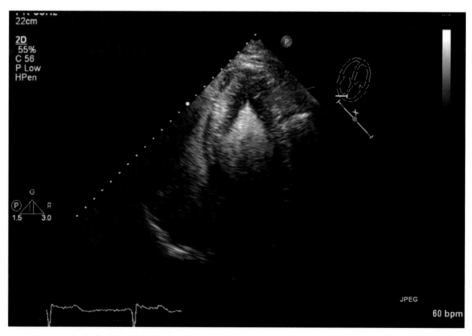

▲ 图 4-12　超声心动图声血造影检查显示心尖室壁肥厚（红箭）与典型的"黑桃 A"影像，未发现心尖室壁瘤或心尖血栓

对比剂注入冠状动脉，可以识别和确认向 SAM 与室间隔接触部位的心肌供血的合适室间隔穿支（图 4-13A 和 B）。这对于确定理想的消融区域和避免酒精注入乳头肌或左心室游离壁非常重要。此外，心肌造影有助于了解何时应切除更多的近端或远端室间隔穿支，以达到更有效和持久的效果。将对比剂注入左前降支的室间隔穿支，可使其供血区域内心肌显影。应注意除靶向间隔区以外的其他心脏结构不会出现显影，否则不应进行酒精室间隔消融，而应考虑其他替代性间隔缩减治疗方法。如果操作得当并具备足够经验，心肌造影检查可帮助减少注射酒精的总量，降低并发症的发生，包括起搏器植入率，而不影响临床疗效和峰值压力阶差的降低[78]。

七、经食管超声心动图

在肥厚型心肌病的评估中并不经常需要经食管超声心动图（TEE）。在二维超声心动图图像不佳或无法进行心脏 MRI 的患者可以采用 TEE 进行术前评估 SAM（图 4-14）。TEE 评估通常不会作为 HCM 患者常规检查手段，但对特定的患者有帮助。例如，在怀疑二尖瓣固有退行性病变的病例中，TEE 很有价值，尤其是在发现前向或中心性二尖瓣反流及怀疑有脱垂的情况下。另一个使用 TEE 的例子是鉴别主动脉瓣下或瓣上隔膜或部分瓣膜。尽管主动脉瓣下隔膜（图 4-15A 和 B）很罕见，但它仍然是肥厚型心肌病伴左心室流出道梗阻和主动脉瓣狭窄时需要鉴别的重要病因，尤其是在年轻时或有家族史的情况下，因为此时如诊断明确，则需要对有症状的患者进行手术[79]。TEE 在室间隔心肌切除术中也是很重要的，可用于指导手术，确定最佳的手术效果，消除可激发的压力阶差。

八、诊断注意事项

误诊可能发生在类似 HCM 的各种疾病中。左心室肥大可见于许多其他疾病中，解释影像学结果应始终结合临床病史来进行。其他可能类似于 HCM 的左心室肥大，包括但不限于接受高强度训练运动员的左心室生理性肥厚、高血压性心脏病、主动脉瓣疾病、浸润性心脏病和糖原贮积性疾病。左心室肥大在心脏淀粉样变性中很常见，有几个超声心动图特征可能有助于区分心脏淀粉样变性和 HCM[80, 81]，包括双心房扩大、房间隔增厚、限制性流入频谱特点、瓣叶增厚和心包积液（图 4-16）。使用斑点追踪技术显示纵向应变心尖保留模式已被证明可以鉴别心脏淀粉样变性与其他心脏疾病[82]。当怀疑淀粉样变性时，应进行心脏 MRI 检查或脂肪活检，以确认诊断并确保正确的治疗策略。另外，测量

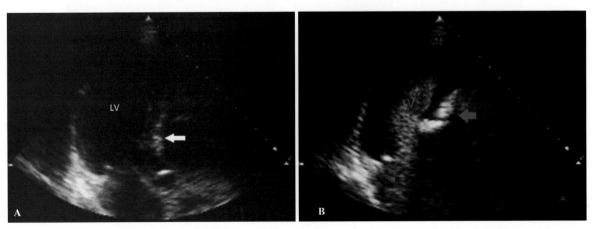

▲ 图 4-13　声学对比剂注射前（A）和后（B）的二维超声心动图，对比剂注射后显示由第一室间隔穿支供应、在酒精室间隔消融术中会受到影响的心肌区域

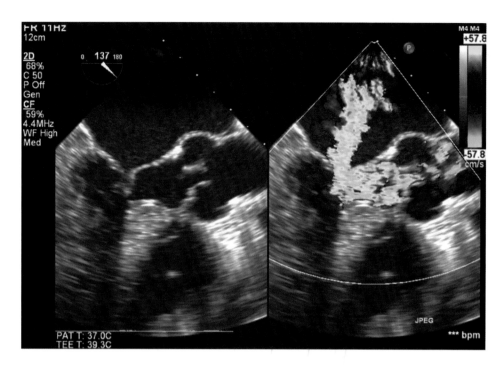

◀ 图 4-14 经食管二维超声心动图
二尖瓣收缩期前向运动并与室间隔接触，彩色多普勒显示 LVOT 梗阻、LVOT 湍流及二尖瓣后向反流信号

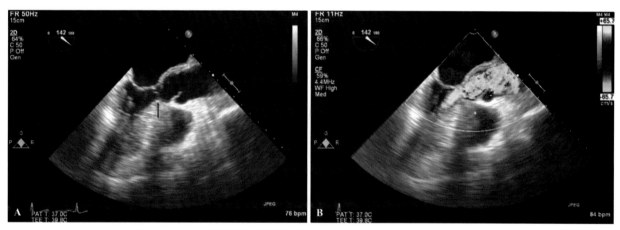

▲ 图 4-15 A. 经食管超声心动图显示主动脉瓣下隔膜（红箭）；B. 严重左心室流出道梗阻。注意无二尖瓣收缩期前向运动，梗阻发生在瓣下隔膜水平

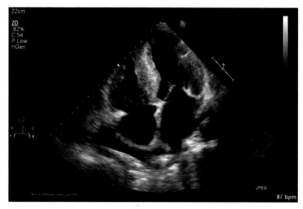

▲ 图 4-16 淀粉样变性心肌病患者的二维超声心动图
注意右心室壁增厚、心包积液和瓣叶增厚

误差也是 HCM 误诊的常见原因。如果测量时采用左心室斜切面或包含右心室调节束，均可导致过度测量室间隔厚度，从而错误判断左心室肥厚。

九、结论

超声心动图是对怀疑肥厚型心肌病患者进行初步评估的主要方法。HCM 的诊断具有挑战性，是综合病史特点、体格检查和超声心动图发现的临床诊断，也是对特定患者的临床、解剖学和生理学进行全面评估的过程。超声心动图允许临床医生评估是否存在左心室壁增厚及其严重程度、左心室舒张功能不全、左心室流出道梗阻或二尖瓣反流的存在及其严重程度，并在手术室和导管室协助进行治疗。超声心动图非常适合于对疑似 HCM 患者和确诊 HCM 患者出现新症状或症状变化时进行各方面评估。

临床精粹

- 梗阻是症状性 HCM 的标志性特征。所有患者均应通过经胸超声心动图进行评估，以确定梗阻的存在和严重程度。
- 激发和测量 LVOT 压力阶差对于有症状的 HCM 患者的治疗至关重要，运动负荷超声心动图是评估 LVOT 梗阻的理想方法，但必须注意避免与二尖瓣反流信号混淆。
- 准确测量室壁厚度对于诊断 HCM 和显著肥厚患者的 ICD 决策非常重要。必须仔细注意前壁和侧壁，与心脏 MRI 相比，测量往往低估了最大室壁厚度。
- 区分 HCM 患者的病理性肥厚与运动员心脏的适应性肥厚，通常需评估左心室舒张功能。考虑年龄和运动程度，运动员不应出现舒张功能障碍或较低的 TDI 值。这有助于区分运动员心脏与肥厚型心肌病。

本章测试

1. M 型超声心动图使其成为 HCM 测量理想选择的优点是（ ）
   A. 高横向分辨率
   B. 高时间分辨率
   C. 高组织渗透性
   D. 高轴向分辨率

答案：B。M 型超声心动图相对于其他成像方式的优势在于，它提供了非常高的时间分辨率。因此，它可以对高频运动进行检查。例如，一些微小的异常，如瓣下梗阻引起的主动脉瓣收缩中期部分关闭和二尖瓣收缩期前向运动，用 M 型超声心动图显示较好。图像的纵向分辨率主要受脉冲长度和频率的影响，横向分辨率受光束宽度、深度和增益的影响。穿透深度与波长直接相关。

2. 判断：右心室肥大在 HCM 中很少见。

答案：错误。右心室肥大多见于 HCM。一项研究中，44% 的已知 HCM 患者出现右心室肥大。RVH 在剑突下切面显示比较容易看到。RV 游离壁测量值大于 5mm 提示右心室肥大。

3. 使用 M 型超声心动图进行线性测量的缺陷是（ ）
   A. 低时间分辨率
   B. 组织渗透性差
   C. 找到 LV 的代表性部分

答案：C。M 型超声心动图本质上代表整体心脏的一部分，通常很难对看到的图像代表心脏的哪个部位进行精确定位。此外，它可能捕捉偏离正中轴线的图像，从而提供左心室的倾斜视图而造成测量误差。M 型超声的时间分辨率最高。

4. 以下正确的是（ ）
   A. 传统上，左心室壁厚度测量是在舒张末期的四腔心切面
   B. 测量的兴趣区域仅限于室间隔基底段
   C. 高强度训练的运动员壁厚通常超过 15mm
   D. 室壁厚度超过 30mm 与心脏性猝死有关

答案：D。室壁厚度大于 30mm 与猝死有关，是植入型心律转复除颤器的 Ⅱa 类适应证。高强度训练的运动员的室壁厚度很少超过 15mm。胸骨旁长轴或短轴切面是左心室肥大常用测量切面，不使用四腔心切面。研究兴趣区域通常是室间隔基底段，但在 HCM 中，除外室间隔

增厚以外其他的各种类型和分布的左心室肥大（包括弥漫性和局部显著性增厚）已被报道过。

5. 以下关于超声心动图左心房大小和 HCM 的正确陈述是（　　）

　　A. 左心房在胸骨旁长轴切面测量

　　B. 左心房大小的首选测量是面积

　　C. 左心房指数容积大于 34ml/m² 对预后有影响

　　D. 左心房容积只能用三维超声心动图来近似估测

答案：C。左心房大小的首选测量方法是按体表面积指数的容积。二维超声可以通过长 / 短轴测量来近似估算左心房容积。这些测量应在四腔和双腔心切面中进行。左心房容积指数大于 34ml/m² 可预测严重的心血管事件、更显著的左心室肥大、更明显的舒张功能障碍和更高的左心房充盈压。

6. 检查 LVOT 压力阶差的切面为（　　）

　　A. 心尖五腔

　　B. 心尖三腔

　　C. A 和 B 都有

　　D. 既不是 A，也不是 B

答案：C。HCM 患者常有左心室流出道梗阻。正确测量压力阶差以确定梗阻的水平和部位是很重要的。测量 LVOT 压力阶差的最好方法是在心尖三腔和五腔心切面。对于静息时无明显压力阶差的症状性 HCM 患者，必须进行激发试验判断有无动态梗阻。

7. 以下不是评估 HCM 患者舒张功能不全分级的推荐参数是（　　）

　　A. 肺静脉心房逆转速度时间 < 30ms

　　B. E/E′ 比值 > 14

　　C. LA 容积指数 > 34ml/m²

　　D. TR 的峰值速度 > 2.8m/s

答案：A。美国超声心动图学会于 2016 年制定了新的舒张功能不全检查指南，推荐四个参

数确定舒张功能不全的分级，分别为：平均 E/E′ 比值 > 14、LA 容积指数 > 34ml/m²、肺静脉房性逆转速度时间 > 30ms（不是 < 30ms），TR 峰值流速 > 2.8m/s。

8. 您的患者超声心动图的 E/E′ 比值为 16，LA 容积为 37ml/m²，肺静脉回流速度时间为 25ms，TR 喷射速度为 2.5m/s。请问患者的舒张功能分级为（　　）

　　A. Ⅰ级

　　B. Ⅱ级

　　C. Ⅲ级

　　D. 不确定

答案：D。评价 HCM 患者舒张功能不全的推荐参数为：平均 E/E′ 比值 > 14、LA 容积指数 > 34ml/m²、肺静脉房性逆转速度时间 > 30ms、TR 峰值流速 > 2.8m/s。如果低于 50% 的参数被满足，那么左心室压力正常，存在Ⅰ级舒张功能不全。如果超过 50% 的参数被满足，那么左心室压力升高，并出现Ⅱ级舒张功能不全。在完全满足 50% 的参数的情况下，估计的左心室压力和舒张分级是不确定的。最后，存在限制性充盈模式（E/A > 2.5，E 峰速度减速时间 < 150ms，等容舒张时间 < 50ms）和 E′ 速度降低，存在Ⅲ级舒张功能不全。该患者满足 50% 的标准，因此等级不确定。

9. 超声造影介质在肥厚型心肌病的评估中起着重要作用，除了（　　）

　　A. SAM 的评价

　　B. 心尖肥厚型心肌病

　　C. "燃尽" 阶段的左心室射血分数减低 HCM 患者心腔血栓形成

　　D. 确定合适的冠状动脉血管进行酒精室间隔消融

答案：A。超声造影在 HCM 评价中起着重要作用。TTE 上，心尖部室壁的显示通常不清楚。心尖肥厚型心肌病患者心室腔的典型铲形

外观可通过超声造影得到很好识别。在 HCM 的晚期，LVEF 严重降低，容易形成左心室血栓，超声造影也较容易识别。最后，将对比剂注入冠状动脉，以识别和确定合适进行酒精室间隔消融的室间隔穿支，最重要的是确定消融所需的区域，避免酒精注入乳头肌或左心室游离壁。超声造影在 SAM 评估中不起主要作用。

10. 在以下情况下，TEE 是 HCM 评估的重要工具，除了（　　）

A. HCM 合并固有性二尖瓣退行性病变

B. HCM 与主动脉瓣下隔膜的鉴别

C. 室间隔心肌切除术术中监测

D. HCM 合并主动脉瓣狭窄患者测量 LVOT 和主动脉瓣跨瓣压力阶差

答案：D。HCM 患者常合并二尖瓣反流，然而，TTE 可能很难区分固有性二尖瓣病变与继发于 SAM 的二尖瓣反流。TEE 是评价二尖瓣固有病变的最佳方法。尽管少见，LVOT 梗阻需与主动脉瓣下隔膜鉴别。这些仅进行 TTE 检查常漏诊。在进行腔内外科手术时，TEE 也是 I 类推荐检查适应证。对合并主动脉瓣狭窄的 HCM 患者进行评估有一定困难。尽管也可以采用 TEE 测量 LVOT 和主动脉瓣狭窄跨瓣压力阶差，但由于难以将声束与血流平行，所以其并非为进行该测量的理想方法。对这些患者进行主动脉瓣膜的结构评估及通过几何法直接测量瓣膜面积时，TEE 有一定优势。

第 5 章　心脏 MRI 在 HCM 诊断及处理中的作用
Cardiac MRI in Diagnosis and Management

Daniele Massera　Jonathan Kahan　Juan Gaztanaga　Mario J. Garcia　著

王　红　汪道文　译

要　点

- 对心肌细胞中的氢原子施加强磁场，使质子在高能态排列。使用垂直磁场时，周围组织释放和吸收的能量随着质子弛豫而被检测到，称为自旋 – 晶格或 T_1 弛豫。如果吸收的能量从一个质子转到另一个质子，称为自旋 – 自旋或 T_2 弛豫。

- 心脏 MRI（CMR）在心脏病领域有许多应用，是量化心室容积、质量、心肌纤维化和左心室射血分数的金标准，具有极好的空间分辨率、准确性和可重复性。此外，它不受身体条件或不良声窗的限制。在有心脏支架、移植物和封堵装置的情况下进行磁共振检查通常是安全的，也有抗核磁的心脏除颤器和起搏器可供选用。

- 螯合钆是用于 CMR 增强检查的主要对比剂。它具有良好的安全性，肾源性系统性纤维化是最严重但比较罕见的并发症。晚期钆增强显像用于检测心肌纤维化区域，它可能与心脏性猝死风险增加有关。

- 肥厚型心肌病有许多表型，最常见的是非对称性室间隔肥厚。CMR 可以诊断和检测各种 HCM 表型及程度，特别是在超声心动图评估比较困难的区域，如心尖部和左心室侧壁。

- 多种心脏病可以出现近似 HCM 的表现，特别是高血压心脏病、运动员心脏、浸润性心肌病和瓣膜性心脏病。CMR 有助于这些疾病的鉴别诊断。

- 二尖瓣反流是 HCM 最常见的瓣膜问题。CMR 已经能够对收缩期前向运动、乳头肌功能障碍和心肌纤维化进行检查和量化。乳头肌异常，包括肥厚、位置或附着异常及隔膜，都可以通过 CMR 来鉴别。

- HCM 患者心肌微循环缺血风险增加，可能导致心力衰竭和心脏性猝死。延迟增强 CMR 可以检测心肌灌注缺损和心肌纤维化，帮助诊断和进行风险分层，制订个性化治疗计划。

一、概述

有多种非有创性方法用于肥厚型心肌病的诊断和治疗。当根据相关体征和症状怀疑 HCM 时，应采用合适的影像学方法进行检查确诊。影像学检查不仅有助于诊断，而且有助于心脏性猝死的危险分层和评估选择治疗方案，是疾病正确处理的关键。心脏磁共振成像技术的进展使我们对 HCM 患者的多样性有了新的理解和认识。评估左心室整体和局部功能、肥厚的部位和程度、心肌纤维化的分布和负荷程度及明确二尖瓣的解剖和生理功能，是明确诊断、判断预后和制订治疗方案的关键。本章将概述 CMR 的基本原理及其在 HCM 诊断和治疗中的作用，着重叙述当前和未来的临床应用。

二、CMR 的一般原理

磁共振成像是医学上应用最广泛的诊断技术之一。心脏磁共振成像已成为检测心血管疾病静态和动态过程的一种有非常价值的影像学方法。

（一）MR 物理原理

自然界中的所有物质都有磁性，电荷的运动产生垂直于电荷的磁场线。此外，任何含奇数质子和中子的原子核都会有磁矩，因原子内电荷的运动，围绕它形成指向它的磁场。为了用平行的磁力线产生均匀的磁场，需要由一个螺线管结构，在经过的物体周围由电荷运动产生磁场。由于人体含有大量水分，氢原子和一个带正电荷的质子可产生电荷，并因此产生磁偶极子（来自单一平面的双向磁脉冲）。正常情况下，这些电荷和磁场随机指向，相互抵消。然而，当外加强磁场时，所有的磁矩矢量与磁场源的方向平行（低能态）或反平行（高能态）排列。换句话说，当一个强大的外部磁场作用在人体内以水的形式存在的氢原子上时，这些质子要么朝向磁场，要么背向磁场。此外，一个强大的外部磁场不仅使分子进行排列，并且使它们共振（旋转）。这个旋转的另一个名字是进动。每个原子核都有一个与它产生共振的磁场强度成一定比例的独有频率，称为共振频率。可使用拉莫尔方程计算：

共振频率（F）=B_0× 拉莫尔常数

（每一个氢原子核 42.57MHz/T）

B_0 是外加磁场强度；T 是一个特斯拉单位，等于地球磁场强度的 10 000 倍。

因此，观察进动的另一种方法是所有的质子会以平行或反平行的方式绕着 B_0 平面摆动或旋转。

所有的图像都是对某一特定来源的能量的检测。为了获得 CMR 图像，需要对质子释放的能量进行检测。这可通过简单地施加一个垂直于初始强磁场的第二个磁场（B_1），测量当质子从高能态返回到低能态（从反平行态到平行态）及当质子减慢旋转速度（共振）时的能量（周围组织吸收到的能量）来实现。这种弛豫所释放的能量称为自旋，可通过射频（RF）信号或回声波检测到。

需要注意的是，原子可以以两种不同的方式弛豫或"旋转"。当外加一个强磁场，并且所有的质子都围绕 B_0 排列时，每一单个质子的磁矩可以在纵轴（Z 轴）或横轴（X 轴和 Y 轴）上测量。如果所有质子成线性排列，则没有统计学意义的横向运动，所有的横向矢量都会抵消，只剩下方向平行或反平行的质子，这些矢量之和称为净磁场强度 M。注意，纵向平面上的净磁化强度称为 M_Z，横向平面上的净磁化强度称为 M_{XY}。

当应用一个短暂的射频（电磁）脉冲时，质子会突然向横向（高能态）而不是纵向平面排列。电磁脉冲关闭后，质子从高能量状态弛豫（自旋），释放出的多余能量被周围环境吸收，也称为晶格。这种自旋 – 晶格弛豫也称为 T_1 弛豫，不同的弛豫时间反映出组织中分子大小和稠度外形的不同。从技术上讲，T_1 是恢复 63.2% 的原始 M_Z 所需的时间。T_2（自旋 – 自旋）弛豫的工作原理类似，只是它检测一个质子的磁场对另一个质子的影响，因此与 T_1 弛豫时间不同，它不受外部磁场的影响。值得注意的是，T_2 是 63.2% 的初始 M_{XY} 消失所需的时间。在应用一个射频脉冲和一个磁场之后，从能量衰减质子的自旋产生压力阶差回波（GRE）。在两个连续的射频脉冲后，产生自旋回波。

（二）仪器

磁共振成像系统的主要部件包括磁体、磁场压力阶差（RF 脉冲）、射频系统和心脏线圈接收器，此外还有控制操作部件和对患者进行监测的软件。

超导磁体是静止的,会产生均匀的强磁场。超导磁体由铌钛合金丝制成,可以产生 1.5～3T 的磁场(虽然已经制成了实验用的 10T 磁体)。射频系统产生射频脉冲,激发质子,然后使用接收器获取从质子中发出的信号。注意,这两个步骤是通过线圈进行的,而为消除背景噪声,线圈通常数量众多且很小。也可以同时激活一个以上的压力阶差线圈,从而产生倾斜的射频脉冲,并允许 90°～180° 不同角度进行测量。

获得的图像存储在 k 空间或临时图像空间中,通常是一个矩阵,存储来自射频信号的原始图像数据。扫描结束后,利用 k 空间中不同脉冲序列采集的数据生成图像。这一点在讨论不同的成像模式时非常重要(见下文)。从 k 空间矩阵,可以将近似无限的序列应用于原始数据,并将其转换为包含不同结构和功能信息的图像。应用于 HCM 的几种不同类型的成像模式将在后面的章节中进行讨论。

(三)对比剂

多数磁共振对比剂使用各种螯合钆化合物,类似于计算机断层扫描中的碘化对比剂。最常使用的钆的注射剂量为 0.2mmol/kg,但是,也可以使用单剂量(0.1mmol/kg)和 3 倍剂量(0.3mmol/kg)。钆首先经静脉注射进入体内,然后分布到细胞外基质。在血管较多的组织中,更多的钆将与组织结合。一旦钆与血管外间隙结合,T_1 和 T_2(增加弛豫)会缩短并导致信号强度增加。有些化合物可导致信号丢失。因此,需要了解同一对比剂根据使用的成像序列不同可导致信号强度增加或降低。

目前,美国食品药品管理局(FDA)批准了 9 种钆类药物,但没有一种是专门标记用于 CMR 检查的。这些螯合钆多数具有相似的 T_1 弛豫,而钆二甲基葡萄糖胺(Multihance®)具有更高的 T_1 弛豫,因此这种方案需要的对比剂剂量较小。加多特酸盐(Dotarem®)是一种较新的药物,具有较低的 T_1 弛豫,被认为对肾小球滤过率较低的

患者更为安全,但是,它还没有常规用于 CMR 检查。

螯合钆具有良好的安全性,不良反应率 < 1%,最常见不良反应是面色潮红、头痛和恶心。过敏反应的报道率 < 0.05%,严重过敏反应仅有个别病例报道。但在大剂量下,可能会发生急性肾功能衰竭,特别是在有潜在肾功能不全的患者中。FDA 对钆剂有肾源性系统性纤维化的警告,后者是一种潜在的致命反应,涉及皮肤、关节和内脏的纤维化。但 EuroCMR 研究分析了 11 000 例接受钆 CMR 治疗的患者,没有发现肾源性系统性纤维化病例[1]。不管如何,重要的是检查患者肾功能,以避免发生纤维化的风险,终末期肾病患者发生这种罕见但致命的并发症的风险更高。

(四)磁共振技术与心血管应用

心脏磁共振成像可用于评价心脏的结构、灌注、功能和代谢,分别通过不同成像方法来实现,每个方法检测心脏的某一部分。多数情况下,图像采集是按心肌节段进行收集和分析,通常遵循美国心脏协会 17 节段模型[2]。多数序列可进一步分为白血(压力阶差回波)序列和黑血(自旋回波)序列。白血和黑血序列都是根据血液的外观色彩命名,同时也代表获得这些图像的方法(一般称为 T_1 和 T_2)。

患者检查开始前,需先完成 MRI 安全筛查,以避免大多数可能的并发症 / 禁忌证(见下文)。进入磁共振仪进行扫描时,会同时获取心电图(EKG)信号以实现图像门控采集。如果不能获得心电图监测,可使用周围脉搏信号。如果进行负荷实验,还必须监测血压。磁场会发出很大的敲击噪音,应对患者提供听力保护。

一旦患者进入 CMR 扫描仪,首先利用单次稳态自由进动(SSFP)获得低分辨率定位图像,包括轴面、冠状面和矢状面上的单幅图像。这些快速图像不仅有助于心脏定位,而且可以显示大体异常,如主动脉瘤、占位或先天性缺陷。

另一个应用于许多序列的概念是相位对比

（PC）成像，它用于获得通过某一区域（如瓣膜）的血流速度，从中可以计算压力阶差。在这项技术中，血液在瓣膜前被赋予一个磁能量脉冲，在激发平面之后立即测量血液的自旋，从而测量出血流速度。

电影成像包括使用分段 SSFP 图像，确定组织的 T_2/T_1 比值，因此对血液流动的依赖性较小。这可清晰显示心内膜，以及增加时间分辨率、成像质量和可重复性[3]。每一次心跳或每一节段都导致一次 k 空间获取，时间分辨率由两个连续的 k 空间之间的时间决定，换句话说，是由重复时间与每次心跳获得的 k 空间数目的乘积决定。通常，CMR 的时间分辨率应小于 45ms。电影成像的空间分辨率由成像矩阵大小决定，X 轴和 Y 轴上的视野分辨率应小于 2mm[4]。在拍摄电影成像时，患者必须在 5～10s 或 8～12 次心跳的时间内屏住呼吸。如果患者的屏气能力有限，则可以通过平均每个周期取 3～4 次激发或在自由呼吸期间使用呼吸导航仪来获得图像。门控可以回顾性和前瞻性进行。前瞻性门控中，QRS 波群触发

图像采集，而在回顾性门控中，图像是通过整个心动周期获取，因此后者是 CMR 图像采集的首选方法[5]。对于严重心律失常或屏气能力有限的患者，可以使用 SSFP 和回声平面成像（EPI）的变化实时确定患者心功能[6]。

在电影成像中，心室功能是通过多个 6～10mm 厚的短轴切面获得，这些短轴切面通常是相邻，但可以有不超过 5mm 的间距。文中图像（图 5-1）也可以从多个维度获得，包括标准的四腔、三腔和双腔切面及右心室长轴切面。文中（图 5-2）图像可以精确地确定两个心室的大小、形状和室壁厚度，也可以显示运动障碍、重构或其他结构异常。一些新的技术序列已经能够在一次屏气周期下重建完整的三维解剖结构[7]。

首次通过灌注成像是一种有用的技术，可以检测心肌血流灌注和微血管阻塞情况。在这项技术中，螯合钆剂注入血流后获得饱和恢复压力阶差回波图像，目的是跟踪对比剂通过心肌和组织的情况[8]。在需要检测心肌缺血（如急性心肌梗死和冠状动脉疾病）时，在注射对比剂前给予

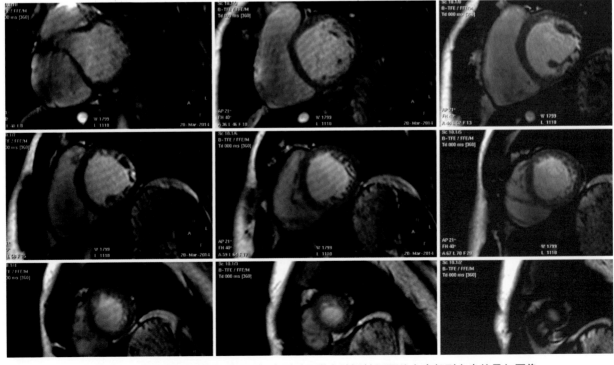

▲ 图 5-1　用稳态自由进动（SSFP）序列对正常心脏短轴切面从心底部到心尖的叠加图像

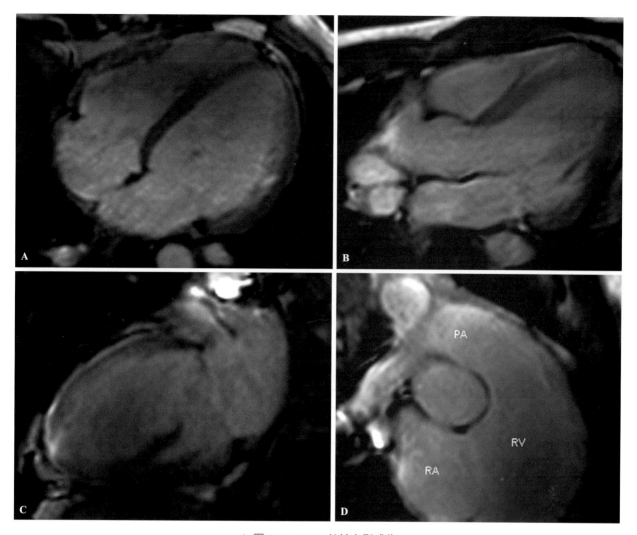

▲ 图 5-2　SSFP 长轴电影成像

A. 四腔切面；B. 三腔切面；C. 双腔切面；D. 右侧双腔切面，显示右心房（RA）、右心室（RV）和肺动脉（PA）

腺苷或双嘧达莫扩张阻力小动脉 [8]。可逆性缺血区域在负荷图像上表现为低灌注，而静息状态下正常。

　　通过在对比剂首次经过时创建信号 - 时间曲线，可以精确量化每个心肌节段的灌注量。然而，由于大量的后处理和复杂的数学运算，精确分析灌注非常耗时 [9]。然后根据背景噪声、基线值和血液信号来校正心肌信号强度，并在每一节段中给出低密度的百分比值。由于信号强度和对比剂剂量之间存在非线性关系，通常使用小剂量对比剂。两次弹丸式注射方法和其他序列可以用来克服这一限制 [8]。图像采集在休息和负荷状态下都较快，因为大部分对比剂迅速扩散到细胞外

组织中。随后，可以进行半定量分析，最常见的方法是测量负荷与静息时的灌注上升幅度，并将其与已建立的血流灌注储备指数进行比较。

　　延迟增强 CMR 是用于检测心肌瘢痕或纤维化的序列。如文中（图 5-3）在这种模式下，图像通常在注射钆对比剂 10～20min 后获得，以便对比剂充分扩散到组织中。在细胞膜完整的正常心肌中，钆无法扩散到细胞内。在受损细胞中，如急性心肌梗死后，细胞膜被破坏，则钆可进入细胞内 [10]。这导致很容易被检测到的过度增强信号。在瘢痕组织，如陈旧性心肌梗死，钆会与胶原基质结合，也表现为过度增强信号。

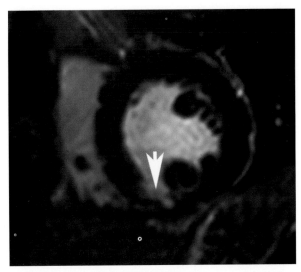

▲ 图 5-3　延迟增强短轴图像显示下壁（箭）节段心内膜下信号增强，提示心肌瘢痕 / 梗死

（五）绝对禁忌证和相对禁忌证

在进行磁共振检查之前，患者应填写一份筛查清单，并去除体外含金属的所有物品，如耳环、眼镜、手表、助听器等。清单应包括身体内可能的所有金属物，如起搏器、支架、弹片等。此外，还应询问患者是否患有幽闭恐惧症，多数 MRI 检查扫描仪由巨大、封闭的管子组成，会产生较大的噪音，幽闭恐惧症被认为是 MRI 的相对禁忌证（发生率为 2%～4%[11]）。

由于 CMR 扫描持续时间相对较长，扫描期间无法进行心肺复苏和其他抢救技术，临床状态不稳定者通常被认为是接受 CMR 的绝对禁忌证。请注意，目前有 MRI 安全的呼吸机，机械通气不是 CMR 检查的禁忌证。

根据美国食品药品管理局的说法，由于缺乏对暴露于 CMR 的胎儿的长期研究，磁共振成像检查对胎儿的影响尚不清楚[12]。然而，2013 年美国放射学学会指南指出，如果对母亲和胎儿的益处大于风险，孕妇可以接受磁共振扫描[13]。因此，应谨慎地评价 CMR 的潜在益处和对胎儿的潜在风险，包括妊娠早期可能的致畸性（这一点尚未在人体研究中得到证实）和理论上的听力损伤[14]。

钆对孕妇有明显致畸作用，被美国食品药品管理局（动物研究中显示对胎儿有不良影响）标记为妊娠 C 级[15]。只有在"绝对必要"且益处大于潜在危害时，才建议使用钆。哺乳女性应在给予钆对比剂 24h 后再开始哺乳，并丢弃这段时间内分泌的乳汁。

身体内外异物都会受到 CMR 的影响。需做好患者准备工作，在成像前取下所有戒指 / 珠宝、助听器、眼镜和药物（如贴片）等，就可以很容易地避免因此产生的并发症。与心脏病专家最相关的是体内植入的冠状动脉支架和起搏器。需要注意的是，这些装置都是在特定的磁场水平下进行的测试，那些在低于 1.5T 下标记为安全的装置在更高的磁场水平下可能不安全。根据美国心脏协会 2007 年的声明，大多数冠状动脉支架（即使在植入后立即）、移植物闭合装置、PFO/ASD 闭合装置、下腔静脉过滤器、线圈和人工 / 金属瓣膜均被标记为 MR 安全，在经过简单的制造商检查后，可以接受 ≤ 3T 的 MRI 检查[16]。网站 www.mrisafety.com 可以提供很好的资源进行检查。如果装置是弱铁性的，MRI 的安全性应该进行个体化评估，如果可能的话，最好在植入 6 周后再进行检查。

肺动脉导管（如 Swan-Ganz 导管）和保留的起搏器导线通常被认为是不安全的，因为导管 / 导线可能在肺动脉 / 心脏组织内移动和产热。起搏器和除颤器在很大程度上被认为是 CMR 的绝对禁忌证，尽管较新的研究已经证明了其安全性，特别是在 1.5T 磁场水平下[15]。有抗 MRI 的装置可选用，但 2001 年后植入的非抗 MRI 的装置在遵循特定扫描方案时被证明是安全的[17]。据估计，50%～75% 的患者在其装置的使用寿命期间会有进行磁共振检查的适应证，寻找 MRI 安全的设备和植入方案是一个重要的研究领域[18]。这在 HCM 中尤其如此，因为患者通常需要同时进行 ICD 植入和 CMR 成像。

其他相对禁忌证包括患者不能行屏气动作、不能遵循简单指示、无法平卧及病态肥胖（大多数扫描仪的体重限制为 400kg）。

三、CMR 在 HCM 中的应用

无创性影像学对 HCM 的诊断和处理至关重要。CMR 可准确评估心室大小和功能，帮助临床医生区分 HCM 与其他心室肥大的病因，并能从三维角度评估瓣膜病变，尤其是主动脉瓣和二尖瓣。同时观察跨瓣血流和获得跨瓣压力阶差，从而指导瓣膜病变和特定疾病表型的处理。

（一）左心室容积、质量和功能的评估

CMR 被认为是量化心室容积、质量和射血分数的金标准，具有良好的空间分辨率、准确性和重复性[19]。在 CMR 中，叠加短轴图像并使用辛普森法可以计算心室最小和最大内径，同时确定心内膜和心外膜边界。文中（图 5-4）每个心室腔的容积可以通过最大和最小面积差与短轴切

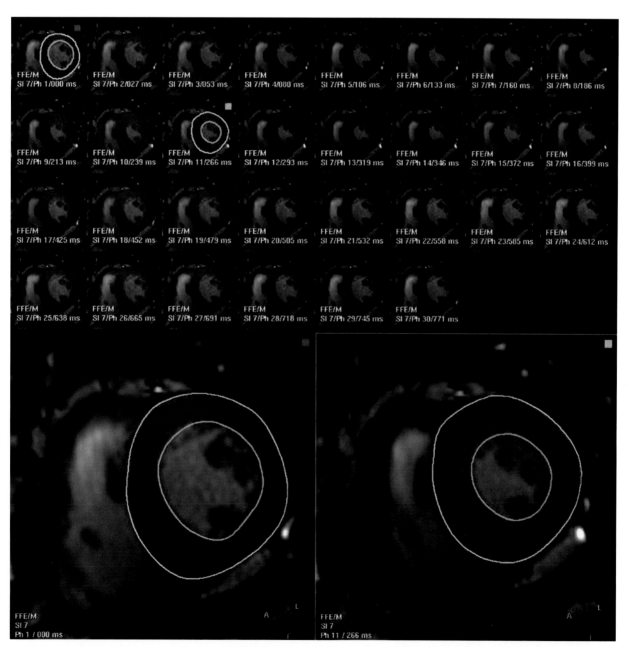

▲ 图 5-4　电影回放短轴切面系列断层，显示舒张末期和收缩末期左心室心内膜和心外膜轮廓，用于进行功能和容积分析

面的厚度之乘积来估算。得到这个数值后，再将不同切面的心腔容积相加，即可得到心室舒张末期和收缩末期容积（分别为 EDV 和 ESV）。射血分数和射血容量可由 EDV 和 ESV 计算得出。

心室质量是用总心肌体积（ml³）乘以心肌密度（1.05g/ml）来计算的。注意，乳头肌不包括在这个计算中，并且也不被认为对心室总体质量有大的贡献。然而，在 HCM 患者中情况可能不同，因为部分 HCM 患者有显著的乳头肌肥厚[20]（图 5-5）。

与超声心动图相似，左心室采用 17 节段模型，每个区域根据径向增厚程度进行评分。

（二）区域形态与功能评价

通常在采集稳态自由进动电影成像的同时评估腔室的形态和功能。SSFP 结合对比剂可以确定 T_2/T_1 比值，更好地确定心内膜界限，且对血流的依赖性较小。HCM 可以呈现各种不同的形态。HCM 的肥厚范围可表现为局灶性或弥漫性，不对称室间隔肥厚是最常见的表型。事实上，超过 80% 的 HCM 患者存在室间隔肥厚，9% 的 HCM 患者存在前外侧游离壁肥厚，心尖部、局部肿块样和左心室中部肥厚构成了 HCM 的其余

表现形态[21]。在亚洲，心尖肥厚表型可能比在美国更常见[22]（图 5-6）。

1. 非对称性室间隔肥厚

非对称室间隔肥厚是 HCM 最常见的形态学类型。患者可能无症状，或有呼吸困难、晕厥、胸痛或猝死[23, 24]。大约 70% 的非对称室间隔肥厚患者有左心室流出道梗阻[58]。梗阻可以出现在静息状态下，由血流动力学改变激发，也可以动态变化或随机出现梗阻[25]。梗阻受心脏前负荷、后负荷和心肌收缩力的影响[26]。用 CMR 发现舒张末期室间隔厚度 ≥ 15mm，或血压正常患者室间隔与左心室侧壁厚度之比 ≥ 1.3，或高血压患者该比值 ≥ 1.5 时，则可以诊断 HCM[27]。不对称的现象本身、在左心室壁厚度没有达到诊断阈值的情况下，不能作为诊断 HCM 的标准（图 5-7）。CMR 表现与超声心动图表现具相关性，适用类似标准。Valente 等[28] 和 Devlin 等[29] 在有和无左心室肥大的患者中同时用超声心动图和 CMR 进行检查，评价两者对 HCM 的诊断价值。虽然 CMR 和超声心动图在 90% 的患者均得出相同结论，但两位研究者一致认为 CMR 在诊断 HCM 方面优于超声心动图，原因是 CMR 对解剖细节显示较好、测定较少依赖几何假设及漏诊少。在

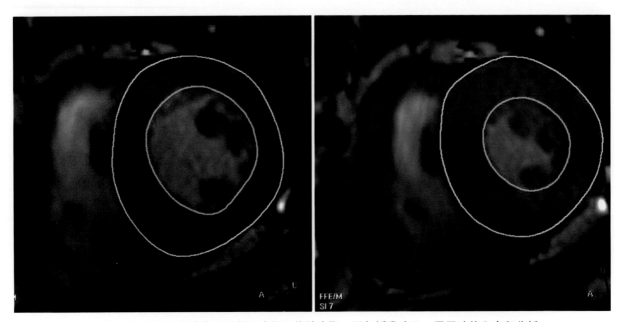

▲ 图 5-5　短轴电影成像显示舒张末期和收缩末期，不包括乳头肌，用于功能和容积分析

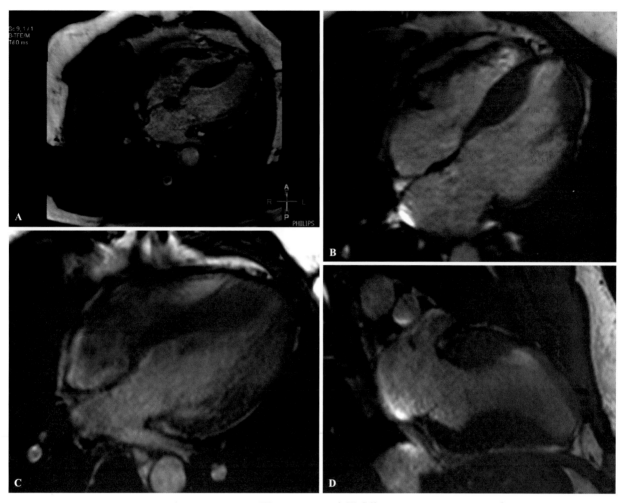

▲ 图 5-6　SSFP 电影成像

A. 室间隔中段肥厚型心肌病的四腔心切面；B. 室间隔中段和侧壁远段肥厚型心肌病的四腔心切面；C. 心尖肥厚型心肌病的四腔心切面；D. 前壁基底段、下壁中段肥厚型心肌病的双腔心切面

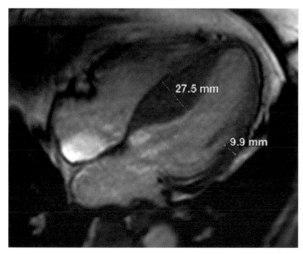

▲ 图 5-7　SSFP 电影成像显示室间隔厚度 > 1.5cm，室间隔与左心室壁的比值 > 1.3

最近的一项研究中，Hindieh 等报道，在约 50% 的研究人群中，两者有 ≥ 10% 的差异，这支持了 CMR 被更广泛使用[30]。CMR 在超声心动图难以显示的心脏区域，如心尖部和侧壁，价值尤为突出。此外，还可以更好的显示右心室结构和功能，包括右心室流出道梗阻。

2. 心尖 HCM

与白人相比，心尖型 HCM 在亚洲人群中更为常见，检出比例不等，可从西方人群中不足 2% 的比例到日本高达 25% 的比例[31]。在多达一半的病例中，心电图显示胸前导联呈负向深倒 T 波（> 10mV），尽管 T 波倒置程度与室壁厚度之间没有相关性[31, 32]。心尖肥厚型心肌病在进行标准超声心动图检查时常被漏诊，如由于检查时

心尖缩短 [32]。进行超声造影可显著改善心内膜边界的显示清晰度。心尖肥厚型心肌病诊断标准是，左心室心尖壁厚度绝对值 > 15mm 或心尖壁与左心室壁基底段厚比值 ≥ 1.3～1.5。文中（图 5-8）其他可能的征象包括自基底向心尖方向室壁厚度逐渐增加的趋势消失，以及收缩期左心室心尖腔闭塞。心尖型 HCM 患者的预后更好，症状负担较轻，长期生存率较高，原因可能是肥厚不超过心室中部，一般不会造成左心室流出道梗阻 [33]。然而，最近的研究对这个概念提出了质疑，有作者报道了与其他 HCM 表型相似的预后 [33, 34]。预后的病理生理预测因素包括舒张功能不全、易发生心律失常的特性、左心室中部梗阻和心尖室壁瘤形成 [35]。

3. 非典型表现类型

过去，人们认为非对称性室间隔肥厚是 HCM 的唯一表型。然而，研究表明 HCM 可以表现为弥漫性的整体性肥厚或局灶性节段性肥厚，以及许多其他的非典型类型。

局灶性节段性肥厚可能仅涉及 1 个或 2 个心肌节段，肥厚节段由正常壁厚区域分隔较为少见，这种表型已在高达 13% 的 HCM 患者中得到描述 [36]（图 5-9）。经胸超声心动图的局限性可能导致对左心室壁厚度的低估，从而导致 HCM 漏诊 [30, 36, 37]。

左心室中部向心性肥厚是另一种不常见的 HCM，可导致左心室中部梗阻和心尖室壁无运动或室壁瘤。向心性肥厚可导致左心室心尖部形成腔内压力阶差，并可能导致 4.8% 的患者形成室壁瘤，并增加进行性心力衰竭、血栓栓塞现象和猝死的风险 [38, 39]。

很少情况下，HCM 可以表现为 LV 肿块样增厚，与真正肿块（如赘生物、肿瘤）不同，HCM 的肿块样增厚会表现出心肌收缩特性。MR 标记检查在这种情况下是一个有用的手段（见下文），因为它可以标记显示 HCM 的收缩性肿块，但不会标记肿瘤 [40]。

虽然超声心动图仍然是评价二尖瓣瓣叶、定量左心室流出道压力阶差、在运动和负荷改变时进行动态评估的参考标准，但 CMR 提供了对包括乳头肌在内的瓣膜下装置更完整的评估。

4. 乳头肌形态异常

乳头肌形态异常，如乳头肌分裂或多个副乳头肌，在 HCM 中很常见 [41]。乳头肌位置异常，如向前和心尖移位，可导致二尖瓣收缩期前向运动和左心室流出道梗阻 [41, 42]。此外，SAM 和 LVOT 压力阶差升高可以独立于室间隔增厚而出现，在某些情况下这种表现可能是正常的 [43]。事

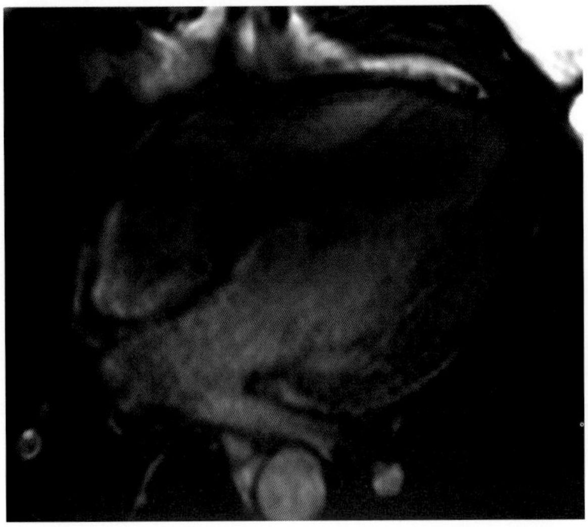

▲ 图 5-8　心尖肥厚型心肌病的 SSFP 电影成像

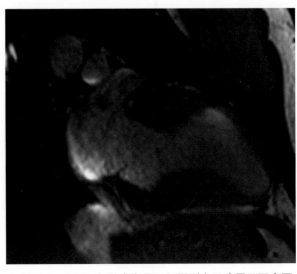

▲ 图 5-9　SSFP 电影成像显示肥厚型心肌病累及两个不同的（前壁和下壁）心肌区域

实上，乳头肌改变可能是 CMR 上发现的唯一异常，可导致 LVOT 梗阻而没有心肌肥厚。

5. 二尖瓣异常

二尖瓣病变是 HCM 最常伴随的瓣膜病变。CMR 在发现和鉴别其异常方面有较大价值[44]。此外，与 HCM 不相关的原发性疾病，如风湿性心脏病或黏液样退行性变可能干扰诊断。与 HCM 相关的二尖瓣常见病变包括瓣叶面积增加（一个或两个瓣叶冗长）、乳头肌异常起源和（或）插入及收缩前向运动异常，这些都最常见的异常表现[45-47]（图 5-10）。

收缩期前向运动是由二尖瓣前叶冗长引起，导致瓣叶前向运动过度和左心室流出道梗阻。在 10% 的梗阻性 HCM 患者中，乳头肌直接插入前叶，而没有腱索与之相连[48]。继发于 SAM 的二尖瓣反流的严重程度与 LVOT 压力阶差的高低成正比[49]。其他诊断，如瓣膜赘生物、二尖瓣脱垂和二尖瓣瓣环钙化（MAC）应排除，在 CMR 上这些都很容易鉴别。冗长和多余的腱索可能对左心室流出道梗阻和二尖瓣反流造成影响，这点也可以用 CMR 进行评估。

6. MR 标记应变分析和 T₁ 标测

磁共振标记是一种可以用来评估心肌功能的技术。在这种技术中，射频脉冲在 QRS 波群后立即发送。这会使垂直于图像平面的信号减弱，从而形成可以在心动周期内可视和跟踪的黑线网格（标签）（图 5-11）。对标签改变进行量化分析可以显示心肌的变形和位移，从而能够准确评估心室局部和整体的收缩功能及心室舒张功能。利用这种技术，可以获得径向、长轴和圆周应变、心室扭转和应变率。谐波相位分析大大缩短了后处理时间。因此，这是评价心肌功能和应变的一个有力工具。采用相位位移编码进行应变定量分析可以进一步提高该技术的空间和时间分辨率[50]。

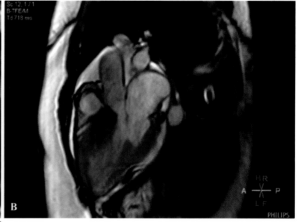

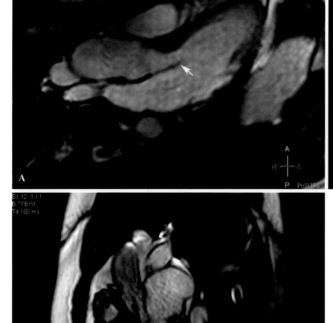

▲ 图 5-10　SSFP 左心室三腔心电影成像
A. 多余的二尖瓣前叶（箭）；B. 舒张期左心室流出道狭窄；C. 收缩期左心室流出道明显梗阻

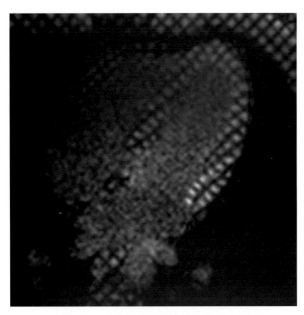

▲ 图 5-11　磁共振标记序列的四腔心切面

心肌 T_1 标测已成为一种实验性技术，可以定量分析反映间质性病变的细胞外体积分数，并且可以早于 LGE 之前检测到心肌纤维化[51]。它不需要钆对比剂，并且可以鉴别有左心室肥大的 HCM 患者和无左心室肥大的 HCM 突变基因携带者与正常对照[52]。此外，原始 T_1 标测技术被认为是独立于 LGE 的鉴别 HCM 和高血压心脏病的参数，表明 T_1 标测技术可能是区分形态相似的心肌病表型的有力工具[53]。在进入临床广泛应用之前，该技术还需要进一步的研究，包括对各种不同形态的表型进行研究。

7. 其他

最近，在对 CMR 技术进行了详细评估后，HCM 的其他形态学表型有被报道。60% 的 HCM 患者及携带突变基因但表型阴性的家庭成员中观察到可能导致 LVOT 梗阻的副心尖基底肌束，而对照组仅 10% 有这种肌束[54]。在携带突变基因但表型阴性的家庭成员中，有同等比例者存在无法通过超声心动图发现的心肌隐窝，为狭窄、充盈血液的心肌内陷，但在 HCM 患者中比例很少[55]。心肌隐窝的临床意义尚不清楚。最后，CMR 提示的左心房重构和功能障碍可以预测 HCM 患者心房颤动的发生发展[56]。

（三）左心室流出道梗阻的评估

70% 的 HCM 患者存在左心室流出道梗阻（基线状态或激发后），是否存在梗阻与病理生理和临床处理直接相关[57, 58]。在大多数患者中，室间隔肥厚是导致左心室流出道梗阻的直接原因，但是患者可以仅发生肥厚而没有梗阻，反之亦然。无左心室肥大但出现左心室流出道梗阻通常是由于存在乳头肌或其他瓣膜下结构异常，如瓣下隔膜[42]。由于向心性肥厚引起的左心室中部梗阻也应考虑在内。虽然经胸（或经食管）超声心动图是量化左心室流出道压力阶差的初始评估手段，但 CMR 在确定乳头肌解剖结构、收缩期前向运动接触、伴发的左心室中部肥大、瓣下隔膜及瓣膜下结构等方面具有优越的细节评价能力。短轴电影成像用于评价左心室流出道，而长轴电影成像可以显示瓣膜下的解剖结构，特别是对于没有不对称间隔肥厚但伴有左心室流出道梗阻的患者。左心室的三维图像是通过对整个心脏进行门控扫描完成，可以重建乳头肌和瓣膜下结构。准确评估梗阻程度在考虑是否进行间隔缩减治疗时至关重要，酒精室间隔消融术指征通常是存在由非对称性基底间隔肥厚和 SAM 导致的流出道梗阻。

虽然 LVOT 压力阶差、加速度和湍流可以用 CMR 测量，但超声心动图仍然是金标准。CMR 中的血流 – 敏感压力阶差回波用于显示湍流和加速度，而相位对比血流 – 敏感序列用于估测 LVOT 压力阶差（图 5-12）。对准精度、信号丢失和运动激发实验会阻碍上述技术的应用。较新的 CMR 序列，如不限于成像平面的三维血流模型 / 速度、实时速度编码和精确的序列 – 强化湍流射流速度，可能有助于准确评估 LVOT 参数[59-61]。尽管 LVOT 是动态的，但压力阶差＞30mmHg 与脑卒中、心力衰竭、心律失常和心脏性猝死的风险增加有关[57]。

（四）二尖瓣反流的定性和定量评价

CMR 能够在任何平面上对瓣膜形态进行成

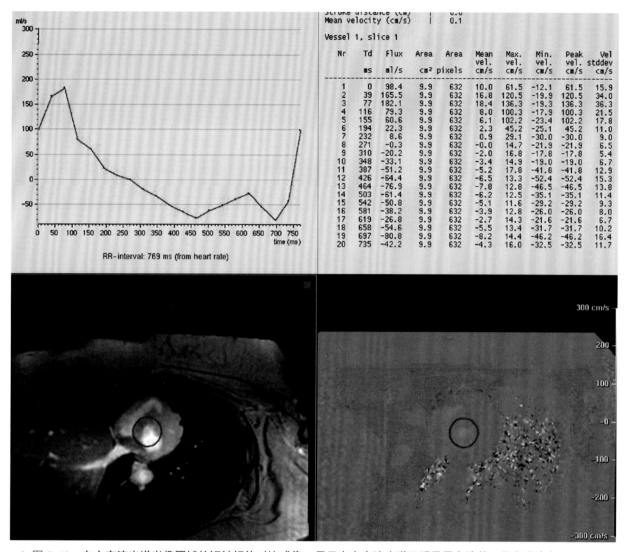

Nr	Td ms	Flux ml/s	Area cm²	Area pixels	Mean vel. cm/s	Max. vel. cm/s	Min. vel. cm/s	Peak vel. cm/s	Vel stddev cm/s
1	0	98.4	9.9	632	10.0	61.5	-12.1	61.5	15.9
2	39	165.5	9.9	632	16.8	120.5	-19.9	120.5	34.0
3	77	182.1	9.9	632	18.4	136.3	-19.3	136.3	36.3
4	116	79.3	9.9	632	8.0	100.3	-17.9	100.3	21.5
5	155	60.6	9.9	632	6.1	102.2	-23.4	102.2	17.8
6	194	22.3	9.9	632	2.3	45.2	-25.1	45.2	11.0
7	232	8.6	9.9	632	0.9	29.1	-30.0	-30.0	9.0
8	271	-0.3	9.9	632	-0.0	14.7	-21.9	-21.9	6.5
9	310	-20.2	9.9	632	-2.0	16.8	-17.8	-17.8	5.4
10	348	-33.1	9.9	632	-3.4	14.9	-19.0	-19.0	6.7
11	387	-51.2	9.9	632	-5.2	17.8	-41.8	-41.8	7.9
12	426	-64.4	9.9	632	-6.5	13.3	-52.4	-52.4	15.3
13	464	-76.9	9.9	632	-7.8	12.8	-46.5	-46.5	13.8
14	503	-61.4	9.9	632	-6.2	12.5	-35.1	-35.1	11.4
15	542	-50.8	9.9	632	-5.1	11.6	-29.2	-29.2	9.3
16	581	-38.2	9.9	632	-3.9	12.8	-26.0	-26.0	8.0
17	619	-26.8	9.9	632	-2.7	14.3	-21.6	-21.6	6.7
18	658	-54.6	9.9	632	-5.5	13.4	-31.7	-31.7	10.2
19	697	-80.8	9.9	632	-8.2	14.4	-46.2	-46.2	16.4
20	735	-42.2	9.9	632	-4.3	16.0	-32.5	-32.5	11.7

▲ 图 5-12　左心室流出道兴趣区域的短轴相位对比成像，显示左心室流出道无明显压力阶差，最大流速为 136.3cm/s

像，不受声窗限制，也不受瓣膜上下疾病（即隔膜）的干扰。但是，超声心动图对高度活动的结构，如瓣叶异常、赘生物、腱索断裂等，具有较高的时间和空间分辨率（尤其是经食管超声心动图），并且可以实时采集图像，因此是这些病变的首选检查。CMR 图像是通过 SSFP 获得的，尽管快速 GRE 序列可以减少血流脉动产生的伪影。在 SSFP 和快速 GRE 白血图像中，二尖瓣反流等湍流显示为信号空洞（自旋去相位）区域[62]。文中（图 5-13）通过测量信号空洞的大小，可以对瓣膜反流进行半定量评估。然而，与超声心动图相似，成像参数（如角度、血流速度和血流分散度）可以改变反流的真实大小。然而，CMR 能够使用通过电影成像获得的左心室和右心室每搏输出量的差值确定反流容积来真正量化评估瓣膜反流程度（见下文）。对于二尖瓣，还可以通过计算左心室 SV（来自电影成像）和前向 SV［来自升主动脉的相位对比图像（图 5-14）］之间的差值来计算。通过使用以下方程式，可以定量评估二尖瓣反流。

反流分数 = 反流容积 / 每搏输出总量

MR 反流情况可以为 HCM 表型提供重要线索。例如，如果 MR 反流是后向的，最有可能的病因是 SAM，而前 / 内侧反流是二尖瓣后叶病变的标志[63]。如上所述，如果 MR 与 SAM 有关，治疗 LVOT 梗阻将同时纠正 MR 和 LVOT 梗阻。

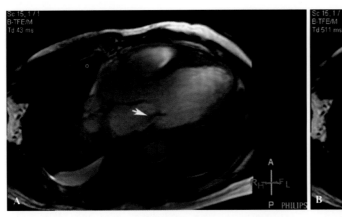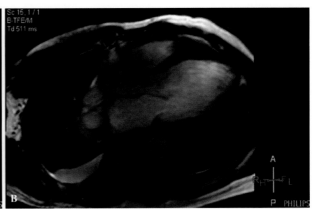

▲ 图 5-13　SSFP 三腔心电影成像显示，收缩期（A）与舒张期（B）相比有明显的二尖瓣反流和湍流（箭）

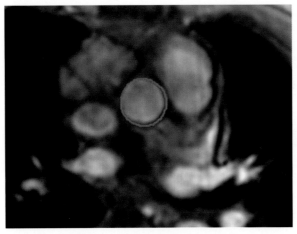

▲ 图 5-14　升主动脉相位对比成像

反之，如果 MR 独立于 SAM，则可能需要针对合并的瓣膜病变同时进行外科处理。

（五）心肌灌注显像和延迟强化

心肌灌注和延迟强化成像越来越多地用于 HCM 患者的危险分层。众所周知，心肌缺血会导致心绞痛、呼吸困难、心力衰竭、心律失常和猝死[64]。缺血通常通过视觉直观判断，主要局限性在于内膜边缘暗色伪影，认为是由沿心内膜边缘的血流引起的低强度信号所致。造成这种伪影的常见原因是 k 空间采样不足、运动伪影或与对比剂相关的磁敏感性，特别是使用 SSFP 序列、高对比剂负荷和快速注入时[8]。为了消除边缘伪影，将负荷图像和基线静息图像进行比较，以确定两种成像类型中是否存在同样的暗边缘伪影。

灌注异常可以通过单光子计算机断层扫描（SPECT）、正电子发射断层扫描（PET）和 CMR 首次灌注成像显示。在没有明显的冠状动脉疾病的情况下，在腺苷负荷下，肥厚心肌节段可以看到中层灌注缺损，提示微循环阻塞。文中（图 5-15）灌注异常与不良预后相关。一项对 51 例 HCM 患者的前瞻性研究发现，异常的血管舒张反应是死亡的强预测因子[64]。

晚期钆强化用于评估正常心肌细胞摄取和结构，能够区分正常心肌与梗死心肌和纤维化[10]。在 HCM 中，LGE 可用于评估由于胶原沉积而产生的心肌纤维化。LGE 可以进行定性或定量评估，定量和相敏反转恢复（STIR）序列可以提高评估精确度。HCM 的心肌纤维化与微循环缺血、冠状动脉发育不良和（或）肌节基因突变有关[65]。由于 HCM 的异质性，LGE 有多种表现形式：心内膜下型和透壁型，很难与冠状动脉疾病相鉴别；LGE 位于右心室插入室间隔处；最常见的心肌内斑片状 LGE，与浸润性疾病表现类似[66]（图 5-16）。有趣的是，纤维化增加的区域往往与室壁运动异常区域相关，并且发生在受 HCM 影响的心脏最厚部分[67]。同样，在大多数 HCM 患者中发现了与肥厚和瘢痕区域相对应的高强化信号，以灶性形式主要分布在左心室的中 1/3 处，右心室也可能受累[68, 69]。这被认为与易发生心室异位起搏和心律失常的心肌区域有关，也可能与 ICD 放电有关[70]。最初的研究表明，LGE 与心

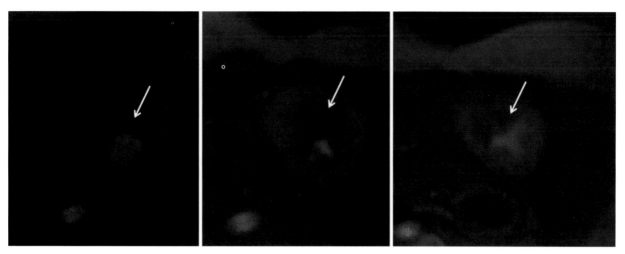

▲ 图 5-15　腺苷负荷磁共振成像，显示基底至心尖短轴切面肥厚的室间隔中段灌注缺损（箭），提示微血管缺血

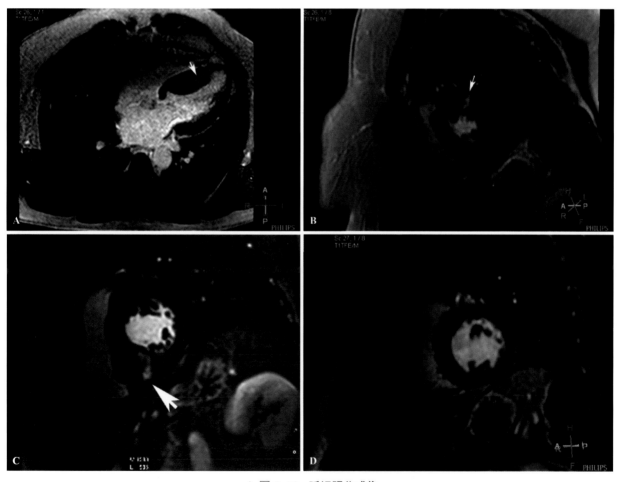

▲ 图 5-16　延迟强化成像

A. 四腔心切面室间隔心肌内斑片状纤维化（箭）；B. 短轴切面前壁片状心肌内纤维化（箭）；C. 短轴切面右心室插入室间隔处的片状纤维化（箭）；D. 短轴切面室间隔中层心肌线性纤维化

脏性猝死的风险相关，尽管预测值较低[71]。Chen 等进行的迄今为止最大样本量的研究中报道了 LGE 程度与 SCD 风险之间呈线性相关，传统风险分层为低风险的人群，如 LGE > LV 质量的 15%，提示风险增加 2 倍以上[72]。对五项现有研究的 Meta 分析证实了 LGE 及其程度与 SCD 风险之间的关联性[73]。但是根据 2011 年发布的最新 ACC/AHA 指南，尽管 LGE 越来越多地被该领域的专家所使用，但在 HCM 的临床评估中使用 LGE 还没有达成共识[70]。事实上，在采用传统方法评估为临界高风险的个体，LGE 作为风险增加和 ICD 植入的标志，正日益获得关注。

（六）鉴别诊断

许多疾病在包括症状、心电图、超声心动图和 CMR 多方面都与 HCM 表现类似。最常见的易与 HCM 混淆的疾病是高血压性心脏病和主动脉瓣狭窄，两者都表现为向心性肥厚（图 5-17）。一般来说，高血压可导致左心室壁增厚，但很少超过 15mm。注意，LGE 序列上显示的心肌纤维

化可发生在高血压心脏病、HCM 和主动脉瓣狭窄[74, 75]。少数合并主动脉瓣狭窄的 HCM 病例中，CMR 可识别血液湍流，区分其主要来源于心室还是主动脉瓣。

相当部分 HCM 患者在年轻时就被诊断出来，因此运动员心脏也是鉴别诊断的一部分。运动员心脏的特征是左心室对称性增厚，通常小于 15mm，多普勒超声心动图心功能正常。CMR 能够准确测量左心室容积、质量和功能，与左心室舒张末期容积相关的室壁厚度指数，从而区分运动员心脏和 HCM[76]。

心室致密化不全是另一种与 HCM 表现类似的疾病，其病理特征是显著的左心室肌小梁（图 5-18）。CMR 可区分非致密层和致密层心肌，舒张末期非致密层与致密层之比 > 2.3，具有诊断价值[77]。另外，CMR 还可以揭示两层之间的过渡区域。

（七）主动脉瓣狭窄

CMR 评估主动脉瓣狭窄的方法与超声心动

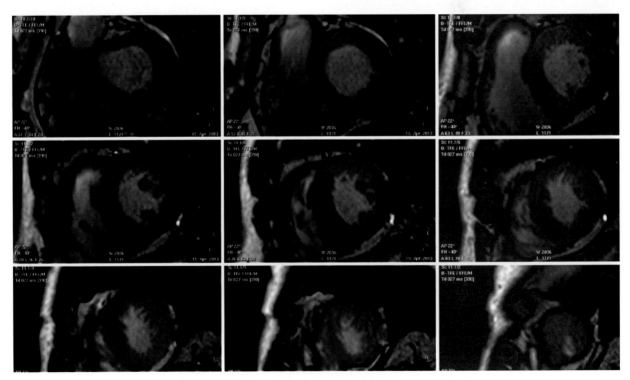

▲ 图 5-17　**SSFP 短轴电影系列图像显示左心室向心性肥厚**

图相似。采用相位对比成像图像和速度，与校正的伯努利方程（$\Delta P=4V^2$）可获得平均和峰值压力阶差。最大峰值速度可以通过平面成像获得，也可以通过相位对比成像获得，或者通过测量经过左心室流出道和主动脉瓣瓣尖的流量来获得速度 – 时间积分（VTI）。通过左心室流出道内径测量（如上所述），就可以使用连续性方程计算主动脉瓣面积（AVA），与超声心动图采用的方法相同[78]。

通过利用 SSFP 图像，可以直接获得瓣膜的平面电影成像，最常见的方法是使用几个与瓣环平行的薄层（5mm）连续图像，并延伸到瓣膜上，以捕捉小叶的尖端（图 5-19）。在最远端层面上的瓣膜到最大开口时，可以直接画线测量其面积，测量时通常包括导致信号缺失的钙化灶。

（八）主动脉瓣下隔膜

主动脉瓣下隔膜曾经被认为是一种儿科疾病，在成人中，也报道过导致主动脉瓣下狭窄和导致主动脉瓣反流的主动脉瓣下隔膜[79]。在这种疾病中，先天性或后天性的主动脉瓣下隔膜导致 LVOT 的固定性梗阻，并常导致主动脉瓣反流。伴随的其他病变包括风湿性二尖瓣疾病、室间隔缺损、主动脉缩窄和主动脉瓣二叶畸形[79]。主动脉瓣下隔膜通常导致进行性左心室流出道梗阻，需要手术切除。尽管由于空间分辨率的限制，隔膜本身很难直接被 CMR 显示出来，但是在没有瓣膜异常、肌肉病变（即不对称左心室肥大伴 SAM）或异常乳头肌 / 腱索的情况下，通过检测异常血液湍流可以很容易地确定诊断。

（九）浸润性心肌病

浸润性心脏病表现也类似 HCM，通过各种 CMR 技术可以鉴别这两种疾病。淀粉样变导致弥漫性左心室壁增厚和弥漫性 LGE，反转恢复序列的血液信号降低时间缩短[80, 81]（图 5-20）。结

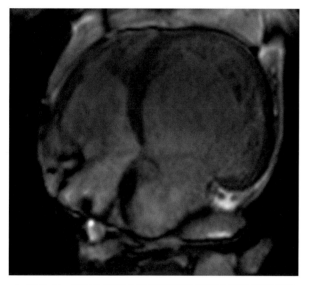

▲ 图 5-18 SSFP 四腔心电影成像显示左心室致密化不全

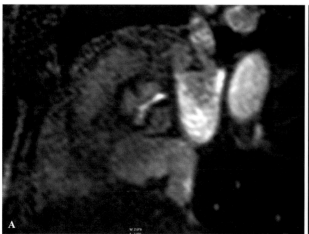
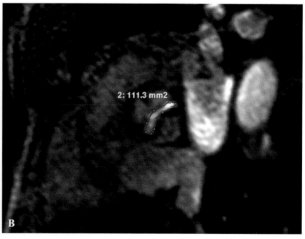

▲ 图 5-19 收缩期短轴 SSFP 图像

A. 显示主动脉瓣二叶畸形；B. 瓣膜面积平面测量法提示主动脉瓣中度狭窄

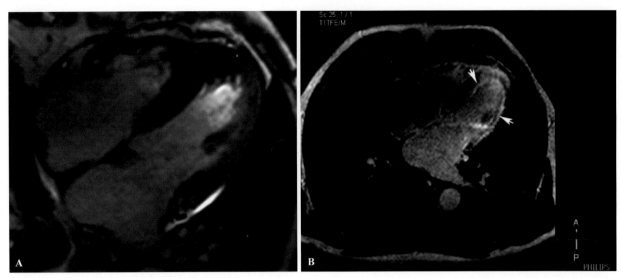

▲ 图 5-20　**A.** 心脏淀粉样变性患者的四腔心 SSFP 图像；**B.** 同一淀粉样变患者显示弥漫性心内膜下延迟强信号（箭）

节病表现为限制性心肌病伴弥漫性左心室增厚。LGE 通常累及左心室壁基底段和侧壁，也可能有不对称室间隔基底段受累[82]。Anderson-Fabry 病是一种 X 连锁糖脂贮积性疾病，导致向心性肥厚，50% 的患者存在 LGE，通常位于下侧壁基底段[83]。基因测试可能有助于区分这些疾病。嗜酸性粒细胞增多综合征可导致心尖纤维化、左心室腔闭塞和心尖附壁血栓，类似于 TTE 发现的心尖 HCM[84]。LGE 的典型表现为弥漫性和心内膜下型。

四、临床实践

在临床实践中，CMR 的使用存在差异性，一些 HCM 中心选择对所有患者进行 CMR，而其他中心则采用选择性的策略。在最初诊断时进行常规 CMR 检查可以使我们对心脏结构和功能有更深入的了解，排除其他可能诊断，并能更准确地确定所有节段的左心室壁最大厚度。此外，LGE 有助于风险分层和辅助临床精粹，尤其是决定是否植入 ICD。另一方面，CMR 成本高昂，导致部分中心采用选择性的策略，这些中心利用 CMR 辅助对处于 SCD 临界风险的患者进行决策，根据 LGE 程度提供的额外信息有助于进一

步风险分层。另外，超声心动图检查为轻度或边缘性左心室肥大的患者，CMR 检查可能发现存在左心室肥大程度的差异，从而确认诊断[30]。基因型阳性但超声心动图显示表型阴性的患者实际上在 CMR 上可能表现为阳性，这意味着需要进一步的治疗，包括生活方式的改变。这一点非常重要，因为随着基因检测的商业化发展，被鉴定为突变基因携带者的患者数量有所增加。另一方面，左心室厚度 > 2.5cm 的患者可能因 CMR 检查而发现更高程度的肥厚，使他们成为高 SCD 风险患者，从而确保及时的 ICD 植入。最后，怀疑有其他诊断的患者，如淀粉样病变、结节病或非致密化心肌病，或由于患者体型或声窗限制，心脏超声检查显示不佳，这些都是进行选择性 CMR 可能有获益的例子。根据指南，目前不建议常规应用 CMR，而是建议采用更具选择性的策略。

五、未来发展方向

无创心脏影像学技术对肥厚型心肌病的表型鉴定、自然史、预后和治疗具有重要价值。随着 CMR 技术的发展，如实时成像、反转恢复和延迟强化等，可以更好地理解 HCM 中各种表型

的临床意义。基因检测加上先进的影像学检查可以在明显的症状出现之前及早发现疾病。这有助于监测治疗效果和制定治疗策略，以及改善整个家庭的预后。未来的 CMR 技术可以更好地量化评估压力阶差、旋转和扭转，进一步帮助诊断和个体化治疗。最后，肥厚型心肌病注册项目（NCT01915615）是一项国际多中心观察性研究，由美国国家心脏、肺和血液研究所（NHLBI）资助，在 2014—2017 年完成了 2750 名参与者的注册登记，预计随访期至 2022 年。所有研究参与者都接受了 CMR 扫描及详细的遗传和生物标记物测试。本研究期望通过整合多种临床和实验室生物标志物，包括详细的 CMR 数据，来提高对 HCM 患者的风险分层。

临床精粹

- 对于有 HCM 症状和体征的患者，包括心电图异常，但没有典型的超声心动图表现，CMR 可发现到非典型表现，如心尖部或局灶性节段性 HCM。亚裔患者的心尖肥厚型心肌病患病率更高，因而情况更是如此。基因检测阳性但超声心动图阴性表型的患者，CMR 价值更大。
- 对于有心绞痛或心力衰竭症状的 HCM 患者，通过 CMR 评估血流灌注和心肌瘢痕可能有一定价值。有微血管障碍的 HCM 患者，出现症状和心脏性猝死的风险增加。此外，延迟强化有助于 ICD 植入决策，显著的延迟强化是风险增加因素之一。
- CMR 对于鉴别 HCM 和其他表现类似 HCM 的心脏疾病（如高血压心脏病、运动员心脏病、心室收缩不全、浸润性心脏病和主动脉瓣狭窄）方面非常重要。对于伴有主动脉瓣狭窄的 HCM，CMR 可以确定湍流发生的位置，以评估梗阻来自左心室还是主动脉瓣。
- 指南尚未明确 HCM 患者进行 CMR 的绝对适应证。在没有超声心动图证据的 HCM

- 基因型阳性个体、超声心动图上有临界性左心室肥大或室壁增厚达到 ICD 植入标准临界厚度的病例，CMR 可帮助确定 HCM 诊断或确定是否需要 ICD 治疗。
- 有关瘢痕负荷与预后的研究仍在进行中，尤其是关于终末期心力衰竭和心脏性猝死的发生率。为此，患者应在植入 ICD 前进行 CMR，以便为未来来该领域的研究提供相关信息。

本章测试

1. MRI 成像技术原理涉及的粒子是（　　）
 A. 电子
 B. 质子
 C. 中子
 D. X 线
 E. 磁铁

答案：B。在磁共振成像中，质子（以水中氢原子的形式）通过施加强磁场而排列。这些排列的质子发射的能量被检测并用来生成磁共振图像。

2. 心脏 MR 在以下所有方面优于超声心动图检查，除了（　　）
 A. 左心室流出道压力阶差的测量
 B. 心室容积测量
 C. 心肌隐窝检测
 D. 心尖肥厚型心肌病的诊断
 E. 心肌纤维化评估

答案：A。CMR 在测量心房和心室容积、测量左心室壁厚度、识别肥厚节段及相关特征（如心肌隐窝）方面优于超声心动图。晚期钆强化可以识别和量化心肌纤维化。超声心动图在测量左心室流出道压力阶差方面优于 CMR。

3. 钆对比剂最危险的不良反应是（　）

　A. 对比剂肾病

　B. 血管性水肿

　C. 耳毒性

　D. 肾源性系统性纤维化

　E. 骨质疏松症

答案：D。肾源性系统性纤维化是钆对比剂最危险的并发症，见于肾小球滤过率降低的个体。对比剂诱发的肾病是一种对碘对比剂的不良反应，使用钆对比剂并没有这一发现。

4. 以下是心脏 MRI 绝对禁忌证的是（　）

　A. 植入型心律转复除颤器

　B. 幽闭恐惧症

　C. 终末期肾病

　D. 妊娠

　E. 以上都不是

答案：E。只要采取安全预防措施，在上述所有情况下，安全的磁共振成像都是可能的。抗磁共振的植入型心律转复除颤器在市场上有售，并且 2001 年以后植入的设备已经证明只要遵循专门的检查步骤都是安全的，包括对设备进行重新程控和由有经验人员进行仔细监测。幽闭恐惧症被认为是一个相对禁忌证，终末期肾病不是磁共振的禁忌证，除非使用钆对比剂。妊娠不是普通非造影 MRI 成像的禁忌证，但考虑到致畸风险，应避免使用钆对比剂。

5. 给予钆对比剂后获得延迟增强序列的时间是（　）

　A. 1～3min

　B. 5～10min

　C. 10～20min

　D. 20～30min

　E. 45min

答案：C。注射钆对比剂后立即获取首次

通过灌注图像，但延迟强化序列在注射后 10～20min 进行。

6. 下列正确的是（　）

　A. 晚期钆强化范围大于左心室质量的 15% 与 HCM 患者心脏性猝死增加 2 倍相关

　B. 晚期钆强化与动态 LVOT 压力阶差增加 4 倍有关

　C. LGE 程度与心脏性猝死无线性关系

　D. 无 LGE 预后较差

答案：A。晚期钆强化程度与心脏性猝死风险呈线性关系。更具体地说，LGE 范围大于左心室质量的 15% 与 HCM 患者心脏性猝死增加 2 倍相关。LGE 范围与 LVOT 压力阶差无关。

7. CMR 有助于区分 HCM 与以下疾病，但除了（　）

　A. Anderson-Fabry 病

　B. 嗜酸性粒细胞增多综合征

　C. 高血压性心脏病

　D. 左心室致密性心肌病

　E. 以上都不是

答案：E。以上所有的类似 HCM 的疾病都可以通过 CMR 区分出来。Anderson-Fabry 病典型表现为左心室下侧壁基底段 LGE。嗜酸性粒细胞增多综合征以弥漫性心内膜下 LGE 和左心室心尖血栓为特征。在高血压性心脏病中，左心室壁厚通常不超过 15mm。左心室致密化不全表现为非致密化心肌异常增厚。

8. 以下与心脏性猝死风险增加相关的 CMR 发现是（　）

　A. 心肌隐窝

　B. 副心尖基底肌束

　C. 副乳头肌

　D. 心尖室壁瘤

　E. 心尖型 HCM

答案：D。心尖室壁瘤是一种高风险特征，已被发现与心脏性猝死的风险增加有关。目前还不知道其他发现是否与心脏性猝死风险增加有关。

9. 在 HCM 中，乳头形态异常可导致二尖瓣收缩期前向运动和室间隔厚度正常的左心室流出道梗阻，这个说法是（　　）

A. 真的

B. 假的

答案：A。乳头肌位置异常，如前向移位，可导致二尖瓣收缩期前向运动和左心室流出道梗阻，即使室间隔厚度正常或仅轻微增加。

10. 根据目前的指南，所有 HCM 患者都推荐使用 CMR，这个说法是（　　）

A. 真的

B. 假的

答案：B。目前的指南并不建议对所有 HCM 患者进行 CMR。然而，CMR 在描述左心室肥大的形态和分布、二尖瓣和瓣下解剖、相关病理变化、心肌纤维化的存在和程度，以及与其他心肌肥厚的原因进行区分方面，能够提供更多的信息。

第 6 章　HCM 的遗传学与遗传检测的作用
Genetics of HCM and Role of Genetic Testing

Christopher Semsarian　Jodie Ingles　**著**

李　瑞　汪道文　**译**

要　点

- HCM 患者的遗传检测已商业化。
- 在进行基因检测之前，应进行准确的表型分析，以确保正确的 HCM 临床诊断。
- 心脏遗传咨询是必不可少的，尤其是遗传检测前后。
- 鉴定出的遗传变异需要仔细解释，以确保检出的 DNA 变异体是 HCM 的真正致病基因。
- 遗传学诊断的最大价值是对无症状亲属的系统基因筛查。
- 检出意义未明的基因变异的比例很高，尤其是在应用了更大范围的基因检测组合后，这增加了与患者及其家庭成员解释和沟通的复杂性。
- 多学科联合特殊诊疗是 HCM 家庭首选的医疗模式。

一、概述

在过去 30 多年所取得的重大进展，使许多医学疾病的遗传基础得以确定。目前，发现有超过 40 种不同的心血管疾病是直接由编码心脏蛋白的基因变异引起。这些心血管疾病包括遗传性心肌病、原发性致心律失常性疾病、代谢性疾病和先天性心脏病。认定心血管疾病的遗传原因有助于改善高风险个体的诊断和早期诊断，并且在某些情况下，有助于指导治疗和预测预后。本章将对与最常见的遗传性心脏病——肥厚型心肌病相关的遗传学最新知识，尤其是基因检测的作用进行概述。

二、HCM 的遗传基础

1989 年以来，我们对 HCM 遗传基础的认识已取得重大进展。在 1958 年由 Donald Teare[1] 定义为"心脏肿瘤"的疾病中，我们的遗传学进展已完全将 HCM 重新定义为复杂的医学遗传性肌节疾病。迄今为止，已在 HCM 患者中鉴定出至少 8 个疾病基因中超过 1300 个致病性变异，其他描述较少的基因变异也有报道[2, 3]。类表型（与 HCM 相似的疾病）的基因变异也是构成遗传原因的重要组成部分。关键基因如文中（表 6-1）所示。这些致病基因主要编码肌节和与肌节相关蛋白，并且几乎仅以常染色体显性模式遗传，受影响个体的后代有 50% 机会遗传该致病基因。这些发现导致 HCM 被描述为"肌节病"。

表 6–1　HCM 的致病基因

致病基因	基因名称
关键的 8 个 HCM 基因	
β– 肌球蛋白重链	MYH7
调节肌球蛋白轻链	MYL2
必需肌球蛋白轻链	MYL3
心肌肌钙蛋白 T	TNNT2
心肌肌钙蛋白 I	TNNI3
α– 原肌球蛋白	TPM1
α– 心肌肌动蛋白	ACTC
心肌肌球蛋白结合蛋白 C	MYBPC3
其他相关基因（证据不足）	
α– 肌动蛋白 2	ACTN2
肌球蛋白 2	ACTN2
肌肉 LIM 蛋白	CSRP3 型
细丝蛋白 C	FLNC
硫蛋白	TCAP
隐钙素	CASQ2
亲联蛋白 2	JPH2

在这些致病基因中，β 肌球蛋白重链（MYH7）和肌球蛋白结合蛋白 C（MYBPC3）基因是全世界 HCM 人群中最常见的基因，约占所有已知突变基因的 70%。2002 年以来，在明确 HCM 遗传学基础方面的重大进展，促成了 HCM 基因检测的商业化[4]。尽管测试提供者之间存在差异，但主流的 HCM 测试目前包括全面的心脏基因组检测（包括表 6–1 中列出的大多数主要基因）。对于可以明确诊断出 HCM 的先证者，目前识别致病变异体的检出率高达 40%～60%。HCM 阳性家族史及因 HCM 猝死的家族史的存在可能使该检出率增加到 80% 以上[5]。

HCM 中致病基因变异大多数都是错义型，即一个碱基对的改变导致一个氨基酸的改变（或替换）（所谓的非同义突变）。这些突变在对照人群如 "Exome Aggregation Consortium"[6] 中通常很罕见（少于 0.02%）或完全不存在。可能存在其他类型对编码的蛋白质造成更严重的破坏的变异，即所谓的 "移码" 或 "截短" 突变，这可能导致蛋白质序列发生重大变化或氨基酸缺失，从而导致蛋白质缩短。后一种突变通常是由编码区中核酸的缺失或插入引起，常在 MYBPC3 中发现。一些常见的荷兰人始祖突变会导致 MYBPC3 基因的移码[7]。

三、HCM 的遗传学与预后

虽然认定 HCM 致病突变对于患者及其家庭成员具有重大的诊断价值，但迄今为止，在临床上基因结果对于先证者的预后判定意义尚不清楚。令人兴奋的是，最近开始的研究提示，未来遗传学可能用于指导 HCM 的管理和治疗，但距离梦想实现还有很长的路要走。从历史上看，多个研究表明特定致病基因的临床结果可能存在总体趋势。例如，MYH7 的突变通常表现更为严重且发病年龄较早[8]，而 MYBPC3 的突变发病年龄晚、临床结果较好[9]。这些早期发现还将一些突变归类为 "恶性"（如 MYH7 基因中的 Arg403Gln），而其他突变则归类为 "良性"（MYBPC3 基因中的 Arg502Trp）。然而，许多后续研究表明，特定突变与疾病结果之间缺乏相关性[10]，这反映了 HCM 家系内的临床异质性。同样，其他研究推测特定的基因和突变与早期发病的儿童 HCM 和晚期发病的老年 HCM 及与 HCM 表现的不同形式（如心尖肥厚 HCM 或终末期 "衰竭型" HCM）有关。

四、遗传检测在 HCM 中的作用

在考虑对 HCM 进行遗传检测时，需要考虑若干适用于所有遗传性心脏病的基本基因检测原则。这些考虑对于确保为 HCM 家庭提供最佳和最有效的治疗非常重要。

（一）一般原则

遗传测试不是简单的血液测试。每个家庭都有许多考虑因素。需要进行完整的临床遗传学评估，包括确定先证者的临床诊断，了解遗传检测的概率性质，进行遗传咨询的必要性，了解详细的家族史以便知道疾病的外显率和疾病的发病模式[11]。

1. 详细和准确表型认定的重要性

准确定义个体患者和家庭成员的临床表型是遗传检测的基石。最高的遗传检测的结果产出通常基于疾病诊断明确的患者群体。在 HCM 中，密切关注家族史、临床症状，以及确定心肌肥厚的范围、分布和严重程度，被认为对于在临床上鉴别 HCM 与其他 HCM 相似表型（如法布里病或糖原贮积病）是很重要的，而这些 HCM 相似表型者具有不同的遗传病因。

2. 遗传咨询和知情同意

对于所有患有 HCM 的患者和家庭，遗传咨询至关重要。遗传检测可选择在生命的任何阶段进行，从预植入的胚胎或胎儿到儿童和成人阶段[12]。检测前和检测后适当的遗传咨询是遗传检测的重要组成部分。心脏遗传咨询师在 HCM 基因检测过程中起着关键作用，可确保个人了解每种可能结果的临床和社会心理影响，检测的局限性包括结果解释的难度，以及对其他事项的讨论，如儿童的基因检测、产前和胚胎植入前的遗传学诊断及如何获取保险[13]。这是管理中一个越来越重要的方面，因为遗传检测结果越来越普遍地包括更大程度的不确定性和信息量，以上问题反映了这些结果的概率性质。

3. HCM 基因检测的商业化

在过去的 10 年中，用于遗传性心脏病（包括 HCM）的可商业化遗传检测项目已大大扩展。遗传检测已从单个基因测试转变为在 20 个或更多基因"组合"中同时检测多个基因。现在，"心肌病基因组合"的开发已经成为常规，该组合可以检测超过 50 个基因，涉及包括 HCM 在内的多种心肌病的致病基因。这些方法拓展了我们对 HCM 致病基因的认识。重要的是，尚未显示出增加基因组合的数量，即检测更多的基因，可以提高诊断产出[14]。事实上，我们已经发现，随着检测基因数量的增加，意义未明突变基因的检出量很快超过真正致病变异基因的检出量（图 6-1）。不确定和偶然的遗传突变发现的可能性增加，进一步突显了心脏遗传咨询的必要性，包括检测前

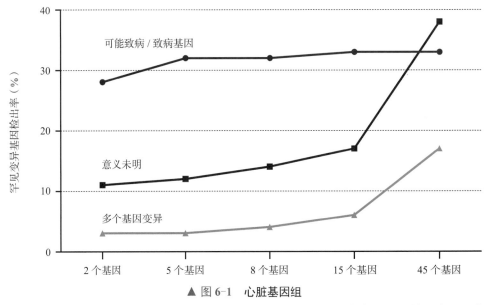

▲ 图 6-1 心脏基因组

基于增加的基因组大小的基因测试产量。随着测试基因数量的增加，诊断产量不会增加。但是，明确的不确定变体的比例确实存在[14]

的患者教育和知情同意[15]。

（二）HCM 中的先证者基因测试

遗传检测过程最常见的是从检测先证者（或先证病例）开始。这通常是家庭中第一个发病的人，并且 HCM 的临床诊断已经确定了。经过遗传咨询和知情同意后，对其进行遗传检测。其结果可分为：①发现可能致病或致病变异（引起疾病）；②未发现罕见变异（结果不确定）；③发现不确定的罕见变异（意义未明的突变，VUS）。

确定一种 DNA 变异在 HCM 中是否有致病性是一项重大挑战，这仍然是遗传检测的薄弱环节。在大多数基因检测报告中，都会努力确定已鉴定出的基因变异具有致病性的可能性。重要且经常被误解的一点是，遗传检测是概率检测而不是确定性检测，这点可能很难给患者解释清楚。对于解释遗传结果的心脏病主治医师或遗传学家来说，应考虑基因变异是致病性或良性的证据，并从最能确定因果关系（致病性）到最能确定不是病因（良性）的范围进行分类（图 6-2）。确定变异体的致病性是一项艰巨的任务，标准化的诊断标准和数据的公开共享对于在遗传检测中心和检测实验室之间达成共识至关重要[16, 17]。美国医学遗传学和基因组学学院及医学病理学家协会（ACMG/AMP）在 2015 年发布了指导基因变异解释的文件，提供了更高的严格性和标准化程

度[18]。尽管这是一大进步，但下一阶段要针对疾病的特异性修饰将会迈向更精确、更仔细的基因突变分类。文中（表 6-2）列出了基因变异分类的关键方面。

即使在应用了上述标准后，仍会出现一种基因变异的临床意义和致病性仍然未知的情况。在这些情况下，该变异称为意义未明的突变（VUS）。鉴于目前的这种不明确性，VUS 被认为是不确定的结果，并且用于无症状家庭成员家系筛查的结果不可靠（图 6-3）。重要的是，随着最近大规模全外显子组和基因组数据集的出现，对基因变异的重新分类（如由于新的遗传信息出现导致 DNA 从致病性降至良性的 DNA 降级）是先前检测过的 HCM 家系的重要考虑因素。因此，建议对 HCM 家系的 DNA 突变进行定期重新评估[19]。

（三）HCM 家庭成员的家系级联遗传检测

遗传检测的最大用途是用于家庭成员的早期诊断。一旦在先证者身上发现了可能致病或致病

表 6-2　确定变异致病性的关键因素

- 在对照组中罕见（< 0.02%）或不存在（如 ExAC）
- 在具有强有力疾病相关性证据的基因中（表 6-1）
- 以前在多个具有相同表型的无关个体中见过
- 多种计算机模拟预测工具结果达成一致并暗示有有害影响
- 有确凿证据表明该变异株与其他受影响亲戚分离
- 强大的功能研究表明在疾病中起作用

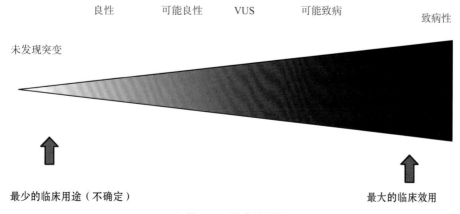

▲ 图 6-2　致病性谱图

确定 DNA 变体具有致病性的可能性取决于临床、遗传和计算机信息。确定致病性是概率性的（改编自 Maron et al.[4]）

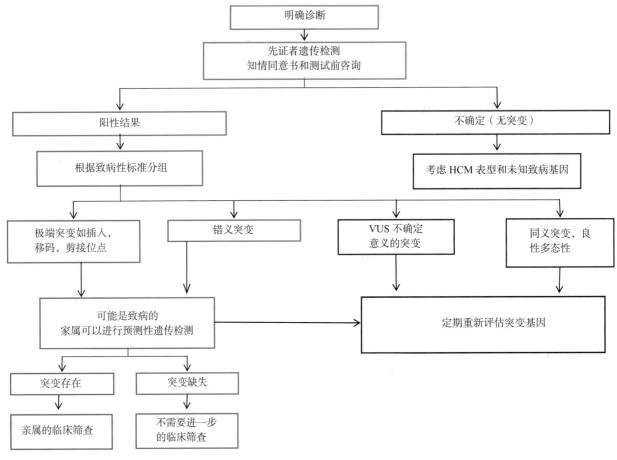

▲ 图 6-3　HCM 和 DNA 突变分类中的基因检测流程图（改编自 Das et al.[19]）

的基因变异，该信息可用于无症状的一级亲属及其他亲属，以认定那些携带该基因突变的人，更重要的是，检出那些不携带该基因突变的人。这一过程称为级联基因检测，是目前 HCM 基因测试的主要用途。重要的是，级联检测结果阴性意味着该个体不再需要进行持续的临床筛查，无须花费数十年时间进行昂贵临床监视，也无须忧虑。这是在 HCM 中建立基因检测的既定成本效益的主要驱动因素[20]。级联遗传检测结果阳性表示该个体携带致病突变并有患病的风险。这允许进行更有针对性（靶向）的筛查，其目的是防止发生严重的心脏事件。同样重要的是，级联遗传检测结果可以明确其一级亲属（包括孩子）的风险状况。重要的是，阳性基因结果并不意味着诊断为 HCM，HCM 的诊断总是基于疾病的临床证据（即左心室肥大），家庭成员是重要讨论点[21]。

没有 HCM 临床证据但携带致病基因变异的高危家庭成员被称为沉默基因携带者或基因型阳性表型阴性者。它们是 HCM 家系遗传检测增加的直接结果[22, 23]。这些患者实际上是"基因携带者"，对于如何最有效的管理这些无症状患者（如能否参加竞技体育运动）目前知之甚少。早期的研究表明，那些是 HCM 基因携带者且成年后没有 HCM 临床征象的人通常具有良好的临床结果，发生临床疾病的概率很小[24, 25]。尽管如此，这些人还是一个令人着迷的亚组，可能随着在 HCM 中进行更多的基因检测，这些人的数目会显著增加，并且可能是在临床疾病发生之前开始进行预防性治疗的理想亚组[26, 27]。

尽管 HCM 的基因检测目前尚不能指导治疗，但越来越多的证据表明"基因剂量"可以预测哪些患者具有更严重的临床结果[28]。尽管从历史上看，HCM 研究表明高达 5% 的家系携带两个或多个致病性 HCM 突变基因[29, 30]，但最近的研究表明，由于突变基因分类更加严格，这种情况的比例要低得多[14, 31]。有人提出了一种累积的基因突变假说，即与单个突变基因携带者相比，携带多个罕见突变基因者无论其分类如何（可能的致病突变、致病突变或 VUS）都与疾病发病年龄较年轻相关[14]。

（四）HCM 的多学科专业临床治疗模式

HCM 先证者的遗传诊断对其家庭成员及亲属具有重要意义。在所有类型的 HCM 被识别出的情况下，都应对其家系进行适当的临床和遗传筛查。对家系进行临床和基因筛查的明确目标是，检出具有 HCM 临床证据的患者或可能携带与先证者相同的致病突变但没有显示出临床表型的基因携带者。如前所述，早期识别这些高危个体为启动早期治疗提供了机会，目的在于预防疾病并发症。

因此，HCM 家系的管理很复杂。HCM 是一类具有挑战性的临床和遗传疾病。需要考虑许多不同的问题，如临床评估和管理、包括遗传咨询和检测在内的服务协调、患者的教育和支持，以及知晓心理、社会和潜在法律问题。这些服务是

在一种敏感的环境中提供的，提供者知道这些家庭可能会遇到一系列各种各样的情绪打击，特别是在亲人突然死亡的情况下。因此，理想的治疗模式是组成由心脏病专家领导的专业的多学科心脏遗传学诊所（图 6-4）[13, 32]。这种模式借鉴了许多卫生专业人员的专业知识，包括心脏病专家、遗传咨询师、临床遗传学家、心理学家及诸如患者支持小组和研究中心之类的服务。事实证明，这种多学科模式可以改善遗传性心脏病患者的社会心理结果，特别是减轻了担忧和焦虑水平[33]。

五、道德、法律及社会影响

HCM 中基因检测的伦理、法律和社会影响超出了本章讨论范围，并且受到政府法规、社会观点和文化考虑的强烈影响。确实存在一些常见问题，如基因测试的时机选择、有 HCM 患病风险的儿童是否应该接受基因检测。对于儿童的基因测试有全面的指南总则，其中考虑了与儿童、父母和家庭相关的许多因素及潜在遗传性心脏病的医疗状况。HCM 的基因检测可在产前（即妊娠初期）和受孕时进行，即所谓的植入前遗传诊断。此类方法基于认定出携带致病变异

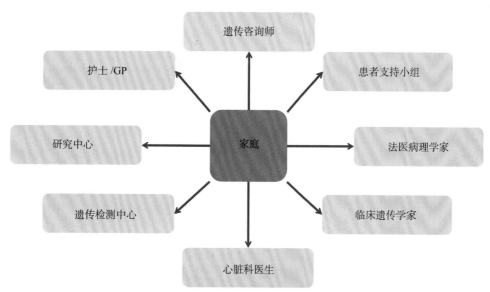

▲ 图 6-4　专业的多学科联合诊所在评估 HCM 家庭中的关键作用

GP. 全科医生（改编自 Ingles et al.[13]）

的胚胎，然后仅植入未受影响的胚胎。尽管目前可以使用，但产前和植入前的方法需要与家属进行广泛深入的讨论，提供适当的咨询，并在对方知情的情况下做出决定。这些问题的复杂性跨越临床、社会、心理和道德界限，进一步凸显了多学科团队在 HCM 家庭治疗方面的重要性。如果心脏病主治医师不具备讨论这些问题的能力，则应与遗传咨询师和（或）临床遗传学家合作进行进一步讨论。这种多学科的方法将有助于更全面地满足患者及其家人的需求，并有助于就基因检测的伦理、法律和社会影响进行公开而知情的讨论。因此，重要的是，要在具有 HCM 家庭遗传评估和基于家庭管理的经验的中心进行遗传检测前咨询、遗传检测，以及解释遗传测试结果。

六、未来发展方向

随着更新的基因技术的出现，加上对 HCM 临床复杂性的进一步了解和认识，未来几年将是非常激动人心的时刻。定义 HCM 的其他 50%，那些当前研究未发现有致病变异的个体将是非常重要的焦点。这些个体是否存在其他未知基因的变异尚不清楚。随着我们朝着基于基因或突变的个性化治疗的方向迈进，扩大我们在更大队列人群中的基因型与表型相关性方面的知识库和认定可能影响临床结果的基因和环境的其他修饰因子将起到重要作用。在这方面，最大的兴奋点在于不仅有可能确定 HCM 的确切遗传原因，而且可以开发出针对特定突变的分子疗法，如小 RNA 沉默分子，这最终可能有助于 HCM 制定有效的治疗策略。

最近，一项具有里程碑意义的研究使用了 CRISPR-Cas9 技术，这是一种新的强大的基因组编辑工具，可以纠正人类胚胎中的 *MYBPC3* 突变 [34]。这项研究使用了 12 个健康女性捐献者的卵细胞和 1 个已知携带 *MYBPC3* 致病性基因缺失的 HCM 男性患者。在受精卵形成的早期阶段，

突变得到纠正。这项原理验证性研究为该技术将来可能在临床中使用提供了希望，这项技术不仅对 HCM，而且在更广泛的遗传疾病中具有重要意义。

七、结论

我们对 HCM 的遗传原因的理解已取得重大进展。遗传检测的广泛商业应用促进了 HCM 基因检测在临床心脏病学实践中稳步引入。总体而言，HCM 基因检测的最大用途是通过预测性基因检测对高危亲属进行筛查和诊断。目前，HCM 基因突变在指导治疗或预后判断方面作用甚微。

最令人兴奋的是基因技术的惊人进步。这些进步来自下一代测序技术，该技术提供了可以一次性快速广泛地对多个基因的多个 DNA 片段进行测序的平台。事实上，全外显子组或基因组测序可以使构成人体的所有 22 000 个基因全部在一次测试中进行测序，这将彻底改变我们对包括 HCM 在内的许多疾病的遗传基础的理解。随着我们在 HCM 中开发出更全面的基因检测策略，明显拥有适当的生物信息学策略以从背景遗传噪声中识别出关键的 DNA 变异，并理解这些 DNA 改变带来的功能后果，都是至关重要的。

临床精粹
- 一定要获得详细完整的家族史。
- 存在 HCM 家族史或猝死病史可能会提高基因检测的诊断效率。
- 未对患者进行全面临床评估的情况下，切勿进行基因检测。
- 在遗传检测前和检测后，总是对所有 HCM 患者提供遗传咨询。
- 不要总是接受 HCM 基因检测报告中的发现，全面评估基因变异的致病性，并在需要时寻求帮助。

本章测试

1. HCM 中最常见的遗传形式是（　　）

　　A. 常染色体显性遗传

　　B. 常染色体隐性遗传

　　C. X 连锁遗传

　　D. 母系遗传

　　E. 以上都不是

答案：A。HCM 可以在所有列出的模式下遗传，但是大多数（至少 70%）表现为常染色体显性遗传。其临床意义在于：在常染色体显性遗传中，HCM 个体 50% 的后代也将受到影响，因此，对一级亲属进行临床和基因筛查具有重要意义。

2. HCM 最常见基因涉及的功能是（　　）

　　A. 钙调节

　　B. 桥粒功能

　　C. 离子通道功能

　　D. 肌节功能

　　E. 线粒体能量利用

答案：D。所有已知引起 HCM 的突变基因均是编码肌节蛋白或肌节相关蛋白质的。两个最常见的基因是 *MYH7* 和 *MYBPC3*。HCM 肌节基因的突变可影响钙调节、桥粒功能、离子通道功能和能量利用，这是 HCM 分子发病机制的一部分。

3. HCM 中遗传检测可用于（　　）

　　A. 诊断

　　B. 筛查家庭成员

　　C. 诊断 HCM "表型"

　　D. 生殖决策

　　E. 以上所有

答案：E。基因检测在 HCM 中有很多好处。尽管主要作用与筛查家庭成员时的级联或预测检测有关（B），但它也可以帮助鉴别诊断（如 HCM 与运动员心脏），诊断 HCM 表型（如法布里病或达农病），并帮助家庭做出生育计划的决策。

4. 关于不确定意义的变体，以下说法正确的是（　　）

　　A. 临床上 VUS 可用于家庭成员的基因检测

　　B. VUS 是导致 HCM 的病因

　　C. VUS 的临床意义和致病性仍然未知

　　D. VUS 的发现很少

　　E. 以上都不是

答案：C。VUS 在 HCM 的基因检测中很常见，代表了检测中发现的临床和致病意义尚不清楚的变体。因此，VUS 的发现不应该用于家系的遗传筛查，因为其致病性，致病作用尚不清楚。

5. HCM 中的基因检测在制定生殖决策中起作用可以通过（　　）

　　A. 植入前遗传学诊断

　　B. 产前检查

　　C. 出生时进行基因检测

　　D. 儿童时期的基因检测

　　E. 以上所有

答案：E。HCM 中的基因检测从受孕到老年均具有临床应用价值。先证者中 HCM 的致病遗传结果可用于通过体外受精检测胚胎植入前的情况，以确保植入的胚胎不携带该突变基因。先证者中 HCM 的致病遗传结果也可以在产前使用（通过绒毛膜绒毛取样），以查看胎儿是否携带 HCM 突变基因。在生活中，基因检测可以在出生时，儿童时期或成年期的任何阶段进行。重要的是，在对 HCM 进行基因测试时，基因检测前和检测后的心脏基因咨询都是至关重要的。

第7章　心力衰竭评估的有创及无创方法

Assessment of Heart Failure: Invasive and Noninvasive Methods

Yuichi J. Shimada　Aaron L. Baggish　Michael A. Fifer　**著**

李　瑞　汪道文　**译**

要　点

- 肥厚型心肌病的症状是由高充盈压（"后向性"心力衰竭）和低心排血量（"前向性"心力衰竭）共同导致的，心排血量突然下降可能导致晕厥。
- 右心房压力升高和右心室舒张末期压力升高通常与右心室肥大有关，在老年患者中可能是由左心衰竭引起的肺动脉高压导致的，在年轻患者中这可能是 HCM 的原发表现。
- 冠状动脉疾病的症状与 HCM 的症状有重叠。在 HCM 患者中可能不能通过常规负荷试验诊断 CAD。心脏计算机断层血管造影是检测 HCM 患者并存 CAD 的可靠方法。
- 对于伴有肺部疾病的 HCM 患者，右心和左心导管术和（或）心肺运动试验有助于确定症状是由于心脏还是肺功能受限所致。

心力衰竭可能是成年后 HCM 最常见的表现，尤其是对于那些处于生命中期或晚期的人。这些患者心力衰竭的诊断可能尤其困难，因为舒张功能障碍是绝大多数患者的主要发现，并且通常在数年至数十年中缓慢进展。因此，患者通常没有注意到心功能的急剧下降，并且可能将其隐匿症状归因于他们随着年龄的增长或体重逐渐增加和相关疾病的出现而自然而然地发生功能状态的衰退。此外，大部分患者直到疾病后期才出现充血性心力衰竭的体征或症状，大多数早期症状是"前向性"心力衰竭或与运动量不匹配的心排血量过低导致的，主要导致疲劳和劳力性呼吸困难。

一旦 HCM 的诊断明确且心力衰竭表现在临床上很明显，在某些情况下，可能很难阐明导致患者心力衰竭综合征的各个原因，以及哪个是主要问题，尤其是随着患者年龄的增长和多种并发症的出现。本章将讨论 HCM 患者心力衰竭的各种病因，以及如何确定个体患者的主要病因和据此制订个体化调整治疗方案。

一、HCM 心力衰竭

（一）HCM 心力衰竭的"后向性"与"前向性"表现

HCM "后向性"心力衰竭的症状包括呼吸困难、端坐呼吸、夜间阵发性呼吸困难（PND）和少见的水肿，而"前向性"心力衰竭的症状则包括疲劳、呼吸困难、头晕，甚至晕厥（图 7-1）。劳力性呼吸困难可能反映肺静脉（和左心房）压力升高（"后向性"心力衰竭的表现），或可能反映心排血量下降使肌肉活动受限（"前向性"心力衰竭的表现）。在许多情况下，前向性和后向性心力衰竭是并存的。另外，劳力性呼吸困难可能是由于冠状动脉血液对肥厚的心肌灌注不足，或左心室流出道梗阻患者心室壁高度紧张而致心肌缺血引起的（心绞痛等同症状）。在这些情况下，前向性和后向性的心力衰竭可能同时存在。

HCM 肺静脉压力的升高可能是由于：①伴随心肌肥厚出现的左心室舒张功能异常，部分患者伴有心肌纤维化；②二尖瓣收缩期前向运动和左心室流出道梗阻引起的二尖瓣关闭不全，或 HCM 相关的原发性二尖瓣病变导致的二尖瓣关闭不全；③左心室收缩功能异常，这种情况很少见。HCM 患者心排血量受限可能是由 LVOT 梗阻引起，极少是由于收缩功能障碍，最常见的情况是由舒张功能障碍而导致左心室舒张末期容积和每搏输出量降低。变时性心功能不全或心房颤动患者的心房输出减少也可能导致心脏输出量减少。最后，继发性肺动脉高压可导致低心排血量。

运动时心排血量增加不足，尤其在容量不足的情况下可能会引起运动性头晕甚至晕厥。此外，这些症状可能是由自主神经功能紊乱和外周血管异常舒张[1]或运动引起的快速室性心律失常所致。运动引起的低血压可能发生在 LVOT 梗阻或无 LVOT 梗阻情况下。HCM 患者可能特别容易因体位变化和进食后内脏血液分流，使有效循环血容量减少而导致低血压。某些全身性疾病（如败血症和全身性免疫反应综合征）引起全身性血管舒张，也可能使患者出现 HCM 的血流动力学表现。

（二）右心衰竭

右心衰竭的表现如颈静脉怒张、腹水和水肿，在 HCM 中是不常见的。然而，患病时间长并伴有左心衰竭的 HCM 患者常常有肺动脉高压和右心衰竭的部分表现。出现右心房压力升高和右心室舒张末期压力升高通常与右心室肥大有关，这可能是由左心衰竭引起的肺动脉高压所致，也可能是 HCM 的原发表现[2]。在后一种情况下，肥厚的间隔可能会影响 RV 流出道变窄，导致出现类似于更常见于左心室梗阻性病理生理

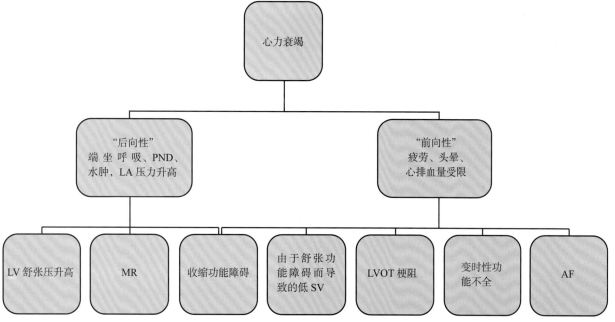

▲ 图 7-1 肥厚型心肌病患者心力衰竭"后向性"和"前向性"表现的机制示意图

AF. 心房颤动；LA. 左心房；LV. 左心室；LVOT. 左心室流出道；MR. 二尖瓣关闭不全；PND. 阵发性夜间呼吸困难；SV. 每搏输出量

学的表现。这一发现在儿童和年轻、有显著室间隔肥厚的患者中更为常见。

重要的是，HCM 患者可能合并有影响肺血管和 RV 的共患疾病，其中最常见的是慢性阻塞性肺疾病和睡眠呼吸暂停综合征；如果存在，这些疾病会进一步加重右侧心脏充血和心排血量降低。

（三）原发性二尖瓣疾病

LVOT 梗阻的患者因存在二尖瓣前叶 SAM 常伴有后外侧方向的二尖瓣反流。HCM 也可能伴有原发性二尖瓣病变（在这种情况下反流的血流方向可能不是指向后外侧），包括乳头肌位置不正、瓣叶冗长增厚和瓣叶脱垂[3]。最后，老年 HCM 患者可能会出现与年龄相关的二尖瓣环钙化、退行性二尖瓣瓣膜病或其他影响二尖瓣的疾病，从而影响二尖瓣反流或瓣膜狭窄，而这些与基础的 HCM 无关。在某些情况下，二尖瓣后环钙化可能会加剧 SAM 和梗阻的生理学表现。在某些 HCM 患者中，此类病理改变会导致一些 HCM 患者的心力衰竭的表现。

（四）原发性主动脉瓣疾病（表 7-1）

HCM 患者也可能合并主动脉瓣原发性病理改变，最常见的病变是由于老年患者瓣膜钙化退行性变引起的主动脉瓣狭窄[4]。瓣膜性梗阻可能与 HCM 导致的瓣下梗阻同时或单独存在。如果存在瓣膜狭窄，而舒张功能障碍和心肌壁压力升高则与心肌缺血相关，进而导致心力衰竭的前向性和后向性表现，包括晕厥。

表 7-1　LVOT 梗阻：鉴别诊断

	压力阶差位置	主动脉瓣关闭不全	Brockenbrough 征
主动脉瓣狭窄	LV → 主动脉	经常出现	没有
肥厚型梗阻性心肌病	LV → LV	通常不存在	有
主动脉瓣下隔膜	LV → LV	经常出现	没有

LV. 左心室；LVOT. 左心室流出道

二、HCM 患者心力衰竭的评估

在 HCM 患者中，由心力衰竭引起的症状从轻微到重度不等。一般来说，治疗的目标是使患者无症状或至少将症状控制至 NYHA 分级 Ⅱ 级水平。为了达到此目标，临床医生有必要明确这些症状的病理生理学基础。在详细询问病史和仔细的体格检查后，需要进行无创检查，而有些情况下可能需要进行有创检查（表 7-2）。如果出现水肿和其他明显的充血迹象，则可能需要谨慎使用利尿药试验疗法。

表 7-2　HCM 患者出现心力衰竭症状时的检查及数据分析

检测项目	获得的资料
经胸超声心动图	肥大的程度和类型 静息和诱发的 LVOT（和左心室中腔）压力阶差 二尖瓣装置异常 RV 收缩压的估计 合并瓣膜和其他异常
经食管超声心动图	二尖瓣装置异常 主动脉瓣下隔膜
运动平板实验	运动耐力的定量测量 变时性反应 血压反应 运动诱发的心律失常
心脏磁共振	心肌肥大程度 纤维化的存在和程度
动态心电图、长期心脏监护仪或植入式循环记录器	导致心力衰竭症状的心律失常
心脏胸部断层血管造影	伴随 CAD
胸部 X 线检查、肺功能检查	肺部疾病是呼吸困难的另一个原因
睡眠分析	阻塞性或中枢性睡眠呼吸暂停
心导管检查	右心、肺动脉和肺毛细血管楔压 静息和诱发的压力阶差 运动血流动力学 伴随 CAD 其他类似 HCM 的疾病

LVOT. 左心室流出道；RV. 右心室；CAD. 冠状动脉病变

（一）无创检查（表 7-1 和表 7-2）

对 HCM 患者进行心力衰竭无创评估的主要方法是经胸超声心动图，通常配合采用 Valsalva 动作，有时需要进行运动负荷试验以诱发 LVOT 压力阶差的改变。在选择性病例，采用经食管超声心动图明确原发性二尖瓣装置的病变，以及少数情况下发现主动脉瓣下隔膜（特别是在存在主动脉瓣关闭不全的情况下）是有价值的[5]。SAM 引起的二尖瓣反流的血流方向总是指向后侧的；如果反流不是后向的，则应特别注意检查二尖瓣装置是否有原发病变，包括是否存在瓣膜脱垂、瓣叶过度延伸、钙化及乳头肌错位或插入异常。

常规运动平板实验可定量测量运动耐力、心率（对变时性的反应）和血压（对于运动引起的低血压）以及运动引发的心律失常的发生情况。心脏磁共振成像提供了左心室心肌的整体可视化，用于评估心肌室壁厚度及纤维化的存在和程度。

动态心电图监测可用于检测诱发心力衰竭症状的心律不齐[6]。在某些特定病例症状较大间歇发作的情况下，可以考虑使用长期心脏监护仪或植入式循环记录仪。胸部 X 线检查和肺功能检查可用于排查某些患者的呼吸困难是由于肺部而非心脏原因造成的。同样，睡眠研究可能有助于确定是否存在阻塞性或中枢性呼吸暂停及严重程度。

（二）合并 CAD 的检查

对于"年龄足够大"、可能同时患有 CAD 的 HCM 患者而言，CAD 引起的症状可能与 HCM 的心力衰竭表现类似，或者这是促进心力衰竭症状的原因。对于这些 HCM 患者而言，CAD 的非有创性诊断可能具有挑战性。运动诱发的心电图变化在该患者人群中是非特异性的。此外，在没有 CAD 的 HCM 患者中，放射性核素灌注负荷显像可能显示出固定或可逆的缺损[7]。另外，局部心肌壁厚度差异可能会导致示踪剂摄取出现明显差异，但并不能反映灌注异常。运动超声心动图检测室壁运动异常尚未在 HCM 患者中得到验证。心脏计算机断层血管造影（CTA）是检查是否合并存在 CAD 的一种高灵敏度检测手段，并且已成为评估 CAD 引起的潜在缺血症状的最有用的无创检查项目，尤其是在年轻患者中。相比之下，心脏导管检查对老年患者有所帮助，CTA 有同等效果。

（三）心脏导管检查

对于 HCM 患者，心脏导管检查可用于记录右心房、右心室、肺动脉压力和肺毛细血管楔压（PCW），心排血量和肺血管阻力（PVR）[1]；确定在静止或诱发情况下是否存在 LVOT（或中腔）压力阶差[2]；鉴别主动脉跨瓣压力阶差与瓣下压力阶差[3]；确定是否同时合并 CAD[4]；排除引起左心室壁增厚的其他原因，如心肌淀粉样蛋白变性[5]。由于许多血流动力学数据可从超声心动图获得，因此明确冠状动脉解剖结构已成为 HCM 患者心脏导管检查的最常见指征。然而，在使用最佳治疗后心力衰竭仍难以控制的患者，进行血流动力学的有创评估则可能是必不可少的。

右心室流出道梗阻的患者从 PA 到 RV 的"回拉"压力如文中（图 7-2）所示。双室心力衰竭患者的 RV 和 LV 压力曲线也如文中（图 7-3）所示。

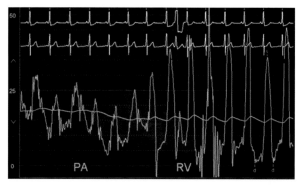

▲ 图 7-2　1 例患者当右心导管从肺动脉"回撤"至右心室时压力出现变化，显示右心室流出道压力阶差为 30mmHg

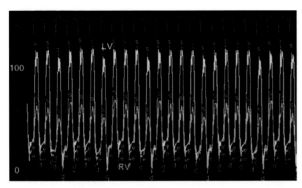

▲ 图 7-3　HCM 伴有"充血"或"后向性"心力衰竭症状和体征的患者同时进行右心室和左心室压力描迹得到的压力曲线，两个心室的舒张压均升高，收缩压与呼吸周期一致，表明不存在心包疾病

在心脏导管室中，可通过 Valsalva 动作（图 7-4）、激发室性期前收缩（VPB，如在 RV 中放置导管给予机械刺激）（图 7-5），或使用硝酸甘油或异丙肾上腺素来诱发 LVOT 压力阶差。在上述方法单独进行不能诱发压力阶差的情况下，实施 Valsalva 动作的过程中出现 VPB 是一种非常敏感的诱发压力阶差的方法。鉴别压力阶差在 LVOT 还是左心室中部至关重要。比如，LVOT 压力阶差的存在与否决定了是否适合使用双异丙吡胺进行治疗或采用室间隔减容治疗，但左心室中部压力阶差的意义就不太清楚了。无论是经间隔或逆行左心室导管检查，都可以区分这两种情况（图 7-6）。导管测得左心室心尖和主动脉（或其他体循环动脉）之间的腔内压力阶差可能源自 LVOT 或左心室中部（或两者皆有）。左心室流入道区域和主动脉（或其他体循环动脉）之间的腔内压力阶差一定是源自 LVOT。二尖瓣流入区域可通过穿隔技术或通过操纵逆行导管到达该区域。文中（图 7-6）展示了一个同时存在 LVOT 和左心室中腔压力阶差的病例。

在进行心脏导管检查时，需要确定是否存在 Brockenbrough 征（可能是心脏病学中最不为人所知的征象）（图 7-5）[8]。Brockenbrough 征定义为室性期前收缩后体循环动脉压没有相应升高（而非通常错误认为的那样是 LVOT 压力阶差升高），代表由于 LVOT 梗阻加重而导致的每搏输

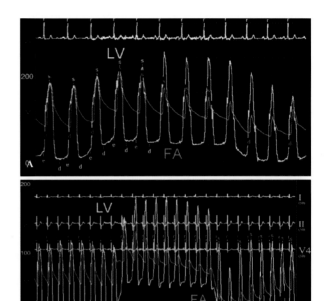

▲　图 7-4　2 例梗阻性肥厚型心肌病患者同时测定左心室和股动脉（FA）压力

A 和 B. 在 Valsalva 动作期间，反映胸腔内压力的左心室舒张压增加。静止状态下不存在 LVOT 压力阶差（A）或存在 LVOT 压力阶差（B）。在 Valsalva 动作中，LVOT 压力阶差（可能伴随收缩期杂音）出现（A）或进一步增加（B）。B. 患者收缩期全身动脉压降至 40mmHg，这说明要求 HOCM 患者仅在仰卧时才能进行 Valsalva 动作的重要性

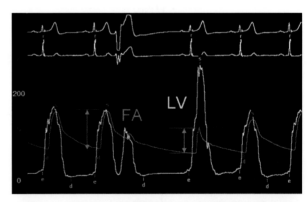

▲ 图 7-5　HOCM 患者同时进行左心室和股动脉的压力描迹

静止状态下，LVOT 压力阶差很小。在室性期前收缩后的搏动中，存在较大的压力阶差。此外，表现出室性期前收缩后的体循环动脉压下降（Brockenbrough 征）

出量减少[8]。由于在室性期前收缩后瓣膜性主动脉瓣狭窄和梗阻性肥厚型心肌病的压力阶差均增加，因此压力阶差增加不能区分这两种情况。瓣膜性主动脉瓣狭窄时，室性期前收缩后体循环动

脉压增加（图 7-7），而 HOCM 室性期前收缩后脉压降低（Brockenbrough 征），这点可以区分这两种情况。事实上，定义 Brockenbrough 征的是体循环动脉压，而不是 LVOT 压力阶差。这一点让我们认识到，实际上无须在 LV 中放置导管就可以观察到 Brockenbrough 征（图 7-8）。主动脉压力描记中的"尖峰和穹顶"波形（图 7-8），无论是固定的还是可变的，对于流出道梗阻都有高度特异诊断价值。

HOCM 患者通过一定角度的头位加左前斜位进行左心室造影可以显示 LVOT 梗阻的病理解剖特征（图 7-9）。文中（图 7-10）还显示了LVOT 梗阻患者从 LV 到主动脉的"回撤"的压力曲线，跨主动脉瓣没有压力阶差。在较罕见的主动脉瓣下隔膜成年患者中也有类似的发现（图7-11）。在这种情况下，不存在 Brockenbrough 征（与固定性梗阻相一致），并且左心室造影在头位和左前斜位可以看到该隔膜（图 7-11）。

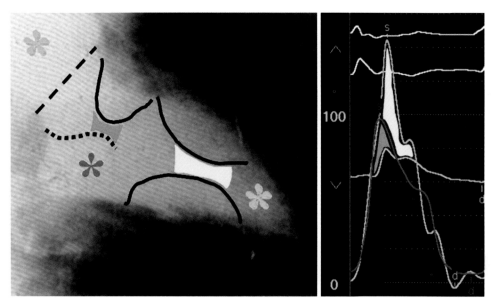

▲ 图 7-6　对具有 LVOT（橙色）和中部（黄色）压力阶差的患者同时进行左心尖（绿色）、左心室流入道（红色）和体循环动脉（蓝色）的压力描迹。本例左心室流入道压力是通过间隔穿刺技术获得的，但也可以通过操作导管以逆行方式通过主动脉瓣来获得

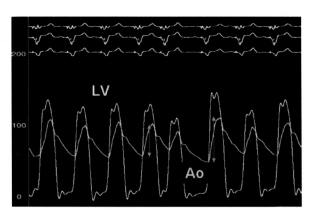

▲ 图 7-7　主动脉瓣狭窄患者左心室（LV）和主动脉（Ao）同时描迹的压力曲线

代偿间歇后的心搏中，跨瓣压力阶差和主动脉脉压增加（箭）。因此，不存在 Brockenbrough 征

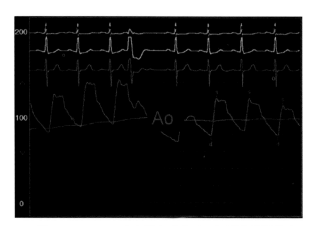

▲ 图 7-8　HOCM 患者的主动脉（Ao）压力曲线描迹

存在 Brockenbrough 征（室性期前收缩后体循环动脉脉压下降）。此外，在室性期前收缩后，HOCM 典型的"尖峰和穹顶"形态更为突出，这是更为严重的左心室流出道梗阻的征象

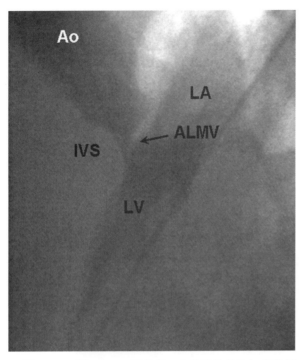

▲ 图 7-9　1 例 HOCM 患者以一定角度的头位加左前斜位进行的左心室造影

二尖瓣前叶（ALMV）与室间隔（IVS）贴附的 SAM。左心室（LV）收缩显示极低的收缩末期容积，同时左心房（LA）有对比剂，显示二尖瓣关闭不全（MR）

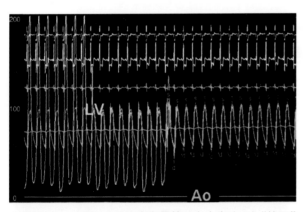

▲ 图 7-10　1 例 HOCM 患者导管从左心室（LV）"拉回"至主动脉（Ao）的压力曲线

左心室腔内的收缩压从大约 200mmHg 下降到 100mmHg，表明压力阶差在心室腔内。跨主动脉瓣抽出导管时，收缩压没有变化，表明没有主动脉瓣狭窄

导管室中进行仰卧运动测试可能有助于了解 HCM 患者的运动症状。相关的运动参数包括心率、PA 和 PCW 压力及心排血量。对于左心室造影选择颈内动脉或上肢动脉通路的患者，运动实验可以通过踏车或者交替进行主动抬腿运动完成；对于选择股动脉通路的患者，可采用主动单侧抬腿运动来完成运动实验。劳力性呼吸困难可能由运动引起的 PCW 压力升高，运动后心排血量不能相应增加或两者结合来解释。或者，运动引起的肺动脉高压伴 PVR 异常（或 PVR 增加），提示肺部疾病是引起呼吸困难的独立原因。

某些情况下，右（或左）心室心肌内膜活检可用于检测法布里病或淀粉样变性病是否存在（图 7-12）。对于后一种情况，我们推荐在考虑进行心内膜活检之前先行腹部脂肪垫活检（其敏感性较低但并发症发生率也较低）和（或）心脏 MRI 检查。对前一种情况可以进行包括法布里病在内的全面遗传检测。

（四）心肺运动试验（CPET）

在 HCM 患者中，CPET 是一种安全且通常很有价值的诊断方法。CPET 通常在平板跑步机或直立式脚踏车上进行，将分级运动与自主性峰值运动或症状限制性运动终止相结合，同时测量通气气体交换和全身动脉血氧饱和度，并连续进行 12 导联心电图检查。有兴趣的读者可以参考关于 CPET 技术和诊断价值的综述 [9, 10]。

在疑似或确诊为 HCM 的患者中，CPET 可提供最准确和可重复的功能能力量化结果，并证明有助于确立诊断，确定对心脏和肺部疾病症状的相对影响，评估预后，确定是否适合心脏移植及评估对治疗的反应。尽管理论上存在对包括 HCM 在内的高风险心血管疾病患者进行剧烈运动可能发生风险的担忧，但在一个大系列门诊患者中进行该试验中证明，CPET 是安全的，不良事件发生率低于 0.2% [11]。从 CPET 获得的主要结果参数是峰值摄氧量（峰值 VO_2）。峰值 VO_2 是最准确的功能判定指标，并且是心血管疾病患者预后判断的有力预测因子 [12]。

CPET 可通过多方面促进对疑似或确诊的 HCM 患者进行管理。首先，峰值 VO_2 可用于鉴别生理性、运动诱发的左心室肥大与轻度病理性 HCM。在一个小的但说明性的系列研究中，

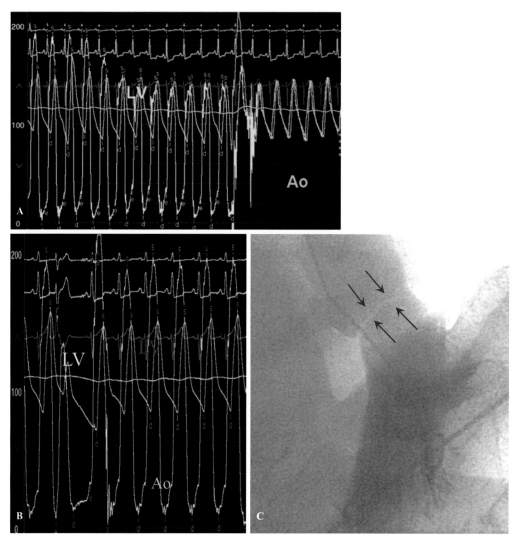

▲ 图 7-11　**A.** 一例主动脉瓣下隔膜患者的导管从左心室（LV）"拉回"至主动脉（Ao）的压力曲线

左心室腔内的收缩压从约 180mmHg 下降到 140mmHg，表明压力阶差在心室腔内。当通过主动脉瓣抽出导管时，收缩压没有变化，表明没有主动脉瓣狭窄。B. 同时进行 LV 和 FA 压力描迹。期前收缩后体循环动脉压增加，表明不存在 Brockenbrough 征。C. 与颅顶成角的左前斜位投影的左心室造影，展示了主动脉瓣下隔膜（箭）

Sharma 等证实，在训练有素的左心室肥大运动员与表型轻度 HCM 患者之间，氧摄取动力学差异显著[13]。这些研究人员提出，CPET 达到与年龄和性别匹配峰值 VO₂ 以 120% 为分界点可以最大程度区分运动员心脏重构和 HCM。文中（图7-13）显示了一个实例，比较一名有生理 LVH 的健康运动员和一名年龄匹配的无症状无梗阻 HCM 运动员患者的 CPET 结果。

其次，CPET 有助于确定如呼吸困难或主观运动不耐受等症状是否主要归因于心血管疾病限制（即由 HCM 引起）或原发于可能是被低估的肺部疾病。对于 HCM 和伴发肺部疾病的患者（如患有慢性阻塞性肺病的老年患者或较年轻的哮喘患者），这种鉴别至关重要。

再次，CPET 可用于评估有症状 HCM 患者对治疗的反应。该评估对于用负性肌力药物治疗但对治疗无反应的 LVOT 梗阻患者特别有用。在某些情况下，β 受体拮抗药或非二氢吡啶类钙通道阻滞药的负性肌力作用带来的益处可能会因不希望的目标心率的降低而抵消。另外，峰值 VO₂ 与 LVOT 梗阻程度呈负相关，并且可以通过室间隔减容治疗得到明显改善[14]。最后，如同其他心

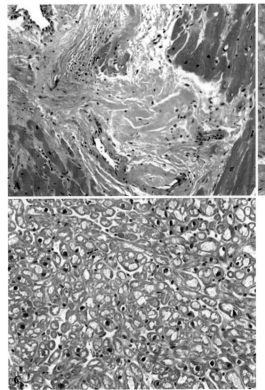
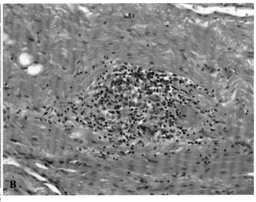

▲ 图 7-12　3 例表现出与 HCM 难以区分的心脏症状和体征的患者的病理标本

A. 淀粉样变性；B. 结节病；C. 法布里病。法布里病标本是通过右心室心肌内膜活检标本获得的，而其他两个是室间隔心肌切除术标本

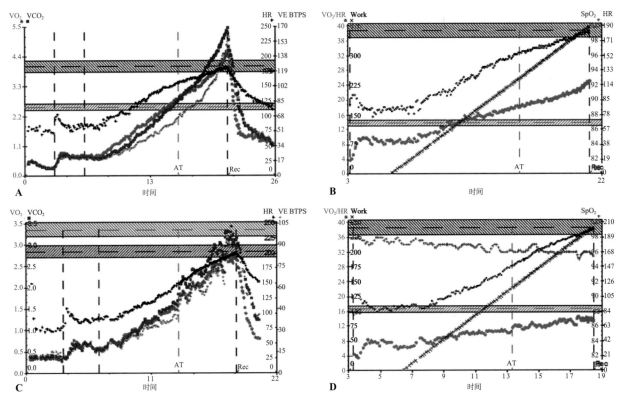

▲ 图 7-13　在一项研究（A 和 B）中检测到来自健康的轻度 LVH 的 24 岁划船者的心肺运动测试（CPET）数据，以及在参与筛查中发现的一名有轻度无梗阻的 HCM 表现的 21 岁的划船者的 CPET 数据（C 和 D）

A. 对分级运动的正常线性心率响应（黑线）、正常的 VO_2 动力学（红线）和峰值的 VO_2 大约有 170% 的预测；B. 正常的逐渐增加的氧气脉冲（红线），反映运动过程中正常的每搏输出量增加［O_2 脉冲 = 每搏输出量 ×C（A-V）O_2］；C. 尽管达到了适当的峰值心率，但峰值 VO_2 呈钝化状态；D.O_2 脉搏减小，表明由于原发性心血管问题导致运动能力下降

力衰竭人群一样，HCM 和晚期心力衰竭患者的 CPET 是判断患者是否具备心脏移植适应证的关键决定因素。

三、结论

HCM 的心力衰竭表现为 LVOT 梗阻、舒张功能障碍和二尖瓣反流，以及继发性问题，包括肺动脉高压和心房颤动。临床表现可能因为合并原发性瓣膜疾病、CAD 或肺部疾病而变得复杂。由于 HOCM 患者 MR 经常伴随着 LVOT 梗阻和 SAM，所以对二尖瓣的原发病理进行仔细的超声心动图评估至关重要。传统运动试验的结果可能不能帮助 CAD 诊断，而冠状动脉 CTA 和心脏导管检查是明确是否合并 CAD 的可靠方法。CPET 通常可用于区分 HCM 和引发呼吸困难的肺部疾病。尽管心脏导管检查不是 HCM 患者常规评估的组成部分，但它通常可以提供重要的额外信息。

临床精粹

- HCM 患者可能特别容易出现体位性低血压和餐后内脏分流，并且可能仅在饭后才出现症状。

- Valsalva 动作可能会导致低血压。因此，应在操作之前将患者置于仰卧位置。

- 当 MR 是由 LVOT 梗阻和前叶 SAM 引起时，反流束方向指向后外侧。若反流束方向指向另一方向，应立即寻找原发性瓣膜异常。

- Brockenbrough 征是室性期前收缩后全身动脉搏动压力降低（而不是 LVOT 压力阶差升高）。

- 通过小心操作 LV 内的导管可以将左心室流出道压力阶差与中腔压力阶差区分开来，但有时可能需要经隔穿刺。

- 主动脉瓣关闭不全一旦存在，需仔细评估是否存在主动脉瓣下隔膜引起类似于 HOCM 的表现。

本章测试

1. 进行 Valsalva 动作时患者应采取的体位是（　　）

A. 左侧卧位

B. 右侧卧位

C. 直立体位

D. 90° 端坐体位

E. 仰卧位

答案：E。HOCM 患者的 Valsalva 动作可能会导致症状性低血压，有时会导致晕厥先兆症状或突发晕厥。因此，应在 Valsalva 动作之前先将患者置于仰卧位。

2. 以下对 Brockenbrough 征的正确描述是（　　）

A. VPB 后搏动的收缩压降低

B. VPB 后搏动的舒张压降低

C. VPB 后搏动中脉搏压力的降低

D. VPB 后心搏的 LVOT 压力阶差增加

E. VPB 后心搏的 LVOT 压力阶差降低

答案：C。Brockenbrough 征是室性期前收缩后搏动中全身动脉搏动压力降低（而不是 LVOT 压力阶差升高）。

3. 一名 52 岁的心尖 HCM 女性表现出劳力性胸闷，在最近 6～12 个月内病情进展。心率是 55 次 / 分，血压是 104/68mmHg。心电图显示正常的窦性心律，左心房扩大和胸导联 V$_{4\sim6}$ 的 T 波深倒置。动态心电图监测在症状出现时显示窦性心律。超声心动图显示心尖肥厚，最大可达 18mm，静止或 Valsalva 动作时无 LVOT 压力阶差。以下为进一步调查其劳力性胸部症状病因的最佳下一步诊断步骤是（　　）

A. 放射性核素运动负荷检测

B. 冠状动脉造影

C. 运动负荷超声心动图

D. 多巴酚丁胺负荷超声心动图

E. 心脏 CT 血管造影

答案：E。HCM 患者中运动诱发的心电图变化是非特异性的。此外，在没有 CAD 的情况下，放射性核素负荷灌注成像可能显示出 HCM 患者固定或可逆的缺损[7]。此外，室壁厚度的区域差异可能会导致示踪剂摄取出现明显差异，但并不反映灌注异常。运动负荷超声心动图检测室壁运动异常的诊断准确性尚未在 HCM 患者中得到验证。冠状动脉 CT 血管造影是对 CAD 的高敏感检测，已成为评估有潜在缺血的 CAD 最有用的非有创性检测，尤其是在年轻患者中。相反，对于年龄较大的患者，心脏导管检查可能会有所帮助，因为冠状动脉钙化可能会使 CTA 结果不明确。

4. 一名 48 岁 HOCM 合并 COPD 的患者在过去 1～2 年中表现为逐渐加重的劳力性呼吸困难。心率是 65 次 / 分，血压是 124/78mmHg。体格检查显示由于 Valsalva 动作而更明显的Ⅲ级收缩期喷射性杂音。心电图显示正常的窦性心律，左心房扩大，以及Ⅰ、Ⅱ、Ⅲ、aVF 和 V$_{2\sim6}$ 导联的 T 波倒置。超声心动图显示室间隔肥厚 19mm，静息时 LVOT 压力阶差为 34mmHg，Valsalva 动作时为 54mmHg。心脏导管检查显示右心房压力 14mmHg，肺动脉收缩压 54mmHg，平均压力 40mmHg，肺毛细血管楔压 12mmHg，心排血量 4.4L/min，心脏指数 1.6L/（min·m^2），右冠状动脉狭窄 50%。以下最可能导致患者劳力性呼吸困难的是（　　）

A. LVOT 梗阻导致左心衰竭

B. 未诊断的瓣膜性心脏病引起的左心衰竭

C. 原发性肺或肺血管疾病

D. 冠状动脉疾病

E. 去适应现象

答案：C。该患者的跨肺动脉压高（40-12=28mmHg），肺血管阻力高，肺毛细血管楔压正常 [2884.4=6.4Wood 单位 =509dyn（s·cm^5）]，提示 COPD 是他呼吸困难的原因。

5. 一名 48 岁的男子因怀疑 HCM 被转诊至 HCM 研究中心。他没有症状，积极参加休闲运动，没有 HCM 的家族病史。心电图显示正常窦性心律并伴有非特异性 ST-T 改变的左心室肥大。超声心动图显示轻度主动脉瓣反流，间隔厚度 15mm，后壁厚度 13mm，射血分数 65%，静息时 LVOT 压力阶差 35mmHg，Valsalva 动作后无明显升高，二尖瓣反流，估测 RV 收缩压 28mmHg。以下最佳的下一步诊断方式是（　　）

A. 心脏磁共振

B. 经食管超声心动图

C. 冠状动脉造影

D. 心脏 CT 血管造影

E. 运动负荷超声心动图

答案：B。主动脉瓣关闭不全的出现应促使医生仔细评估是否存在主动脉瓣下隔膜引起 HOCM 相似症状。在列出的项目中，经食管超声心动图检查是检测主动脉瓣下隔膜的最佳诊断方法。

6. 一名 62 岁的女性因劳力性呼吸困难、胸痛和头晕而被转诊到 HCM 研究中心。患者每天接受美托洛尔 100mg 口服的治疗，症状部分改善。心率是 51 次 / 分，血压是 105/80mmHg。有Ⅱ级收缩期喷射性杂音，随着 Valsalva 动作加重。没有颈静脉扩张、啰音和水肿。心电图显示正常的窦性心律，左心房扩大，以及Ⅰ、Ⅱ、Ⅲ、AVF 和 V$_{2\sim6}$ 导联 T 波倒置。超声心动图显示静息时 LVOT 压力阶差为 34mmHg，Valsalva 动作时为 84mmHg。冠状动脉造影显示没有冠状动脉粥样硬化。患者拒绝介入治疗，包括基于导管的干预和外科手术。下列是治疗患者症状最佳选择的药物是（　　）

A. 增加美托洛尔的剂量

B. 添加维拉帕米

C. 添加双异丙吡胺

D. 添加氯沙坦

E. 添加呋塞米

答案：C。因为患者心率已经很低，只有51次/分，所以美托洛尔和维拉帕米不能添加。氯沙坦在 LVOT 梗阻患者中是相对禁忌证，至少可以说对该患者有益的。呋塞米通常用于明显的容量超负荷患者，并可能加重 LVOT 梗阻。对于没有双异丙吡胺禁忌证（如闭角型青光眼、良性前列腺增生、QT 间期延长或控制不佳高血压）的有症状 HOMC 患者，双异丙吡胺是一种很好的医学选择。

7. 一名58岁有前列腺增生病史的男子因劳力性呼吸困难被转介至 HCM 研究中心。患者每天服用美托洛尔 100mg，心率为52次/分，血压为 120/55mmHg，颈静脉怒张至耳垂位置，双肺啰音，无杂音，双侧直至膝盖的 2⁺ 水肿。心电图显示正常的窦性心律和心尖型 T 波深倒。超声心动图显示室间隔厚度为 11mm，后壁厚度为 9mm，心尖壁厚度为 18mm，射血分数为 55%，在静息或 Valsalva 动作时无 LVOT 压力阶差，双房扩大，右心室收缩压估测为 48mmHg。心脏导管检查显示右心房压 14mmHg，肺动脉收缩压 54mmHg，平均压力 40mmHg，肺毛细血管楔压 33mmHg，心排血量 4.4L/min，心脏指数 1.6L/（min·m²）和极轻度的冠状动脉粥样硬化。运动或药物刺激后均无 LVOT 压力阶差。缓解其症状的最佳治疗选择是（　　）

A. 呋塞米

B. 维拉帕米

C. 双异丙吡胺

D. 酒精室间隔消融术

E. 室间隔心肌切除术

答案：A。维拉帕米不能被添加到该患者的治疗方案中，因为患者心率已经很低了。双异丙吡胺是 HOCM 的保留用药（该患者是非梗阻

性 HCM）。另外，在患有良性前列腺增生症的患者中，双异丙吡胺相对禁忌，因为其抗胆碱能作用可能导致尿潴留。使室间隔变薄的疗法，如酒精性室间隔消融和室间隔心肌切除术，仅适用于 HOCM 患者。HCM 患者必须谨慎使用利尿药，特别是在存在梗阻的情况下，但对于缓解容量负荷超载患者的症状可能有用。

8. 一名56岁的男子返回 HCM 研究所进行随访。在过去的几个月中，患者劳力性呼吸困难逐渐加重。有一个三级收缩期杂音，辐射范围广，包括腋窝。Valsalva 动作后杂音更响亮。心电图显示窦性心律和左心房扩大。超声心动图显示室间隔厚度 15mm，后壁 12mm，左心室舒张末期内径 56mm，射血分数 75%，LVOT 压力阶差静息状态下是 18mmHg，Valsalva 动作时是 47mmHg，有 SAM，二尖瓣后叶脱垂伴中度至重度反流，左心房扩大，RV 收缩压 48mmHg，轻度三尖瓣反流和右心房扩大。MR 血流方向有两种，一种为后向，一种为前向，其中以后者为主。冠状动脉造影显示左回旋支动脉狭窄 50%，血流储备分数正常。最有可能缓解患者劳力性呼吸困难的是（　　）

A. 酒精室间隔消融术

B. 经皮冠状动脉介入治疗

C. 酒精室间隔消融和经皮冠状动脉介入治疗

D. 室间隔心肌切除术和可能的冠状动脉搭桥术

E. 二尖瓣修复术、室间隔心肌切除术和可能的冠状动脉搭桥术

答案：E。该患者患有原发性二尖瓣疾病，并伴有 LVOT 梗阻引起的 SAM。因此，单纯的室间隔减容疗法（如酒精室间隔消融术、室间隔心肌切除术）不足以缓解其症状，因为其只能治疗后者。考虑到患者冠状动脉疾病的非阻塞性经皮冠状动脉介入治疗不会缓解症状，所以需要同时进行二尖瓣修复或置换和室间隔减

容治疗。

9. 将下表中的疾病 1~3 与以下列表中的相应心脏病表现相关联。

A. HCM

B. 主动脉瓣膜狭窄

C. 主动脉瓣下隔膜

	渐变点	Brockenbrough 征
疾病 1	LV → Ao	没有
疾病 2	LV → LV	有
疾病 3	LV → LV	没有

疾病 1：

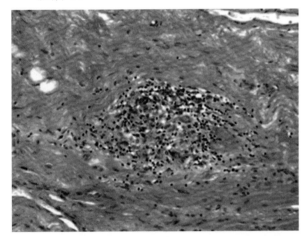

疾病 2：

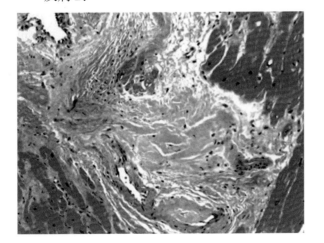

答案：疾病 1=B，疾病 2=A，疾病 3=C（表 7-1）。

10. 将以下的心肌病理标本 1~4 与以下列表中的相应心脏病相关联。

A. 淀粉样变性

B. 法布里病

C. HCM

D. 结节病

答案：疾病 1=D，疾病 2=A，疾病 3=B（译者注：原著答案明显有误，正确答案应为疾病 1=D，疾病 2=A，疾病 3=C，疾病 4=B）（图 7-12）。

疾病 3：

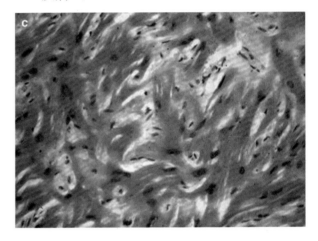

疾病 4：

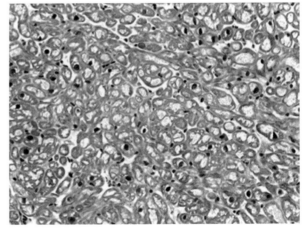

第 8 章　晕厥评估
Assessment of Syncope

Nickolaos Michelakis　Todd J. Cohen　**著**

李　瑞　汪道文　**译**

> **要　点**
> ◆ 肥厚型心肌病与晕厥相关的三种主要机制如下：心律失常、左心室流出道梗阻和自主神经功能紊乱。
> ◆ 肥厚型心肌病突发心搏骤停的主要危险因素包括：心肌增厚超过 3cm 的部位、持续性室性心动过速、有 50 岁以下已知诊断为肥厚型心肌病的心搏骤停家族史、不明原因反复发作的晕厥史、心搏骤停的病史。
> ◆ 晕厥的检查包括病史、体格检查、基线心电图和无创检查，一部分患者可能需要进行有创性检查。
> ◆ 主要治疗方法包括：对存在梗阻的患者使用选择性 β_1 受体拮抗药，对高危 SCD 患者或记录到有恶性心律失常患者植入 ICD，对复发和难治性的有症状的室性心动过速患者进行心脏导管消融治疗。

一、概述

晕厥（syncope，源自希腊语 "syn"，完全的；"koptein"，切断）可以定义为意识完全丧失。这在肥厚型心肌病中并不少见，事实上，肥厚型心肌病患者心脏的解剖结构、功能和几何形状都有导致晕厥的倾向。特别是肥厚型心肌病心肌排列紊乱，心肌去神经支配和（或）左心室流出道梗阻解剖结构都可能导致晕厥的发生，应进行充分评估。

本章回顾了导致肥厚型心肌病患者晕厥的三种不同且可能相互关联的病因：致心律失常源性（心动过缓和心动过速）、左心室流出道梗阻和包括自主神经功能紊乱在内的神经心脏源性原因。本章讨论了这些原因的病因学、临床表现和病理生理学，并着重于前两种，因为它们是最常见的病因。本章还综述了晕厥患者的检查流程和推荐治疗方法。

二、致心律失常性原因

致心律失常性晕厥在导致肥厚型心肌病患者的病因中可能是最致命的，但万幸也是最易于治疗的病因。这一型晕厥的表现可能没有任何征兆，也可能伴有头重脚轻、头晕（晕厥前驱表现）、晕厥和（或）心悸等先兆症状。有时，患者可能会感觉到心律失常的其他血流动力学效应，并抱怨胸部有压迫感和呼吸急促。文中（表 8-1）列出了可能是肥厚型心肌病发生晕厥的潜在原因的心律失常，包括两种类型：①心动过缓，如窦房结、房室结疾病和其他形式的传导障碍（包括房室束 – 浦肯野纤维系统疾病）；②心动过速，包括室上性和室性心动过速。室上性心动过速（如心房颤动）可能有明显症状，在那些有明显左心室流出道梗阻的患者，心室率过快或心房搏动的丧失可能导致晕厥。非持续性室性心动过速本身可能是猝死的标志，但在这类人群中通常是无症状的。非持续的室性快速性心律失常也可能是有症状的，可导致头重脚轻和头晕（晕厥前症状），尤其是长时间的心动过速或存在严重的舒张功能障碍时。

表 8–1　导致晕厥的心律失常

- 心动过缓
  - 传导疾病
  - 窦房结功能障碍
  - 快 – 慢综合征
- 心动过速
  - 心房颤动或其他室上性心动过速
  - 室性心动过速
  - 心室颤动

一旦出现非持续性室性心动过速和（或）室性心动过速，可能预示着随后的心脏性猝死，特别是合并其他 SCD 危险因素时。尤其由于持续性室性心动过速时心率加快及心房对心室舒张末期补充充盈作用丧失，导致患者对持续性室性心动过速的耐受性较差，还可能恶化为心室颤动和心脏性猝死。幸运的是，一旦确定了室性心动过速和（或）相关危险因素，用植入 ICD 进行器械治疗可以有效地防止猝死。

微观和大体解剖基础，以及肥厚心肌收缩应力和应变的叠加，可能使患者容易发生心律失常和晕厥。在微观层面上，基质内在的心肌排列紊乱可能会产生足够的差异性电传导（不均一性），继而产生双向传导和单向传导阻滞（折返性心动过速的先决条件）。对于患有肥厚型心肌病的患者，这种不均一性可能是出现环形或折返性心动过速的基本条件。折返是室性和室上性心律失常发生的主要机制。

Spirito 及其同事的研究[1]表明，肥厚型心肌病心肌越厚的患者，特别是左心室间隔厚度大于 3cm 的患者，猝死的风险明显增高，室壁增厚是否是心肌排列严重紊乱的替代表现和导致折返性心律失常发生的潜在原因尚不清楚，但瘢痕的密度似乎至少在某些情况下和心肌厚度相关。此外，其他几种因素也可能导致猝死的可能性增加，包括流出道梗阻的存在。在宏观水平上，流出道梗阻使患者更易受心律失常的血流动力学后果影响，而心脏较正常的人，对心律失常的耐受性更好；而在微观层面上，流出道梗阻的患者舒张功能障碍和发生折返性心律失常的倾向都很明显。Jensen 等[2]和 Orme 等[3]发现用酒精室间隔消融术和（或）室间隔心肌切除术治疗肥厚型心肌病可能会减少猝死（前者）或晕厥（后者）。这表明心肌紊乱、左心室流出道压力阶差和猝死的心律失常原因之间的相互关系。文中（表 8–2）列出了肥厚型心肌病患者猝死的传统危险因素。

表 8–2　心脏性猝死的传统主要危险因素

- 任何位置心肌增厚＞3cm
- 在 40—50 岁以下 HCM 患者中有猝死家族史
- 持续性室性心动过速
- 心室颤动 / 心搏骤停
- 反复发作的不明原因的近期晕厥病史

Spirito 及其同事[4]对 1500 例肥厚型心肌病患者的晕厥和猝死情况进行了研究。在该患者人群中，有 40% 发生过晕厥。人群猝死的相对危险度是 1.78。重要的是，与未发生过晕厥的人相比，最近 6 个月内发生过晕厥事件的人猝死风险增加了 5 倍。此外，晕厥发作病史较长的患者未显示猝死风险增加。重要的是，晕厥本身并不是主要危险因素。相反，顽固性和不明原因的晕厥是心脏性猝死的前兆。如果晕厥不能用心动过缓、自主神经功能障碍或流出道梗阻来解释，那么恶性心律失常是最有可能需要被排查的病因，并警示需要植入 ICD。

心动过缓作为肥厚型心肌病患者晕厥的病因相对较少。心动过缓可能是由于 β 受体拮抗药或其他房室结拮抗药使用过量引起的，特别是在患有某种程度的退行性传导疾病的老年患者或心房颤动伴心室慢反应的患者中。另外，由其他多种原因引起的传导性疾病也可能导致心动过缓，尽管这种情况很少发生。但是，此类心律失常可加重晕厥并需要使用永久性起搏器治疗。在某些患者中，先前的外科室间隔心肌切除术或酒精室间隔消融术可以减轻流出道梗阻引起的晕厥的发生，但会导致间歇性或永久性传导疾病和心动过缓而导致晕厥。此类患者同样受益于永久性起搏器放置以防治晕厥。

三、左心室流出道梗阻

左心室流出道梗阻是肥厚型心肌病患者晕厥的主要原因。梗阻具有动态性梗阻的特点，可能使患者在脱水或体力负荷下出现头晕和晕厥。体力负荷可能包括爬楼梯，从坐姿改为站立，甚至从站立姿势转为快步走或短暂奔跑。肥胖的患者在迅速采取直立姿势时可能会抱怨头晕眼花、头重脚轻。某些药物可能导致肥厚型心肌病患者突发晕厥，特别是那些减少前负荷和（或）后负荷的药物。血管紧张素转化酶抑制药、血管紧张素受体抑制药和全身性血管舒张药可以减少后负荷。扩张全身血管的药物包括用于勃起功能障碍或肺动脉高压的磷酸二酯酶 5 抑制药，如西地那非和他达拉非。降低前负荷的药物包括静脉扩张药（如硝酸甘油）和髓襻利尿药（如呋塞米）。

在餐后，患者也可能出现晕厥前症状或晕厥发作。餐后内脏血流量增加并且大餐后可能增加地更明显。血液被分流到肠道以增加食物的吸收，这就减少了左心室前负荷的可用血液，实际上使肥厚型心肌病患者"脱水"并促进晕厥的发作。因此，在有症状的梗阻性 HCM 患者中，餐后呼吸困难和（或）晕厥加重是一种普遍现象。

与明显的流出道压力阶差相关的晕厥发作可能非常突然，没有前驱警示症状，与传统上心律失常性晕厥类似。尽管大多数患者会注意到先兆症状，包括潮红的感觉或头晕，但伴有外伤的晕厥也可以在没有心律失常的情况下发生，不应该将其自动归因于心律失常。

四、自主神经功能障碍与神经心脏源性晕厥

支配心肌的自主神经系统有髓副交感神经纤维和无髓交感神经纤维组成。颈动脉体和主动脉弓中存在的牵张感受器会感知血压随着每一次搏动的起伏波动，根据对这些波动的反应会调节心率和周围血管阻力，称为压力感受性反射[5]。血压和心率的精确控制依赖于压力感受器的反射功能。压力感受器反射机制涉及来自颈动脉压力感受器（通过舌咽神经）和主动脉弓压力感受器及左心室机械感受器（通过迷走神经）的传入信号的整合，这些信号感知前负荷的变化[6]。中枢神经系统整合传入的机械牵张信息，然后对心脏和周围血管的传出流做出反应[7]。这些关系如文中（图 8-1）所示。

这些传出信号沿迷走神经和交感神经流动，支配窦房结、房室结及心房和心室心肌。到达动脉阻力和静脉容量血管的交感神经传出流根据压力感受器伸展的主要程度来调节周围血管张力。例如，随着颈动脉压力感受器和左心室机械感受器牵强的增加，外周血管张力降低，从而维持血流动力学稳态。

通常，压力感受器反射的激活会导致交感神经张力的减弱，并延长心室复极期和不应期[8]。到周围血管平滑肌（α介导的血管收缩）和心脏组织（β₁介导的心动过速）的交感传出冲动减少，从而对血流动力学状态产生负反馈作用，即全身血管阻力下降和心率减慢[9]。

自主神经纤维的分布凸显了心脏的自主神经张力的异质性，从心尖到基底部及跨壁，以及从心外膜到心内膜。从基底部到心尖观察时，交感纤维沿左心室心外膜下表面延伸。然而，副交感

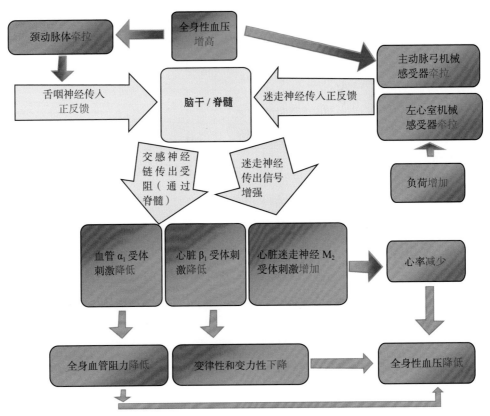

▲ 图 8-1　正常个人神经通路模式图

神经纤维始于左心室心外膜下的基底部，向着左心室基底的心内膜下表面走行，然后继续沿着心内膜下表面走行并终止于左心尖[10]。这种自主神经系统分布强调了位于左心室间隔底部的左心室流出道心内膜下区域迷走神经张力的重要性。

在肥厚型心肌病患者中，压力反射机制的传入神经分支可能是有缺陷的，可从前臂血管阻力减弱中得证，这反映了 α 受体介导的对左心室前负荷降低的血管收缩反应是受抑制的[6]（图 8-2）。肥厚型心肌病患者从左心室机械感受器到脑干的传入冲动减弱可能是继发于心肌细胞排列紊乱，这是肥厚型心肌病患者的特征。随着左心室前负荷的增加和左心室流出道梗阻的加重，左心室机械感受器受到刺激，但不会向大脑干发送迷走神经传入信号。同时，由于左心室流出道梗阻导致每搏输出量减少，主动脉弓和颈动脉体未被牵拉。这导致对血管 α₁ 和心脏 β₁ 受体持续的交感神经张力增加，同时到左心室间隔基底段心外膜和心内膜下表面迷走神经张力的增强反应减弱。

总体结果是提高了左心室心肌的交感神经张力，引起左心室心肌收缩和变时性反应增强。这导致左心室流出道梗阻加重和心排血量持续下降，这是肥厚型心肌病患者特征性的表现。

Prasad 及其同事[11]已报道，大约 1/3 的肥厚型心肌病患者在运动峰值期间血压反应异常。这归因于一些人全身血管阻力的过度降低，以及发生了流出道梗阻。他们将前者归因于在左心室发现的机械感受器 C 纤维的异常激活。最近，他们认为这种机制是肥厚型心肌病患者晕厥的潜在原因，也是某些患者心脏性猝死的危险因素。他们总共检查了 29 例患者，发现 18 例报道有意识障碍症状（晕厥或先兆晕厥）的患者中，有 8 例是因为血管不稳定导致的晕厥或先兆晕厥。

五、肥厚型心肌病晕厥的检查

肥厚型心肌病晕厥的检查与一般晕厥的检查非常相似（表 8-3）。它始于病史，要注意临床表

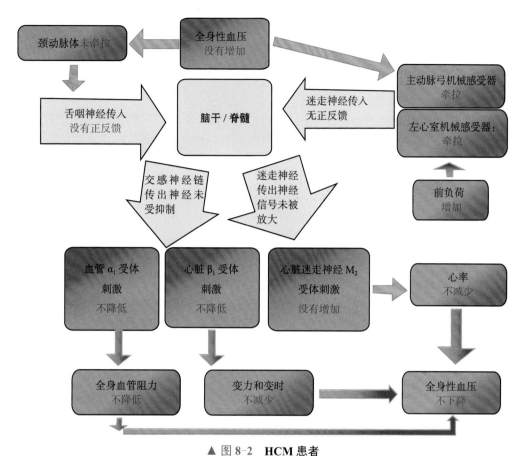

颈动脉体未牵拉

全身性血压
没有增加

主动脉弓机械感受器
牵拉

舌咽神经传入
没有正反馈

脑干/脊髓

迷走神经传入
无正反馈

左心室机械感受器：
牵拉

交感神经链
传出神经未
受抑制

迷走神经
传出神经
信号未被
放大

前负荷
增加

血管 α₁ 受体
刺激
不降低

心脏 β₁ 受体
刺激
不降低

心脏迷走神经 M₂
受体刺激
没有增加

心率
不减少

全身血管阻力
不降低

变力和变时
不减少

全身性血压
不下降

▲ 图 8-2　HCM 患者

表 8-3　晕厥检测流程

- 病史
- 体检
- 心电图
- 无创测试
  - 动态心电图仪
  - 事件 / 循环记录器
  - 超声心动图
  - 运动负荷测试
- 其他影像学研究，即心脏 MRI、冠状动脉 CT 血管造影
- 侵入式测试
  - 心脏导管插入
  - 电生理测试
  - 植入式循环记录仪（ILR）

现的类型、有无先兆症状及晕厥发作是否突然。肥厚型心肌病患者可能会突然晕厥，无论其病因是什么，都经常导致外伤，可能是因为一旦晕厥周期开始，多种潜在机制的相互作用和强化。这与一般人群的表现不同，在一般人群中，外伤性晕厥几乎总是由于缓慢或快速心律失常而引起的。然而，心悸伴随头重脚轻或头晕眼花（晕厥

前驱表现）仍提示心律失常可能是致晕厥原因。相比之下，渐进的、与体位姿势有关的晕厥表现可能更倾向于神经心脏源性晕厥和（或）自主神经功能障碍。与脱水、不服用药物或使用新的药物（尤其是血管扩张药）有关的晕厥，可能是以上因素导致原有的左心室流出道梗阻进一步加重，从而导致晕厥。最后，劳累性晕厥可能是由以上三种机制，即流出道梗阻、心律失常和自主神经功能紊乱中的任何一种引起的。

彻底询问病史后，应对患者进行全面的体格检查。患者可能经常会呈现肥厚型心肌病的典型发现，在有或没有 Valsalva 动作的情况下进行检查通常有助于判断流出道生理情况。第四心音奔马律可能进一步提示舒张功能障碍。心电图检查，尤其是长时间心电图描记，有助于发现心脏传导阻滞和（或）室上 / 室性心律失常的证据。

晕厥的无创检查需要明确是否存在 LVOT 梗

阻。二维超声心动图可以评估心脏的基本情况包括评估心肌厚度、左心室腔腔径及是否存在流出道梗阻。在获得二维超声心动图图像的同时，还可以明确 Valsalva 动作前 / 后诱发出的流出道梗阻的程度。另外，负荷超声心动图也可用于诱发流出道梗阻。心脏 MRI 成像可用于评估心肌瘢痕的位置 / 严重程度和心肌的厚度，以及寻找其他可能导致梗阻的解剖原因，如主动脉瓣上和瓣膜性主动脉瓣（或瓣下隔膜）狭窄。冠状动脉造影可能有助于排除冠状动脉疾病及确认流出道梗阻的程度或严重性。Brockenbrough–Braunwald–Morrow 征是通过诱发室性期前收缩而在下一次心脏收缩时出现脉压降低，从而评估 LVOT 压力阶差是否超过 30mmHg 或程度严重。

当没有 LVOT 梗阻且心电图监测没有发现引起晕厥的任何心律失常原因时，就需要进行负荷试验进一步排除梗阻，同时帮助确定可能提示原发性自主神经功能障碍的异常血压反应。可以利用运动 / 踏板负荷超声心动图来评估活动诱发 LVOT 梗阻的可能性。休息时可能不会出现症状，因此通过跑步机负荷测试诱发流出道梗阻可以帮助诱发这些症状。跑步机测试非常适合确定运动过程中劳力性 LVOT 压力阶差，以及明确是否出现任何异常的血压反应（由于潜在的自主神经功能障碍或梗阻加重）。心律失常性原因也可以在运动中和（或）恢复后立即评估。心肌灌注运动负荷测试也可能有助于确定晕厥的表现，因为它有助于排除该人群的缺血情况，尽管这是导致晕厥的罕见原因，但可能是某些人晕厥的罪魁祸首。值得注意的是，在没有心外膜冠状动脉疾病的前提下，肥厚型心肌病中也可见到灌注缺损，因此，如果怀疑有冠状动脉病变，则应首选 CT 血管造影或心脏导管检查。

如果 LVOT 发生梗阻，则应给予适当的治疗。这包括扩容和改变生活方式，以防止前负荷突然下降而加重 LVOT 梗阻。长效 β_1 受体选择性拮抗药作为一线药物使用，二级和三级药物治疗包括非二氢吡啶类钙通道阻滞药和双异丙吡胺。最后，对于有严重症状的患者，应考虑手术，如心肌切除术或酒精室间隔消融术。重要的是，由于左心室流出道梗阻而导致反复发作的难治性晕厥的患者，即使不符合 NYHA Ⅲ级或Ⅳ级心力衰竭条件，也可能成为外科手术室间隔心肌切除或酒精室间隔消融等有创疗法的治疗对象。老年患者也可以尝试植入双腔起搏器以减少流出道梗阻，尤其是此类器械治疗将允许使用更高剂量的 β 受体拮抗药时。

在询问是否存在 LVOT 梗阻同时，应进行心律失常的循环记录仪监测。如果存在缓慢性心律失常，这是晕厥诱因，则应植入起搏器。如果此类患者存在心搏骤停的危险因素，特别是如果还发现了非持续性室性心动过速（NSVT），则应植入植入型心律转复除颤器。如果存在快速性心律失常，应首先确定其房室起源。出现室上性心动过速（SVT）和 AF 者需要控制心室率和进行抗凝（用于 AF 或心房扑动），如果频率控制不能确保足够的左心室舒张充盈时间，应该进行节律控制恢复窦性心律。VT 有必要行 ICD 植入，尽管反复 VT 发作除了需要 ICD 植入外，还需要抗心律失常治疗和（或）可能需要导管对 VT 病灶进行消融。

植入式循环记录仪（ILR）是在外部循环记录器基础上发展的皮下植入型号。这是一种无导线的设备，电池寿命可以长达 3 年[12]。这些设备可以检测缓慢性心律失常，并根据 QRS 形态及窦性搏动与其后期前收缩之间的联律间期来检测快速性心律失常。HCM 患者的心房颤动发生率很高，如果典型症状不明显或客观上没有检测到心律失常，则心房颤动可能是亚临床的[13]。ILR 可以检测到 HCM 患者的心房颤动，这为筛选有快速心室反应和继发晕厥的高危无症状个体提供了一个诱人选择。ILR 还可用于评估 AF 消融后的 AF 复发率[14]。

使用 ILR 的一个缺点是存储潜力有限，这可能会导致有价值的记录被覆盖，从而丢失诊断信息[15]。通过远程或在就诊期间增加查询 ILR 的频度，可以减轻这种弊端的不利影响。

然而，在患有不明原因晕厥的 HCM 患者中植入 ILR 可以为临床医生提供一个合理的诊断工具，以确定患者在何种活动和昼夜节律情况下会出现心动过速和缓慢性心律失常，并识别可引起快速心室反应继而晕厥的快速性心律失常的类型。

如果在常规的 30 天外部循环记录仪或植入式循环记录仪监控过程中未发现心律失常，并且患者继续有药物难治性晕厥，且如果先前未确定左心室流出道梗阻，则应重新评估 LVOT 梗阻是否存在。这可能需要进行有创性检测，例如在清醒的患者中进行左右心脏导管检查（无镇静作用）。如果最终确定有梗阻，则应采用上述处理 LVOT 梗阻的方法治疗。如果没有 LVOT 梗阻，则在患者停药后进行倾斜试验和（或）重复运动负荷试验可能有助于确定是否存在自主神经功能障碍。在运动和倾斜试验时，外周血管扩张，血压的维持取决于足够的前负荷、增强的收缩力（无梗阻者）和心率反应。

足够的血容量和生活方式的改变对于防止自主神经功能障碍和 LVOT 梗阻介导的晕厥是有必要的，如具有内在拟交感神经活性的 β 受体拮抗药等药物可帮助于预防心动过速发作期间的全身血管舒张效应。米多君（Midodrine）也可用于增加血容量和升高血压。如果在维持足够的容量、进行生活方式改善和适当的药物治疗后，晕厥仍然反复发作，则需要植入 ICD。尽管这不能治疗自主神经功能障碍，但理论上认为，在这类患者中可能仍然存在心律失常的病灶，只是没有被发现。鉴于这种顽固性复发性晕厥和检查结果阴性的患者发生 SCD 的高风险，专家共识性意见认为有必要进行 ICD 植入。HCM 患者进行晕厥评估和治疗的全部过程如文中（图 8-3A 和 B）所示。

六、电生理检测的作用

有创电生理检测在肥厚型心肌病中的作用尚不完全清楚，特别是可诱发的室性心律失常在该人群中可能是非特异性的，并不能直接成为 ICD 的植入的适应证。但是，电生理检查可用于确认是否存在明显的传导性疾病。它还有助于排除可通过导管消融治疗的室上性心律失常，包括各种阵发性室上性心动过速，如房室折返［即预激综合征（Wolff–Parkinson–White 综合征）］或房室结折返性心动过速。此外，房性心动过速和心房扑动在该人群中症状可能很严重，但也可以通过导管消融治愈。在该人群中存在可诱导的室性快速性心律失常并不像在其他缺血性心电事件病/冠状动脉疾病患者中那样有帮助。另外，动态心电图监测器可能是有用的，但是植入式心电事件监测器和（或）植入式循环记录器的植入可能特别有用，因为它们可以提供长期监测以阐明晕厥的真正病因。

七、治疗

晕厥的治疗取决于所报道的病因（表 8-4）。因此明确心律失常的原因以便对其进行相应的治疗是至关重要的。如果患者出现心搏骤停和（或）记录到有持续的室性心动过速和心室颤动，则治疗必须包括植入型心律转复除颤器。如果患者存在猝死的高风险的危险因素，如经过全面评估后反复发作、不明原因的晕厥或严重的心肌厚度＞3cm，也必须考虑植入型心律转复除颤器。电生理学研究在确定和排除可诱导的持续性室性心律失常方面的效用在该人群中的作用没那么明显，因此在 ACC/AHA 肥厚型心肌病诊断和治疗指南（2011 年修订版）中被定为Ⅲ类适应证[16]。如果患者具有文中（表 8-2）列出的危险因素，植入型心律转复除颤器可能是有益的。但是，它可能并不能阻止晕厥的确切病因，而晕厥首先会使患者引起医生的注意。然而，ICD 未检测到心律失常，却有反复发作的晕厥是一种表明流出道压

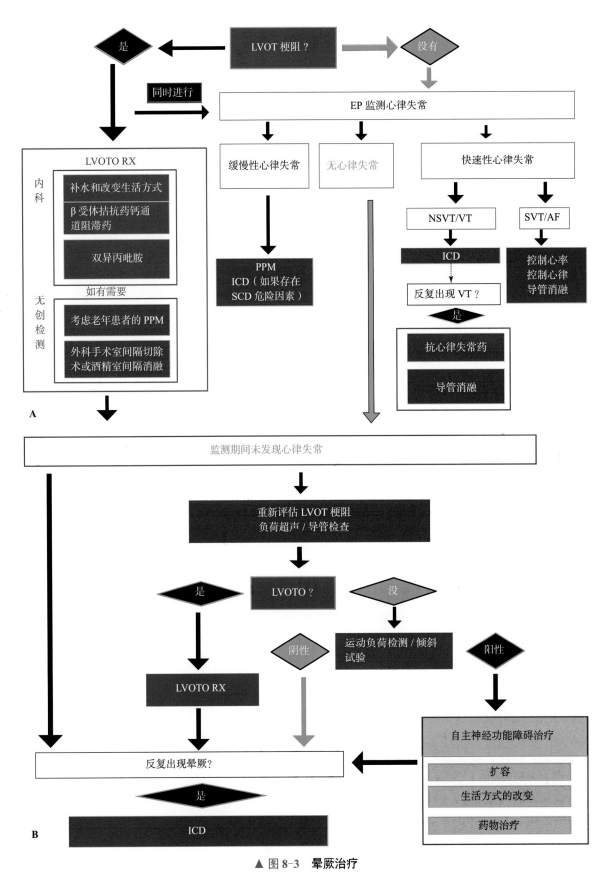

▲ 图 8-3　晕厥治疗

LVOT. 左心室流出道；SVT. 室上性心动过速；NSVT. 非持续性室性心动过速；VT. 室性心动过速；LVOTO RX. 左心室流出道
梗阻治疗；PPM. 植入起搏器；ICD. 植入型心律转复除颤器；SCD. 心脏性猝死

表 8–4　处理

- 生活方式的改变
- 药理学
- 心脏电生理消融
- 冠状动脉血供重建
- 有创性疗法治疗流出道梗阻
  - 外科手术室间隔切除术
  - 酒精间隔消融术
- 植入式装置
  - 双腔起搏
  - 抗心动过速装置（ICD）
  - 皮下 ICD

力阶差或自主神经功能障碍是晕厥病因的有力征象。某些有症状的室上性心律失常［如心房颤动和（或）心房扑动］的患者，可能会从药物如胺碘酮、双异丙吡胺或琥珀酸美托洛尔治疗中获益。此外，心房颤动消融治疗或一般心脏消融治疗可能对治疗该人群的室上性心律失常有帮助。

对于神经心脏源性晕厥和（或）自主神经功能障碍患者，进行大量扩容和弹力袜支持治疗可能是有用的。这些措施对所有等血容量的肥厚型心肌病的患者，尤其是那些具有流出道梗阻的患者都是有用的。每天 2 次使用琥珀酸美托洛尔可延长舒张期充盈时间并增加左心室前负荷，而米多君可能对部分患者有效。植入式循环记录仪可用于没有高猝死风险且病因未明的反复发作性晕厥病因患者。这种相对无害的皮下可植入设备可以放置长达 3 年，有助于排除心律失常是否为导致晕厥的病因。

左心室流出道梗阻的治疗有两个方面：内科治疗和有创性治疗。改变生活方式预防脱水很重要：减少酒精摄入并减少咖啡因消耗。选择性 β_1 受体拮抗药可通过延长舒张期充盈时间和降低收缩力来减轻左心室流出道梗阻，是一线用药。应避免使用如二氢吡啶类钙通道阻滞药类的药物，因为它们可以减少后负荷。维拉帕米（一种非二氢吡啶类钙通道阻滞药）由于其负性变力、负变时性和负性传导作用已被使用。然而，在高剂量下，全身后负荷的降低可能抵消心率降低和左心室收缩力降低带来的有益作用。

双异丙吡胺在减少左心室流出道梗阻方面疗效不尽相同。在合并左心室流出道梗阻的肥厚型心肌病患者中，它不是一线药物，必须与其他房室结阻滞药联合使用。然而，重要的是，双异丙吡胺可能会减少一部分患者的静息时和激发后的压力阶差，因此可能有用。

当药物治疗未能成功改善左心室流出道梗阻并仍存在反复发作性晕厥，而且不管静息状态还是激发试验下左心室流出道压力阶差超过 50mmHg 时，无论 NYHA 心力衰竭级别如何，均可考虑手术切除肥厚的心肌或经皮手术减轻梗阻。这对于尽管没有明显的可以解释晕厥发作的房性或室性心律失常但仍然不断昏倒的患者尤其重要。这部分患者通常表现出左心室流出道梗阻和神经心脏源性原因之间的相互作用。消除左心室流出道梗阻压力阶差可有效减轻梗阻性与神经心源性原因之间的相互作用，它们都是晕厥发生的机制。

因此，肥厚型心肌病患者尽管接受药物治疗但仍反复出现非心律失常性（由于流出道梗阻）晕厥，尽管缺乏明显的 NYHA III 级或 NYHA IV 级心力衰竭症状，但仍是积极有创性治疗的指征。

在肥厚型心肌病治疗中，双腔起搏的疗效已成为一个有争议的话题。关于持续降低左心室流出道梗阻压力阶差和改善症状的功效，一些研究展示了不同结果。从理论上讲，单纯右心室起搏及其产生的异常心肌去极化可降低心室收缩同步性并降低压力阶差。双腔起搏的整个影响充其量是有争议的，但可能会对个案有所帮助。最近，Yue-Cheng 及其同事[17] 公布了对肥厚型梗阻性患者进行双腔起搏的长期随访研究结果。他们对 37 位患者进行了长达 4 年的随访，并明确提出了这种疗法的益处，他们称之为改良的"心脏结构重建"治疗。然而，值得注意的是，在本研究中，需要调整双腔起搏参数（如房室延迟时间和起搏频率），以实现较高的心室起搏频率。如果要进行起搏，应尽可能确保实现全部时间心室起搏。

皮下 ICD 植入的发展旨在减少静脉植入 ICD 潜在安全隐患，如三尖瓣关闭不全、细菌感染和静脉血栓栓塞[18, 19]。皮下植入 ICD 的独特特征是其胸骨旁位置和无静脉留置导线。考虑到它是帮助预防肥厚型心肌病患者心搏骤停的独特选择，与传统经静脉植入 ICD 相比，皮下植入 ICD 需要更高的除颤能量[20]。在 T 波过度感知和伴有快速心室反应的室上性心动过速的情况下，它也可能发生不适当的电击[21]。

治疗仅限于用皮下 ICD 进行电击，因为这种类型的设备无法采用抗心动过速起搏。考虑到 HCM 患者非持续性室性心动过速的发生频率较高[22]，以及既往存在束支传导阻滞且接受酒精室间隔消融或室间隔心肌切除术的患者中出现完全性心脏传导阻滞的可能性[23]，皮下 ICD 可能无法为预防这些脆弱患者的心搏骤停提供最佳解决方案。

在决定采用先进的有创性治疗方式以减轻左心室流出道梗阻时，必须对外科手术和经皮治疗方法的优缺点进行详细讨论。患者与临床医生联合确定进一步治疗决策时，需要考虑诸如室间隔肥厚程度、二尖瓣前叶乳头肌前移情况、腱索和二尖瓣前叶延长度等因素，以决定进一步治疗的最佳方案。手术心肌切除术或酒精室间隔消融术操作者有丰富经验在确定患者更安全的治疗选择方面起着重要的作用。患者的年龄和共存疾病也将决定患者是否适合进行外科手术切除或酒精室间隔消融术。最后，就减轻患者左心室流出道梗阻方面，患者对先进有创性治疗的偏爱可能胜过所有其他考虑因素。

八、结论

本章节描述了致肥厚型心肌病晕厥的病因有致心律失常源性、神经心脏源性晕厥 / 自主神经功能障碍和左心室流出道梗阻。实际上，在任何伴有晕厥的肥厚型心肌病患者中，这三种病因之间是相互作用的，其中一种或两种原因占主导地位。致心律失常源性原因往往与预后不良有关，特别是如果不及时治疗。琥珀酸美托洛尔可能会减轻室性心律失常的风险，尽管尚未得到证实，

但确实会延长舒张期充盈时间，降低收缩力并重新上调突触后心肌 β₁ 肾上腺素受体的密度。药物治疗还可以减轻左心室流出道梗阻，从而减轻生理学上有明显复发性梗阻的患者的晕厥。

可植入装置的治疗仅用于有室性心律失常记录的患者，符合高危 SCD 标准的患者及尽管有最佳控制流出道梗阻的措施但仍反复晕厥的患者。当感觉梗阻是主要病因时，可能需要加大药物治疗，采用永久性起搏器植入及其他有创性疗法，而起搏器疗法通常只供老年患者使用。对于神经性心源性晕厥没有特殊的治疗方法，在引起晕厥的三种病因中，这种原因罕见单独存在。因此，具有自主神经功能障碍患者的最佳治疗是扩容和消除流出道梗阻。如果找不到明确的病因，并且尽管进行了最佳的医疗管理，但仍反复出现晕厥，患者应行 ICD 植入进行一级预防。

临床精粹

- 左心室流出道梗阻压力阶差在静息或激发时超过 30mmHg 的患者，如果没有高血容量的迹象，应保持扩容，并避免使用脱水剂及增加收缩力的药物。

- 对于有流出道梗阻特点的肥厚型心肌病患者，应尽可能避免降低前负荷和后负荷的药物。

- 患者应筛查易导致心搏骤停的高危特征，并尽早推荐 ICD 植入。尽管有最佳的药物治疗方法，如果晕厥反复发作和不明原因的话，它仍是心搏骤停的主要危险因素。

- 有症状的左心室流出道梗阻和反复晕厥的患者应考虑减轻梗阻，如果最佳药物治疗不能控制症状，应考虑用酒精室间隔消融术或室间隔心肌切除术。

- 肥厚型心肌病的晕厥经常是外伤性的，并且其本身并不意味着是致心律失常的原因。流出道梗阻可能导致部分患者发生外伤性晕厥。

本章测试

1. 肥厚型心肌病患者晕厥的病因是（　　）
　A. 心律失常的原因（心动过缓、心动过速）
　B. 左心室流出道梗阻
　C. 神经心源性原因
　D. 上述所有
　E. 以上都不是

答案：D。心律失常，不管是心动过缓还是心动过速，都起源于心房或心室，通常会导致晕厥。流出道梗阻也是晕厥的常见原因，可能会造成创伤。神经心源性晕厥虽然是三种病因中最罕见的，但在 HCM 中也很常见，通常与梗阻性生理相互作用。

2. 可能导致晕厥的心动过缓心律失常包括（　　）
　A. 传导疾病
　B. 窦房结功能障碍
　C. 快 – 慢综合征
　D. 上述所有
　E. 以上都不是

答案：D。传导性疾病、窦房结功能不全和快 – 慢综合征都被认为是晕厥的潜在原因。由于药物引起的变时功能不全导致的相对心动过缓也可能是原因之一。

3. 可能导致晕厥的心动过速心律失常包括（　　）
　A. 心房颤动
　B. 室性心动过速
　C. 心室颤动
　D. 上述所有
　E. 以上都不是

答案：D。心房颤动和室性心动过速是 HCM 患者晕厥的常见原因，还可以看到原发性心室颤动。室性心律失常通常在运动后发生，但在静息状态下也可能出现。

4. HCM 患者心脏性猝死的主要危险因素是（　　）
　A. 任何部位＞ 3cm 的心肌增厚
　B. 40—50 岁 HCM 患者有猝死家族史
　C. 持续性室性心动过速、室性颤动和（或）心搏骤停
　D. 反复发作、原因不明和近期的晕厥病史
　E. 上述所有

答案：E。所有这些都是心脏性猝死的传统危险因素，应当植入 ICD。此外，NSVT 和血压异常反应以前被认为是主要的危险因素，但后来被降级为危险修正因素。

5. 引起左心室流出道梗阻的原因是（　　）
　A. 脱水和突变立位
　B. 全身血管扩张药，包括 ACE 抑制药和血管紧张素受体拮抗药
　C. 磷酸二酯酶 V 型抑制药
　D. 静脉扩张剂，包括硝酸甘油和髓襻利尿药
　E. 上述所有

答案：E。减少前负荷或后负荷的药物或操作会加重梗阻。此外，通过肾上腺素能神经兴奋增加收缩力可加重梗阻，因此需要促使 HCM 和梗阻性生理患者显著的调整生活方式。

6. 压力感受器反射调节（　　）
　A. 周围血管阻力
　B. 血压
　C. 心率
　D. 上述所有
　E. 以上都不是

答案：D。以上所有因素均受压力感受器反射的调节。

7. 压力感受器反射的激活引起（　　）
　A. 交感神经张力的激活和心室复极和不应期的缩短
　B. 交感神经张力受抑制，延长心室复极和不应期

C. 周围血管平滑肌和心脏组织的交感神经传出增加

D. 全身血管阻力增加

E. 心率增加

答案：B。压力感受器反射导致交感神经张力减弱，心室复极和不应期延长（图 8-1）。

8. 在 HCM 中，压力感受器机制发生的改变有（　　）

A. 压力反射机制的传入分支有缺陷

B. 前臂血管阻力减弱

C. 左心室机械感受器的传入神经信号流受损，因为心肌细胞排列紊乱

D. 减少主动脉弓和颈动脉机械感受器的牵拉

E. 上述所有

答案：E。以上所有变化均可在 HCM 患者中看到。

9. HCM 中的头晕检测包括（　　）

A. 病史、体格检查和心电图

B. 动态心电图监测，甚至循环记录仪监测

C. 超声心动图

D. 运动负荷测试

E. 上述所有

答案：E。HCM 患者的晕厥检查很复杂，需要详细的病史和体格检查、心电图和超声心动图，对心律失常的患者需要增加心电图监测，其中可能包括植入式循环记录器的使用，并进行压力负荷测试以排除局部缺血和梗阻性生理。部分患者可能需要进行倾斜试验、有创性血流动力学及先进的影像学检查。

10. HCM 患者的超声心动图可以看到（　　）

A. 心肌厚度

B. LV 腔尺寸

C. 静息或基线水平的 LVOT 压力阶差

D. Valsalva 动作激发出的 LVOT 压力阶差

E. 上述所有

答案：E。超声心动图是 HCM 的主要成像方式，可以评估所有以上这些特征。室壁最大厚度的评估及是否存在梗阻是评估晕厥的关键因素。

11. 在 PVC 后引起脉压减小的动作被称为（　　）

A. Bezold–Jarisch 反射

B. Bainbridge 反射

C. Ergoreflex 反射

D. Brockenbrough–Braunwald–morrow 征

E. 以上都不是

答案：D。这种操作通过增加 PVC 后搏动的收缩力增加来加重梗阻，导致每搏输出量下降，记录为脉压降低。

12. 静止时跨 LVOT 的严重梗阻定义为（　　）

A. ＞ 20mmHg

B. ＞ 30mmHg

C. ＞ 50mmHg

D. ＞ 100mmHg

E. ＞ 200mmHg

答案：B。30mmHg 是诊断梗阻性 HCM 的阈值。在脱水和（或）过度收缩的状态下，心脏内的压力阶差低于 30mmHg 是正常的。

13. 如果在休息时存在严重的 LVOT 梗阻，则应开出的第一种减少静息梗阻的药物是（　　）

A. 胺碘酮

B. 双嘧达莫

C. 长效 β_1 选择性拮抗药

D. 肼屈嗪

E. 异山梨醇

答案：C。β 受体拮抗药是缓解 HCM 患者梗阻的主要治疗方法和一线药物。当这些药物无法最好地控制症状和削弱梗阻时，可加用双异丙吡胺或非二氢吡啶类钙通道阻滞药，并小心关注前者的 QTc。肼屈嗪和硝酸盐类

在梗阻性生理中是禁忌的，而胺碘酮则没有作用。

14. 起搏器植入会对 LVOT 压力阶差产生影响是（　　）

　　A. 休息和运动时减少

　　B. 休息和运动时增加

　　C. 休息或运动均无变化

　　D. 休息时无变化，但随着运动而减少

　　E. 休息时没有变化，但随着运动而增加

　　答案：A。平均而言，放置在 RV 心尖 PPM 起搏会导致 LVOT 压力阶差降低。但是，随机对照试验并没有产生客观的改善，因此梗阻性 HCM 患者中 PPM 的放置不是常规选择。对于少数患者，尤其是老年人，PPM 可能是一个很好的选择，它允许增加 β 受体拮抗药治疗或避免有创室间隔减容治疗。

15. 植入式循环记录仪可用于检测（　　）

　　A. 心房颤动伴快速心室率

　　B. 室性心律失常

　　C. 缓慢性心律失常

　　D. 心搏停止

　　E. 上述所有

　　答案：E。ILR 可用于检测任何心律失常。由于设备存储容量有限，频繁查询可以避免较旧的信息被较新的信息覆盖掉。

16. ILR 的电池寿命为（　　）

　　A. 1 年

　　B. 2 年

　　C. 3 年

　　D. 4 年

　　E. 5 年

　　答案：C。ILR 通常会持续 3 年，然后被移除。

17. 如果在监测期间不存在 LVOT 梗阻并且没有检测到心律失常，可以进行用于重新评

估 LVOT 梗阻的测试是（　　）

　　A. 运动负荷超声，以评估劳力性 LVOT 梗阻和诱发劳力性心律失常

　　B. 进行心脏导管检查，以评估 Brockenbrough Braunwald–morrow 动作诱发的 LVOT 梗阻

　　C. 心脏磁共振

　　D. A 和 B

　　E. 以上都不是

　　答案：D。LVOT 阻塞可通过运动负荷超声心动图或有创性血流动力学测试来评估。在高度怀疑梗阻的患者中可能都需要用到这两种方法。心脏 MRI 虽然可以通过可视化流出道内的湍流间接提示梗阻，但无法评估压力阶差，因此无法确认明显的梗阻。

18. 除了 $β_1$ 选择性阻滞药和双异丙吡胺外，可用于治疗 HCM 晕厥患者的有创性选择有（　　）

　　A. 外科室间隔心肌切除术

　　B. 酒精室间隔消融术

　　C. 永久起搏器的双腔起搏

　　D. ICD 对室性心律失常的抗心动过速起搏

　　E. 上述所有

　　答案：E。根据晕厥的病因，所有这些都是可以考虑的治疗方法。

19. 在静止或激发时，需要考虑选择手术或经皮缓解的 LVOT 梗阻的压力阶差是（　　）

　　A. ＞ 30mmHg

　　B. ＞ 50mmHg

　　C. ＞ 70mmHg

　　D. ＞ 100mmHg

　　E. ＞ 120mmHg

　　答案：B。在考虑进行室间隔减容治疗之前，LVOT 梗阻至少需要达到 50mmHg。

20. 皮下 ICD 植入减轻静脉 ICD 植入中存在的安全隐患是（　　）

A. 三尖瓣关闭不全

B. 细菌感染

C. 静脉血栓栓塞

D. 上述所有

E. 以上都不是

答案：D。皮下 ICD 具有多个潜在优势，包括与三尖瓣无相互作用、感染率显著降低及避免包括血栓形成在内的静脉问题。其也存在一些缺点，包括不能起搏、潜在的不适当电击及除颤所需更大电流。

第 9 章　儿童患者的诊断与管理
Pediatric Diagnosis and Management

Steven D. Colan，Christa Miliaresis　著

杭伟健　汪道文　译

缩略语

ACEi	angiotensin–converting enzyme inhibitor	血管紧张素转化酶抑制药
AED	automated external defibrillator	自动体外除颤器
CMR	cardiac magnetic resonance	心脏磁共振
CPET	cardiopulmonary exercise test	心肺运动测试
CPR	cardiopulmonary resuscitation	心肺复苏术
CMR DHE–MRI	delayed hyper–enhancement on CMR	延迟过度增强的心脏磁共振
ECG	electrocardiogram	心电图
ESC	european Society of Cardiology	欧洲心脏病学会
FHCM	familial hypertrophic cardiomyopathy	家族性肥厚型心肌病
G+/P–	genotype positive，phenotype negative	基因型阳性表型阴性
HCM	hypertrophic cardiomyopathy	肥厚型心肌病
ICD	implantable cardioverter defibrillator	植入型心律转复除颤器
LV	left ventricle	左心室
LVH	left ventricular hypertrophy	左心室肥大
NSVT	non–sustained ventricular tachycardia	非持续性室性心动过速
SCD	sudden cardiac death	心脏性猝死
TDI	tissue Doppler imaging	组织多普勒成像
VCO_2	CO_2 output	二氧化碳排出量
VE	minute ventilation	每分通气量
VO_2	Oxygen consumption	耗氧量

要　点

◆ 肥厚型心肌病是一种在儿童中非常罕见的疾病，往往具有巨大的影响和隐匿的临床表现。

◆ 结局和管理高度依赖建立病因诊断。

◆ 有关儿科患者可获得的数据很少，因为该病较为罕见，而且决策通常是基于关于成人相关疾

病的经验而做出的。

◆ 与成人相比，儿童进行药物治疗、除颤器和手术的风险度实质上是不同的。

◆ 青少年的心理状况会导致拒绝行为、冒险行为和抑郁倾向等方面的特定问题，必须将这些因素纳入风险收益计算中。

一、概述

心肌病在婴幼儿中比较少见（发病率大约 1/10 万），但是一旦发生则十分严重[1]。肥厚型心肌病可以解释约 40% 的儿童心肌病病例，这种疾病在儿童期常常具有很大的异质性。儿童肥厚型心肌病有着复杂的遗传背景及临床症状，如先天性代谢障碍、线粒体异常、神经 – 肌肉接头异常及畸形综合征。少有可用的数据以预测儿童肥厚型心肌病患者是否会进展至充血性心力衰竭或者心脏性猝死。这些患儿在出生后第 1 年内的死亡率、病死率与剩余的儿童时期相比高了 10 倍。本章将首先着重于讨论有关这些儿童患者的诊断及管理。

二、儿童肥厚型心肌病的诊断

肥厚型心肌病的定义是存在肥厚性的、非扩张性的心室，且需排除可以导致这种程度室壁肥厚的血流动力学异常的疾病，如高血压、主动脉瓣狭窄、儿茶酚胺分泌性肿瘤、甲亢及其他疾病。由运动锻炼导致的继发性生理性肥厚也需要排除。与成人的诊断标准不同的是，用于诊断儿童肥厚型心肌病的室壁厚度标准需要根据体型进行校正。在成人中，左心室壁厚度达到 14～15mm 可以诊断为肥厚型心肌病[2]，这个标准与正常的成人左心室壁厚度平均值有 5～6mm 的差值。与之相应的是，相对于体表面积的标准分数被用来校正儿童心血管结构尺度，标准分数是与平均值差值的标准误[3]。成人中以标准分数 5～6 作为诊断标准，而在儿童中则以室壁肥

厚标准分数大于 4～5 作为诊断标准。值得注意的是，现行的美国心脏协会[2] 及欧洲超声心动图协会[4] 现行的指南错误地声明了应该以标准分数大于 2 作为儿童肥厚型心肌病的诊断标准。从两个方面而言，这个声明明显是错误的。第一，从统计学上来说，根据定义，标准分数大于 2 包含 2.3% 的人群，然而在实际人群中携带有致病肌节基因突变的频率是 1/500（0.2%），实际发生疾病表现为 0.001%。因此现有诊断标准会导致 10～200 倍的过度诊断。第二，大多数患者需要在年满 18 岁时废除这个诊断，因为他们无法满足针对成人的诊断标准。根据我们超声心动图实验室检测的舒张期室间隔厚度的数据绘制的正常范围及标准分数四分阈值可见于文中（图 9-1）[5]。大量孤立的节段性室壁厚度异常（非对称性），也就是局部区域比大部分区域厚度厚 1.5 倍以上，被认为是诊断的标准。值得注意的是，从心底到心尖厚度逐渐变小是正常的。与仅用室壁厚度作为诊断标准类似，用于非对称性肥

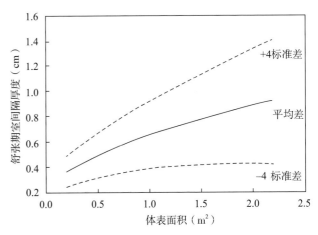

▲ 图 9-1　正常舒张末期室间隔厚度（cm）作为体表面积（m²）的函数，标准分数为 +/-4 标准差，用虚线表示

厚诊断的数值可能也在数值尺度上与经常锻炼的个体相重叠[6]。

肥厚型心肌病命名事项

需要注意的是，上述的定义是以出现非血流动力学引起的肥厚表型为基础，但是并不以具体的病因学为基础，这是来源于世界卫生组织关于心肌病命名方式的推荐，更多地用于儿科心血管疾病中，形成了本章节中所使用术语的基础（表9-1）[7, 8]。这些命名及分类体系与欧洲心血管病学会发布的立场文件相一致[9, 10]。然而，肥厚型心肌病的遗传特质研究进展促使这方面的内容被包含进了定义之中。尽管特别强调了用上述同样的表型进行疾病定义，ACCF/AHA指南推荐使用更为严格的"肥厚型心肌病"术语，仅限定于在如下患者中使用：①左心室肥大；②明显局限于心脏的疾病；③肌节基因突变或者未知突变[2]。值得注意的是，ACCF/AHA指南仅将符合这些标准的异常标记为了肥厚型心肌病，然而在儿科患者中可以见到多种疾病状态及更为宽泛的肥厚型心肌病定义，即任何非血流动力学引起的心肌肥厚。另一种用于这种亚类患者的术语是家族性肥厚型心肌病（FHCM）及肌节性肥厚型心肌病。与该推荐使用更为严格的定义、而不仅仅是以症状为基础的定义相反的是，有些人则更偏向于使用更为宽泛的定义，包含了即使不存在左心室肥大、但是携带有肥厚型心肌病相关的肌节基因突变。这些基因型阳性表型阴性的个体也被标记为临床前期HCM、亚临床HCM、无症状HCM、HCM突变携带者及无肥厚型HCM[11]。将基因突变的存在与表型的出现建立联系是相当富有争议的，尤其在儿童中，因为当左心室肥大不存在时，心脏性猝死及其他不利结局出现的风险是否增高尚未被明确。有大量证据提示这些突变的外显率不足，这就使得使用这些术语时有些问题，因为这些患者可能始终不会有临床表型。儿科心脏病学界一直以来都反对扩展HCM的定义以囊括这些没有肥厚症状的基因

突变携带者，这与ACCF/AHA指南的立场相一致[2]。这些有关命名法的讨论并非是为了断言哪种是"正确的"命名法，而是为了厘清本章随后的讨论：①术语"肥厚型心肌病"被用于囊括非血流动力学引起的肥厚（表9-1）；②其他临床可以检测到的由于携带基因突变导致的表现被统称为遗传易感性的生物标记物，而非在没有心脏肥厚的情况下用来代表某种"心脏疾病"。

表9-1 肥厚型心肌病分类

- 原发性（孤立性）肥厚型心肌病
  - 家族性肥厚型心肌病
    - 肌节性肥厚型心肌病
- 母系遗传性肥厚型心肌病
  - 特发性孤立性肥厚型心肌病
- 继发性（系统性、综合征性）肥厚型心肌病
  - 综合征性肥厚型心肌病
- Noonan综合征
- Noonan综合征合并蚕豆病
- Costello综合征
- 心脏面部皮肤综合征
- Beckwith–Wiedemann综合征
- Swyer综合征
- Leprechaunism矮怪病（Donohue综合征）
  - 糖原蓄积症导致的肥厚型心肌病
    - Pompe病
    - 蛋白激酶AMP激活的非催化亚单位γ2（PRKAG2）
    - Ⅲ型糖原病（Forbes病）
    - 溶酶体相关膜蛋白2（LAMP2，单农病）
    - AMPK蛋白激酶
  - 与溶酶体储存功能相关的肥厚型心肌病
    - Anderson–Fabry病
    - Hurler病
    - 盐藻糖苷沉积症（I细胞病）
    - Ⅱ型血脂异常
    - 甘露病
    - 黏多糖贮积病ⅠH型（Hurler综合征）
    - 黏多糖贮积病ⅠS型（Scheie综合征）
    - 黏多糖贮积病Ⅱ型（Hunter综合征）
  - 线粒体障碍相关肥厚型心肌病
    - 弗里德里希共济失调
    - MELAS（线粒体脑病、乳酸性酸中毒和脑卒中样发作）
    - MERFF（肌阵挛性癫痫伴肌红纤维）
    - NADH-辅酶Q还原酶
    - 细胞色素C缺陷
  - 脂肪酸代谢障碍相关肥厚型心肌病
    - 脂酰肉碱转移酶Ⅱ障碍
    - 肉碱-酰基肉碱转位酶缺乏症
    - 肉碱缺乏
  - 淀粉样变性中的肥厚型心肌病
  - 先天性全身脂肪营养不良的肥厚型心肌病
  - 糖尿病母亲婴儿肥厚型心肌病
  - 合成代谢类固醇治疗和滥用中的肥厚型心肌病

三、儿童肥厚型心肌病的诊断试验

大约 90% 的 HCM 患者有心电图异常，包括伴或不伴劳损的左心室肥大、右心房扩张及深大 Q 波[12]。虽然对于 HCM 并无特异性的心电图模式，但是仍有更为灵敏及特异的儿科诊断标准被提出，即 aVL 导联的 R 波及 V_2 导联的 S 波之和大于 23mm[13]。尽管目前心电图被用于筛查，最终患儿确诊 HCM 基本上都需要根据超声心动图的结果，因为在这个年龄段的儿童中基本上可以获得极佳的图像。心脏磁共振图像有时会被采集，即当患儿超声心动图条件较差时，或根据家族史怀疑有心尖型 HCM 时，或使用超声心动图难以获得左心室心尖图像时。总体而言，诊断 HCM 时，心脏超声及心脏磁共振的室壁厚度诊断标准是一致的。

已经在患有 HCM 表型的儿童中描述了该疾病的其他多种形态学、电生理学[14]和血流动力学表现，与成年患者中的发现相似，包括动态左心室流出道梗阻、二尖瓣瓣叶冗长[15]、二尖瓣反流、异常组织多普勒速度、舒张末期压力升高及左心房扩张等。尽管目前尚不确定小儿舒张功能障碍的标准是否适当[16]，但使用左心室多普勒和二尖瓣血流速度评估的舒张功能障碍与儿童不良预后相关[17]。在成人中，异常的组织多普勒图像参数（S'，收缩期峰值速度；E'，舒张早期峰值速度；A'，舒张晚期峰值速度）可以在尚未出现左心室肥大的肌节基因突变的携带者（也就是所谓的"临床前期"HCM）中被发现[18]。与此类似的是，在携带肌节基因突变的儿童中，出现 E/E' 比值增加可以早于其他 HCM 的心脏超声表现。在 HCM 患儿中可以发现，负荷超声心动图检查中，TDI 的 S' 数值并未增加，这使得作者怀疑减弱的收缩储备可能与 HCM 患者运动能力下降有关[19]。在儿科患者中使用负荷超声心动图的临床效用尚未在 HCM 患儿中得到广泛的评估[20]，但最近的一项报道采用成人方案对 10 名非阻塞型

HCM 患儿进行负荷超声心动图检查，发现 30% 的患儿在运动时出现左心室流出道压力阶差[21]。虽然在年长者中较为少见，婴幼儿中经常可以见到继发于室间隔突入双侧心室的双心室流出道梗阻。虽然这些额外的发现对于管理及预后有着重要的启示，但是最终 HCM 的诊断依然依赖于肥厚征象的发现。例如，动态的左心室流出道梗阻可以出现在形态变异的二尖瓣患者中，甚至在没有 HCM 的正常心脏中亦可被发现[14]。心肌隐窝（左心室心肌中狭窄且充满血液的深陷内褶）在心脏磁共振中被发现（图 9-2）[22]。虽然这并非是 HCM 所特有，但是似乎这些征象在 HCM 中比在其他疾病中更为常见。然而，心肌肥厚的出现与否及严重程度仍然是最基础的诊断标准，对于结局也有着重要的预测价值。

一项对 HCM 患者进行临床管理有帮助但却未加以充分利用的工具是心肺运动负荷试验。这被用来评估 HCM 患者的心功能储备，以及用来鉴定导致或者使运动受限加重的因素。有舒张功能障碍的患者可能由于前负荷储备受限而无法增加其每搏输出量。迟钝的运动后血压反应（意即相比于基线水平，运动后收缩压无法上升至少 20mmHg），甚至在运动后血压下降是传统的心脏性猝死的危险因素之一（表 9-2）。运动试验在鉴别变时关闭不全方面十分有用，这在约半数的 HCM 患者中可以发生[23, 24]。CPET 还可用于鉴别左心室肥大的运动员和 HCM 患者。由于运动导致的肥厚峰值耗氧量往往大于 50ml/（kg·min），或者大于性别 – 年龄匹配的预测值的 110%[25, 26]。氧气脉冲（每搏氧气摄入量）是每搏输出量的替代指标，是以峰值氧耗除以心率计算得到。与运动员不同，HCM 患者通常会早期即出现氧气脉冲曲线趋于平坦，并伴有心率的代偿性增加，这可能与心室相对不顺应有关。曲线何时开始变平与心肌病的严重程度之间存在直接相关性（图 9-3）[26, 27]。Arena 等在一项对 83 例非阻塞性 HCM 患者的研究中发现 VE/VCO_2 斜率（每分通气量与 CO_2 输出量之间的关系，通气效率的一

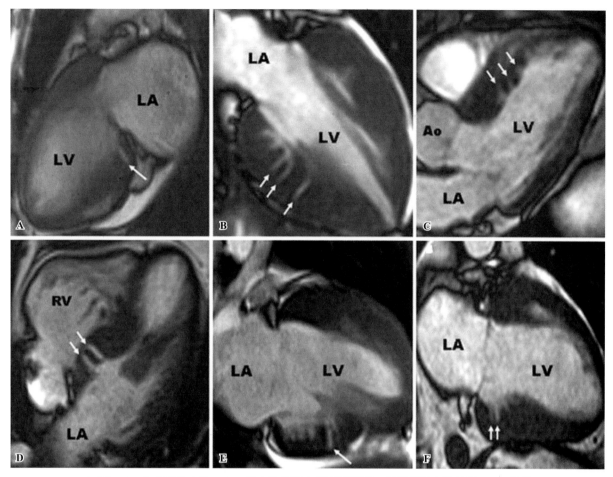

▲ 图 9-2 左心室肥大的 HCM 患者的多样心肌隐窝谱图，显示舒张末期长轴 CMR 图像

A. 隐窝（箭）几乎穿透了基底后壁（下壁）的全层，左心房显著扩大；B. 表现为左心室肥大（最大壁厚 32mm）的患者，在基底和左心室中部水平上累及 3 个深隐窝（箭），包括后（下）游离壁；C. 基底前室间隔的 3 个隐窝（箭）；D. 2 个深隐窝（箭）实际上穿透了室间隔基底段全层，这个患者同时还合并左心室心尖室壁瘤；E. 左心室中部水平的后（下）游离壁的单个隐窝（箭）；F. 基底后游离壁的 2 个隐窝（箭）。HCM. 肥厚型心肌病；LV. 左心室；CMR. 心血管磁共振；Ao. 主动脉；LA. 左心房；LV. 左心室；RV. 右心室。生存率来源于从诊断心肌病至（A）死亡（logrank $P < 0.001$）及（B）死亡或移植（logrank $P < 0.001$）的前瞻性和回顾性合并的队列（n=855），以心肌病诊断年龄分组（< 1 岁、1—6 岁、6—12 岁和 12—18 岁）[22]

表 9-2 肥厚型心肌病中心脏性猝死潜在风险因素

- 心脏停搏史 [a]
- 持续性室性心动过速 [a]
- 左心室最大厚度超过 30mm
- 心脏性猝死家族史的一级亲属
- 无法解释的晕厥
- 运动后血压下降
- 延迟增强心脏磁共振
- 非持续性室性心动过速

a. 心脏性猝死是需要植入 ICD 的独立危险因素

种度量）被确定为发病率和死亡率的独立预后指标[28]，VE/VCO$_2$ 比值 > 32 与心脏性猝死风险增加相关。近年来还有其他研究也认为 CPET 是成人 HCM 管理和判断预后的有用工具，但是这些

观察结果对儿童的适用性仍不清楚。例如，Coats 等[29] 的研究发现，CPET 可以预测已转变为扩张型、收缩力低下的 HCM 成人的全因死亡率或是否需要心脏移植，但鉴于儿童期 HCM 扩张型的罕有性，这些结果在儿科中的适用性有限。

（一）儿童肥厚型心肌病的形态变异

HCM 中会见到几种心肌和心室形态学模式。大多数儿童的心腔体积减小，接近或低于人体正常大小的范围并伴有过度的收缩功能，类似于成年患者所特有的模式，这种模式可称为典型或"纯 HCM"。还有混合表型疾病的儿童亚群，除

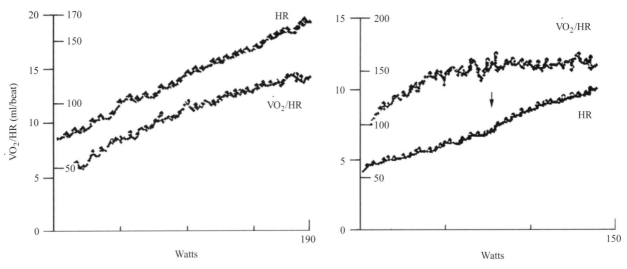

▲ 图 9-3 对照组（左图）和肥厚型心肌病（HCM）患者（右图）的心率和氧脉搏对逐渐增加的功率至耐受极限的反应曲线。注意，在对照中，氧气脉冲在整个功率增加过程中持续增加，而在 HCM 患者中，氧气脉冲达到最大功率的 **60%** 达到平稳状态。还请注意，在氧气脉冲开始平稳的功率下，心率响应明显增加[27]。**VO₂/HR.** 氧脉搏；**HR.** 心率；**Watts.** 瓦特

了心室肥大外，还具有明显的心室功能障碍（动力减退性 HCM）或严重的限制性生理（限制性 HCM），分别在 6% 和 5% 的病例中发现了这种类型[30]。这些类型很重要，因为它们倾向于与特定的病因和结果相关联。与成人患者中晚期表现为向扩张型心肌病的转变相反，这在儿童中很少见，运动功能减退的 HCM 表型是婴儿中的主要类型（即，没有高动力 HCM 的前期阶段），其特征不是室壁变薄和心室扩张。最后，还可能会遇到致密化不全的混合型 HCM 表型，但是这种类别的频率尚未被明确表征，部分原因是其稀有性，而且还与诊断致密化不全的不确定性有关[31]。

（二）在儿童运动员中诊断肥厚型心肌病

在参加高水平运动的年轻人和应征入伍的军事人员中，区分 HCM 与生理性肥厚的有关挑战已被充分记录。这个问题很少在青春期之前出现，但是应该在任何肥厚相对较轻同时参与高强度运动的青少年中考虑到。确诊的潜在后果，有时甚至是怀疑诊断，可能会严重影响这些运动员的教育、职业和经济机会，从而增加决策的重要性[32]。这些运动员可能参与一些特定的活动（摔

跤、举重、足球、篮球），而使用合成代谢类固醇可能会使情况更加混乱。通常情况下，偶尔会碰到室壁厚度达到标准分数 5 或 6 的情况，而这种重叠最不容易明确诊断。许多表型特征可以帮助区分病理性肥厚和生理性肥厚。有 HCM 或 SCD 的家族史增加了 HCM 的可能性，如运动耐力下降等症状在运动员中并不常见。晕厥在包括运动员在内的普通人群中非常普遍，因此不应在没有发现提示心律不齐的情况下假定 HCM 的倾向。通常，运动后的晕厥更可能与体温过高、血容量不足或神经介导相关，而心肌肥厚患者如果在运动中出现晕厥，在没有证实病因之前，一般必须推定为患有 HCM。人们已经投入大量精力来测试用于筛查肥厚型心肌病的心电图方法，但是很明显，这与剧烈训练所引起的变化存在广泛的重叠，因此这并不是区分两者的可靠方法[33]。生理性重构与对称性肥厚、左心室尺寸更大、正常的椭圆形左心室形状、与左心室扩张成比例的左心房扩张、正常的舒张功能指标、无流出道梗阻和 CMR 延迟增强有关。当所有这些参数都正常时不太可能是 HCM，但是最终某些情况下仍然会模棱两可。生理性肥厚的最有力证据是训练停止后肥厚程度的下降，这一过程通常

需要 6～12 个月的相对活动程度减少。其中一些人很难充分限制自己的运动水平，但是从功能上讲，这种活动限制等同于假设存在 HCM，除非另外证明不是 HCM。因此，需要排除在竞技运动参与之外，这很可能是对有轻度肥厚的无症状 HCM 采取的唯一干预措施。

（三）患有先天性结构性心脏疾病患儿的肥厚型心肌病诊断

有时可能会怀疑 HCM 与结构性先天性心脏病并存，尤其是在婴儿中，这可能带来特别困境。不对称间隔肥厚通常见于右心室流出道梗阻，如瓣膜肺狭窄、法洛四联症或右心室双腔[34]，在完整的房室间隔缺损中并不罕见。此外，有些患者表现出高于血流动力学障碍严重程度的心室肥大。这两种疾病的巧合可能使临床管理复杂化，反映了诊断上的困境。除了消除血流动力学超负荷和观察肥厚是否消退外，通常没有令人满意的方法来区分这两种问题，这与怀疑运动性心脏病综合征的方法类似。通常不可能完全消除与先天性心脏病有关的血流动力学负担，从而导致持续的确诊困境。基于组织病理学进行区分的尝试也没有成功[35]。通过基因检测鉴定出已知的致病突变将提高 HCM 的可能性，并有助于排除具有心脏表现的其他遗传综合征，但由于基因表达的起始年龄不同，因此不能认为是确定的。

（四）肥厚型心肌病病因学诊断

与成人中相对同质的病因学特征相反，这其中绝大多数成年患者患有 FHCM，通常是由肌节蛋白基因突变导致，而儿童的 HCM 表型在病因学上是多种多样的，且结局往往高度依赖病因。文中（表 9-1）[8] 中给出了一个分类，其中基本的鉴别是分为原发和继发形式，而原发形式没有心脏以外的发现。继发形式包括其他疾病，如 Friedreich 共济失调[36]，其中室性肥厚是常见的，但不是主要的临床表现；其他疾病，如Ⅸ型糖原贮积病[37]，其中心脏表现是主要或者唯一的系统性障碍。

病因学诊断的重要性与小儿 HCM 的治疗和预后高度依赖病因这一事实有关。小儿心肌病注册研究于 1995 年启动，是一项多中心的儿科心肌病观察研究。在 2003 年的一份报道中值得注意的是：HCM 占儿童心肌病的 42%，儿童的发病率为 0.5/100 000，在男性受试者中更为常见，1 岁以下的受试者中发病率是年龄较大儿童的 10 倍。黑人比白人或西班牙裔美国人患病率高得多。随后，849 名儿童的病因分布和特定病因的 HCM 存活情况得以报道[38]。我们发现先天性代谢障碍（9%）、畸形综合征（9%）和神经肌肉疾病（8%）之间的分布几乎相等，其余 75% 则由特发性 HCM 和 FHCM 构成。先天性代谢障碍和畸形综合征组的患者被诊断的平均年龄＜ 6 个月，其他组获得诊断的年龄则明显更高。这就解释了为什么到受试者成年时，以家族 / 特发性人群为主要形式，而进行基因检测或寻找其他病因的效率较低。存活情况也被发现是有病因及年龄特异性的，可见文中图片（图 9-4[38] 和图 9-5[30]）。对于 FHCM 患者，其存活率与现在成人报道的相似。存活率和疾病管理都是高度病因特异性的。在 2007 年，我们根据前 15 年的数据发现，约 50% 的 1 岁以下 HCM 病例仍然是特发性的[38]。这项研究排除了继发于妊娠糖尿病的 HCM 婴儿，这些婴儿通常更容易诊断，并具有 HCM 自发消退的特征。目前尚无此类数据，但遗传和代谢诊断技术的发展步伐已经加快，在最近几年实现特异诊断的期望已大大提高。许多州还扩大了新生儿血液斑点筛查的疾病范围，因此，在确认心肌病之前就可能知道潜在的代谢紊乱。

在存在 HCM 家族史的情况下表现出 HCM 表型的儿童通常被认为患有 FHCM，如果可以检测出家族性突变则可确认该诊断。婴儿期出现表型很少见，进行进一步的评估是合理的，以确保不存在其他病因，如多种致病性肌节突变，以及如 Noonan 综合征的并存综合征性 HCM，这两者

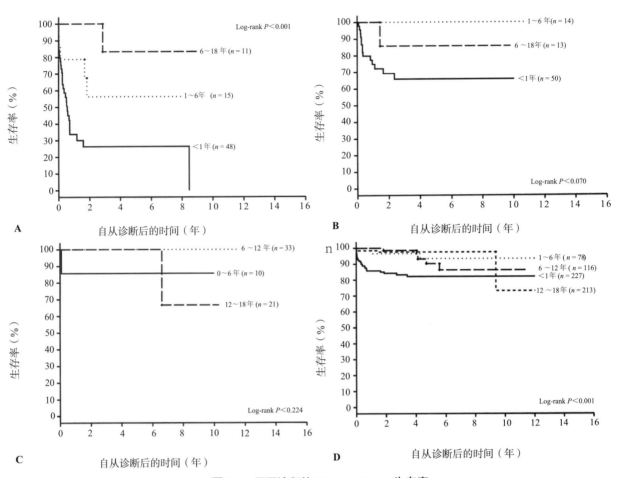

▲ 图 9-4　不同诊断的 Kaplan-Meyer 生存率

A. 先天性代谢异常的心肌病（$n=74$，log-rank $P < 0.001$）；B. 畸形综合征（$n=77$，log-rank $P < 0.070$）；C. 神经肌肉疾病（$n=64$，log-rank $P < 0.224$）；D. 特发性肥厚型心肌病（$n=634$，log-rank $P < 0.001$），诊断时按年龄分组[38]

均已被报道。婴儿中多种致病性肌节基因突变的存在导致了遗传"剂量"效应的假说，认为这与婴儿的早发症状有关。婴幼儿时期临床上可能会出现共存的综合征或代谢紊乱，阻碍了早期诊断和适当的处理，因此有理由对新生儿 HCM 进行更广泛和全面的诊断评估。

在没有 HCM 家族史的情况下出现 HCM 表型的儿童需要考虑文中（表 9-1）列出相关的代谢性、症状性和神经肌肉疾病。根据年龄的不同，他们可能需要进行广泛的诊断评估，以确保不存在潜在的疾病。尽管在没有 HCM 家族史的儿童中发现肌节型 HCM 可能代表了一个新的突变，但亦有诸多文献报道了肌节型 HCM 中还存在外显不全的情况，因此建议对这些儿童进行基因检测，具体原因将于下文详细讨论，然后在合

适时机对其父母及其他家庭成员进行级联基因测试，基因型阳性个体与其心脏（超声心动图）检查结果的临床相关性可能提示家族性疾病。

HCM 与 FHCM 以外多种疾病的关联已有报道，而且在许多情况下这些病例报道实际上仅仅是巧合，但是对于其中的一些病例报道而言，出现 HCM 的频率很高，这提示它可能是该疾病的内在因素（表 9-1）。弗里德里希共济失调患者的 HCM 发生率＞ 50%，并且很少在神经系统症状发作之前出现，往往表现为对称性肥厚且没有流出道障碍，并且似乎没有 SCD 的显著风险[38]。高达 20%～30% 的 Noonan 综合征[39]和其他与 Ras/MAPK 通路失调相关的发育综合征，即所谓的 RAS 病（Noonan 综合征、Costello 综合征、心血管筋膜综合征、Noonan 患有多发性肺炎综

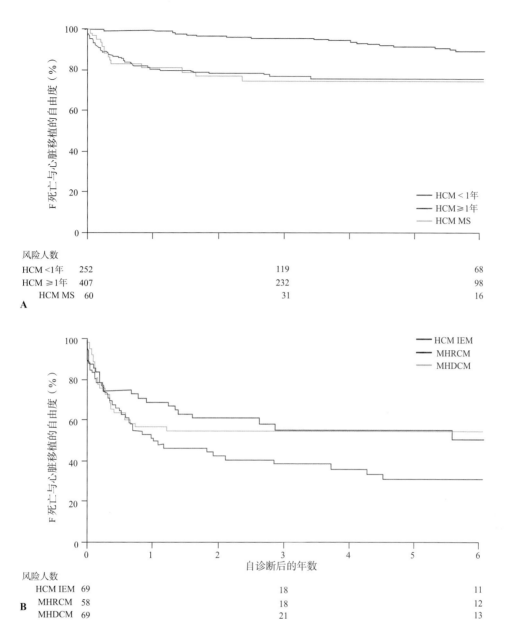

▲ 图 9-5　**A.** 从诊断出的心肌病到死亡或进行心脏移植的儿童亚组的 Kaplan-Meyer 生存率，取决于诊断的年龄、病因或表型，252 例年龄小于 1 岁的单纯肥厚型心肌病的患者（HCM＜1 岁），407 例 1 岁或 1 岁以上（HCM ≥ 1 岁）的单纯肥厚型心肌病患者和 60 例患有畸形综合征的肥厚型心肌病患者（HCM MS）；**B.** 69 例先天性代谢障碍的肥大型心肌病（HCM IEM），58 例肥厚型和限制性或其他心肌病混合型（MHRCM）和 69 例肥厚和扩张混合心肌病型（MHDCM）的发生率[30]

合征和Ⅰ型神经纤维瘤病）的患者中都可以发现 HCM[40]。RAS 病中的心脏表现与 FHCM 相似，如心肌紊乱、不对称肥厚、动态左心室流出道梗阻和 SCD 风险。但是，这些患者中先天性心脏病（如肺动脉狭窄）的比例更高，并且更常发生双心室流出道梗阻。RAS 病患者可能会出现充血性心力衰竭，且由于婴儿期表型外显不完全，通常会延误对相关综合征的识别。由于在婴儿期不完全的表型表达，RAS 病患者可能表现为充血性心力衰竭，而对相关综合征的认识往往延迟。在婴儿中，伴有 Noonan 综合征的 HCM 引起的充血性心力衰竭的风险比患有 FHCM 婴儿更为普遍，在 6 个月以下发生心力衰竭的婴儿的 1 年生存率仅为 33%，几乎所有患儿在儿童期的死亡是继发于充血性心力衰竭，并在生命的前 2 年内发生[41]。母亲患有糖尿病的婴儿和暴露于皮质类固醇的新生儿通常会出现短暂的双心室肥大，有时伴有流出道梗阻，偶尔出现症状甚至死亡，但幸存者在数周内心肌肥厚会自发地消退。

通常，婴儿的 HCM 在鉴别诊断方面存在独特的问题。在各个病例系列中，除 FHCM 以外的疾病占小于 2 岁的患者 HCM 病例的 30%～70%[42]。在那些确定病因的患者中，少数疾病类型（Pompe 病、Noonan 综合征和 FHCM）占大多数病例，其余的病例则由多种罕见疾病引起。从心脏的角度来看，特定模式的心脏表型与特定病因之间的关联已引起人们极大的兴趣，因为这具有指导病情评估和管理的潜能。例如，肥厚且低收缩力的左心室在 FHCM 中很少被发现，但它经常与线粒体缺陷[43]和先天性代谢障碍相关，2 岁以下的这种患者中出现了严重的向心性肥大。进行心肌活检来区分这些疾病通常是必要的，如果无法通过其他方法进行诊断，则建议对 2 岁以下的所有患者进行心肌活检，这对于没有 HCM 家族史却有对称性肥厚或心功能受损的儿童尤其有用[43, 44]。与其他婴儿 HCM 相比，双室流出道梗阻在 Noonan 综合征中更为常见。不对称肥厚在先天性和家族性 HCM 中比在先天性代谢障碍中更常见。知晓病因学可以促成早期治疗策略。例如，最近的报道表明酶替代疗法在 Pompe 病中具有减轻肥厚的功效[45]。尽管这些观察结果可以提供一些指导，但对于大多数 HCM 婴儿，仍应及早转诊进行多学科评估，包括心脏病、神经病学、遗传学和新陈代谢方面的专家。最后，参与运动导致的继发性生理性肥厚与 FHCM 导致的病理性肥厚之间的区别在青少年和年轻人中是一个常见且重要的问题，在本书中将另作讨论。

（五）儿童肥厚型心肌病的基因诊断

在 HCM 人群中进行常规基因检测仍存在争议，许多保险公司拒绝承保，部分原因是人们认为其缺乏临床效用，因为这些病例的临床管理通常不受基因检测结果的影响。但是，这种观点是短视的，因为它没有认识到其对于其他家庭成员，特别是对于儿童的好处，因为他们新发 HCM 的可能性最高。由于可以在任何年龄都注意到该表型的发展，因此目前的做法是定期对患有家族性或特发性 HCM 的个体的一级和二级亲属进行超声心动图检查，因为携带相关的基因的风险分别为 50% 和 25%。如果可以在表型阳性的家族成员中鉴定出致病基因，则可以筛查家族的其余人员，基因型阴性的家族成员可以避免进行长期筛查。这样可以降低总的照护成本，减轻焦虑并避免可能的运动限制。基因型阳性表型阴性的亲属通过定期进行合适的疾病发展评估，胚胎预选以防止基因遗传可能，并进行干预试验，用以预防或减弱表型。

尽管动物模型已经为这一理论提供了理论证明，但在人类中，预防肥厚发生的潜能仍未得到证实。在肌球蛋白重链 HCM 小鼠模型中，用地尔硫草于肥厚出现之前即进行治疗可发现肥厚、纤维化和心肌细胞紊乱的发生率低于安慰剂治疗的小鼠[46]，而且据报道，西罗莫司可逆转与 PTPN11 突变相关的多发性肺炎综合征小鼠的心肌肥厚[47]。为此，目前正在进行一项针对 G+P– 的儿童和年轻成人的缬沙坦随机临床试验，以评估该表型是否可以被预防或减少[48]。

（六）表型阳性患者的非遗传学检测

在约 40% 的 HCM 表型阳性个体中，通过目前现有的商业基因检测无法实现明确的基因诊断。如前所述，准确鉴定这些亲属中的哪些人具有遗传易感性可以对易感个体进行有针对性的筛选。因此，人们对确定血清或影像学生物标志物有相当大的兴趣，这些生物标志物可能在病理肥厚开始之前就可以检测到。获得已被鉴定基因型的家系信息可以评估是否可以根据标准心电图和超声心动图测试结果，将基因型阳性个体与基因型阴性个体区分开，早期研究[49]表明这对基因型阳性个体的特异性尚可，但敏感性较差[50]。最近，已经报道了多种遗传易感性的潜在生物标志物。几个不同的研究团队发现早期舒张期组织多普勒速度降低与基因负荷相关[11, 18, 51, 52]。多项研究发现通常此速度值低于 10cm/s 对危险个体具有最佳阳性预测值，此数值与未满 40 岁成人的正常下限相对应[53]。然而，如文中（图 9-6）所示，早期舒张速度是与年龄有关的[5, 53]，因此，通过使用年龄调整后的 Z 评分可提高辨别力。关于 CMR 的发现据报道可能对检测 G+/P– 个体有用，包括晚期钆增强[54]、细胞外心肌体积增加[55] 和心肌隐窝[22]。据报道，与对照组相比，G+/P– 患者的左心房和左心室尺寸、扭转力、应变和应变率具有不同的平均值[56, 57]。到目前为止，尽管许多生物标志物在基因携带者中具有较高的阳性率，但与该人群的心电图筛查结果相类似，即使是组合使用，它们也无法将基因型阳性患者与基因型阴性患者明确分开[57]。

对这些生物标记物的探索最初主要是为了检测基因型阳性状态而进行的，因为基因检测既昂贵又不能广泛获得，这种情况正在逐步改善。在 G+/P– 患者中鉴定生物标志物对疾病的发病机理具有有趣的潜在影响，但最终，这些方法鉴定基因型阴性受试者（即阴性预测值）的能力可能与

阳性预测值相等或具有更高的预测价值。在新发现的肥厚的长期评估需求方面，管理表型阴性患者中基因型阳性的一级和二级亲属与基因状态不明的人没有什么不同。但是，那些可以被证明是基因型阴性的人可以被排除在进一步评估之外。如果通过心电图、影像学、生物标志物或其他非遗传学检查进行的临床检查能够可靠地识别出该家系中哪些成员没有家族性 HCM 基因突变，那么他们将从避免长期随访中受益。反之，这些临床检查对象基因型模糊和存在预测突变不会改变临床管理。迄今为止，有关工作主要集中在阳性预测值上，而且某些在这方面表现不佳的生物标记物可能仍具有很强的阴性预测值。与疾病表达（即肥厚的发作）相似，这些生物标记物具有年龄依赖性的倾向，而这一因素尚未得到研究。将亲属排除在长期评估之外的阴性预测值的准确性仅需要达到 90%，即可超过目前仅评估一级和二级亲属的做法的价值（三级亲属仍有 12.5% 携带突变的风险）。

理论上，有关基于生物标志物的基因型阴性个体识别的最佳方法问题可以在未来的研究中得到解决，但最终有一个重要的问题可能会使这些努力徒劳无功。开发这些遗传分层方法是基于对已知基因型人群的研究，但是，这些 G+/P– 状态患者潜在的生物标志物可能是突变特异性的，如异常的组织多普勒速度[52]。将这些生物标志物的预测能力外推至具有未知遗传易感性的个体可能会失败，因为携带突变与任何特定生物标记之间的关联可能无法普适化。

四、儿童肥厚型心肌病患者的管理

这种疾病的治疗目标是提高生活质量和延长生存期，有时这些目标可能会冲突。与 HCM 相关症状的管理在婴儿中通常是一个问题，在其他年龄段中则不常出现，本节对此进行了讨论，但是大多数儿童没有症状。植入型心律转复

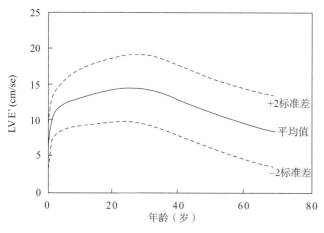

▲ 图 9-6　基于波士顿儿童医院 18 岁及以下儿童的数据[5] 和 Dalen 等[53] 的成人数值，得出组织多普勒室间隔早期舒张期峰值正常值与年龄的关系的复合图。Dalen 研究中男性和女性价值已经进行平均，并将年龄范围的中间位置用于每个数据点

除颤器疗法仍然是唯一可以通过降低 SCD 的发生率而被公认为有效改善高危人群生存率的治疗选择。下面我们将详细讨论与儿童植入 ICD 有关的问题。

儿童肥厚型心肌病相关症状的处理

与成年患者的治疗相似，洋地黄并无作用，并且通常在没有心室收缩功能障碍或心房颤动的情况下禁用，而这两种情况在儿科患者中都很少见。对于 HCM 并且心室功能保留的患者，利尿疗法通常无助于缓解呼吸困难，并且由于动脉压和心室容量的降低，可能会通过减少心排血量和增加流出道压力阶差导致症状更严重。流出道梗阻和二尖瓣关闭不全经常一起出现，并且对 HCM 的症状状态有着重要的作用。近年来，流出道梗阻的临床重要性一直存在争议，最近有所详述[58]。流出道梗阻的患者出现症状及发展为心力衰竭和死亡的风险更高[59]，但对 SCD 风险的影响仍存在争议。

一些报道指出，除了症状缓解和可能避免进展为充血性心力衰竭外，缓解流出道梗阻确实可以降低成人 SCD 的发生率[60, 61]。然而，最近一项针对成人的大型研究发现，尽管与单纯药物治疗患者相比，采用了有创性治疗后的左心室流出道梗阻的患者具有改善的生存率，但与非心脏原因致死相关的差异并未显示改善 HCM 相关死亡率[62]。这些多样性结果导致在无症状患者中是否考虑药物治疗或介入治疗以降低左心室流出道梗阻存在持续争议[2]。与这些报道中的成年患者相反，患有 HCM 的儿童并发症的负担较低。尽管儿童中没有单独的数据可帮助做出这一决定，但在婴幼儿中，流出道梗阻的药物治疗几乎普及，这与发现早期症状（如生长衰竭）的困难及 β 受体拮抗药和钙通道阻滞药极佳的安全性有关。

运动引起或加重的流出道梗阻非常常见，同时又伴有较高的症状风险[63]。减少流出道梗阻是有症状患者治疗的主要目标之一。在某些患者中，流出道梗阻仅在刺激下出现，如正性肌力刺激、血管舒张或运动，并经常表现出明显的自发性及不稳定性[64]。尽管已建议使用硝酸戊酯和 Valsalva 动作等措施来激发潜在的流出道梗阻，但这种方式引起的压力阶差的临床意义仍然不确定，部分原因是标准化困难，通常在儿童中不可行。

通常，与 HCM 有关的症状已被认为是儿童进行其他医学或手术干预的主要指征。类似于成人 HCM 的治疗[65]，采取逐步升级治疗的方法，首先使用药物治疗［β 受体拮抗药、钙通道阻滞药和（或）二氢吡啶类药物］，为对药物治疗无反应的症状性左心室流出道梗阻的患者保留外科手术切除的选择。通常，酒精室间隔消融术尚未被认为是儿童室间隔心肌切除术的合理替代方案，这是因为涉及较小儿童冠状动脉入路的存在技术问题，同时消融产生的巨大心肌瘢痕可导致的终身不良反应的风险。现已积累的数据表明，尽管在存在流出道梗阻的情况下 SCD 的风险可能不会更高，但是由于充血性心力衰竭的风险增加，存在流出道梗阻会降低总体生存率。有关减少左心室流出道梗阻的干预措施来提高整体生存率的证据已经开始出现[62]。由于 HCM 的猝死率很低（在大多数报道中为 1%～2%），以至于需要大量的队列和大量的随访来验证这种益处，并且尚无儿科专门的数据。出生 1 年后，HCM 儿童的心力衰竭非常罕见，因此在儿童期就不可能发现针对流出道梗阻进行症状前干预的任何益处。目前，针对缓解儿童流出道梗阻的干预措施往往是为有症状的患者保留。但是，流出道梗阻相关的压力超负荷对 HCM 进行性舒张功能障碍的任何累积贡献可能会使这种方法变得短视。确实，可以说更激进的降低压力阶差的方法可能会改善长期结果。对于大多数与儿童晚期结局有关的问题，由于时间跨度长、疾病发生率低及疾病管理的不断提高，这些问题很难解决。因此，几乎可以肯定的是，流出道梗阻的治疗将继续基于生理原理和成人研究数据的外推。

五、儿童肥厚型心肌病症状的治疗

（一）β受体拮抗药

β受体拮抗药是 FHCM 中最常见的药物治疗形式。症状改善与收缩力和舒张能力改善增加和左心室流出道梗阻缓解有关。尽管通常可以减轻胸痛和呼吸困难，但改善运动能力的情况却很少见。该反应似乎是剂量依赖性的，并且已经试验过非常高的剂量水平。这些药物在儿童中的使用与不良反应（如疲劳、抑郁、睡眠障碍和学习成绩受损）的高发生率有关。尽管得到了早期的改善，但症状经常会复发并且可能不会对剂量增加产生反应。关于β受体拮抗药治疗对成人和儿童生存影响的研究总是非对照性的，但通常没有确定对生存率的可衡量的影响。在一项针对儿童的非对照的观察性研究的报道中，比较了两个小样本量地理上不同区域内的每一位儿科患者，其中只有一个中心使用高剂量普萘洛尔治疗所有 HCM 患者。与经治疗的人群相比，未治疗的人群的死亡率异常高（10 年生存率为 52%）[66]。尽管无法广泛使用该研究中大剂量的普萘洛尔[> 4.5mg/（kg·d）]，该研究中这些发现与许多先前的较大研究形成鲜明对比，之前的研究未能确定普萘洛尔的生存获益。此外，未经治疗的高死亡率很难与大型儿科研究相吻合，之前研究发现，未经选择的 HCM 人群的 10 年生存率 > 80%[38]。该报道的结果可能部分与众所周知的混杂因素有关，即基于地理位置的分组通常与遗传分层相关，特别是对于常染色体显性疾病，其中个体家系的多个家庭成员入选在同一队列中。

（二）钙通道阻滞药

一般而言，钙通道阻滞药尤其是维拉帕米已在 FHCM 患者中被广泛使用。一般认为，给予维拉帕米可持续改善舒张能力，舒张压和平均左心房压力可继而降低[67, 68]，从而可减轻呼吸困难并提高运动能力。心内膜下血流分布改善和诱导性缺血减少也可被观察到[69]。尽管维拉帕米可能会加重老年患者的充血性心力衰竭，但即使在新生儿中，儿科患者对其耐受性也非常良好[42]。与β受体拮抗药相反，钙通道阻滞药对儿童的不良影响很少见。

（三）二氢吡啶

二氢吡啶是一种 Ⅰa 类抗心律失常药，具有负性变力作用，已被提倡与对β受体拮抗药或维拉帕米无反应的 FHCM 患者联合使用。二氢吡啶类药物的强负性肌力作用可减少左心室流出道梗阻和二尖瓣反流，并与多种结局相关，如某些患者、但并非所有患者的临床疗效得到了改善。几项非对照的病例系列研究发现，在标准疗法下仍然有症状的患者中，使用二氢吡啶类药物可使多达 2/3 的患者在休息和刺激时梗阻减少，症状改善[70, 71]。在成人治疗中的经验尚未确定致心律失常发生率，并且迷走神经张力降低的不良反应可以通过加用胆碱酯酶抑制药来治疗[72]。尽管儿科方面已发表的经验主要包括病例报道，但是根据治疗成人的经验和使用该药治疗儿科神经心源性晕厥的经验，该药的安全性似乎是可以接受的[73]。有症状的左心室流出道梗阻在患者生命的最初 2 年可能是一个特别困难的问题，在这段时期内，有效的室间隔心肌切除术后梗阻复发尤其常见。在儿童中给药可能需要监测血浆浓度，因为治疗水平通常需要比年长患者使用更高的剂量[74]。

（四）血管紧张素转换酶抑制药（ACEI）

抑制肾素 - 血管紧张素系统对继发性肥厚中的左心室肥大和舒张功能有有利影响，但很少用于 FHCM。动态左心室流出道梗阻的患者对 ACEI 的消极反应是室腔尺寸减小和流出道压力阶差增加，以及左心室舒张和顺应性受损[75]。潜在的加重流出阻塞的可能性让人们通常得到这样一个结论，即这些及其他全身性血管扩张药在

HCM 中是禁忌的。然而，最近的数据表明，醛固酮[76]和肾素 – 血管紧张素系统[77]在调节 HCM 的表型表现方面起着重要作用，并且阻断该系统可能减轻患有 HCM 的患者的肥厚和纤维化[78]。没有确切的数据可以下定论，也没有关于 HCM 儿童的报道。

（五）非同步起搏器疗法

非同步心室起搏治疗左心室流出道梗阻患者的症状大都已不推荐。小样本的流出道梗阻儿童的研究结果显示有症状改善，流出道梗阻减少，左心室肥大减少和运动耐量提高[79-81]。但是，随后的对照研究发现，只有约 60% 的受试者有所改善，其中 2/3 的益处似乎是安慰剂作用，不良反应为 5%[82]。在其他研究中也观察到了显著的安慰剂作用[83]，为起搏终止后持续的症状缓解提供了合理的解释[84]，虽然此现象在后续的研究中尚未证实[85]。我们认为，在梗阻性 FHCM 患者接受最大程度药物治疗后仍有症状的情况下，外科手术或（偶尔）经导管室间隔消融术对其是一线治疗，并且非同步起搏仅在无法采取其他干预措施时考虑。

（六）酒精室间隔消融

将无水酒精直接经导管输注到室间隔冠状动脉穿支后可引起室间隔心肌梗死，可减少室间隔厚度并减轻左心室流出道梗阻，改善症状并增强运动耐量。手术并发症要比外科室间隔心肌切除术高，这主要是因为永久性完全性心脏传导阻滞发生率是前者的 10 倍[86-88]。室间隔基底部肥厚相关性梗阻手术成功率最高，而先天性二尖瓣异常或梗阻部位更靠近心尖的患者则手术成功率较低，这限制了该干预措施的患者人数。目前的结果表明，对于特定的患者而言，酒精室间隔消融可能是外科手术切除以减轻流出道梗阻的合理替代方案[89]。据报道，使用弹簧线圈闭塞这些血管是诱导可控性梗死的另一种方法[90]。几乎没有关于在儿童中使用这些技术的报道，部分原因是越

年幼的患儿冠状动脉越小，而且担心大面积室间隔梗死的终生影响。因此，ACCF/AHA 指南目前建议不要在儿童期和年轻的成人中常规使用酒精室间隔消融术[1]。

（七）心肌切除术

在有症状的主动脉瓣狭窄中，室间隔切开切除术可以使几乎所有患者的症状得到改善，并且大多数当代研究表明，若由多次实施、经历丰富的 HCM 外科医生进行操作，成人手术成功率高，死亡率接近零，并且并发症很少[91-94]。儿童中的结果与成人的相似[95, 96]，5 年生存率高达 98.6%[97]。由于改善的心室内血流模式，二尖瓣反流通常会因心肌切除术而得到改善，并且手术过程中允许伴有潜在的二尖瓣异常的患者进行二尖瓣修复。尽管阻塞的复发在老年患者中很少见（2%[98]），但在新生儿和婴儿中很常见，这可能是由这些年龄组的患者持续生长及相关的疾病状态所致。根据我们的经验，尽管可以完全缓解左心室流出道梗阻，但是 1 年内仍可以回复至干预前的压力阶差，尤其在的 2 岁以下儿童中，复发比例高达 50%。

六、儿童肥厚型心肌病患者心脏性猝死的风险管理

（一）运动限制

一般建议 FHCM 患者避免高强度运动。这种限制的基本原理是基于以下观察结果：即使 HCM 在运动过程中 SCD 的发生率更低，但根据运动所用时间进行调整后，SCD 与运动的关联性却高于预期[99]。然而，该建议的依据存在几个严重的缺陷[100]。经历 SCD 的运动员中 FHCM 的真实发生率尚不确定，因为很少有遗传学证实，并且此诊断是基于形态学标准，可能无法明确地将 FHCM 与生理性肥厚区分开。很明显，一些 FHCM 患者可以耐受激烈的、竞争性的运动，而

没有症状或 SCD[101]。人群研究已经出现自相矛盾的现象，即尽管经常参加低强度和高强度运动的冠心病患者在剧烈运动期间 SCD 的风险暂时增加，但这些人的总体风险有所降低[102, 103]。此外，不经常运动的人在运动期间有过大的 SCD 风险[104]。实际上，正是那些有心血管危险因素的人，从定期参加中等强度到剧烈运动中获得的最大风险降低[104]。没有任何数据可以证明排斥运动或参与运动可以提高 HCM 存活率，而且这事实上是一项几乎不可能进行的实验。

鉴于运动限制的风险与收益之比尚不清楚，因此在向年轻的 FHCM 患者提出建议时应考虑排除运动参与的不利影响。现在，一些人群研究证明，儿童时期的运动和体育锻炼可以预测成人的活动水平[105]。对于被排除在平常的学校活动和同伴互动之外的青少年来说，停止训练和社会歧视是特别严重的问题。突然被排除在体育运动之外的青少年运动员，经常会经历明显的不良心理反应，从而导致社交退缩，学习成绩下降和沮丧，在某些情况下可能需要住院治疗。平衡运动限制的潜在风险和益处是向刚诊断为 FHCM 的青少年提供护理方面最具挑战性的方面之一。竞争性团队运动会引起情绪上过度的压力，除了要求进行更激烈的运动外，似乎还会增加参与相关的风险，因此可以合理地禁止。某些活动（如举重）与高水平的循环儿茶酚胺相关，后者可能更易导致心律不齐并引起如离心性心肌肥厚的显著刺激。但是，在没有表现出严重心律不齐或运动引起的心律不齐或低血压的患者中，几乎没有证据表明中度有氧运动会带来重大风险，并且确实提供了可测量的血流动力学和心理益处。尽管定义一条明确的界限来划分锻炼参与程度是非常必需的，该界限提供了风险和收益之间的最佳划分，但这是一个必须个性化的决定，并且存在巨大的不确定性。由于缺乏适用的数据，导致对运动参与的建议仅限于被视为"低静态"和"低动态"的活动（图 9-7）[106]。这些活动被归为"1A 运动"，是目前唯一一个被 AHA/ACC 专责小组[106] 推荐

适用于 HCM 患者的活动。基因型阳性表型阴性的患者不受该报道的运动限制。

（二）抗心律失常

尽管 FHCM 中大多数 SCD 病例都是心律不齐事件，但尚未证明预防性抗心律不齐治疗有效[107]。最初报道胺碘酮可降低某些高风险亚组中 SCD 的发生率，但随后的研究表明 SCD 风险增加[108]。此外，由于慢性用药相关的毒性反应，胺碘酮治疗 FHCM 的儿科经验非常有限。根据一项颇有希望的报道的经验，现在已经逐步推荐在 Holter 监护仪发现室性心动过速的患者或复苏后的心搏骤停患者中使用 ICD[109]。

（三）ICD 植入

在儿童中植入 ICD 是一个艰难的决定，因为成人和儿童 HCM 中 SCD 的发生率每年均 < 1%，并且 ICD 并非没有危害[110]，包括抑郁症、焦虑症、不适当的放电，并总体上降低了生活质量。即使在成人中，不适当的 ICD 年放电率超过了适当的年放电率（4.8% vs. 3.3%）。"适当放电"的发生率比预期 SCD 的发生率高至少 2 倍，这支持如下解释：并非所有触发 ICD 放电的心律失常都会致命，并且仅少于 25% 的放电实际上可以挽救生命。但是，有关 ICD 在 HCM 中的功效的数据主要来自报道"适当放电"发生频率的研究，该事件被用作 SCD 中止的替代指标[60]。通常，考虑植入 ICD 的最低要求是其具有降低 SCD 风险的潜力，这通常意味着需要确定具有 SCD 较高风险的亚组人群。

出于危险分层的目的，已提出了许多患有 FHCM 的成人 SCD 的危险因素，如文中（表 9-2）所示。ACCF/AHA 指南（2011 年修订版）[2] 认为终止的 SCD 和持续性室性心动过速是已确立的独立的 SCD 危险因素，需要植入 ICD。其他一些潜在的危险因素的重要性较低，包括一级亲属中的 SCD 家族史、最近原因不明的晕厥、非持续性室性心动过速、极度肥厚（LV 最大壁厚 >

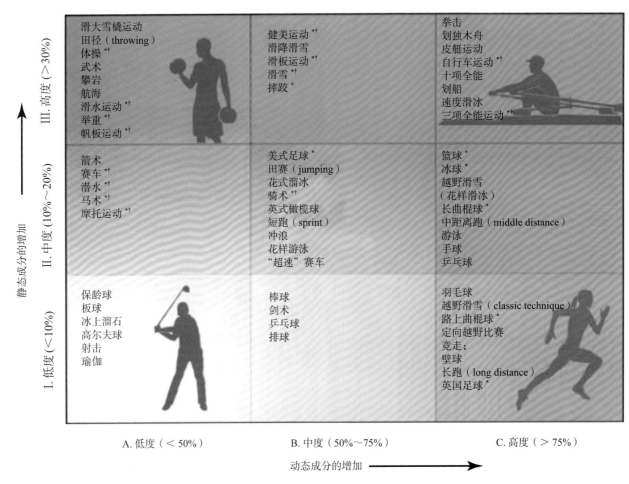

		A. 低度（＜50%）	B. 中度（50%～75%）	C. 高度（＞75%）
静态成分的增加 ↑	III. 高度（>30%）	滑大雪橇运动 田径（throwing） 体操 武术 攀岩 航海 滑水运动 *† 举重 *† 帆板运动 *†	健美运动 *† 滑降滑雪 滑板运动 *† 滑雪 *† 摔跤 *	拳击 划独木舟 皮艇运动 自行车运动 *† 十项全能 划船 速度滑冰 三项全能运动 *†
	II. 中度（10%～20%）	箭术 赛车 *† 潜水 *† 马术 *† 摩托运动 *†	美式足球 * 田赛（jumping） 花式溜冰 骑术 *† 英式橄榄球 短跑（sprint） 冲浪 花样游泳 "超速"赛车	篮球 * 冰球 * 越野滑雪 （花样滑冰） 长曲棍球 * 中距离跑（middle distance） 游泳 手球 乒乓球
	I. 低度（＜10%）	保龄球 板球 冰上溜石 高尔夫球 射击 瑜伽	棒球 剑术 乒乓球 排球	羽毛球 越野滑雪（classic technique） 路上曲棍球 * 定向越野比赛 竞走; 壁球 长跑（long distance） 英国足球 *

动态成分的增加 →

▲ 图 9-7　AHA/ACC 特别工作组对体育活动的分类是基于比赛期间达到的静态和动态峰值成分

动态成分的增加是根据预估的最大摄氧量百分比。静态成分的增加与最大主动收缩的预估百分比有关。最低的总心血管需求［心排血量（动态）和血压（静态）］以最浅的颜色显示，随着需求的增加，颜色强度增加[106]

3cm）和锻炼时的异常血压反应。潜在风险因素的清单在不断扩充，例如最近对成人 HCM 数据进行 Meta 分析的结果，表明 CMR 正向延迟性过度增强（DHE-MRI）与全因死亡率相关，并显示对 SCD 具有重要意义的趋势[111]。也有报道指出可能需要完善一些风险因素，例如有报道显示最大室壁厚度与病情严重性呈现"倒 U 形"风险关系，其中风险在壁厚 3cm 时达到峰值，此后风险下降，在壁厚 > 43mm 时，SCD 的 5 年风险降至接近基线水平[112]。这些关于风险因素的数据均有这些特点，即同时有支持和反对其重要性的报道。对人群进行过度抽样，有多份报道对重叠队列进行评价，在单变量分析中确定风险因素，但在多变量分析中却没有足够的统计学效能来评价其重要性。一些研究组报道说，在存在多种危险因素的情况下，患者的危险性更高，但这仍然存在争议。ACC/ESC 和 ACCF/AHA 在 2003 年[113]和 2011 年[2]发表了类似的风险分层方法，O'Mahony 等比较了这套指南的性能[114]，发现两个系统之间受试者工作曲线的曲线下面积几乎相同（0.61 和 0.63）。遗憾的是，这意味着这两个系统的预测能力都只比随机概率略高一筹（AUC=0.5）。

最近，O'Mahony 等[115]基于 3675 名 HCM 患者队列发布了猝死风险预测模型（其风险预测模型的在线计算器可在网址 http://www.doc2do.com/hcm/web-HCM.html 内获得）。他们的模型包括家族成员的猝死史、最大壁厚、M 型超声缩短分数、左心房直径、静止时和伴有 Valsalva 动作的最大左心室流出道压力阶差、非持续性室性心动过速和无法解释的晕厥。与先前的风险模型相比，其模型的潜在优势是将最大壁厚作为连续变量，并将缩短分数，左心房直径和流出道压力阶差添加到风险因素中。Maron 等随后在现有的1629 名受试者中重新测试了该风险评分系统的实用性 [116]，他们发现 35 个猝死事件中只有 4 个符合基于这些条件的 ICD 安置标准。这并非意料之外的发现，因为尽管大多数 HCM 患者的危险因素特征均具有 ≤ 1 的 ACC/AHA 危险因素，但这些患者的数目远远超过高风险患者，以至于尽管每个人患 SCD 的风险均较低，但是大多数突发性死亡还是发生在"低风险"人群中。

很明显，即使是在成人中，当前对适当使用 ICD 的风险分层方法仍然不足，因为根据在高风险受试者中植入后 ICD 后的使用率及预期 5 年的器械寿命，83% 的器械在更换前不会被使用 [117]。已发布的 HCM 猝死风险模型几乎完全基于成年队列，尚未开发出结合体型、青春期状态和年龄的模型。这些局限性在儿童中进一步加剧，因为儿童中 ICD 的风险收益率不如成人。例如，在最近的一项综述中，有 28% ICD 植入的儿童经历了适当的、有可能挽救生命的 ICD 放电，25% 的孩子经历了不适当的放电，导线故障的发生率高达21% [118]。与成人相比，儿童患器械相关感染和不良心理影响的风险也更高。因此，尽管可能挽救生命，但必须建立和验证儿童专用的植入适应证，然后该技术才能在儿童中发挥其全部潜能。

被终止的 SCD 和持续性室性心动过速通常被认为是儿童 ICD 植入的指征，但其他被提出的危险因素也存在争议。由于儿童中该病的罕见性和 SCD 的发生率较低，因此确定有意义的风险状况在年轻人中尤其成问题。例如，在为数不多的包括儿童在内的一项研究中，无法解释的晕厥（即不包括神经源性晕厥）被确定为患儿 SCD 的危险因素，危险比为 7.8 [119]，但少部分儿童和这个队列中经历过晕厥的青少年严重限制了这一

结论的强度。同样，非持续性室性心动过速在 HCM 患儿中并不常见，并且在一系列研究中 [120] 与 SCD 无关，而且由于此项研究的事件数少，使这一结果的可信度受到严重限制。同样，一项对儿童运动血压反应性的研究发现，它可用以预测非 SCD，而非预测 SCD [121]，但同样，该研究样本太小，无法排除其他关联。尽管肥大的严重程度是儿童 SCD 的危险因素已被报道 [122]，但其他报道发现它仅是非 SCD 的危险因素之一 [121]。在一项引人注目的关于患儿 SCD 与心肌桥之间的关系的报道中 [123]，Yetman 等报道称，通过手术切除冠状动脉表面心肌桥可以预防 SCD，而其他研究也报道心肌桥不是 SCD 的危险因素 [124]。最近报道的潜在危险因素（如 DHE-MRI）尚未在儿童中进行深入研究。

总体而言，有关 HCM 儿童 SCD 危险因素的可用数据不足以证明其与成人的区别。但是，鉴于儿童中与 ICD 植入的年龄相关风险，几乎肯定需要采用年龄调整的管理方法。无论年龄多大，被终止的 SCD 都认为是 ICD 的适应证。对于患有持续性室性心动过速的青少年，建议使用 ICD。依赖于出现两个或多个其他报道的危险因素（一级亲属中 HCM 导致的 SCD 家族史、运动时血压异常、晕厥、非持续性室性心动过速、极端肥厚或心脏磁共振上发现的纤维化）是最有争议的。对于青春期前的青少年，通常不考虑一级预防，仅将终止的猝死或已记录的高危心律失常用作指标。

七、结论

本章强调了有关诊断和管理属于儿童 HCM 临床表型的各种疾病的问题，重点是儿童和成人之间疾病的差异。强调在应用于儿科患者时必须如何调整某些管理建议。除了通常在此综述中讨论的问题之外，在护理这些患者方面还有其他一些实际考虑因素，这些因素在实践中通常会遇到，但都是基于经验的，也很少在疾病的学术报

道中进行讨论。对家属进行有关这些实际问题的教育是护理的一个重要方面，因为医学界和普通民众往往不了解可能影响这些患者的特殊考虑。这些观察结果可归纳为以下的注意事项。

临床精粹

- **麻醉**：家庭和患者需要意识到，HCM 患者对麻醉的血流动力学反应可能会带来重大风险，应在有心脏麻醉支持的设施中进行。例如，在门诊进行口腔外科手术（如第三磨牙摘除）之类的操作，采用轻度麻醉，需要由专职麻醉医生进行更严格的控制。

- **兴奋剂疗法**通常是为注意力缺陷障碍患者开具。对于患有 HCM 的儿童，这种疗法通常需要得到心脏科主治医生的批准。外源性儿茶酚胺和剧烈运动的致心律失常作用导致了人们对这些药物在 HCM 中使用的特别关注。事实上，在 2006 年，美国食品和药品管理局从两个咨询小组中得到了相互矛盾的建议，即在没有心脏病的情况下，对于在儿童使用这些药物进行黑框警告是否合适。最终，该警告没有发出，事实上也没有记录到与 SCD 的核实关联。尽管谨慎一些毫无疑问是必要的，但这些药物至少在某些患者中已被证明有益。毫无疑问，谨慎的做法是结合定期动态心电图监测，将剂量限制在最低有效剂量，并且仅在有明显改善的患者中继续使用，但由于风险 / 获益比为正，不建议绝对的排除这些药物供其使用。

- **兴奋剂滥用**：通过处方开具的和非法获得的兴奋剂都是常见的娱乐性药物和存在滥用的药物。急性和慢性可卡因的心脏毒性作用已得到充分证实，但从根本上讲，不可能在人体中研究此问题，因此，有关 HCM 患者中其他非法兴奋剂风险的信息仅限于病例报道。与青少年进行公开和非控

告性的讨论，尤其是与那些要去上大学并且时常脱离父母视线的青少年，可以使他们意识到他们所面临的问题已经远远超出了通常的法律和社会禁忌。

- **脱水**：保持对婴儿脱水的足够警惕一直是一个挑战，胃肠炎在这个年龄段很常见。同样，活跃的青少年常常无法意识到自己何时无法跟上体液流失的情况。由于流出道梗阻和心室顺应性不佳，HCM 对脱水的耐受性差。尽管预防是最好的选择，但如果输液量不足或丢失过多，家庭需要尽早寻求帮助。

- **学校活动**：机构对健康相关风险有多种政策，尽管偶尔将儿童置于安全区之外，但更常见的是，他们会对 HCM 儿童过度施加活动限制，导致严重的社会隔离和歧视。医生经常需要进行干预，并对允许参加学校郊游和其他活动的决定承担责任。

- **晕厥**：应建议青少年如何应对晕厥和心悸。大多数人不知道晕厥期间直立的危险，这会干扰低血压引起的脑灌注不足的缓解。同样重要的是要强调晕厥在 HCM 患者中的重要性，并提醒他们迅速寻求医疗保健。

- **情境抑郁症**：新诊断的青少年和最近植入 ICD 的青少年患抑郁症、自杀、社交退缩、学校成绩下降、滥用药物、运动参与减少和体重增加的风险增加。在这两种改变生活的事件发生后的第 1 年，需要家长和医疗机构更频繁的随访和更密切的观察，并且某些患者需要进行预防性治疗。

- **家用自动体外除颤器（AED）**：家庭经常询问是否应该为自己家购买体外除颤器。从统计学上讲，使用室内 AED 的概率受到每年约 1% 的平均不良事件发生率的限制，并进一步减少了在家中花费的时间。最终的决定显然取决于家庭，但是通常来说，

那些被认为有足够风险证明可以持续使用除颤器的患者应该使用 ICD。

- 校内 AED：经常有家庭询问是否应该坚持在学校提供体外除颤器。在学校环境中提供这些设备的好处已有充分的文献证明[125]，并且应鼓励将提供这些设备并对人员进行适当的培训作为一项普遍政策。但是，出于与家用 AED 相同的原因，对特定儿童使用的概率非常低。
- 心肺复苏（CPR）培训：患者及其家属需要了解在心搏骤停的情况下，无论是否放置 ICD 都应进行 CPR，而这是非医务人员普遍的困惑。心肺复苏术的培训通常是一项有用的技能，应鼓励家庭成员进行。

本章测试

1. 儿童肥厚型心肌病的定义是不存在导致左心室肥大的血流动力学原因，并伴有（　　）
   A. 左心室壁厚度标准分数＞2
   B. 存在已知的致病性肌节基因
   C. 左心室壁厚度标准分数＞4
   D. A 和 B
   E. B 和 C

答案：C。该疾病是根据肥大的严重程度定义的，并不取决于病因。根据疾病的发生率，AHA 和 ESC 发布的标准分数＞2 的标准是错误的，并且为了避免过度诊断，使用标准分数＞4～5 进行诊断。

2. 儿童带有肌节突变的肥厚型心肌病的发病率是（　　）
   A. ＞1/500
   B. ＜1/500
   C. ＜1/1000
   D. ＜1/10 000
   E. ＜1/100 000

答案：E。尽管人群中携带致病性肌节基因的比例估计为 1/500，但在青春期之前这种表型的出现并不常见。儿童期各种形式 HCM 的发生率为 1/100 000，但实际上在青春期前，非家族性肥厚型心肌病比家族性肥厚型心肌病更为常见。

3. 在婴儿时期实现肥厚型心肌病的病因学诊断尤其重要，是因为（　　）
   A. 对某些疾病可采用针对病因的治疗方法
   B. 有关手术干预的决定是病因特异的
   C. 某些类型的婴幼儿肥厚型心肌病有自发缓解的特点
   D. 上述全部
   E. A 和 C

答案：E。为了使长期获益最大化，许多先天性新陈代谢障碍需要在生命的早期就开始进行特定的治疗，随着时间的流逝，新疗法将出现，这种情况可能变得越来越重要。糖尿病母亲的婴儿在几个月内肥厚型心肌病有望完全缓解，建议仅提供支持治疗。

4. 与 Noonan 综合征相关的肥厚型心肌病的治疗决策应考虑（　　）
   A. 有充血性心力衰竭的婴儿 1 年存活率小于 50%
   B. 双心室流出道梗阻比肥厚型心肌病更为常见
   C. 许多 Noonan 综合征患者儿童期的死亡与心律失常有关
   D. A 和 D
   E. B 和 C

答案：D。表现为充血性心力衰竭的 Noonan 相关性肥厚型心肌病的婴儿中，不到 1/3 存活至 1 岁，几乎在所有情况下，充血性心力衰竭都是其死亡的原因。由于 Noonan 综合征相关的肺动脉狭窄发生率较高，因此发现双心室流出道梗阻时，应总是考虑到是否为 Noonan 综合征所致。

5. 在没有足够的心肌肥厚以满足肥厚型心肌病标准的情况下，与存在致病的肌节基因显著相关的是（　　）

　　A. 增加的心脏性猝死发生率

　　B. 增加的与运动相关的不良反应

　　C. 降低的心肌舒张速度

　　D. A 和 B

　　E. A 和 C

答案：C。超过 50%～80% 与肥厚型心肌病相关的肌节基因突变的携带者中，有证据表明心肌舒张速度降低。然而，在没有肥大的情况下，没有报道表明携带这个基因增加心律失常或猝死的倾向。

6. 对于致病基因已经确定的肥厚型心肌病受试者的表型阴性一级亲属进行基因检测，其潜在的个体获益包括（　　）

　　A. 防止基因的扩散

　　B. 有资格进行特异突变的临床试验和治疗

　　C. 避免经历长期筛查该疾病

　　D. 决定他 / 她的后代是否需要筛查表型

　　E. 以上均是

答案：E。胚胎的预选可以预防疾病的传播，现在是一种普遍可用的干预措施。可以预防疾病表型出现的药物的临床试验已经在进行中。除非不携带该基因，个人或他 / 她的一级和二级亲属都将需要定期筛查疾病的表型出现，否则都不能排除这种筛查的需要。

7. 对肥厚型心肌病患者进行心肌切除术的指征包括（　　）

　　A. NYHA 心功能分级 > Ⅱ，且对药物治疗无反应

　　B. 不能解释的晕厥或抢救成功的猝死

　　C. 静息下左心室流出道压力阶差 > 80mmHg，并且对药物治疗无反应

　　D. 运动诱导的左心室流出道压力阶差 > 100mmHg

　　E. 以上均是

正确答案：A。心肌切除术已显示可改善临床状况，但尚未发现能降低猝死的风险。一些患者耐受高流出道压力阶差而无症状，因此，即使静息状态下或诱导后的高压力阶差也不被认为是手术的指征。目前，对药物治疗无反应被认为是手术的唯一指征。

8. 可诱导的左心室流出道梗阻进行运动试验可以（　　）

　　A. 区别生理性与病理性肥厚

　　B. 评估猝死风险

　　C. 评估运动不耐受的原因

　　D. 决定是否需要避免参与运动

　　E. 预测对非同步起搏的反应性

答案：C。运动引起的流出道梗阻的存在会增加运动不耐受的可能性，因此有助于预测可从心肌切除术获得的潜在益处的大小。然而，运动引起的流出道梗阻可见于生理性肥大，这不是已知的猝死危险因素，不是运动排除的指征，也与非同步起搏的潜在血流动力学优势无关。

9. 妨碍将对成人的推荐意见用于 ICD 植入儿童的一级预防措施的因素包括（　　）

　　A. 缺乏儿童猝死风险的验证

　　B. 儿童中 ICD 更低的有效率

　　C. 更高的 ICD 相关不良反应

　　D. 以上全部

　　E. A 和 C

答案：E。所确定的危险因素仅在成人中得出，而儿科数据不足以验证儿童的这些危险因素。儿童的 ICD 并发症发生率要高得多，但 ICD 的疗效似乎并不比成人患者低。

10. 成人与儿童患者中肥厚型心肌病的管理不同的是（　　）

　　A. 地高辛在儿童患者中可能有效

B. 酒精室间隔消融在儿童患者中耐受性更好

C. 基因测试在成年患者中的性价比较高

D. 成年患者中有更复杂的病因学

E. 以上都不是

答案：E。在儿童人群中进行基因检测更具性价比，因为儿童人群中的病因学更加多样化。地高辛在儿童 HCM 患者中是相对禁忌的。目前，儿童人群中未使用酒精室间隔消融术。

11. 一名 15 岁的女孩，是处于 G+/P– 的状态，希望参加竞技性帆船比赛。下列说法正确的是（　　）

A. 帆船并不是一种 1A 运动，因此不应该鼓励参加

B. 她的 HCM 状态并不是参与帆船运动的禁忌证

C. 处于 G+/P– 的 HCM 状态的人不能够参加任何竞技性运动

D. 如果她的 Holter 及运动压力测试是正常的，则可以参加，并且在 20 岁之前都无须随访

E. 以上都不是

答案：B。禁忌证儿童 G+/P– 状态的患者并不需要避免运动参与，但是她仍然需要进行每年 1 次的心脏超声检查。

12. 一名没有症状的青少年，其父母确诊有HCM，在其头胎妊娠 12 周时常规随访。以下正确的是（　　）

A. 她强烈需要考虑终止妊娠，因为她的胎儿有 50% 的概率患有 HCM

B. 她强烈需要考虑终止妊娠，因为有 HCM 的女性不能很好地耐受妊娠

C. 除非在 Valsalva 动作下其左心室流出道压力阶差< 2m/s，否则她不应考虑顺产

D. 妊娠 20 周时需要进行胎儿超声检查，如果没有胎儿水肿的征象，则可继续妊娠

E. 以上均不是

答案：E。无症状的 HCM 女性通常对妊娠的耐受性良好。没有证据表明 Valsalva 动作期间左心室流出道压力阶差> 2m/s 与需要剖宫产有关。胎儿水肿通常与 HCM 不相关，并且不会对母亲构成风险，建议选择流产是不合适的。

13. 一名 14 岁的男性，有弗里德里希共济失调的病史，向你进行心血管咨询。下列正确的是（　　）

A. 小于 10% 的概率会表现出 HCM 的症状，但是超声心动图依然是需要的

B. 有大于 50% 的概率会表现出 HCM 的症状

C. 有弗里德里希共济失调的病史有更高的心脏性猝死的发生率

D. A 和 C

E. B 和 D

答案：B。弗里德里希共济失调患者 HCM 发生率> 50%，很少在神经症状之前出现，往往表现为对称性肥大而无流出性梗阻，而且似乎没有明显的 SCD 风险。

14. 下列哪项陈述是正确的？

A. 鼓励患者购买可携带的 AED 放置于家中或学校中

B. 除非有植入型心律转复除颤器，否则应鼓励患者学习 CPR

C. 应鼓励患者学习 CPR，并且在家中购买便携的 AED，同时要求学校添置 AED

D. CPR 在儿童 HCM 患者院外心脏停搏中无任何存活率获益

E. 无论是否有 AIDC 植入，均应对院外心脏停搏患者进行 CPR

答案：E。患者及其家人应了解，在停搏的情况下，无论是否放置了 ICD，都应进行 CPR。据统计，家庭 / 校内 AED 的使用概率受制于约 1%/ 年的平均不良事件发生率，并进一步受制于家庭或班级的时间。最终的决定显然取决于家庭，但是通常来说，那些被认为有足够风

险，证明可以持续使用除颤器的患者应该植入
ICD。

15. 下列对鉴别 HCM 与冰球运动员心脏有帮助的是（　　）

　　A. 在显著降低强度，停止冰球运动训练 6 个月后重新检查

　　B. 停止所有活动 1 年后重新检查

　　C. 心肌活检以检查心肌纤维紊乱

　　D. 参加训练，但是不参加比赛，为期 1 年

　　E. 进行心肺压力测试，如果结果正常，可以参加比赛

答案:A。生理性肥大（也就是运动员的心脏）的最有力证据是对训练后肥大的减少，这一过程通常需要 6～12 个月的相对不活动。停止年轻冰球运动员的所有活动都会有所帮助，但很可能依从性较低，并且会对患者的生活质量造成不必要和过度的限制。心肌活检既是有创性的，也仅对浸润性疾病有用。冰球的练习与比赛时一样激烈。正常的心肺运动试验不能排除 HCM。

16. 下列最有可能是生理性肥大的患者是（　　）

　　A. 一名 18 岁大学篮球运动员，最大室壁厚度为 15mm，峰值氧耗量＞ 50ml/（kg·min）

　　B. 一名 16 岁排球运动员，最大室壁厚度为 15mm，在左前导联上可见倒置 T 波

　　C. 一名 14 岁田径运动员，最大室壁厚度为 20mm，VO_2 ＞ 60ml/（kg·min）

　　D. 一名 12 岁久坐的儿童，最大室壁厚度为 13mm

　　E. 一名 14 岁足球运动员，最大室壁厚度为 15mm，VO_2 ＜ 45ml/（kg·min）

答案：A。当室间隔测量值位于生理性肥厚和 HCM 之间的灰色区域时，测量得的 VO_2 ＞ 50ml/（kg·min）是令人放心的。左心前区导联中的倒置 T 波是左心室肥大伴劳损的

典型表现。对于 HCM，室间隔测量值等于 20mm 是合理的定义。久坐不动的孩子不符合生理性肥厚的定义，VO_2 ＜ 45ml/（kg·min）并不意味着运动员身体状况良好。

17. 目前最有效的预防儿童 HCM 患者心脏性猝死的管理措施是（　　）

　　A. 植入 ICD

　　B. 运动限制

　　C. 手术切除

　　D. 酒精室间隔消融

　　E. β 受体拮抗药

答案：A。植入型心律转复除颤器疗法仍然是唯一可以通过降低 SCD 的发生率而被公认为有效改善高危人群生存率的治疗选择。运动限制仅在理论上有效。酒精室间隔消融术未用于儿科人群，也未显示可改善生存率。外科手术切除术和 β 受体拮抗药可有效治疗症状，但尚未表现出减少猝死风险。

18. 肥厚型心肌病与如下哪个遗传综合征相关？

　　A. 21- 三体综合征

　　B. Ehlers–Danlos 综合征

　　C. Costello 综合征

　　D. Turner 综合征

　　E. Williams 综合征

答案：C。患有 Noonan 综合征和 Ras/MAPK 途径失调的其他发育综合征，所谓 RAS 病（Noonan 综合征、Costello 综合征、心血管筋膜综合征、Noonan 多发性肺炎综合征和神经纤维瘤病类型）的患者中，高达 20%～30% 的患者会发现 HCM。其他综合征通常与 HCM 不相关。

19. 肥厚型心肌病患者典型的心电图特征不包括（　　）

　　A. 三度房室传导阻滞

　　B. 左心室肥大

C. 左心前区导联倒置 T 波

D. 右束支阻滞

E. 以上都不是

答案：A。完全的心脏传导阻滞与抗 Ro 和抗 La 抗体、手术和患莱姆病母亲所生的婴儿有关。HCM 中的心电图 > 90% 的时间会出现异常特征，包括达到左心室肥大的电压标准（有无劳损）、RBBB、左心房扩大和深 Q 波。

20. 可能会增加肥厚型心肌病患者流出道杂音的是（　　）

A. 胸膝仰卧位

B. 等容握力

C. 去氧肾上腺素

D. 硝酸戊酯

E. 以上都不是

答案：D。硝酸戊酯会降低后负荷，加剧 HCM 的动态左心室流出道杂音。等容握力和去氧肾上腺素增加后负荷，减轻了 LVOT 阻塞的动态杂音。胸膝仰卧位与下蹲相似。

第 10 章　心脏性猝死风险评估
Sudden Cardiac Death Risk Assessment

Perry Elliott　Katy E. Bockstall　Matthew A. Cain　Mohammed Majid Akhtar　Mark S. Link　**著**

陈　鹏　杭伟健　汪道文　**译**

要　点

- 心脏性猝死或类似疾病的年发病率低于 1%。
- 风险预测策略是基于对多个危险因素的综合分析得出的，包括年龄、不明原因晕厥、心脏性猝死家族史、最大左心室壁厚度和非持续性室性心动过速。
- 具有多个临床危险因素和（或）预估 5 年猝死风险 ≥ 4% 的患者可能是一级预防植入 ICD 的候选者。
- 没有证据表明药物治疗可以降低 HCM 患者发生 SCD 的风险。

肥厚型心肌病是青年人心脏性猝死的主要原因 [1-4]。来自三级转诊中心的小型队列研究最初报道的猝死率为每年大于 2%，但更大规模的同时期研究显示了更好的临床结局，SCD 率为每年 0.6%～0.9% [4-10]。尽管如此，SCD 高危人群仍需被识别出来，以便为他们提供生活方式建议和可能挽救生命的治疗，即植入型心律转复除颤器治疗。

一、心脏性猝死的机制

心脏性猝死是多种机制相互作用的结果，包括细胞内钙流出异常、心肌细胞排列紊乱、小血管疾病和纤维化 [7, 11-18]。心律失常可由心肌缺血、心动过速和体力活动引起。基础状态与触发因素之间的相互作用可能受异常外周血管反应和左心室流出道梗阻所调节 [1, 3, 14-16, 19-26]。

二、SCD 的风险评估

由于 SCD 的风险存在于整个生命周期中，而且常常可以与结构异常或症状的严重程度是分离的，因此积极主动地评估风险至关重要 [7, 27]。现代临床实践指南推荐通过评估反映潜在心肌疾病严重程度的临床参数来评估 SCD 的风险，然后将该评估用于指导临床有关预防性 ICD 植入的决策。尽管许多观察性队列研究表明该方法能够识别风险最大的患者，但它仍有一些局限性 [27-30]。基于这个原因，基于大型患者队列研究的多参数模型的新的风险评估方式正在开发中 [5]。

（一）既往心搏骤停或持续室性心动过速

从心室颤动或持续室性心动过速中幸存下来的 HCM 患者是随后发生致命性心律失常的极高风险人群 [31-35]。在临床实践中，这一人群非常少，是否进行 ICD 治疗不难抉择。尽管关于运动诱发室性心律失常的数据很少，但一项研究表明，它与心脏性猝死高风险相关[36]。

（二）一级预防

有大量的文献报道了能够增加 SCD 风险的 HCM 表型，其中大部分可以通过病史和非有创性检查手段进行评估来确定，包括动态心电图、经胸廓的超声心动图（或在超声窗口不佳的患者中使用心脏磁共振成像）和症状限制性运动试验。一些专家推荐所有 HCM 患者进行 CMR 检查，因为 CMR 在识别经胸超声心动图不能很好显示的区域和通过延迟增强的程度、识别瘢痕负荷方面都有额外的价值。单个临床预测因子（"危险因素"）的相对重要性随年龄而变化，但除了既往发生心搏骤停外，几乎没有证据表明任何一个参数比另一个参数更具有预测性。文中（表 10-1）列出了一些最重要的临床危险因素。

（三）风险分层模型

2003 年，美国心脏病学会（ACC）和欧洲心脏病学会（ESC）基于多个主要的临床危险因素〔非持续室性心动过速（NSVT）、严重的左心室肥大、心脏性猝死家族史、运动中的收缩压异常反应（ABPRE）和不明原因晕厥〕提出了一个 SCD 危险分层算法[1, 26, 34, 37-42]。该指南基于多个反应 SCD 风险的危险因素综合的观察性数据得出的结论[1, 25, 33-35, 43]。没有危险因素的患者被认为发生 SCD 的风险为低风险，不推荐特殊的治疗，而有多种危险因素的个体被认为有足够高的 SCD 风险，需要植入 ICD。对于只有单一危险因素的患者治疗由治疗医生自行决定[35, 44]。

2011 年，美国心脏病学会基金会（ACCF）和美国心脏协会（AHA）发布了一份基于类似算法的更新指南[2]。对于存在多种危险因素的患者推荐没有变化，但对于有严重 LVH、不明原因晕厥或 FHSCD 的任何一种患者，选择 ICD 植

表 10-1　肥厚型心肌病心脏性猝死的主要危险因素一览表

风险因素	注 解
年龄	年轻人发生 SCD 的风险更高 一些危险因素对年轻患者更具有预测性，最主要的是 NSVT、严重左心室 LVH 和不明原因晕厥
非持续性室性心动过速	20%～30% 的患者在动态心电图监测中发生 NSVT（定义为心室连续搏动 ≥ 3 次，搏动 ≥ 120 次 / 分，持续时间 < 30s），是 SCD 的独立预测因子 NSVT 增加频率和持续时间可能增加风险
最大左心室壁厚度	TTE 测量的 LVH 的严重程度和范围与 SCD 的风险有关。有研究表明，最大壁厚 ≥ 30mm 的患者发生 SCD 的风险最大，但几乎没有极度肥厚（≥ 35mm）患者的数据
年轻时心脏性猝死的家族史	当一个或多个一级亲属（有或没有诊断为 HCM）在 40 岁以下发生猝死，或者当一个一级亲属在任何年龄诊断为 HCM 时发生了 SCD 时，SCD 家族史通常被认为具有临床意义
晕厥	晕厥在 HCM 患者中很常见，但因其有多种原因，所以很难评估 调查后无法解释的非神经心源性晕厥与 SCD 发作风险增加有关 评估 6 个月内的发作可能更能预测 SCD
左心房直径	两项研究报道了 LA 大小和 SCD 之间的正相关关系，但没有数据指出 SCD 和 LA 面积和体积之间的关系
左心室流出道梗阻	许多研究报道了 LVOTO 和 SCD 的显著相关性
运动血压反应	大约 1/3 的成人 HCM 患者有运动相关收缩压异常反应，其特点是进行性低血压或由于不适当的系统性血管阻力和低心排血量储备导致的收缩压无法增加 在年龄 ≤ 40 岁的患者中运动血压异常反应与更高的 SCD 风险相关

SCD. 心脏性猝死；NSVT. 非持续性室性心动过速；TTE. 经胸心脏超声；HCM. 肥厚型心肌病；LA. 左心房；LOVTO. 左心室流出道（改编自 Elliott et al.[48]）

入都是合理的（图 10-1）。ACCF/AHA 指南认为 NSVT 和 ABPRE 只有在存在其他危险因素的情况下才被认为是临床相关的[2, 30]。这种与 ACC/ESC 指南（2003 版）的背离部分是基于对 ICD 植入者的研究数据，在这些患者中，ICD 适当放电风险与危险因素并不相关[45-47]。

2014 年，欧洲心脏病学会提出了一种新的风险预测模型（HCM 风险 -SCD），该模型使用 7 个已确立的临床参数（图 10-2）估算临床评估后 5 年内 SCD 的风险（http://doc2do.com/hcm/webhcm.html）[5]。"HCM 风险 -SCD"来源于对 3675 名连续入组患者的回顾性多中心纵向队列研究，与其他风险分层方法相比，它提供了定量化和个体化的预后评估。ESC 指南推荐预估 5 年 SCD 风险＜ 4% 的患者应考虑为低风险，并建议

定期评估；而那些风险≥ 6% 的患者应考虑植入 ICD。在有中度风险（4%～6%）的患者中，应在考虑年龄、共病情况和治疗的心理影响因素后，可考虑 ICD 植入[48]。

无论采用何种方法来确定风险，患者和医生都应意识到，临床风险分层并不完善，目前接受 ICD 治疗的个体中，只有一小部分人会有可能挽救生命的放电[49]。相反，许多 ICD 接受者在其一生中会经历不恰当的放电和植入物并发症[49, 50]。目前在此类知识方面仍然存在许多空白，尤其是在儿童和青少年、精英运动员及患有代谢性疾病、综合征和其他拟表型疾病的个人中。此外，室间隔减容治疗对 SCD 风险预测的影响也不清楚，所有评估风险的方法在进行干预后都应谨慎使用[51]。

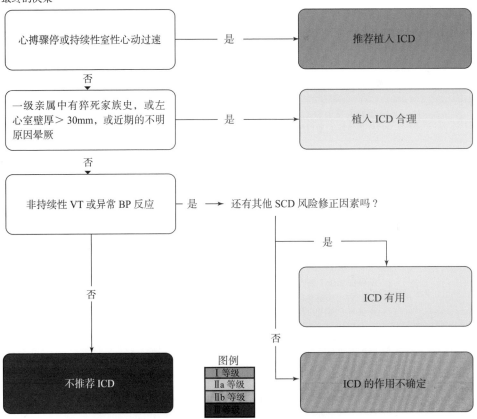

不管这些指南中提出的建议等级如何，植入 ICD 的决定必须包括谨慎应用个人临床判断，深入讨论证据的强度、益处和风险（包括但不限于不适当电击、导线和程序性并发症），允许完全知情的患者积极参与最终的决策

▲ 图 10-1　肥厚型心肌病患者植入 ICD 的评估和治疗流程图（改编自 JACC[2]）

其他潜在危险因素包括 LVOTO、CMR 的晚期钆增强、左心室心尖室壁瘤和高危基因突变。BP. 血压；ICD. 植入型心律转复除颤器；SCD. 心脏性猝死；VT. 室性心动过速

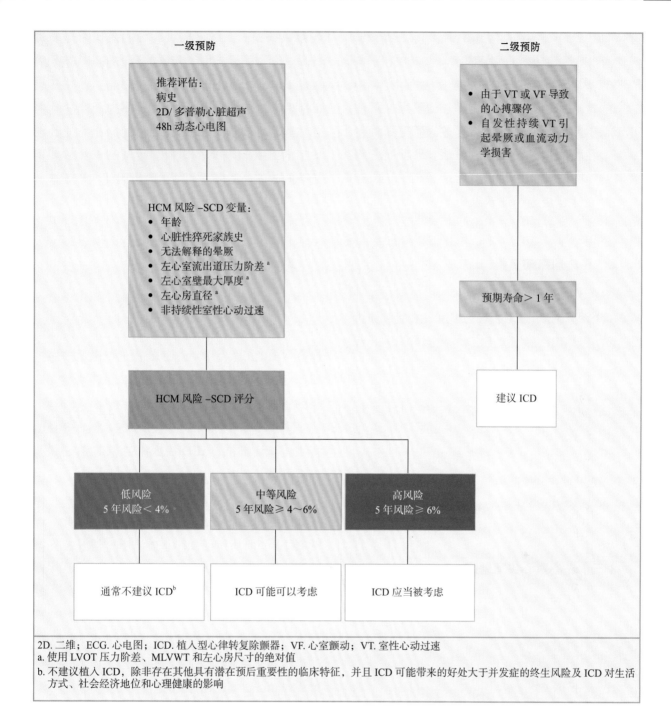

▲ 图 10-2 欧洲学会肥厚型心肌病诊断与管理指南（2014 版）中肥厚型心肌病中 ICD 的考虑流程图[48]
该方案是基于估计 5 年心脏性猝死风险的个体化风险预测方案[5]

三、心脏性猝死的其他潜在危险因素

没有任何风险分层策略能够绝对肯定地预测 SCD，但工作仍在继续以便将意外事件减少到绝对最小。传统的方法是寻找新的 SCD 预测因子，

但是即使有额外的风险因素，仍然需要提供准确的个体化风险评估的模型。

（一）基因型

基因型在确定 SCD 风险中的作用仍不确定。早期遗传学研究提示，肌钙蛋白 T 突变（不到所有病例的 5%）与特别高的 SCD 风险相关[18, 52–55]，但这尚未被纵向队列研究证实[56, 57]。同样，一些 β- 肌球蛋白重链突变曾被认为是良性的[58, 59]，但后来的报道表明并非如此[17, 59]。已发表文献的一个根本问题是，缺乏足够有力的研究来确定基因型在预测结果中的独立价值。目前有资料表明，存在肌节突变与较差的预后相关，复杂基因型（复合杂合子或双杂合子）的预后可能更差[60–62]。

（二）心肌瘢痕负担

多数 HCM 患者在心脏磁共振成像上存在一定程度的钆延迟增强（表现为细胞外心肌胶原沉积），并与其他已确定的 SCD 危险因素有关，包括 NSVT、严重肥厚和左心室流出道梗阻[63–67]。最近的 Meta 分析提示，SCD 的风险随着 LGE 的范围而增加[68]，但每个研究在相对较小的组群中使用了不同的量化方法，这些组群的事件很少，随访时间也有限。同样明确的是，没有 LGE 并不等同于没有 SCD 风险[11, 69]。一般的共识是 LGE 不应该被认为是 SCD 风险的独立评判因素，但是在临界临床情况下考虑它是合理的。

（三）左心室心尖室壁瘤

一些 HCM 患者会出现左心室心尖动脉瘤，具有典型的环形瘢痕，并伴有心肌透壁瘢痕和纤维化，这可能是一种心律失常的基础[70]。许多研究表明，室壁瘤的存在与包括猝死、心力衰竭和血栓栓塞在内的不良事件风险显著增加有关，但与其他危险因素相比，其独立预测价值仍有待确定[70–72]。

（四）终末期阶段

终末期 HCM 的左心室收缩功能低于 50%，其特征为预后差和猝死风险增加。在一个大型的多中心 HCM 患者队列中，终末期疾病患者的 SCD 患病率为 3.5%，总体年死亡率为 11%，每年有 10% 的患者接受适当的 ICD 干预[73]。这些

观察数据提示，终末期疾病可能被认为是 SCD 的另一个危险标志[73]。重要的是，患有终末期疾病的 HCM 患者可能不符合在非缺血人群中进行 ICD 植入的传统标准，因为在非缺血人群中射血分数通常需要低于 35%。由于 HCM 通常是高动力型的，HCM 患者的射血分数低于 50% 表明了显著的收缩功能障碍和高风险。因此，推荐这一射血分数切分点进行 ICD 植入。

四、预防心脏性猝死

（一）植入型心律转复除颤器

ICD 是预防 SCD 的现代标准方式，但目前没有在 HCM 患者中对这些装置进行随机对照试验。ICD 治疗的理由是，接受 ICD 的患者接受适当的放电来终止可能危及生命的室性心律失常。这一观察结果被解释为生存获益的证据，并且所有当代指南都推荐 ICD 治疗作为 SCD 的一级和二级预防。

在 ICD 植入前，患者应了解不适当电击、植入物并发症和社会、职业、驾驶限制的风险。尽管 HCM 心肌质量增加、基质增厚，但 ICD 在终止致命性心律失常方面仍有优异的疗效[74]。采用植入 ICD 作为一级或二级预防的高危患者，其每年会经历 4%～7% 的针对室性心律失常的适当放电（图 10-2），二级预防（每年 7%～11%）比一级预防（每年 3%～5%）的适当放电发生更频繁[33, 34, 74, 75]。第 1 次治疗往往要推迟多年[75, 76]。不幸的是，不适当放电在 HCM 患者中也很常见，多达 25% 的患者接受过不适当放电[50, 75]。年龄小和心房颤动史与 ICD 不适当放电相关[50]。由窦性心动过速、心房颤动或导联功能障碍引起的不适当放电是 HCM 最常见的 ICD 并发症，其次是感染、出血、血栓形成、导联折断、脱位和超感，其发生率在普通起搏器和 ICD 患者中相似[77, 78]。ICD 治疗的并发症在年轻的 HCM 患者中更常见，这类人通常在植入后需要在一生中进行多次

更换，年轻人积极的生活方式可能会使得肥厚的心肌对装置产生更多的物理磨损和较高的机械磨损，这可能会在这些患者中导致更高的导联折断发生率[78]。

大多数 HCM 患者应该接受单导联 ICD，因为心房电极并不能减少不适当的放电发生率，而且有可能导致植入物并发症[79]。对于合并左心室流出道梗阻的患者应保留心房导联，伴随短时间房室延迟的右心室起搏可以降低梗阻或常规传导系统疾病的严重程度[34]。室上性心律失常患者也可受益于心房电极，它可根据每一患者的具体问题协助进行长期监测。对于没有抗心动过缓起搏适应证的 HCM 患者，只要有理想的 R 波感应，就可以避免血管内电极的并发症，因此皮下 ICD 可能是一个有吸引力的选择[80, 81]。设备的 VF 区应编程为 ≥ 220/min，以最大限度地减少快速的心房颤动所带来的电击，尽管抗心动过速起搏在终止室性心律失常方面有效，但可能不会减少适当的放电的发生率[79]。ICD 接受者应定期随访，以监测症状及与设备和疾病相关的并发症。

（二）运动的限制

尽管休息时的室性心律失常和记录到的运动诱发的持续性室性心律失常在大多数 ICD 治疗患者中均很罕见，但是有共识是，HCM 患者应该建议避免参与竞技体育，且不鼓励其进行激烈的体育活动，特别是当他们具有 SCD 危险因素或左心室流出道梗阻时。然而，应该鼓励患者保持健康的生活方式，因为没有证据表明轻度的体育锻炼会增加 SCD 的风险。

（三）抗心律失常药

在 ICD 引入之前，胺碘酮、拮抗药、钙拮抗药和 Ia 类抗心律失常药物被预防性使用[46, 82, 83]。虽然早期的报道表明胺碘酮具有潜在的保护作用，但很明显，它并不能对 HCM 患者的猝死提供绝对保护[46, 84]。此外，胺碘酮与显著的累积毒

性有关，这样对于需要长期治疗的年轻患者不是一个好的治疗选择[82, 84]。没有其他药物被证明可以降低 SCD 的发病率。

虽然不能作为预防 SCD 的一级或二级预防的唯一疗法，但药物治疗对于植入 ICD 后仍出现有症状的室性心律失常的患者可能有作用。这其中经验最好的是胺碘酮，但索他洛尔有时可能有益[33]。

五、HCM 患儿 SCD 的一级预防

HCM 患儿具有较高的先天性代谢异常、畸形综合征和神经肌肉疾病的患病率[85, 86]，当其诊断年龄小于 1 岁时，死亡率高于成人，但其心力衰竭比 SCD 更常见[85, 86]。极为有限的儿童 SCD 的数据来自小型观察性研究和根据成人数据的推测[75, 85, 87-89]。最近的一项系统综述和 Meta 分析在至少两项研究中确定了统计学上与死亡风险增加相关的四种传统主要危险因素：既往不良心脏事件、非持续性室性心动过速、不明原因晕厥和左心室极度肥厚[90]。

六、结论

在 HCM 患者中，SCD 是年轻患者的主要风险，而进展性心力衰竭和相关症状主要发生在后期[8]。风险评估方案应在最初出现时进行，并每年重复进行，或在出现新的风险因素时重复进行，这对 SCD 的一级和二级预防至关重要，因为适当的 ICD 针对性治疗可以挽救生命。

本章测试

1. 一位 37 岁的 HCM 女性患者在过去 1 年出现过几次晕厥。晕厥只出现在淋浴和经期前。她有发热的先兆症状，从未发生过劳累性晕厥，但有心悸。Holter 没有显示 NSVT。超声提示室间隔 16mm，左心房大小 4.6cm，腔内压力阶差 144mmHg。没有

SCD 的 FMH 或运动引起的低血压反应。她接受 ICD 是（　　）

A. 应该的

B. 不应该的

答案：B。根据美国的标准，患者没有高风险的特征。她的晕厥与神经介导性晕厥最为一致，因此一般不应接受 ICD 治疗。根据欧洲（ http://www.doc2do.com/hcm/webHCM.html ）标准，患者在 5 年内罹患 SCD 的概率为 3.81%，属于中等风险。因此，按照 ESC 的标准，她也不是 ICD 的候选者。

2. 一名 32 岁男性，4 年前被诊断为 HCM。动态心电图提示 NSVT 发生 6 连跳频率为每分钟 150 次。没有 SCD 的 FMH 或晕厥或运动引起的低血压反应。超声提示 LA 大小 4.4cm，最大室间隔厚度 23mm，流出道压力阶差 77mmHg。他植入 ICD 是（　　）

A. 应该的

B. 不应该的

C. 可能的

答案：A。根据美国标准，NSVT 是一个次要的危险因素，因此其他风险因素如 MRI 瘢痕负荷、心尖室壁瘤、双重打击基因异常、LVOT 压力阶差等需要进行权衡。患者确实有显著的 LVOT 压力阶差，这增加了其患 SCD 的风险。如果 MRI 瘢痕负荷 > 15%，那么这两种情况都支持 ICD。欧洲风险计算将他的 5 年 SCD 风险定为 8.92%，因此应该植入 ICD。

3. 17 岁的优秀篮球运动员在打篮球时晕厥。超声最大厚度 21mm，LA 大小 4.2cm，LVOT 压力阶差 5mmHg。没有 SCD 的 FMH 或运动引起的低血压反应。她接受 ICD 是（　　）

A. 应该的

B. 不应该的

C. 可能的

答案：A。根据美国指南，患者只有一个单一但强烈的风险因素，因此应该植入 ICD。根据 ESC 计算，5 年 SCD 风险为 15%，因此是非常高的风险，应该植入 ICD。

4. 一位 15 岁的女性，她的父亲在 32 岁时突然死于 HCM。超声最大厚度为 17，LA 大小为 35mm，无 LVOT 压力阶差。运动后无 NSVT、晕厥或低血压反应。她接受 ICD 是（　　）

A. 应该的

B. 不应该的

C. 可能的

答案：C。根据美国标准，患者确实有一个主要的危险因素，所以 ICD 应该被考虑。通过 ESC 计算，患者 5 年风险为 3.79%，因此 ICD 一般不建议。这些情况下，在充分讨论后，考虑到潜在的并发症和患者的意愿进行个体化决策是适当的。

5. 28 岁男性，心电图诊断为 LVH HCM。超声最大厚度 3.2cm，LA 大小为 3.8cm，无 LVOT 压力阶差。动态心电图提示 NSVT 发生 7 连跳频率为 140 次 / 分，无 SCD 的 FMH。本人无运动后晕厥或低血压反应史。他植入 ICD 是（　　）

A. 应该的

B. 不应该的

C. 可能的

答案：A。根据美国标准，他有一个主要的和一个次要的危险因素，所以应当植入 ICD。ESC 显示 5.92% 的 5 年 SCD 风险，也提示植入 ICD。

6. 问题 5 中的患者是殡仪馆挖掘坟墓的工人，3 个导联心电图筛查如下图所示。他植入一个 SC ICD 是（　　）

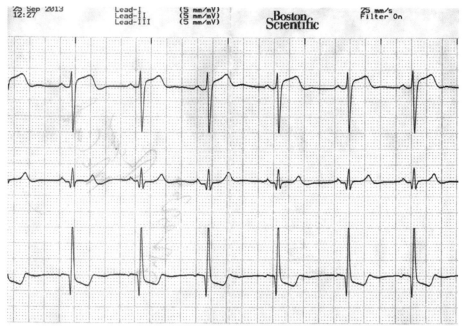

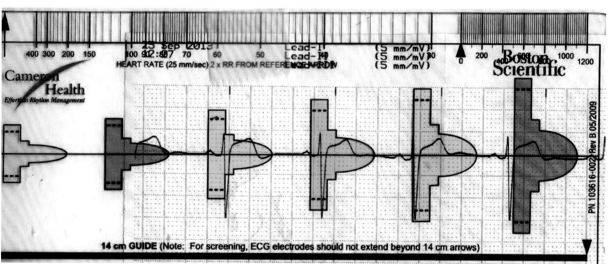

A. 应该的

B. 不应该的

C. 可能的

答案：C。根据心电图，T 波过度感知不应该发生，因此患者确实符合 S-ICD 的标准。虽然与经静脉 ICD 相比，S-ICD 的数据并不多，但由于患者的工作原因，S-ICD 对他来说是一个有吸引力的选择。然而，在 HCM 人群中，S-ICD 存在一些缺陷，包括 ATP 无反应性、没有后备起搏、不能识别房性心律失常，因此在植入前应仔细讨论其风险、益处和缺乏长期数据的事实。

第11章 青少年与运动员筛查的基本原理、方法及结局
Youth and Athletic Screening: Rationale, Methods, and Outcome

David S. Owens　Sanjay Sharma　著

陈　鹏　杭伟健　汪道文　译

要　点

◆ 青少年和运动员心脏性猝死是虽不常见但十分悲惨的事件，它会对家庭和社区产生极大影响。

◆ 对于易患心脏病的运动员来说，运动（特别是爆发性运动）会急剧增加 SCD 的风险。

◆ 青年和运动员（≤ 35 岁）的 SCD 最常见的原因是遗传性心脏病或先天性异常，如肥厚型心肌病、致心律失常性右心室心肌病或冠状动脉异常。

◆ 在青年和运动员中导致 SCD 的问题通常有很长的潜伏期，通常可以通过常规检测方法在死亡前识别出来。

◆ 运动员心脏经过了运动适应，可能导致类似疾病的形态学和电生理的变化，而这些"灰色地带"对诊断提出了挑战。

◆ 虽然发达国家已经达成共识，认为对运动员进行遗传性心脏病筛查是合适的，但对于最佳筛查方法仍存在相当大的争议。

◆ 对青少年和运动员进行心电图筛查得到了欧洲心脏病学会和许多国际体育组织的支持，但美国专业协会却不支持，这主要是因为担心假阳性率、成本效益和医疗服务中的问题。

◆ 尽管美国专业协会建议反对 ECG 筛查，但由于 SCD 对运动员的极大影响和公众对筛查的兴趣，许多大学和当地基金会为青少年和运动员提供自愿筛查项目。

◆ 新的运动员专用心电图标准降低了假阳性率和筛查成本，使心电图筛查能够在具备足够专业知识和质量控制的条件下，在年轻人的小队列中进行。

一、概述

猝死是一件令人震惊的事情，没有任何先兆，似乎是随机或在任何情况下发生的。当发生于青年、青少年或运动员等健康人时，特别令人感到悲惨。通常，死亡原因是未确诊的遗传或先天性疾病，可能在死亡前就能够被识别。发达国家社会有共识认为，青少年和运动员应该接受可能危及生命的心脏疾病的筛查，但筛查工作的严格程度和投入的资源因卫生系统资源和社会价值的不同而存在很大差异。目前，对于应该采用何种筛查方法、筛查的经济和实施成本是否可接受、更大强度筛查是否会降低发病率或死亡率，仍存在相当大的争议。

本章将回顾目前关于青少年和运动员心脏性猝死的病因和发病率的知识，讨论筛查方案的

基本原理及其潜在的益处和局限性，并回顾来自真实世界的筛查经验和结果的数据。鉴于肥厚型心肌病数量多，本章将尤其关注肥厚型心肌病所致的猝死，在人口基础上筛查 HCM 的益处和局限性。

二、青年和运动员的 SCD

猝死是指在没有前驱症状（或症状时间短）的情况下突然失去生命，心血管问题是最常见原因，如心肌梗死、室性心律失常、脑血管意外或主动脉瘤破裂等。在普通人群中，心脏性猝死的发生率随着年龄的增长和基础心脏疾病的存在而增加，但总的来说，SCD 是全因死亡的重要因素。SCD 年发生率的估算数值差异很大，在美国估计有 180 000～450 000 例死亡[1, 2]。正因为如此，公共卫生部门做出了大量的努力，以人们提高对 SCD 的认识，并增加心肺复苏和 AED 的可用性和利用率。

SCD 的流行病学很大程度上与年龄有关。35 岁以上的 SCD 最常见的病因是后天性心脏病，特别是冠心病，而 35 岁以下的青年和运动员的 SCD 更多是由于遗传或先天性心脏病和原发性心律失常综合征所致。文中（表 11-1）列出了青少年和运动员中可能导致 SCD 的部分疾病。

SCD 在年轻人（通常定义为≤ 35 岁）中的年发病率估计为 0.7/10 万～3.0/10 万。要确定准确的发病率很有挑战性，这主要是由所研究的人群的差异和依赖媒体报道或保险索赔时病例认定不确切所致。在 35 岁以下的现役军人中，SCD 的年发生率在刚开始训练的新兵中为 13.0/10 万（1∶900）[3]，而在 10 年观察期间仅为 1.2/10 万[4]。

许多观察性研究一致表明，无论是在普通人群中，还是在青年[5]和运动员中，男性的 SCD 率都高于女性[6-9]。与一般人群相比，男性的相对风险估计是 1.3 倍[1, 2]，而运动员的相对风险可能高达 5.6 倍。运动员的相对风险较高的原因尚不清楚，但可能与生物学或社会因素有关，包

表 11-1 运动员心脏性猝死原因

- 心肌病
  - 肥厚型心肌病
  - 致心律失常性右心室心肌病
  - 扩张型心肌病
  - 左心室致密化不全
- 主动脉疾病
  - 马方综合征
  - Loeys-Dietz 综合征
  - Ehlers-Danlos 病
  - 胸主动脉瘤及夹层
- 离子通道病
  - 长 QT 综合征
  - 短 QT 综合征
  - 儿茶酚胺敏感性多形性室性心动过速
  - Brugada 综合征
  - 预激综合征
- 先天性异常
  - 冠状动脉异常
  - 主动脉瓣二瓣化合并主动脉病变
- 后天疾病
  - 心肌炎
  - 冠状动脉疾病
  - 心脏震击猝死综合征

括历史上参与更激烈的运动活动的女性代表性不足。无论是在普通人群中[10]，还是在运动员中，非洲人后裔患 SCD 的风险似乎比白人更高[8, 9]，但由于冠心病[11]而患 SCD 的可能性较小。

此外，在青少年和运动员中，SCD 已报道的病因分布存在地域差异。在美国和英国，明确的或可能的肥厚型心肌病似乎是 SCD 最常见的原因[12, 13]，而在意大利，致心律失常性右心室心肌病是 SCD 最常见的原因（图 11-1）。这可能是由于这些疾病的基因突变频率的人群差异、医疗保健和筛查方面的社会差异，或者是法医对尸检诊断方法的差异。重要的是，15%～40% 的病例可能出现不明原因猝死（SUD），尸检显示心脏结构正常，怀疑为原发性心律失常综合征所致[4, 13, 14]。

虽然运动对健康和整体幸福感有诸多益处，但运动明显会增加 SCD 的风险。根据医生健康研究的数据估计在运动的 30min 内发生 SCD 的风险增加 16.9 倍（95%CI 10.5～27.0）[15]。这种风险在久坐且间歇性运动的人群中最高。一项纳入了由 2900 万人年意大利青少年（12—35 岁）

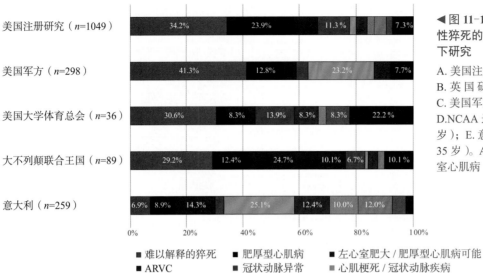

◀图 11-1　年轻人及运动员心脏性猝死的病因学比较，来源于如下研究

A. 美国注册研究[12]（年龄≤ 39 岁）；B. 英国研究[13]（年龄≤ 35 岁）；C. 美国军方研究[4]（年龄≤ 35 岁）；D.NCAA 运动员[8]（年龄为 17—26 岁）；E. 意大利研究[6]（年龄为 12—35 岁）。ARVC. 致心律失常型右心室心肌病

■ 难以解释的猝死　　■ 肥厚型心肌病　　■ 左心室肥大 / 肥厚型心肌病可能
■ ARVC　　■ 冠状动脉异常　　■ 心肌梗死 / 冠状动脉疾病
■ 心肌炎　　■ 离子通道病　　■ 瓣膜病

的前瞻性观察研究提示，与非运动员相比，运动员 SCD 的相对风险为 2.8 倍（95% CI 1.9～3.7）。在急性运动情况下，运动员死亡人数占 89% 和非运动员占 9%[6]。

无论是年轻人还是老年人，SCD 都被认为是由潜在的易感基础上叠加急性触发因素引起的，并且有许多机制可以通过运动触发心律失常。运动增加儿茶酚胺水平，可引起脱水和电解质失衡，升高血压和使主动脉剪切力增加，并可引起易感个体心肌缺血[16]。已经观察到，涉及爆发力的运动（如篮球、足球、橄榄球）比其他体育项目有更高的 SCD 发生率[8, 16, 17]。造成这种情况的确切原因尚不清楚，但可能与心率的突然变化和（或）更长的"超大量"运动时间有关。另外，因为无法在较高有氧水平下竞赛，因此有基础心脏疾病患者可能在需要高有氧条件的运动项目中代表性差[18]。

几项研究已经提示，NCAA 运动员（2004—2008 年，年龄 17—23 岁）的运动训练强度与猝死风险具有一定比例的相关性，并根据性别、种族和运动训练规则呈现一定差异[8]。SCD 的总风险为 1/43 770 人年，但是男性（1/33 134 人年）和非裔美国人（1/17 696 人年）风险更高。男性篮球运动员的 SCD 发生率最高（1/3100 人年）。在这一系列中，SUD 和冠状动脉异常是这些运动

员最常见的死亡原因，而 HCM 相较于其他美国注册研究则不那么常见[14]。这与 Basavarajaiah 等的数据一致，他们提示 HCM 在优秀运动员中可能是罕见的[18]。

即使是结构正常的心脏，也可以由于钝物直接击打前胸而导致 SCD。在心动周期的特定时刻，这样的打击可以诱发心室颤动，这种现象被称为心脏震荡，这也是运动员 SCD 一个不可低估的原因[19]。因此，再多的筛查也不能预防所有的 SCD，因此在训练和比赛中都需要随时可用的 AED 和急救行动计划。

三、筛查的理由

参与前的心血管筛查是对运动员和青少年在参加体育活动之前进行的系统评估，目的是发现可能导致 SCD 的基础心血管异常和提高运动参与者的安全性。尽管在围绕雇佣的方法上存在很大分歧，但发达国家一致认为，运动员和青少年应该接受参与前心血管筛查。美国心脏协会认为参与前筛查是一个重要的公共健康问题，从伦理、法律和医学的角度来看，它是合理的、必要的和令人信服的[20]。

1968 年，世界卫生组织制定了评估健康筛查项目适宜性的标准（表 11-2）[21]，这些标准至

表 11-2　世界卫生组织有效筛查项目的标准[21]

- 这种状况应该是一个重要的健康问题
- 这种情况应该有治疗方法
- 应具备诊断和治疗设施
- 这种病应该有潜伏期
- 这种情况应该有测试或检查的手段
- 这项测试应该为大众所接受
- 应充分了解该病的自然史
- 应该有达成一致的政策决定什么人应当被治疗
- 单个病例的总费用相对于整体医疗经费应该达到经济上的平衡
- 病例的发现应该是一个连续的过程，而不仅仅是一个"一劳永逸"的项目

今仍然适用。参与前心血管筛查即使不能满足所有的，也能满足其中的许多标准。青少年和运动员基础心脏疾病参与前筛查的重要特征包括以下项目。

- 运动员的 SCD 已被许多专业组织视为一个重要的健康问题，许多以社区为基础的非营利组织已经出现，以满足社会对青年和青少年更强烈的筛查需求。

- 尽管青少年和运动员在 SCD 之前通常没有症状，但大多数带来的风险增加的遗传性心脏病和先天性异常都有长达多年的潜伏期，在此期间疾病可能被检测出来。

- 这些疾病的自然史已被充分了解，治疗和减少 SCD 风险的指南也普遍可知。推荐植入 ICD 和改变生活方式（包括避免剧烈或竞争性运动）。

- 通过被广泛接受的心脏检测包括医学检查（病史和心脏听诊）、心电图和超声心动图检查可以识别导致青少年和运动员风险增加的基础疾病。

因此，许多世界卫生组织有效筛查的标准都得到了满足，并且在几个重要方面，遗传性和先天性心脏病筛查项目是非常适合的。然而，实施这些筛查项目存在实际的挑战，使得赛前筛查存在争议。

筛选试验通常是不完善的，而假阳性结果则需要更昂贵的试验进行评估。在评估筛查方案的有效性时，必须考虑筛选试验的敏感性（检测真实疾病的能力）和特异性（不误检正常个体的能力）及基础疾病的患病率。

筛查的成本包括进行筛查检测的财务成本及疑似病例的下游检测成本。对于许多疑似的心血管疾病，额外的诊断检测可以是极大量的。最后，必须考虑到筛查的个人和心理成本。被诊断为潜在心血管疾病的运动员可能会感到焦虑，而暂时或永久丧失运动资格可能会造成重大的个人后果和健康后果。

最后，还有一些伦理问题与哪些人应该接受心血管筛查有关——特别是限制对运动员的筛查是否合理，尤其是因为在很大比例的 SCD 也发生在非运动员身上的情况下[22, 23]。此外，对本土地区筛查项目持批评态度的人认为，资助的对象是富裕社区，使贫困社区得不到保护。这种在关怀上的差异不太可能在更广泛的意义上改善运动员的 SCD 发病率，并且带来了重大的伦理问题。

四、心脏对运动的适应

对运动员的赛前心血管筛查的一个主要挑战是心脏的结构和功能对重复性锻炼的适应和重构。这种生理适应可能导致心电图或超声心动图异常（经典定义），包括左心室肥大。在某些情况下，区分"运动员心脏"和可导致猝死的基础心肌病（如 HCM 或 ARVC）是很有挑战性的[24, 25]。事实上，这些"灰色地带"可能会让医疗专业人士相当惊慌，导致不必要且昂贵的诊断检测，或不必要地将运动员排除在体育比赛之外。因此，治疗或评估运动员的临床医生必须对运动训练影响心血管系统的方式有基本的了解。

"摩根罗斯假说"假设心脏重构的方式在很大程度上取决于所进行的运动类型[26, 27]。参加高动力型运动（如跑步、骑车、划船）的运动员经历心排血量的反复增加，伴随高血流动力状态和较少的后负荷增加。相应的，心腔被认为发生平衡的偏心性扩张和肥厚，导致所有四个心腔均增大。与之相反，参加高阻力运动（如举重）的运动员会经历后负荷的反复增加，心排血量的增加

较少，这被认为会导致向心性左心室肥大。

最近的研究对这一假设提出了质疑，特别是关于阻力训练方面。对开始进行耐力训练的久坐者的研究清楚地表明，随着训练的进行，心室的大小和体积都有所增加，这一发现与精英运动员的左心室体积增大相一致[28]。虽然阻力训练导致左心室肥大的观点在理论上是合理的，但在力量训练的个体中左心室肥大并不一致，与之同时存在的高血压可能混淆了这种联系[27, 29]。此外，后负荷的增加可能持续时间很短，或者在 Valsalva 动作期间被胸腔内压力的增加所抵消。

除了心脏重构，运动还会诱发心脏自主神经张力的变化。耐力训练通常会导致迷走神经的副交感神经支配的增加。因此，心动过缓、交界性逸搏节律和二度 I 型房室传导阻滞（如文氏现象）在心电图或节律监测中并不少见，不应与疾病混淆。

黑人运动员的运动反应性心脏重构的程度可能更大。与年龄、性别、血压水平相近的白人患者相比，黑人高血压患者左心室肥大程度更重[30]。同样，与白人运动员相比，黑人运动员左心室壁厚度和左心室质量指数更大（图 11-2）[31-33]，且更可能出现心电图异常[34]。在一项对 300 名体重正常的英国黑人男性运动员的研究中，18% 的人表现出左心室壁厚度 ≥ 13mm，3% 左心室壁厚度 ≥ 15mm[35]。因此，黑人运动员尤其容易陷入运动重构和 HCM 之间的"灰色地带"，需要仔细地诊断评估，以确保正确的诊断，而避免不恰当地将生理性左心室肥大运动员判定为不合格。

五、基本的参与前心血管筛查

参与前的心血管筛查可以采取多种形式。基本筛查项目，如美国心脏协会[20]和联合专业指南参与前身体评估（PPE）专著（第 4 版）[36]所倡导的项目，包括病史和体格检查，并根据医生的判断进行附加评估。美国心脏协会推荐对竞技运动员进行 14 项参与前心血管筛查（表 11-3），这

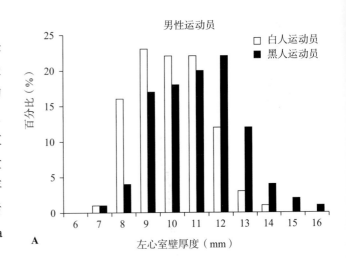

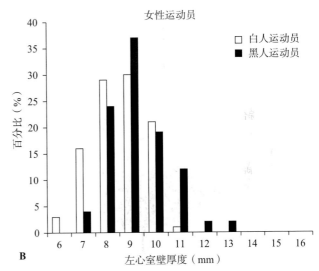

▲ 图 11-2 左心室壁厚度在下列人群中的分布
A. 白人及黑人男性运动员[35]；B. 白人及黑人女性运动员[33]（于 2012 年经 BMJ Publishing Group Ltd. 许可转载，引自 Chandra et al.[32]）

些推荐主要基于治疗标准和专家意见[37]。

在美国，大多数 PPE 检查是由儿科医生和（或）家庭内科医生在健康儿童就诊的情况下进行的，而这些人往往缺乏心脏病学和评估运动员方面的专业培训。真实世界的资料表明，美国心脏协会推荐的参与前筛查极少被完整实施[38]，而且由于筛查是由当地医生完成的，因为不具备 ECG 和超声心动图检查条件，因此进行额外的心血管评估可能存在障碍。相比之下，在欧洲，运动员参与前筛查通常是集中进行的，而提供筛查的医生通常具有对运动员进行评估的专业知识。

表 11-3　美国心脏协会推荐的对竞技运动员参与
前心血管筛查的 14 个要素 [37]

- 病史 ᵃ
- 个人史
  - 与用力有关的胸痛 / 不适 / 憋闷 / 压迫感
  - 不明原因的晕厥 / 几乎晕厥 ᵇ
  - 与运动相关的过度和不明原因的呼吸困难 / 疲劳
  - 事先确认心脏杂音
  - 收缩压升高
  - 先前的限制参加体育活动
  - 由医生安排的之前的心脏检查
- 家族史
  - 至少 1 名亲属因心脏病在 50 岁前过早死亡（突发、意外或其他）
  - 50 岁以下的近亲因心脏病导致残疾
  - 家庭成员中某些心脏疾病的特殊情况：肥厚型或扩张型心肌病、长 QT 综合征或其他离子通道疾病、马方综合征或临床严重心律失常
- 体格检查
  - 心脏杂音 ᶜ
  - 用股动脉搏动来排除主动脉缩窄
  - 马方综合征的生理特征
  - 肱动脉血压（坐姿）ᵈ

a. 建议对高中和初中运动员进行双亲验证
b. 判定为非神经心源性（血管迷走性），在与运动有关时尤其值得关注
c. 指被判断为可能是器质性的、不太可能是无害的心脏杂音，应同时采用仰卧位和站立位（或 Valsalva 动作）对患者进行听诊，特别是要识别动力型左心室流出道梗阻的杂音
d. 最好是测量双臂

这有助于限制不必要的随访或诊断测试的数量。

心血管筛查是应该在所有青年和青少年中进行，还是只对那些参加体育运动的人进行，是一个重要的伦理问题。目前，美国的筛查项目主要集中在运动员身上，因为与非运动员相比，他们被观察到的风险更高，但这也引发了平等和公平的问题。有几个欧洲国家对所有青年和青少年进行常规心血管筛查。

六、心电图

使用心电图进行心血管筛查是有争议的 [39-41]。一些医生提倡将心电图纳入标准的参与前筛查程序，这是英国和许多欧洲国家及包括奥运会和 FIFA 世界杯在内的国际体育比赛的标准筛查。高达 90%～95% 的运动员在经历 SCD 之前无症状或症状极其轻微 [12]，而心电图为诊断无症状性心肌病和心脏电生理疾病（如离子通道病、WPW）提供了一种可能的手段。据估计，85%～90% 的无症状 HCM 患者可以通过异常的心电图鉴别出来 [42]；相反，ECG 正常的 HCM 患者预后良好，发生 SCD 的风险较低 [43]。

反对 ECG 筛查作为参与前评估组成部分的人指出了许多挑战 [44]。心电图假阳性（根据标准条件，比例高达 10%～20% 或更多）可能导致昂贵的、不必要的评估和（或）不适当的将个人排除在运动比赛之外，并且考虑到 SCD 在运动员中是一种罕见的事件，这些开支——经济的、个人的和心理的——可能是不合理的。此外，由于地理范围广，而心电图需要分散评估，因此心电图筛查的广泛应用可能不容易从欧洲推广到美国。

鉴于人们已经认识到运动诱发的心脏重构是高假阳性率的一个重要因素，目前已经开展了许多重新定义在运动人群中解释心电图标准的尝试。2010 年，欧洲心脏病学会进行了首次此类努力，列举了被认为是由于训练引起的心电图变化，并将其与疾病可能相关的心电图变化进行了区分 [45]。随着时间的推移，这些标准被反复修改和改进，如斯坦福标准（2011 年修订版）[46]、西雅图标准（2013 年修订版）[47-50] 和精炼标准（2015 年修订版）[51]。2017 年，一个由运动心脏病学家和运动医学医生组成的国际团体进一步修订了这些标准，成为众所周知的"国际共识标准"（表 11-4）[52]。虽然这些标准很大程度上是基于专家意见，但越来越多的研究数据为这些推荐提供了证据基础。一系列针对这些运动特异性心电图标准的修改已被显示可逐步降低假阳性率（低至 < 5%），而不显著降低特异性（94%）[34]。虽然这些标准需要有运动员特有心电图判读方面的专业知识和训练，但已经有了针对这些标准开发的软件判读算法，并可能促进其更广泛的采用（图 11-3）。

运动员特有心电图标准有几个重要特征值得讨论。首先，因为心脏重构和较瘦的体型，左心

表 11–4　运动员心电图判读推荐标准（2017 国际共识标准）[52]

正常心电图结果	
这些与训练相关的心电图改变是对定期运动的生理适应，被认为是运动员的正常变异，不需要对无明显家族史的无症状运动员进行进一步评估	
QRS 波电压增高	达到左心室或右心室肥大标准的单纯 QRS 波电压增高
不完全性右束支传导阻滞	V_1 导联 rSR′ 型，V_6 导联 qRS 型，QRS 波宽度＜ 120ms
早期复极	下壁和（或）侧壁导联 J 点上抬、ST 段上抬、J 波或 QRS 波末端不清
黑人运动员复极变异	黑人运动员中 V_1～V_4 导联 J 点上抬且 ST 段凸面（"半球型"）上抬伴 T 波倒置
青年型 T 波	年龄＜ 16 岁的运动员中 V_1～V_3 导联 T 波倒置
窦性心动过缓	心率 30～60 次 / 分
窦性心律失常	心率随呼吸变化：吸气时心率增加，呼气时心率减少
异位房性心律	P 波与窦性 P 波相比形态不同，如下壁导联的负向 P 波
交界性心律	QRS 率比静息 P 波或窦性率快，经典的为心率＜ 100 次 / 分伴窄 QRS 复合波，除非 QRS 基线异常
一度房室传导阻滞	PR 间期 200～400ms
二度 I 型房室传导阻滞（文氏传导）	PR 间期逐渐延长，直到出现一个无传导的 P 波伴无 QRS 复合波，漏搏后的第一个 PR 间期比最后一个传导的 PR 间期短
临界心电图发现	定义
这些心电图单独显示的信息可能并不代表运动员的病理性心血管疾病，但如果出现两种或两种以上的临界信息，则需要进行进一步的调查，直到获得进一步的数据	
电轴左偏	QRS 轴在 –90°～–30°
左心房扩大	在 I 或 II 导联中 P 波宽度＞ 120ms 伴部分负向 P 波深度≥ 1mm 且在 V_1 导联中宽度≥ 40ms
电轴右偏	QRS 轴＞ 120°
右心房扩大	在 II、III 或 aVF 中 P 波≥ 2.5mm
完全性右束支阻滞	V_1 导联 rSR′ 型且 V_6 导联 S ＞ R，伴 QRS 波宽度＞ 120ms
异常心电图结果	定义
注：这些心电图信息与常规训练或预期的运动生理适应无关，可能提示病理性心血管疾病的存在，需要进一步诊断评估	
T 波倒置	除 aVR、III 和 V_1 导联外，在 2 个或更多的导联中≥ 1mm
前壁	V_2～V_4 导联 T 波倒置。除外：黑人复极变异，年龄＜ 16 岁的运动员 V_2～V_3 导联 T 波倒置和 V_3 导联 T 波双向
侧壁	I 和 aVL 导联，V_5 和（或）V_6 导联（V_5 或 V_6 导联只有一个 T 波倒置）
下侧壁	II 和 aVF 导联，V_5～V_6 导联，aVL 导联
下壁	II 和 aVF 导联
ST 段压低	在 2 个或更多连续的导联中深度≥ 0.5mm
病理性 Q 波	在 2 个或更多的导联中（除 III 和 aVR 导联）Q/R ＞ 0.25 或持续时间≥ 40ms
完全性左束支阻滞	QRS 波宽度≥ 120ms，主要在 V_1 导联中负向 ARS 复合波（QR 或 rS 型）和 I 及 V_6 导联中 R 波直切口或不清晰
严重 IVCD	任何 QRS 波宽度≥ 140ms

（续表）

Epsilon 波	在 V_1~V_3 导联中，QRS 波末端和 T 波开始之间的明显的低振幅信号（小的正波形或缺口）
心室预激	PR 间期＜120ms 伴 δ 波（不清晰的 QRS 上行波）和宽 QRS 波（≥120ms）
QT 间期延长 [a]	QTc≥470ms（男性） QTc≥480ms（女性） QTc≥500ms（明确的长 QT 综合征）
Brugada Ⅰ型	凹面图形：V_1~V_3 有≥1 个导联中 ST 段起始段抬高≥2mm（高斜率）伴陡坡下降的 ST 段抬高随后出现一个负向的对称 T 波
严重窦性心动过缓	心率＜30 次或窦性停搏≥3s
严重一度房室传导阻滞	PR 间期≥400ms
二度Ⅱ型房室传导阻滞	伴有固定 PR 间期的间歇性无下传的 P 波
三度房室传导阻滞	完全心脏阻滞（心房率＞心室率）
房性心动过速	SVT、房性心动过速、心房扑动、心房颤动
≥2 个室性期前收缩	每 10 秒的心电图追踪中
室性心律失常	连续室性心律、非持续性室性心动过速、持续性室性心动过速

a. 用 60~90 次 / 分的心率校正 QT 间期是最理想的。轻度有氧活动后，如果 QTc 值异常或处于临界状态且心率＜50 次 / 分，可考虑重做心电图

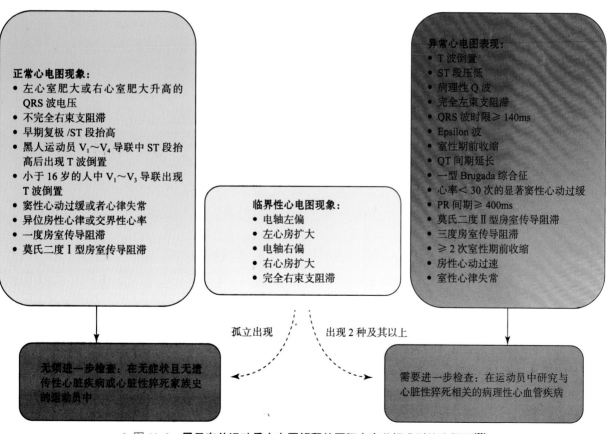

▲ 图 11-3　展示有关运动员心电图解释的国际专家共识准则的流程图 [52]

引自 Sharma et al. [52]

室肥大的电压标准在运动员中常见，但一般不适用于青少年和青壮年人群。此外，现在已经认识到，非裔加勒比人血统的个体可能表现出一种早期复极模式，包括胸导联 ST 段抬高和 T 波倒置（图 11-4）[53]。将这一情况判别为正常变异将减少不必要的测试。

七、超声心动图

目前没有专业或医疗组织提倡将超声心动图作为心血管筛查的一个组成部分。然而，超声心动图可以检测无症状的和电静默的心血管异常，如主动脉瘤、冠状动脉异常和心电图正常的心肌病亚群。在发生了几起引起广泛关注的运动员心脏性猝死事件后，许多业余和专业组织都将超声心动图作为标准筛查的一部分。例如，国家篮球协会和国家橄榄球联盟目前都将超声心动图纳入常规检查，许多 NCAA 机构也选择这样做。

对特定人群做超声心动图体检被越来越多地使用，并可能降低与超声心动图筛查相关的成本。虽然常规使用超声心动图可能识别出更多处于健康和疾病之间的"灰色地带"的个体，但会由于下游诊断检测增加成本，增加假阳性和不必要的取消运动资格的可能性。一个特别棘手的问题是区分良性的左心室小梁增生和左心室致密化不全，这可以在正常射血分数和正常心电图的人中看到。左心室小梁增生在黑人和运动员中更为常见，目前对左心室致密化不全的诊断标准可能过于敏感[54, 55]。目前，超声心动图筛查在较基础的筛查之上的总开支和附加价值尚不清楚，应谨慎进行超声心动图筛查，且仅由对运动员评估有经验的超声心动图医生进行。

八、心电图筛查：成本 - 效果和结局

心电图筛查是否能降低人群中 SCD 的发生率仍不确定。在没有随机对照试验的情况下，连续的观察性研究提供了最好的指导。从 1982 年开始，意大利法律开始要求对年轻运动员（12—35 岁）进行赛前筛查，包括心电图分析。在该法律颁布之前的年份，SCD 的年发生率为 3.6/10 万，在后期随访期间为 0.4/10 万[56]。这表明 20 年来运动员患 SCD 的比例下降了 89%，而同期未接受筛查的非运动员患 SCD 的比例没有显著变化。这项研究表明，参与前筛查可能挽救生命，但由于这是一项观察研究，不能确定这种改善的原因，其他时间因素也可能发挥作用。

在以色列进行的一项对比分析对这些结果提出了质疑。调查人员利用媒体报道，收集了

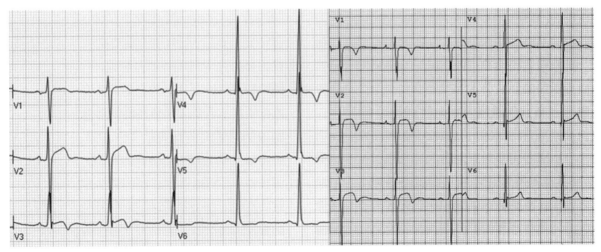

▲ 图 11-4 来自一名肥厚型心肌病患者的心前区心电图（左图）及来自一名有着加勒比黑人血统运动员的正常变异复极现象（右图），在 V_1 ～ V_3 导联可见穹顶状（凸起）的 ST 段抬高及 T 波倒置

1998 年强制筛查法实施前后 10 年期间的 SCD 事件[57]。本法施行前，SCD 年发生率为 2.54/10 万，施行后为 2.66/10 万（P=0.88）。本研究无法控制其他时间因素，如媒体对 SCD 事件报道的覆盖率变化，这种不同的结果必须将其置于每个社会的情境中分析。例如，以色列的强制征兵（以及随后的健康评估）是否会影响参与前筛查的效力尚不清楚。至少，这些结果增加了争论的不确定性。

最近，一个在加拿大安大略省的大型的以人群为基础的评估研究发现，SCD 在竞赛中的年发生率很低（0.8/10 万运动员），只有 19%（3/16）的发生在竞技运动的死亡能在筛选中检测到[58]。因此，这项研究表明，筛查对运动员预防 SCD 的作用有限。然而，其他美国注册的观察性研究显示心电图可检测疾病的比例高得多[4, 12, 13, 59, 60]，这些发现可能无法推广到更大的区域。

一些研究已经评估了对运动员进行心电图筛查的成本效益，但基于不同的假设得出了不同的结论。Wheeler 和同事研究了对高中和大学年龄的运动员进行筛查的成本，估计增加 ECG 筛查后每 1000 名接受 ECG 检查的运动员可以拯救 2.06 个生命年，每名运动员增加成本 89 美元，或每个生命年节省 42 900 美元[61]。另一方面，根据 Halkin 等的估计，在美国一项强制性的心电图筛查计划每年将花费 25.5 亿～34.5 亿美元，预计可挽救约 240 条生命，每条生命的成本可节省 106 万～1440 万美元[62]。这些估计的显著差异反映了许多不确定因素，这与假阳性率、诊断测试的成本及心电图筛查预防 SCD 事件的有用性均有关。

九、结论

运动和体育竞赛与易患心脏病人群发生 SCD 的风险增加有关，当 SCD 发生时，对家庭和社区都是毁灭性的。正因为如此，对青少年和运动员的参与前筛查具有重大的公共卫生利益。参与前筛查的一个主要挑战是，运动员会经历心脏适应运动，其结构和功能发生类似于能够引起 SCD

的心脏病理变化。需要大量的专业知识来可靠地区分健康与疾病，并避免不必要的取消运动资格。虽然人们普遍认为参与前筛查是有用的，但对于采取何种方法才是最佳的仍存在分歧，特别是关于心电图是否应作为筛查的标准组成部分。运动员特有的心电图标准已经被研发出来，以减少运动员的假阳性心电图率，正在进行的研究将有助于为目前的许多推荐提供证据基础。

临床精粹

- 在对运动员进行参与前筛查时，应在休息时（仰卧）和进行激烈动作（如 Valsalva 动作或蹲起动作）时都进行心脏听诊。这些动作将有助于揭示 1/3HCM 患者的杂音，可诱发 LVOT 梗阻。

- 运动员可能由于高迷走神经张力会表现出一些"异常"心电图和节律变化，包括严重的心动过缓、异位房性或交界性逸搏律，或一度、二度（二度Ⅰ型，文氏传导）房室传导阻滞。这些很少是症状的来源，被认为是良性的。

- 一些黑人运动员会表现出早期复极的变异，其特征是在 V_1～V_4 导联中 ST 段成半圆抬高，随后出现负向 T 波。此模式与训练相关，通常通过去适应化来解决，并且不需要额外的评估。

- 耐力型运动员一般表现为平衡性心腔增大。右心室增大而没有左心室增大是 ARVC 或左至右分流（如房间隔缺损或肺静脉异常回流）应考虑的问题，应进一步评估。

- 运动员（尤其是黑人运动员）可能出现左心室肥大，但最常见的肥厚为 15mm 或更少，一般认为生理重构的上限为 17mm。对运动员进行评估时，运动员心脏和 HCM 之间的"灰色地带"可能很宽，它依赖于对家族史、舒张功能、心肺功能、动态心电图监测和心脏 MRI 等测试的评估。

本章测试

1. 以下是关于参与前运动筛查的真实情况，但除了（　　）
   A. 美国建议采用由 14 个问题组成的 AHA 问卷
   B. 意大利建议定期做心电图检查
   C. 美国推荐病史和体检
   D. 英国建议进行超声心动图检查
   E. 它并没有明显降低 SCD 的发病率

答案：D。除了 D，所有这些都是正确的。目前，由于成本和假阳性率，没有一个协会推荐超声心动图作为参与前筛查的常规部分。

2. 生理重构的肥厚上限为（　　）
   A. 13mm
   B. 15mm
   C. 17mm
   D. 19mm

答案：C。虽然专家通常认为 15mm 能够诊断 HCM，特别是在不对称和没有负荷的条件下，否则可能会产生这种水平的肥厚，但一般的共识是，在训练有素的运动员中可以看到高达 17mm 的肥厚。这代表了一个重要的重叠区域，特别是对于黑人运动员，他们通常可能有更高程度的肥厚。

3. 运动员 SCD 的病因包括（　　）
   A. 肥厚型心肌病
   B. 心震荡
   C. ARVC
   D. 冠状动脉异常
   E. 心肌炎
   F. 离子通道病

G. 以上都是

答案：G。尽管在不同的社会发生的频率有所不同，但所有这些都可能与运动员心脏性猝死有关。这些差异可能能够被隔离人群心脏状况的遗传分布解释。在美国，最常见的是 HCM，而在意大利是 ARVC。

4. 运动员的 SCD 有以下主题，除了（　　）
   A. 在男性中比女性中更常见
   B. 在黑人中比高加索人中更常见
   C. 在爆发式运动中比低强度运动中更常见
   D. 在举重中比耐力运动中更常见

答案：D。除了举重，所有这些都是对的，由于举重导致后负荷增加会进一步次级 LVH，所以举重在 HCM 患者中是不可取的。

5. 筛查工作面临的挑战包括（　　）
   A. 成本效益表明，即使使用心电图进行常规的人群筛查，也会成本高昂
   B. 假阳性率很高，导致不必要的检测，给运动员或青少年带来心理和经济影响
   C. 本土的筛查计划侧重于较富裕的人口，导致许多社区在提供医疗服务方面存在差异
   D. 黑人的假阳性率比白人高
   E. 以上都是

答案：E。以上这些都是筛查项目面临的挑战。因此，目前的指南建议有重点的病史和体格检查及美国心脏协会的 14 项问卷调查，以试图在参与运动前筛查所有人。有相关特征的患者会根据这些信息进行心电图和超声心动图检查。

第 12 章　改善生活方式：饮食、运动、体育竞赛及其他问题

Lifestyle Modification: Diet, Exercise, Sports, and Other Issues

David S. Owens　著

陈　鹏　杭伟健　汪道文　译

要　点

- 由于 LVOT 梗阻的动态特性，饮食和饮水因素对 HCM 患者的症状有很大影响。
- 没有充血病史的患者应多喝水，避免暴饮暴食。
- 咖啡因和酒精可能使 LVOT 梗阻加重，因此有症状的患者应当避免。至少，患者饮用应该适度，避免"狂饮"。
- 运动增加急性心脏性猝死的风险，但这种风险需要与已知的长期健康益处相平衡。
- 根据 HCM 指南，HCM 患者应禁止参加竞技运动，而低动力、低静态运动（如保龄球、射箭）可能除外。
- 推荐的娱乐活动应该因人而异。应避免高强度和爆发性的活动，但快步走、游泳和（或）慢跑作为健康生活方式的组成部分应该允许。
- 已植入 ICD 的患者通常可以在日常生活中不需要进行大的调整，但如果所从事职业会遇到较大的电磁干扰源，可能需要调整。然而，ICD 的存在并不会改变推荐运动或体育竞赛参与的允许等级。
- 出于公共安全考虑，HCM 患者既往如果发生过短暂的意识丧失，可能无法从事特定职业（如飞行员或现役军人）。
- 最近的几项关于患者权利的立法为患者提供保护，防止根据遗传信息或已有情况的歧视，但这些保护一般不适用于人寿或长期护理保险。

一、概述

作为一种具有猝死风险的终身疾病，HCM 的诊断对患者的健康行为、生活方式和心理面貌都有深远的影响。患者可能会有很多关于 HCM 如何影响他们日常生活的问题，特别是对于 ICD 患者更是如此。LVOT 梗阻或充血的患者通常发现他们的症状取决于饮食选择和液体的摄入状态。此外，患者还面临着运动、就业、保险等方面的限制。本章将集中讨论有不同临床表现的 HCM 患者的生活方式问题，包括饮食和饮水、肥胖和减肥，以及推荐体力活动相关的问题，还将回答植入 ICD 患者一些生活方式问题。

二、饮食和液体摄入量

当首次被诊断为 HCM 时，患者一个常见的问题是饮食或生活方式因素是否导致或促成了这种情况。HCM 被认为是由心脏肌节和相关蛋白的变异引起的一种遗传疾病，目前还没有已知的生活方式因素导致或促成这种疾病表现[1]。系统性高血压可能导致左心室肥大，但高血压性心脏病被认为是一个独立的具有独特的自然史的病症。

然而，生活方式因素可以通过调节心脏工作时的收缩力和负荷条件从而深刻影响其症状学。大约 2/3 的 HCM 患者有静息性或可诱发性的流出道梗阻[2]。这种梗阻通常是"动态的"，前负荷、后负荷和收缩力等因素会极大地影响其严重程度。降低前负荷的因素（如脱水、一些药物或 Valsalva 动作）可减少左心室容积，使二尖瓣离左心室间隔更近，从而加重左心室流出道梗阻。根据患者最后一次进食、饮水或服用药物的时间，LVOT 的压力阶差可能每天都有很大的变化，甚至可能在一天中发生变化。

梗阻性 HCM 患者常以餐后呼吸困难、心绞痛或运动受限为主诉[3, 4]。由于内脏血管扩张血液增加，从而导致全身血管阻力减低和有效循环血浆容量的减少（左心室前负荷减低），这两种情况都会增加 LVOT 压力阶差（图 12-1）。利用这一生理学原理，餐后进行应激测试可以提高检测梗阻的灵敏度[5]。对于餐后症状加重的患者应谨慎，避免饱餐，正餐和零食应少食多餐。

重要的是所有 HCM 患者应避免脱水，脱水

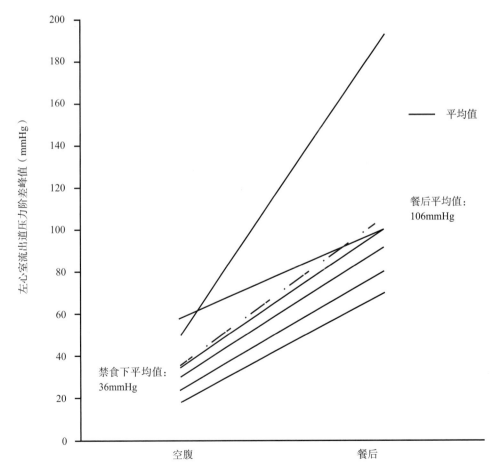

▲ 图 12-1　6 名有症状的梗阻性肥厚型心肌病且餐后症状变严重的患者，空腹及餐后左心室流出道压力阶差峰值[4]

于 2010 年经 Elsevier 许可转载，引自 Kansal et al.[4]

可通过减少前负荷和增加收缩力而增加 LVOT 梗阻，非梗阻性 HCM 的患者也易受低前负荷的影响。虽然目前还没有关于 HCM 患者的科学研究，但对于没有充血迹象或症状的患者来说，每天饮用 8 杯约 227ml（8 盎司）水（或其他低热量饮料）的一般规律似乎是合理的。

一组 HCM 患者出现明显的充血性心力衰竭，它是由进展为低射血分数的或是收缩功能保留的"终末期"表型，或者由 LVOT 梗阻或舒张功能障碍和左心室顺应性降低导致[6]。事实上，任何心脏收缩或舒张功能的损害，包括梗阻性和非梗阻性 HCM，随着时间的推移都可能导致容量超负荷。对于这些患者来说，可能需要限制盐和液体，并明智地使用利尿药。标准的心力衰竭管理策略，包括启动利尿药使用方案后每日体重管理，可能是有益的。然而，在生理上有梗阻的患者，必须小心避免过度利尿和不经意中增加梗阻性症状。一种可能较谨慎的策略是逐渐增加利尿药，从较弱的药物如氢氯噻嗪开始，并在需要时改为氨苯蝶啶、髓襻利尿药或辅助以美托拉宗或甲苯喹唑酮，并密切注意电解质平衡。

三、咖啡因

患者的另一个常见问题是喝咖啡是否安全。咖啡、含咖啡因的茶和含有咖啡因的能量饮料到处都是，被人们广泛饮用、日常摄入。咖啡因是一种黄嘌呤生物碱，它能通过腺苷受体拮抗机制刺激中枢神经系统，经常用于减少疲劳和提高精神警觉性。一杯标准的约 227ml（8 盎司）咖啡可能含有 50～200mg 的咖啡因，而越来越受欢迎的能量饮料，其咖啡因含量可能高达 500mg。由于肝脏 CYP1A2 酶的变异性，咖啡因的代谢率在个体之间差异很大，这解释了临床上对咖啡因反应的显著差异性。

咖啡因对心血管系统有急性影响，包括由于抑制磷酸二酯酶而产生温和的正性肌力作用，增加去甲肾上腺素释放，增加细胞内钙的可用性和敏感性。咖啡因还会引起血管收缩，这可能导致从未服用过咖啡因的人收缩压升高 10mmHg，尤其是对于休息时有高血压的患者。高剂量的咖啡因（250～300mg）也有利尿作用，尽管一杯标准咖啡的净利尿作用很小。而所有这些效果在习惯性摄入咖啡因的人身上似乎都减弱了。

目前还没有关于咖啡因对 HCM 患者的特殊影响的数据，但根据已知的生理效应理论上可能是不利的。尽管可能会被后负荷的增加所抵消，但增加的收缩力和咖啡因的轻微利尿作用可能会加重 LVOT 梗阻。虽然有人担心咖啡因会导致心律失常，但咖啡因似乎不会增加一般人群心房颤动的风险[7]，也不会增加有症状的 VT 患者诱发室性心动过速的风险[8]。此外，对有症状的室性期前收缩或扩张型心肌病患者，咖啡因摄入的小型随机试验并未显示增加异位心律或心律失常[9, 10]。另一方面，人口研究表明，适度摄入咖啡因可能对心血管健康有保护作用[11]。

能量饮料和能量丸在青少年和年轻人中应用广泛，可能会给 HCM 患者带来额外的健康问题。这些补充剂的设计和销售是为了提供能量，提高精神警觉性，提高身体体力功效的。能量饮料的主要成分是咖啡因，最广泛使用的饮料约每 227ml（8 盎司）含有 70～140mg 咖啡因，相当于 1～2 杯咖啡[12]。其他常见成分包括单糖、牛磺酸、瓜拉那、人参和维生素 B。瓜拉那和其他添加剂是额外来源的，其咖啡因含量尚没有报道。观察能量饮料对心功能影响的研究显示，由于血浆儿茶酚胺水平的增加，能量饮料具有正性变时和正性肌力作用，包括心率、血压和心搏输出量的增加[13, 14]。虽然尚未对能量饮料的致心律失常潜能进行过明确研究，但已有大量病例报道将饮用能量饮料与心律失常联系在一起，即使在结构正常的心脏中也是如此[12, 14]。由于这些已被证实的刺激作用和致心律失常的担忧，应该劝阻 HCM 患者饮用能量饮料。

HCM ACCF/AHA 指南（2011 年修订版）并没有对咖啡因摄入给出特别的推荐意见。根据上述数据，严格禁止咖啡因似乎并不适用于所有 HCM 患者。然而，对于有静息性或不稳定性 LVOT 梗阻、间歇性心律失常或症状与咖啡因摄入即时相关的患者，应限制咖啡因的摄入，最好避免咖啡因的摄入。对于选择喝咖啡的患者，应该适量饮用（每天 1～2 杯咖啡），避免过度摄入咖啡因。

四、酒精

酒精饮料（包括啤酒、葡萄酒和烈酒）也是被常规饮用的，在一项研究中，高达 90% 的 HCM 患者被报道在过去 1 年中喝了 ≥ 12 种酒精饮料 [15]。乙醇是酒精饮料的主要成分，也是其精神活性作用的来源，因为它能与大脑中的 GABA 受体相互作用。酒精饮料的乙醇含量不同，为了标准化，一种酒精饮料含有 10～14g 乙醇，大约相当于 340ml（12 盎司）啤酒（约 5% 乙醇）、142ml（5 盎司）葡萄酒（约 12% 乙醇）或 43ml

（1.5 盎司）烈性酒（约 40% 乙醇）。

除了急性精神活性作用，酒精对心功能有急性和慢性的影响。急性酒精摄入与心肌收缩力下降、血管张力下降和反射性心动过速有关。酒精也有利尿作用，促进脱水。因此，酒精可以引起前负荷和后负荷的降低，这可能使 LVOT 压力阶差增加，尽管这可能被收缩性的降低所抵消。

一项研究检测了酒精对患有 HCM 的患者及二尖瓣收缩期前向运动（但不一定是静息梗阻）的影响。摄入相当于 1 杯的酒精饮料后，收缩压平均下降 8mmHg，SAM 严重程度增加，LVOT 峰值压力阶差从 38.1mmHg 增加到 62.2mmHg，而安慰剂组没有这种变化（图 12-2）。虽然这些受试者发生这种变化时并无症状，但与社会活动可能摄入的酒精水平相比，这只是少量的酒精。

在一般人群中，有证据表明酒精对整体健康的影响呈 J 曲线，低水平的酒精暴露有益，高水平的酒精暴露有害 [17, 18]。大量大型前瞻性研究表明，适量饮酒（女性每天 1 杯，男性每天 1～2 杯）

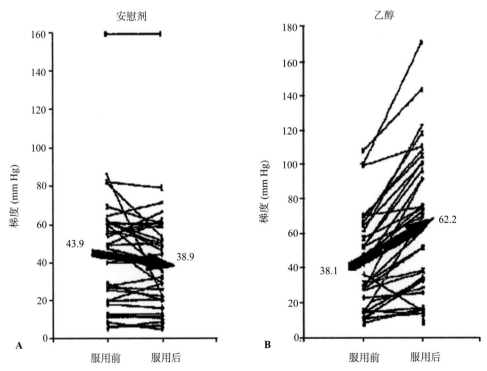

▲ 图 12-2 患有肥厚型心肌病及收缩期二尖瓣前向运动的患者在服用安慰剂（A）或 50ml 含 40% 乙醇的酒精饮料（B）前后的左心室流出道压力阶差峰值 [16]

经 Massachusetts Medical Society 许可转载，引自 Paz et al. [16]。©1996 Massachusetts Medical Society. 版权所有

可改善冠心病临床结果、降低全因死亡率，风险估计可降低 30%～50%[19]。这种好处的机制尚不确定，但有报道描述其能够改善胰岛素敏感性、高密度脂蛋白胆固醇和内皮功能，并能降低炎症标志物。大量的饮酒对心脏有毒性作用且明确有害，除了肝硬化和其他器官损害外，还会增加高血压、非缺血性扩张型心肌病、心房颤动和脑卒中的风险。

与对冠心病结局的 J 曲线效应不同，在酒精摄入的区间内心房颤动的风险似乎呈线性增加。长期以来，大量饮酒被认为是心房或室性心律失常（又名"假日心脏"）的诱发因素，但即使在较低的饮酒水平下，每天每多喝一杯酒似乎会增加约 10% 的心房颤动的风险[20]。目前尚不清楚这种线性关系是否适用于 HCM 患者，但有可能该人群的风险更大，因为他们对心律失常的敏感性增加，左心房增大的整体发病率更高。

有证据表明，诊断 HCM 可能可以积极地改变患者的健康行为。在校正了年龄、性别、身体质量指数（BMI）后，发现 HCM 患者相比调查前 1 年平均每天少消费 0.9 杯酒精饮料，且一生中酗酒（1 天≥ 5 杯）的可能性减少了 41%。

HCM 指南（2011 年修订版）并没有针对 HCM 患者提出关于酒精摄入的推荐意见。大量饮酒有明显的急性和慢性负面后果，"狂饮"肯定是应被阻拦的。对有静息或不稳定型左心室流出道梗阻的患者应限制酒精摄入或戒酒，那些出现与酒精摄入暂时相关症状的患者也应如此。戒酒可以在经历过或有房性心律失常的患者中减少心房颤动的发生。然而，目前还不清楚严格禁止酒精是否适用于所有 HCM 患者，因为有证据表明，少量或中度饮酒可能对心脏有保护作用。因此，有关饮酒的推荐必须对患者的风险和益处进行个体化的讨论。

五、其他药品

吸烟除了增加患肺癌、喉癌和其他癌症的风险外，还与心血管疾病发病率和死亡率的增加有关。目前已在公共卫生方面做了极大努力，目的是教育一般民众了解使用烟草的风险和吸烟过程中的资源。尼古丁是烟草中的主要活性成分。尼古丁与烟酰胺乙酰胆碱受体结合，损害乙酰胆碱神经递质再摄取，因此能够作为中枢和自主神经系统的兴奋剂。此外，它还能刺激肾上腺释放肾上腺素。吸烟已被证明可以即刻增加心率、血压和心脏收缩力，同时降低冠状动脉血流量，所有这些都对 HCM 患者，特别是梗阻或微血管缺血的患者具有潜在的危害。

由于目前没有已知的关于使用烟草相关的短期或长期健康益处，因此明确和强烈推荐所有吸烟的 HCM 患者戒烟。虽然有 20% 的 HCM 患者目前在吸烟，但与一般人群相比，他们更有利的是：HCM 患者过去或现在吸烟的可能性要低 25%，且当前吸烟的可能性要低 74%[15]。

无论是出于医疗目的还是娱乐目的，最近在美国有大麻和大麻类产品合法化的趋势。虽然全球有超过 1.25 亿～2 亿大麻使用者，但大麻对心血管系统的影响尚未得到很好的研究[21, 22]。此外，因为烟草或其他供消遣的毒品经常同时使用，通常很难将大麻的作用与其他毒品区分开来。大麻即刻增加心率和儿茶酚胺水平，降低外周血管阻力[23]，增加冠状动脉血管痉挛的风险[24]。在已知的冠心病患者中，大麻消费可能与心血管临床结果不良有关，包括心肌梗死风险增加和总死亡率增加[25-27]，但在健康人群中与心血管结局无关[28]。

有一些报道显示，在使用大麻后，患者会出现心肌梗死、心律失常和（或）猝死[29]，这其中包括对 6 名年轻人（均为 45 岁）的尸检，尸检提示这些年轻人很可能是心脏性死亡，而大麻是毒理学中唯一发现的药物[30]。然而，这些人似乎都没有 HCM，而且还不清楚死亡是否与大麻有因果关系。一些病例报道和系列研究表明，急性大麻使用与低风险个体的心房颤动发生有关[31, 32]。这引起了一些关注：尽管还没有得到研究，但大麻可能对有高危心房颤动风险的个体有更强的影响。

由于没有关于 HCM 患者使用大麻安全性的数据，因此建议不要出于娱乐目的（在合法的情况下）使用大麻。如果服用大麻是出于医学原因（如慢性肿瘤疼痛），则应权衡其益处与未知的风险。

六、药物和补充剂

治疗 HCM 最常用的处方药是 β 受体拮抗药（如美托洛尔、阿替洛尔）和钙通道阻滞药（如维拉帕米）。β 受体拮抗药是治疗梗阻的一线药物，也常用于非梗阻性 HCM 患者。β 受体拮抗药具有负性变时和负性肌力作用，降低静息和劳力心率，改善左心室充盈，降低劳力时的峰值压力阶差，并可能减少心律失常。然而，这些药物可能有许多不良反应，尤其是对年轻人。疲劳、全身不适、抑郁和勃起功能障碍是常见的不良反应，且通常都是剂量限制的不良反应。一些供应商建议使用 Toprol XL（琥珀酸美托洛尔的品牌配方），它的耐受性更好，并且使用分割剂量可使血药水平更一致，从而可能会减少不良反应的严重程度。

对于不能耐受 β 受体拮抗药或仍有症状的患者，可经常使用像维拉帕米这样的钙通道阻滞药。维拉帕米有短效和长效两种配方（每天 1 次和 2 次）。维拉帕米比 β 受体拮抗药更能改善舒张期 LVOT 压力阶差和降低静息 LVOT 压力阶差[33]。此外，一些医生更倾向于使用维拉帕米而非 β 受体拮抗药来治疗微血管性心绞痛。常见的不良反应包括便秘、疲劳和下肢水肿。钙通道阻滞药在联合 β 受体拮抗药治疗时应谨慎，因为联合使用可能导致房室阻滞。此外，高剂量的维拉帕米可能减少后负荷并引起梗阻，因此最好避免使用。地尔硫䓬的研究较少，通常不被认为是一线用药。

双异丙吡胺是一种最初用于治疗室性心动过速的 Ia 类抗心律失常药物。它也是一种强效的负性肌力性药物，这些联合效果对有 LVOT 梗阻和难治性症状的患者尤其有益。该药可延长 QT 间期，加速房室结传导。ACCF/AHA 指南推荐在开始用药和同时使用房室结阻滞药时住院监测[1]，但最近的一项研究表明，门诊患者使用是安全有效的[34]。重要的是要记住双异丙吡胺只能与房室结阻滞药共同使用，而且不能单独使用。双异丙吡胺有短效（每天 3~4 次）和长效（每天 2 次）配方，尽管长效制剂的生产经常短缺。由于该药药效强但半衰期短，患者经常因为他们的症状恶化被提醒需服用下一剂。但是，一般情况下，首选的是双异丙吡胺缓释片，但可能需要非处方保险批准。

双异丙吡胺的不良反应主要是其天然的抗胆碱能性质带来的，且大多为剂量依赖性的。开始给药时，可能会开始出现口干、便秘和尿潴留；在高剂量下，视力模糊是一个常见的症状。溴吡斯的明是一种胆碱酯酶抑制药，可以抵消双异丙吡胺抗胆碱能不良反应。溴吡斯的明最好使用长效制剂，使用每天 180~360mg 的剂量以便与不良反应症状的严重程度相匹配。虽然周期性症状和 QTc 评估作为警示，但一般不需要监测血液中双异丙吡胺的水平。

由于非处方药可能含有隐藏的兴奋剂，对 HCM 患者来说，了解所有非处方药的成分是很重要的。例如，伪麻黄碱常出现在"非瞌睡"感冒疗法和缓解充血 / 抗组胺组合中。由 α 甲肾上腺素能作用，它是主要作为血管收缩剂发挥作用的，但也会对心脏产生直接和间接的影响，包括心率增快和血压升高。和所有的兴奋剂一样，心律失常也会引起人们的担忧，因此应该尽可能避免使用它们。

此外，许多患者服用维生素、草药或健康补充剂（保健品），要么是为了促进整体健康，要么是为了对 HCM 有明显的益处。到目前为止，几乎没有数据表明这些补充剂的安全性或有效性。HCM 患者通常服用的一种补充剂是辅酶 Q_{10}，它普遍存在于饮食（如肉类、家禽和油）中，声称具有抗氧化特性，并能改善线粒体能量代谢。辅酶 Q_{10} 补充剂已经在几种医学疾病中进行了测试，并且低剂量时似乎是安全的[35]，但没有数据证明其在 HCM 患者中的有效性或安全性。

七、肥胖、睡眠呼吸暂停及冠状动脉疾病危险因素

最近的调查数据揭示了 HCM 患者与一般人群在一些健康行为和身体活动水平上的差异[15]。通过全国健康和营养检测调查（NHANES）的数据与年龄、性别的倾向性匹配，发现 HCM 患者有更高的 BMI 且更有可能肥胖（BMI > $30kg/cm^2$）。然而，HCM 患者和对照组在饮食习惯上没有明显差异。根据报道，HCM 患者在调查前的 30 天里吃的快餐较少，但更有可能吃即食食品。

肥胖与 HCM 的关系是复杂的。目前还不清楚肥胖在多大程度上是由疾病相关的运动限制或医生建议的运动限制导致的缺乏运动造成，也不清楚肥胖在多大程度上影响 HCM 表型和（或）症状。与非肥胖 HCM 患者相比，肥胖 HCM 患者血压更高，左心室质量更大，NYHA 分级功能状态和运动耐受性更差[36, 37]。他们也可能有更大的可能性诱发 LVOT 梗阻[37]。有一些潜在的和有趣的生物学通路可能介导这种关联（如瘦素诱导的肥大），但其因果关系仍不确定[38]。

肥胖通常（但不总是）伴有冠状动脉疾病的危险因素，如高血压、血糖异常（胰岛素抵抗、代谢综合征或糖尿病）和高胆固醇血症。与一般人群相比，这些危险因素是否在 HCM 患者中更为常见尚不清楚，但冠心病与 HCM 共存与死亡率升高有关[39]，因此冠心病预防是 HCM 患者治疗的重要组成部分。冠状动脉疾病的危险因素应根据标准的一级和二级预防指南进行治疗[1]，尽管在 LVOT 梗阻的情况下，高血压的治疗可能特别具有挑战性[40]。

阻塞性睡眠呼吸暂停（OSA）在 HCM 患者中也很常见，高达 40% 的 HCM 患者伴有呼吸暂停低通气指数 > 15 次 / 小时[41]，高达 71% 的 HCM 患者反复发生夜间血氧饱和度下降[42]。此外，阻塞性睡眠呼吸暂停已经与 HCM 患者心房颤动独立相关[41]，因此应采用低怀疑指数诊断和治疗。

体重减轻主要取决于热量摄入和支出的平衡，由于运动的局限性或限制，HCM 患者实现和保持体重减轻可能会很有挑战性。因为不活动，有症状的 HCM 患者往往体重增加，而肥胖使心脏储备下降并增加症状。肥胖也会增加行手术心肌切除术或酒精室间隔消融术的围术期风险。患者可能会从转诊至营养师处获益，在某些情况下，可以考虑转诊进行减肥手术。

八、竞技体育及娱乐性锻炼

美国和欧洲的专业指南都为适合于 HCM 患者的运动类型和强度提供了详细的推荐建议。这些指南方针对竞技体育和娱乐锻炼做出了重要区分[43, 44]。在竞技体育中，通常会有教练、金钱奖励或胜利的激动等外部激励因素。运动员为了达到极限目标和个人最佳状态而进行高强度训练，为了达到这些目标，他们可能会忽视短期的身体健康。相比之下，娱乐活动不那么剧烈，通常是自我调节的，其主要目标是保持健康。

第 36 届 Bethesda 会议回答了 HCM 患者参与竞技体育的问题，AHA/ACC 指南（2015 版）这次会议的推荐进行了更新[45, 46]。这些指南继续建议，疑似或明确诊断的 HCM 患者应排除在所有竞技运动之外，低强度运动可能除外。这些建议是通用的且适用于所有 HCM 患者，无论其年龄、性别、种族、是否存在流出道梗阻或之前是否进行过室间隔消融手术、存在的猝死危险因素的数量及是否使用药物或植入 ICD。此外，不能服用 β 受体拮抗药或抗心律失常等药物以便能够参加体育活动。按静态和动态成分的强度分类的运动学科列表如文中（图 12-3）所示[47, 48]。

AHA/ACC 根据第 36 届 Bethesda 指南的更新继续建议 HCM 患者只参加同时具有低静态和低动态成分的 Ⅰa 级竞技运动，如台球、保龄球、板球、冰壶或高尔夫球（图 12-3 左下方部分）。然而，在认识 SPORT-ICD 数据方面，该指南目前声称如果运动员植入了 ICD，且 3 个月内不需要依靠装置治疗室性心律失常发作，在对所涉及的风险和利益进行适当的咨询后，可以考虑参与高强度运动[49]。

欧洲心脏病学会关于竞技体育参与的共识声明很大程度上符合这些建议（表 12-1）[44]。然而，对于临床前 HCM 患者（即携带 HCM 导致的基因突变但无左心室肥大表型的个体）[50]，它们与 AHA/ACC 的建议有所不同。ESC 建议远离竞技体育，因为该病的自然史不确定，但休闲运动是允许的。相比之下，Bethesda 会议并没有建议这类人群限制任何竞赛或娱乐活动。

不允许运动员参加比赛的决定对运动员的经济上（已意识到的或潜在的）和心理上的都有深远的影响，只有在有高概率或确凿证据诊断 HCM 时才做出决定。有人建议使用共享决策模型来处理这些具有挑战性的情况，而不是诊断和排除模板[51]。这些都是很困难的讨论话题，考虑到通常未知且无法量化的风险，很难将运动员对新诊断的心理接受和外部奖励的即时性分离开来，从而做出真正不冲突且使其知情的决定。此外，运动员必须意识到，在决定是否允许运动员重返赛场时，通常会有第三方利益相关者（专业团队、组织或大学）参与，而这个利益相关者可能愿意也可能不愿意让运动员参加比赛。这些决定对所有利益相关者都有法医学上的影响[52]，强烈建议运动员在遇到这些情况时，从有引导这些讨论经验的 HCM 专家那里寻求第二种意见。

一些医疗工作者一直有一种误解，认为 HCM 患者除了不参加竞技体育所概述的项目外，也不应该从事任何其他形式的运动。运动对心血

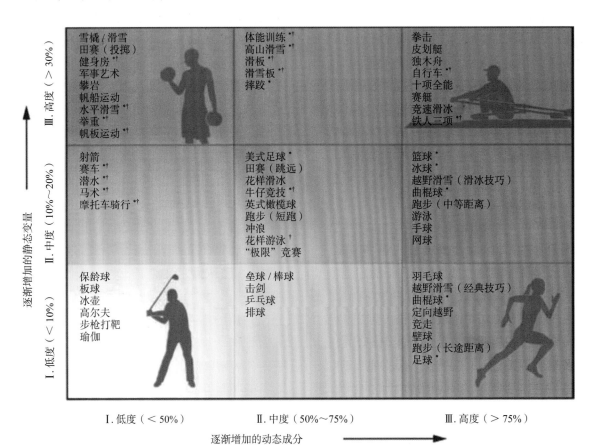

▲ 图 12-3 基于峰值静态变量及竞技中获得的动态成分的运动分类

表 12–1 比较美国和欧洲的指南对参与竞技体育和娱乐锻炼的建议

	美 国	欧 洲
明确的 HCM		
竞技体育	仅 Ia 的运动	Ia 等级的运动如果是低风险的，否则不允许进行竞技体育运动
娱乐锻炼	一些限制	一些限制
临床前 HCM*		
竞技体育	无限制	允许进行竞技体育运动
娱乐锻炼	无限制	无限制

*. 无 HCM 表型的基因携带者

表 12–2 欧洲心脏病学会推荐的 HCM 患者业余和闲暇时间体育活动（基于 Pelliccia 等的建议）[44]

不建议的运动	有个人基础者可允许的活动	允许的运动
棒球	中等强度的举重	静止的自行车运动
篮球	越野滑雪（平地）	保龄球
公路自行车赛	骑马[a]	健步走
冰球[a]	慢跑	高尔夫球
赛艇 / 皮划艇	跑步	中等强度的徒步
攀岩	摩托车[a]	滑冰
短跑	航海[b]	网球（双打）
足球	静止的划船运动	跑步机
壁球[a]	游泳[b]	低强度举重
网球（单打）		
径赛		
高强度举重		
帆板[b]		

a. 这些运动可能会造成创伤性损伤，对于有意识受损风险的人应该考虑到这一点
b. 有在与水有关的活动中发生意识损害的可能性，应考虑到个别患者的临床情况

管健康和整体健康有无数的好处，而完全排除娱乐锻炼可能对整体健康产生负面影响[53]。有规律、适度的运动有助于减肥，对抗高血压、高胆固醇血症和血糖异常，维持骨质密度和改善睡眠、自尊和精神面貌。

严格的限制不仅可能对整体健康有害，还可能对患者产生深刻的心理影响。在一项对 HCM 患者的调查中，60% 的人认为运动限制对他们的情绪健康有负面影响，71% 的人表达了对运动的焦虑，尽管这通常是轻度的而且与体育活动无关[15]。为了帮助患者解决这些问题并鼓励他们进行安全的身体锻炼，Peter Munk 心脏中心的临床医生为 HCM 患者制订了专门的、分级的健康培训计划[54]。这些计划（可在 www.hcmfitness.ca 获得）可以根据患者的年龄和能力进行调整，并符合 HCM 指南中关于锻炼的推荐。

美国和欧洲的专家小组都承认定期的低强度到中强度的锻炼对健康有益，并对可能适合 HCM 患者的娱乐锻炼的强度和类型提出了推荐建议[1, 44, 55]。这些娱乐锻炼的指南比竞技体育的限制要少。

欧洲共识推荐将活动分为"不推荐""依据个人情况允许"或"允许"三个类别（表 12–2）[44]。一般来说，必须避免剧烈的活动、爆发性的活动（如篮球）及短暂的意识丧失会产生深远影响的活动（如潜水）。美国的指南在其范围和目的上非常相似，但采用 0～5 分制的活动分级允许范围给运动进行打分：0～1 分的活动是不可取的，2～3 分的活动是中等的，4～5 分的活动可能是允许的[55]。美国指南对骑自行车、棒球（中级运动）和游泳（可能是允许的）比较宽松，但对跑步比较严格（不建议），尽管两者都将慢跑归为中等风险的活动。此外，美国指南没有评论划船运动和径赛项目，并将举重分为机器质量（可能允许）和自由质量（不建议）。

直到最近，还鲜有客观数据可以作为运动建议的依据。然而，最近一项针对 HCM 患者中等强度运动的多中心研究开始支持适度锻炼可能是安全的，应该鼓励这种观念[56]。在这项研究中，Saberi 和他的同事将 136 名 HCM 患者随机分为 16 周的中等强度运动训练组和常规处理组。该锻炼计划包括无监督的骑车、椭圆机或步行 – 慢跑锻炼，以达到心率储备峰值的 60%～70%，锻炼时间逐渐增加到每次 60min，每周 4～7 次。16 周后，运动组 VO_2 峰值略有改善 [+1.35ml/（kg·min），95%CI 0.50～2.21]，而常规处理组没有改善。重

要的是，两组患者均未出现持续性室性心律失常、心搏骤停、适当的 ICD 放电或死亡，这为 HCM 在内的人群中适度运动的安全性提供了初步数据。

肥厚型心肌病患者的运动和生活方式研究正在进行中（"LIVE-HCM"，www.livehcm.org），这是一项 NIH 资助的 HCM 患者前瞻性注册研究，旨在为 HCM 患者的运动建议提供证据基础。本研究试图通过追踪受试者——使用可穿戴技术和自我报告数据——自愿的娱乐活动、习惯及前瞻性的临床事件，来获取关于 HCM 运动的风险和益处的信息。这项研究的结果对未来的指南推荐将有极大的指导意义。

最终，在锻炼的风险和效益之间取得适当的平衡并不是一劳永逸的建议，而是涉及与个体患者的对话。以下几个一般性观察和常识策略可以为这一对话提供信息。

• 锻炼的目的应该是为了保持健康，而不是与时间、自己或他人竞争。

• 最有风险的活动是高强度运动和间歇性爆发的运动（如篮球、足球）。

• 与运动相关的风险在间歇性运动（每周 0~1 次）的患者中最高。锻炼应纳入日常生活。

• 对于希望为运动设定心率目标的患者，心率储备的 60%~70% 似乎是一个安全合理的阈值。

• 如果患者呼吸困难而无法进行交谈，那说明他们运动过于剧烈。

• 如果可能的话，患者应该与伴侣或团队一起锻炼，最好是与了解自己心脏状况的人一起锻炼。如果有事件发生，应该有人在附近启动紧急响应。许多健身房现在都有 AED 设备。

• 患者需要听从自己的身体，如果感觉不舒服就停止锻炼。

因为指南建议反对 HCM 患者参加竞争或剧烈运动及潜在的受心脏限制的运动，令人惊讶的是，与 NHANES 对照组相比，更高比例的 HCM 患者从事了中等强度的或激烈的娱乐锻炼，虽然他们花费在这些运动中的时间是较少的[15]。此外，约 10% 的 HCM 患者从事大于 1 项竞技运动。这部分原因可能是对患者的教育不充分，只有 29% 的 HCM 患者知道专业指南中关于运动的建议，只有 46% 的 HCM 患者表示与他们的医生就运动进行了交谈。这也可能代表了一种选择偏倚，有更多的爱动的人参与了注册。在了解锻炼建议的患者中，只有 59% 的人报道说自己坚持锻炼，这似乎反映了患者和医生对锻炼态度的脱节，至少在这个队列中是这样的。与无 ICD 植入的 HCM 患者相比，植入 ICD 的 HCM 患者不太可能进行剧烈运动，但进行中等强度运动的可能性相同。

九、性活动

性活动很少被讨论，但对患者来说是另一个重要话题。指南（2004 年修订版）的娱乐锻炼部分或 HCM 指南（2011 年修订版）中均未提及这一话题[1, 55]。2012 年，AHA 关于性行为和心血管疾病的科学声明中指出，性行为对于大多数 HCM 患者是合理的（IIa 级推荐），但对于症状严重的患者应延迟[57]。

勃起功能障碍（ED）是 β 受体拮抗药和通道阻滞药常见的不良反应，而这些药是 HCM 治疗的基础。患者可能会要求服用磷酸二酯酶 V 型（PDE5，如西地那非）抑制药以帮助克服药物诱导的 ED，但这些药物在 HCM，特别是在梗阻性 HCM 中的安全性尚未得到很好的证实。PDE5 抑制药通过静脉舒张发挥作用，可降低心脏前负荷。对于静息性或可诱发的 LVOT 梗阻患者，人们担心这种前负荷的降低与心率的增加会加重梗阻并导致血流动力学损害或心律失常。尽管指南委员会不清楚 HCM 或出道狭窄的患者是否会发生死亡[57]，但在使用西地那非后有关于 LVOT 梗阻[58]和心房颤动[59]恶化的报道。PDE5 抑制药对有明确记录的非梗阻性 HCM 患者的安全性尚未得到证实，只有在对其风险和好处进行仔细讨论后才能考虑使用。在某些情况下，给药后利用超声进行 LVOT 压力阶差的评估可能是有用的。

对于育龄患者，就避孕问题进行积极主动的对话是有必要的。虽然 HCM 患者通常可以很好地耐受妊娠，产妇死亡率也很低，但对于一些有严重症状、充血或活动性心律失常的患者，妊娠可能要劝阻[60, 61]。对 HCM 患者来说，大多数避孕方式的风险都可接受，包括屏障避孕、激素联合制剂（如雌激素 / 黄体酮制剂）、纯孕激素方案、宫内节育器或绝育[62, 63]。心房颤动、有脑卒中病史或正在抗凝的患者应避免可能增加血栓形成风险的雌激素联合使用。在所有情况下，孕前咨询应包括避孕选择的讨论、妊娠风险的评估、妊娠期间药物及其安全性的回顾，以及进行产前遗传咨询，以告知准父母有关基因突变传播的风险和其他可选的选择。

十、植入 ICD 的患者

对于植入 ICD 患者有一些特殊的考虑。这些患者被认定有较高的风险，要么是因为先前的事件，要么是因为存在 SCD 危险因素。另外还有电磁干扰、不适当的电击或设备损坏等问题。此外，在运动情境中适当的 ICD 放电是否会导致肾上腺素能紧张、电解质失衡和（或）心肌缺血，这一点也值得关注。

在 ICD 植入之后，一些生活方式的调整可能应当谨慎。在现代世界，有许多潜在的电磁干扰（EMI）来源，包括微波、移动电话、便携式媒体播放器、自动售货机和金属探测器[64]。虽然偶尔有报道称 ICD 会受到这些设备的影响，但一般认为，在通常的日常接触环境中，ICD 是安全的。建议患者不要在 ICD 发生器约 15cm（6 英寸）范围内携带手机及其他电子设备，并避免在设备故障时使用[65, 66]。对于 ICD 患者来说，尽管该装置可能会触发警报，但以正常速度通过金属探测器（如机场的金属探测器）被认为是安全的[64]。但是，患者应避免长时间停留在探测器附近。探测棒筛检或人工搜身搜查是安全的选择[67]。焊

接、电锯、电动机和电磁线圈等形式的职业或娱乐电磁干扰暴露可能会带来更大的电磁干扰源，这需要根据具体情况加以考虑[64, 68]。偶尔，ICD 的植入会与工作类型或工作地点发生冲突。

在植入 ICD 后，一般建议采取一些预防措施，包括限制同侧手臂的活动和重物的提 / 拉。尽管各州的规定有所不同，但患者在植入 ICD 后 1 周内一般应避免进行驾驶，在发生适当的 ICD 放电或 VT/VF 事件后应避免驾驶 6 个月[69, 70]。关于竞技运动和娱乐锻炼的长期建议与所有 HCM 患者相似，但考虑到导线折断或发电机损伤，可能建议采取一些额外的预防措施。不适当的放电在 HCM 患者中很常见[71]，因为他们通常比其他 ICD 植入者更年轻、更活跃。

SPORT-ICD 研究评估了 ICD 植入者自愿选择超过推荐水平运动的安全性[72]。有 372 名登记参与者，其中 13% 和 11% 分别有至少 1 次适当和不适当的 ICD 放电。运动时发生的电击比休息时多（16% vs. 6%，$P < 0.0001$），但是与比赛或训练相比，这些电击在娱乐活动中的发生可能性是一样的。在平均 31 个月的随访期内，有 2 人死亡，且均未发生在运动期间或运动后。在 13～14 名参与者中出现了导线故障，这比其动态变化趋势所预测的要高。在 65 名患有 HCM 的登记参与者中，13 人参加了竞技体育。在这一 HCM 亚组中发生的放电次数未被报道，但其中 1 例发生了 ICD 放电，且需要多次电击才能恢复自主循环。总的来说，在这个登记队列中，具有 ICD 的高危 HCM 亚组的患者参与运动似乎是安全的，这在中期（中位 44 个月）随访中也得到了证实。然而，需要更多的数据和更长时间的随访，才能将这些结论更广泛地应用于 HCM 患者。

十一、就业和保险

由于 HCM 是一种潜在的与一些时期的丧失能力（如晕厥、头晕）或 SCD 有关的终身疾病，

而且由于推荐限制运动，所以 HCM 的诊断可能对就业和可保险性有重要影响。

一些涉及公共健康风险的职业需要医疗证明作为就业能力评估的组成部分，在许多情况下，无论之前事件是否发生、SCD 风险因素的数量或是否存在 ICD，HCM 患者都将被排除在这些职位之外。联邦航空管理局对向申请商用飞行员执照的 HCM 患者发放医疗证书持谨慎态度，大多数人将被排除在外 [73, 74]。然而，休闲飞行员执照的标准就不那么严格了，可能会由 FAA 指定的航空体检医生进行个性化检查。联邦汽车运输安全管理局对商用汽车执照也有类似的规定 [75]。一般来说，由于 HCM 具有不可预测的周期性丧失能力的风险，因此，出于个人和公共健康原因，都应避免这些职业。

根据美国军队征兵和任命的医疗标准（国防部指令 6130.3），目前或先前诊断为 HCM（左心室肥大的壁厚为 15mm）被认为是不合格的 [76]。然而，一些军人在入伍后被诊断为 HCM。这些人将提交医疗评估委员会（MEB），他们的情况将根据他们履行指定职责的能力逐个评估。有些人可能会因健康原因而被从军队中行政解雇。

其他对体力要求高的职业，如执法、消防、建筑和其他职业可能没有特定的医疗就业标准。在这些情况下，医生或雇主可能会担心他们在不危及公共安全或同事安全的情况下工作的能力。

2008 年颁布的基因信息非歧视法案（GINA）是另一项对 HCM 患者的关怀产生积极影响的患者权利立法 [77]。GINA 禁止在医疗保险和就业中使用基因信息，从而禁止保险公司利用遗传检测的结果来拒绝医疗保险或增加保险费，或做出雇佣决定（如雇佣、解雇、提拔员工）。然而，这项立法仍然不适用于人寿保险或长期治疗保险，而且这些保险公司可以自由地使用遗传信息来决定保险覆盖范围。推荐所有接受遗传检测的患者提前与遗传咨询师交谈，以确保他们了解这些信息。有些患者可能会选择推迟到他们获得人寿保险之后再检测。在对受影响个体的儿童进行检测

时，这是一个重要的考虑因素。

十二、结论

HCM 是一种终身慢性疾病，患者对该诊断会怎样影响日常生活，包括健康行为、生活方式因素和锻炼的安全性有很多疑问。对于一些患者来说，HCM 的诊断可能不会对日常生活产生重大影响，而另一些患者可能会被要求停止竞技体育、改变职业或以其他方式对生活方式做出深刻的改变。考虑到有许多生活方式方面的问题必须进行讨论，与患者和家属进行专门和坦诚的讨论（经常在多次探视中重复）将是必要的，以便在有效的管理中建立信任和伙伴关系。

临床精粹

- 患有静息性或可激发性 LVOT 梗阻的患者餐后症状可能加重。当该情况发生时，应鼓励患者多喝液体，在一天中分散饮食，少食多餐。

- 根据 HCM 不同的阶段，推荐的液体摄入量可能有所不同。应鼓励收缩力强和有 LVOT 压力阶差的患者补水，而有终末期表型和充血的患者可能需要参照标准的心力衰竭方案，进行严格的液体管理。通常情况下，年轻患者属于前一类，而 HCM 疾病进展超过几十年的老年患者属于后一类。

- 虽然应该避免竞争性运动和剧烈运动（特别是爆发性运动），但一般 HCM 患者的 SCD 事件发生率很低，应该鼓励将适度的运动作为健康生活方式的一部分。团体锻炼或在健身房锻炼可以提高在事件发生时有人寻求帮助的机会。

- 大多数植入 ICD 的患者（经静脉或皮下）在日常生活中不会遇到明显的电磁干扰，但植入了 ICD 可能对工作地点或工作类型有重要影响。

- 最近的立法改善了医疗保险基于已有疾病或遗传检测结果对患者的保护，但 HCM 患者可能在法律上被剥夺人寿或长期治疗保险。在进行心电图 / 超声心动图筛查和基因检测之前，应将这些问题告知家庭成员。

本章测试

1. 加重生理学梗阻的日常活动或状态包括以下所有情况，除了（　　）

　A. 大量进食

　B. 脱水

　C. 快速站立

　D. 躺下

　E. 能量饮料和过量的咖啡因

答案：D。躺下会增加前负荷，从而最小化或减轻梗阻。相反，餐后，特别是大餐后，前负荷和后负荷的下降可能会明显地诱发梗阻。脱水和快速站立也会减少前负荷，而能量饮料和过量的咖啡因可能会增加收缩力。

2. 以下运动通常被允许参加的竞赛是（　　）

　A. 橄榄球

　B. 保龄球

　C. 篮球

　D. 台球

　E. 以上都不是

　F. B 和 D

答案：F。保龄球和台球在 ACCF/AHA 指南（2011 年修订版）中是允许的，但是所有的爆发性运动由于其高风险，都被认为是禁忌证。

3. GINA 禁止基于已知基因突变进行歧视包括（　　）

　A. 健康保险

　B. 雇佣

　C. 人寿保险

　D. 仅 A 和 B

　E. 仅 A 和 C

答案：D。GINA 规定，基于基因检测结果，医疗保险或就业的歧视是非法的。然而，目前，GINA 不保护人寿保险对于购买的歧视。

4. SPORT-ICD 研究评估了已植入 ICD 的个体参与体育活动的安全性，并得出以下结论，除了（　　）

　A. 运动与增加电击有关

　B. 竞技体育比休闲体育产生更多的放电

　C. 在运动类型和电击频率之间没有发现差异

　D. 在大约 2.5 年的随访中，有 2 人死亡

　E. 以上均不是

答案：B。令人惊讶的是，虽然运动与更多的放电有关，但没有发现竞争性和娱乐性锻炼之间的差异。其他的发现都是真的。

5. 对运动的一般推荐包括（　　）

　A. 推荐每周多次常规锻炼，而不是间歇运动

　B. 安全的目标心率是心率储备的 60%～70%

　C. 患者需要倾听自己的身体，知道何时停止

　D. 患者不应该独自运动，以便在需要的时候有旁观者

　E. 以上均是

答案：E。以上都是关于 HCM 运动很好的一般性建议。

第 13 章　膳食、营养及肥胖管理
Diet, Nutrition, and Managing Obesity

Lisa Salberg　Aslan Turer　著

李宗哲　汪道文　译

要　点

◆ 由于害怕运动或无法进行有效运动，肥胖在 HCM 患者中普遍存在。

◆ 根据 HCM 患者是否需要避免脱水或避免高血容量，需要为他们量身定制膳食和营养计划。对于以梗阻为主要特点的 HCM 患者，应当摄入足够的盐分和水分，而对于终末期的充血性心力衰竭患者，则应该限制水盐摄入。有这两方面问题的患者都需要对饮食做细心调控。

◆ 对于各种程度的心功能不全，肥胖均会加重心力衰竭症状，并且会加重其他共患病，如睡眠呼吸暂停和动脉粥样硬化。

◆ 应当鼓励大部分的 HCM 患者进行安全处方指导的运动。

一、概述

HCM 患者通常会出现体重增加和肥胖，这可能会随着时间的推移促进或加重与他们的疾病相关的心血管症状。对于各种级别的心功能，肥胖均会导致心脏指数的降低。肥胖相关的用力呼吸导致的前负荷血流动力学波动可能加重梗阻。通过调整膳食和营养帮助增加活动耐力，减轻症状，有助于避免室间隔减容术，因为体重适度减低通常可以改善患者的 NYHA 分级。此外，肥胖是 HCM 患者阻塞性睡眠呼吸暂停的常见原因，可进一步引发症状。本章节将详述膳食和营养相关细节，致力于帮助这群患者减轻体重。

二、营养和膳食

HCM 患者的最佳饮食尚不明确。这一点与我们会向慢性冠心病患者推荐低脂低胆固醇饮食，或者更进一步推荐地中海饮食的情况不同。正如下面将详细讨论的，HCM 患者有超重的风险，虽然限制热量很重要，但维持健康体重的"理想"膳食所具备的详细营养成分尚不清楚。对于高血压和糖尿病这类的代谢相关共患病，患者最好遵循数据驱动指南推荐的膳食方案来治疗，如高血压患者的 DASH 饮食。目前的各种 HCM 指南推荐患者，至少无症状的 HCM 患者，应该依据各自共患病的相关指南来进行相关的膳食规划[1]。

然而，人们应该知道，某些饮食可能是低钠的，如经常为有水钠潴留风险的患者或高血压患者推荐的膳食，又或是可以利尿的膳食，如低碳水化合物的生酮饮食，这些饮食在理论上可能导致 HCM 患者后续的血流动力学改变。建议患者在进行简单的部分膳食控制治疗时，要定期与医生沟通。低盐饮食对疾病晚期和高血容量的患者可能是必要的，但对有梗阻的 HCM 患者不合适。

事实上，HCM 患者可能会出现独特的，有时令人烦恼的液体摄入和管理问题。目前的 HCM 指南中除了避免脱水和避免过量酒精摄入以免加重左心室流出道压力阶差外，并没有专门针对液体管理给出建议[2]。这些考虑对梗阻性 HCM 患者尤其重要，但对非梗阻性 HCM 患者则不那么重要。一些因为没有摄入足够盐分而发生低血压的患者会被安排高盐饮食。如果已经进行了盐分的补充，液体容量仍不能有效提升，应该考虑使用氟氢可的松（富能锭）。临床上富有挑战性的情况是如何处理同时具备梗阻和高灌注压患者的液体平衡。

对继续发展为左心室功能障碍的 HCM 患者的治疗与传统的扩张型心肌病相似。除了改善下降的射血分数的医疗措施（如 β 受体拮抗药、ACEi、ARNI 等），还应该让患者关注膳食和盐的摄入。然而，我们应该认识到，即使在明显的心力衰竭伴有射血分数降低的情况下，膳食限盐是否可取仍存在一定的争议。现在的美国心脏学会 / 美国心脏病学会心力衰竭指南将限制盐摄入量作为 Ⅱa 推荐 C 级证据，表明这样做可能是合理的，但并没有很好的证据支持这一建议[3]。虽然观察性研究证明了盐和液体摄入与慢性心力衰竭住院风险之间的关系，但研究也显示了一种不良的神经内分泌激活，这可能反而导致更多的液体潴留。需要将来进行大规模随机研究来验证这一项非常重要并经常被赞许的推荐意见。

已经有充分的证据表明，HCM 患者在进食后可能会出现症状加重，这一现象在患者中的发生率为 30%～40%[4, 5]。这种症状的出现与更严重的基础症状有关，如呼吸困难、梗阻和先兆晕厥[4]。这种现象与明尼苏达州心力衰竭生活问卷所测定的生活质量较低有关。

正常情况下，进食会导致血液分流进消化道。这是由于内脏血管舒张引起的，而血管舒张本身会导致全身后负荷下降。反过来它又会导致心率的代偿性增加。这些变化发生在进食的 30～60min 内。虽然大多数 HCM 患者可以很好地耐受或感觉不到这种生理变化，但这些变化可能导致左心室流出道压力阶差升高与心肌耗氧需求增加。Kansal 等对 6 名患者进行了一系列研究，发现进食后左心室流出道压力阶差由 36mmHg 显著上升到 106mmHg[6]。有餐后症状的 HCM 患者餐后心率增幅也更大[7]。虽然 HCM 患者餐后心排血量增加，但这种增加只能通过心率加快来解释，而不能通过每搏输出量来解释，后者是相对固定或减少的。进食后，充血性心力衰竭的患者内脏血管舒张使后负荷降低，改善了左心室灌注压，而 HCM 患者则与之相反，会表现出右心房和肺毛细血管楔压增加[8]。

目前尚没有明确的建议来避免餐后症状的出现，因为缺乏严格的干预对比研究。一些患者会通过避免进食某些他们觉得可以加重症状的食物（如富含碳水化合物的食物）来适应。摄取足够的水分，避免暴饮暴食，少吃多餐，被认为可以改善这些麻烦的症状[7]。这些建议被纳入了欧洲心脏病学会的 HCM 患者管理指南。

三、通过运动来治疗或预防肥胖

可能在对这些患者的管理中，没有任何其他的话题像 HCM 患者管理中运动的作用和如何开运动处方令人烦恼和混乱不清。适当的营养和运动是健康生活方式和控制体重的关键，然而许多 HCM 患者被他们的医生告知应该终身避免锻炼和运动。某种程度上来说，医生的建议导致了部分 HCM 患者对运动的恐惧。但这是合理的，人们听到了那些年轻人和看起来健康的运动员死在运动场和高声呐喊时的传说；而另一方面，我们对识别高危患者存在着很大的困难，因此使得我们至少在初始阶段错误地倾向于在可控范围内限制运动和锻炼。目前，一项名为"LIVE-HCM"的研究正在对超过 2000 名 8—60 岁 HCM 患者进行调查，以便了解 HCM 患者不同活动的优缺点。

研究结果将在未来 4～5 年后出来。仍需要更多的观察和研究来逐渐推动指南向前，实现平衡运动的健康获益和潜在风险。

美国现在的指南没有明确推荐 HCM 患者进行锻炼，欧洲的指南推荐患者保持"健康的生活方式"。根据贝塞斯达会议的建议，两部指南都建议患者不要进行高强度的竞技性运动。美国的指南更进一步，列举出了一组允许进行的活动。然而，这仍然有很多需要解释的空间，特别是对于那些寻求锻炼指导的非运动员的患者。为了强调这一问题的范围，一项比较来自肥厚型心肌病学会与 NHANES 协会的受访者的运动习惯的观察研究提示，超过 60% 的受访者进行中度日常活动，有近 1/4 的人会进行剧烈运动，这种运动量与一般人差不多[9]。

运动训练对肥厚型心肌病的随机探索性研究（RESET-HCM）随机选取了 136 名 HCM 患者进行个体化的中等强度有氧运动训练和常规治疗，并随访 16 周[10]。结果提示，运动训练与峰值 VO_2 的适度升高有关，重要的是，没有发现短期内的心律失常或心脏不良事件增加。HCM 患者运动训练导致的 VO_2 增加幅度，大于 HF-ACTION 研究中的收缩功能障碍心力衰竭患者的增幅[11]，与射血分数保留的心力衰竭患者在运动训练中的增加几乎相同[12]。

虽然 RESET-HCM 研究为中等强度运动的短期安全性提供了一些证据，但长期安全性仍是一个悬而未决的突出问题。由美国国立卫生研究院赞助的正在进行的 LIVE-HCM 研究，将有助于明确不同年龄和活动水平的 HCM 患者的长期安全性和预后。

患者可以从心脏康复项目或类似的医疗生活方式监控项目中在体格和心理上获益。这些项目可以帮助患者辨别哪些是正常的安全的，哪些是危险的和会加重症状的。虽然尚无临床研究报道，但已有大量来自肥厚型心肌病协会的患者采用了这种策略并取得了积极的结果。

四、管理肥胖

适当的营养和足够的运动对保持健康的体重很重要。肥胖是高血压和糖尿病的上游危险因素，所有这些危险因素都与一般人群随后左心室肥大的发展直接相关。这对于已经处于显著肥厚的危险之中的 HCM 患者而言尤其重要。此外，由于肥胖会加速代谢综合征和促进心血管动脉粥样硬化的发展，当 HCM 患者进入成年后期，控制肥胖有助于预防这些病症的发展。

Olivotto 等报道了肥胖与左心室质量增加之间的关系[13]。在 275 名 HCM 患者中，超重与左心室质量指数最高四分位数（> 120g/m²）的患者可能高出 65%。肥胖（BMI > 30）与左心室质量指数最高四分位数患者超过 3 倍。肥胖者（55%）和超重者（48%）相较正常体重人（28%）在 MRI 上钆延迟强化比例更高。此外，严重心力衰竭（NYHA 心功能 Ⅲ / Ⅳ 级）的发生率在肥胖患者中比非肥胖患者高 2 倍。

这些数据与收缩期和舒张期心力衰竭患者中的结论相似。在这些人群中，肥胖是公认的心力衰竭的危险因素，独立于冠状动脉粥样硬化和高血压等传统的危险因素[14]。尽管肥胖对发生心力衰竭有影响，但肥胖本身却反常地与已有心力衰竭患者较好的生存率相关[15]。目前还不清楚这种"肥胖悖论"是否适用于 HCM 患者。

在过去几十年里，社区中超重和肥胖的发生率急剧上升。针对 HCM 人群肥胖率的研究还没有进行，但是他们的肥胖率可能至少和普通社区人群一样。肥胖似乎不仅在促进心肌肥厚方面起直接作用，它还导致自身运动能力下降和呼吸困难。因为其导致的难治性症状，可能增加了室间隔减容术治疗的需求。因此，对于医生来说具有挑战性的是，要弄清哪些症状与 HCM 有关，因此可以通过药物干预和手术治疗来解决，而哪些又是需要仔细地慢慢通过营养和锻炼计来改善的。值得注意的是，许多 HCM 患者安全地进行了袖状胃减容手术，只在术后 1～2 周内发生了与液体平衡相关的中度并发症。因此，接受这一手术的 HCM 患者应与他们的 HCM 护理团队密切合作，以避免发生严重并发症。对于这些病例，可能需要经心肺运动测试进行客观测量，以便了解特定患者限制的病因。然而，适度的体重减轻对肥胖患者的症状有显著的好处，有积极性和依从性的 HCM 患者可以考虑在室间隔减容治疗或其他干预措施之前，先自己进行 3~6 个月的减肥试验。

五、其他生活方式的干预

瑜伽已经被用于测试多种心血管临床结果。它可以增加迷走神经的刺激，减少交感神经的激活[16]。瑜伽训练的作用已经在一些充血性心力衰竭患者的小型随机研究中得到检验。瑜伽已经被证实可以改善慢性心力衰竭患者的平板运动时间、峰值 VO_2 和炎症生物标志物[17]。由此可知，瑜伽可以改善患者的生活质量[17, 18]。瑜伽已经显示可以减少 ICD 植入患者的放电相关焦虑和放电次数[19]。

虽然到目前为止没有专门针对 HCM 患者进行瑜伽的研究，考虑到其安全性及潜在的好处，对有意愿的 HCM 患者而言，瑜伽不失为一种合理生活方式的建议。

太极已经在一系列小规模收缩期心力衰竭患者中进行了研究。在 Meta 分析中，参与太极被认为是一种可以提高生活质量的运动，但它没有改善疾病的客观功能指标[20]。对于有意愿的 HCM 患者，可以推荐太极作为有氧运动的备选方案。

多伦多的 HCM 中心与一位私人教练合作，在 HCM 专家 Harry Rakowski 博士的指导下创建了一个在线培训项目，他也是本书的作者之一。该方案分为轻度、中度和专业级别，供患者评估和选择最适合自己状态的方案。以下链接可以找到肥厚型心肌病协会网站：4hcm.org。

心理社会干预，如意念教育，已被证明可以改善充血性心力衰竭患者的生活质量和疾病严重程度[21-23]。

六、结论

HCM 患者对饮食、营养、体重减轻和其他生活方式的改变有困惑，但这些改变将帮助他们活得更长、生活得更好，并有可能避免有创性检查或治疗。未来的研究应该集中在这些患者需求的、实用的、量身定制的方法来达到最佳体重。利用 HCM 患者的网络，如通过 HCMA 和其他社交媒体渠道，可以发现重要问题和解决方案，这些能够扩大到更广泛的 HCM 人群中。

> **临床精粹**
>
> - 中枢性肥胖患者往往有更重的阻塞性症状，因为日常活动所需的胸膜腔内压的变化可导致显著的前负荷变化。尤其建议这类患者进行适当的减肥。
> - 保持理想的体重有助于避免高血压、糖尿病和其他并发症，所有患者都应该朝这个方向努力。
> - 由于 HCM 患者没有测试过特定的饮食，所以对肥胖 HCM 患者来说，最好的第一步是通过低热量饮食来实现适度的减肥，而不是事无巨细地控制饮食内容。
> - 餐后症状加重的患者应建议少量进食，并避免餐后剧烈运动。

本章测试

1. 一个 HCM 患者来您的诊室就诊。她有呼吸困难（NYHA Ⅱ 级症状）和心绞痛（CCS Ⅱ 级症状）。她还向您提到，在过去的几年里，她有进食后胸痛，尤其是在饱食后。体格检查发现显著的第四心音和左心室流出道 3/6 级杂音，Valsalva 动作后加重。最有可能引起她餐后症状的原因是（　　）

A. 严重的冠状动脉近端狭窄引起的冠状动脉缺血

B. 食管裂孔疝

C. 微血管功能障碍

D. 进食后加重的左心室流出道梗阻加重及心动过速

E. 食管痉挛

答案：D。虽然这些选项都能引起胸痛，但这是典型的 HCM 患者餐后心绞痛的症状。内脏血管扩张导致全身血管阻力下降，进而导致动态左心室流出道压力阶差加剧和代偿性心动过速。这被认为会导致氧需求量增加并导致缺血。

2. 一个 HCM 患者来您的诊室就诊。他没有临床症状。虽然他没有静息压力阶差，但有 70mmHg 的运动后压力阶差。他目前对医学治疗方案不感兴趣，但想知道饮食建议。除了建议避免脱水，您还应该告诉他（　　）

　　A. 低脂低胆固醇饮食

　　B. 严格限盐饮食

　　C. 低碳水化合物饮食

　　D. 目前还没有针对 HCM 患者的营养饮食建议

答案：D。目前还没有 HCM 患者需要遵循的饮食建议。最重要的事情似乎是保持健康的体重。如果患者出现其他并发症，如糖尿病或高脂血症，可能需要提出具体营养素建议。限制盐和低碳水化合物饮食可能导致较低的循环血容量，应在医生的观察下使用。

3. 一位 45 岁 HCM 患者来您的诊所随访。他目前症状较轻，在使用 β 受体拮抗药治疗，BMI 是 36kg/m²。以下关于患者的 BMI 和 HCM 之间的关系不正确的是（　　）

　　A. HCM 患者 BMI 升高与左心室质量指数增大有关

　　B. 与 BMI 正常的 HCM 患者相比，BMI 升高的 HCM 患者更容易出现严重症状

　　C. 肥胖 HCM 患者的死亡率高于正常体重患者

　　D. 肥胖与较高的 MRI 钆延迟增强水平相关

答案：C。肥胖与更大的左心室质量、更严重的心力衰竭症状和 MRI 中瘢痕的存在相关。然而，它并没有与较高的死亡风险相关。目前还不知道肥胖是否对死亡具有"保护作用"——正如肥胖悖论对冠心病和射血分数减低的心力衰竭的影响一样。

4. 一位 37 岁的非梗阻性 HCM 患者来您的诊室询问开始一种锻炼养生法。您应该告诉她的是（　　）

　　A. 为了安全起见，在数据出来之前，她应该避免任何锻炼

　　B. 适度的活动似乎是安全的，至少在短期内是这样

　　C. 根据美国的指导方针，打网球比骑自行车更可取

　　D. 如果植入了 ICD，允许她自由参加任何强度的锻炼

答案：B。根据目前的指导方针，至少可以推荐低强度的锻炼。RESET–HCM 研究表明，中强度的活动在短期内是安全的，并与 VO₂ 的适度增加有关。美国的指南为各种有氧运动指定了一个分值。打网球（0 分）在该模式中被认为比自行车（4 分）的风险更高。根据当前指南建议，装有 ICD 并不能排除活动限制。

5. 虽然在 HCM 中没有专门研究，但在小型研究中，生活方式干预，如瑜伽、太极和冥想已在心力衰竭患者中显示可以（　　）

　　A. 降低 ICD 放电频率

　　B. 提高生活质量

　　C. 提高最大摄氧量

　　D. 以上全部

答案：D。尽管这些数据局限于小的、短期的研究，这些生活方式的治疗干预似乎与射血分数减低的心力衰竭患者疾病状况的客观和主观改善有关。因此，对 HCM 患者提供这些干预似乎是合理的。

第 14 章 家庭筛查：对谁、何时及如何进行
Family Screening: Who, When and How

Michelle Michels **著**

李宗哲　汪道文　**译**

要　点

◆ 肥厚型心肌病是一种常染色体显性遗传病。

◆ HCM 具有年龄相关可变外显率，心脏分析需要长期反复进行。

◆ 只有明确的致病突变可以用于预测性家族成员筛查。

◆ 临床筛查评估程序包含定期的心电图和经胸超声心动图检查。

◆ 心血管事件几乎不发生在心电图正常的基因型阳性 / 左心室不肥厚（G+/LVH–）个体。

一、概述

50 多年来，肥厚型心肌病被认为是一种常染色体显性家族性心脏病，具有心脏性猝死和进展为晚期心力衰竭或终末期疾病的风险[1, 2]。由于 HCM 是一种家族性疾病，家庭筛检来确定有风险的亲属非常重要。2003 年起，指南鼓励直系亲属使用心电图和经胸超声心动图筛查该病。根据最新的欧洲 HCM 临床指南，在有明确突变的 HCM 家族中，亲属的基因检测应先于临床评估（Ⅰ类推荐，B 级证据）。在没有明确突变的家族中，应对一级亲属进行心脏评估[3]。

在本章中，我们将着重讨论家庭筛查的重要性，聚焦在家庭筛查的遗传和临床方面，并为 HCM 家庭筛查的组织提供实用的建议。

二、家庭筛查的重要性

HCM 最具危险的表现是，以前没有症状和所谓健康人出现心脏性猝死。HCM 可以解释很大一部分的心脏性猝死，特别是年轻人的心脏性猝死[4]。由于 HCM 是一种常染色体显性疾病，因此有 50% 的风险传播给一级亲属。一旦 HCM 确诊，心脏性猝死的风险可以通过生活方式的调整来改变（特别是停止高强度运动）和给儿童开大剂量的 β 受体拮抗药处方[5-7]。在成年后，药物不能预防心脏性猝死，但植入型心律转复除颤器可以预防高危患者的心脏性猝死[8]。

因此，家庭筛查的目的是发现未被识别的 HCM 亲属，并随访有心脏性猝死和疾病进展风险的危险个体。家庭筛查也有助于在一个家系内识别各种临床表型，以及在缺乏明显症状的情况下，评估多个家庭成员受累的可能性。

三、家庭筛查的一般方面

（一）先证者

HCM 的家庭筛查通常从先证者（家庭中第一个表现出 HCM 的人）HCM（表型）的临床诊断开始。其他引起左心室肥大的原因，如主动脉瓣狭窄、高血压或贮积性疾病应排除在外。确诊后，应告知 HCM 患者该病的家族性特征、家族内传播的高可能性，以及进行基因检测的可能性。在遗传咨询期间，应注意遗传筛查的风险和可能的获益[2, 3, 9]。

在专门的心血管遗传门诊，应当由心血管病专家和临床遗传学专家密切合作，为患者进行家庭咨询和遗传咨询。荷兰鹿特丹的伊拉斯谟心血管遗传门诊所使用的流程图如文中（图 14-1）所示。

（二）临床遗传学 / 遗传咨询师的作用

心血管遗传咨询师提供有关遗传风险的信息，提供测试前和测试后的咨询，通过从全科医生、心脏病学家和（或）病理学家那里检索可能患有 HCM 的家庭成员（即患有心脏性猝死或心力衰竭的家庭成员）的医疗信息，研究和确认家族史，和患者及其家人讨论对 HCM 诊断的担忧和恐惧。在遗传咨询过程中，将确定有风险的家庭成员，并选择与先证者共享 50% 遗传物质的一级亲属进行进一步分析。病情是否通知亲属的法律框架在世界各地各不相同。在大多数情况下，HCM 的信息会由先证者或医疗机构直接向一级亲属书信沟通告知。在英国和荷兰，经先证者同意的直接医疗接触已被用于筛查家族性高胆固醇血症。虽然家庭成员接受这种方法，但另一项研究表明家庭成员更倾向于间接级联筛查[10, 11]。如

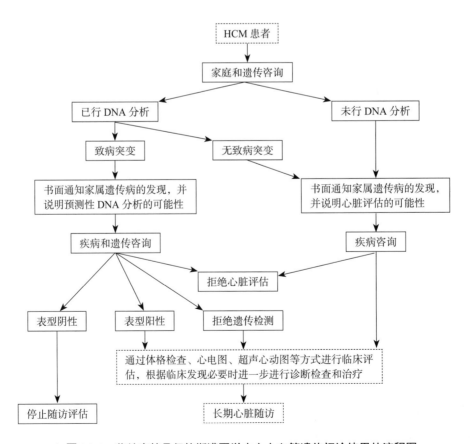

▲ 图 14-1　荷兰鹿特丹伊拉斯谟医学中心心血管遗传门诊使用的流程图
虚线框由心脏病专家处理，实线框由临床遗传学家或遗传咨询师负责。HCM. 肥厚型心肌病

果家庭成员距离较远或不愿了解更多信息，遗传咨询师可以帮助确定联系家庭成员的最佳方法。

（三）先证者的遗传检测

在咨询和同意后，抽取血液进行 DNA 分析。对先证者来说，遗传检测的潜在医学、生理、经济和家庭影响是微乎其微的，因为所有这些后果都是由已经有文献记载的表型决定的。由于所有国家的一般健康保险都不支付基因检测的费用，费用报销可能是一个问题，并可能是限制遗传检测的瓶颈。

目前，并不是所有导致 HCM 的基因都已经被鉴别出来，在先证者身上获得阳性基因检测结果的可能性为 50%～60%。具有反向室间隔曲线形态、HCM 或心脏性猝死家族史、45 岁前确诊 HCM、最大心室壁厚度 ≥ 20mm[12] 的 HCM 患者，发现致病性突变的机会增加[12]。HCM 家族中发现突变的比例相对较低，且只有真正致病的突变才能用于预测家族成员的发病，因此排除了部分 HCM 家族进行基因检测[9, 13]。基于群体的外显子组数据正在质疑早期的 HCM 相关遗传变异的致病性。这种 HCM 患者突变的重新分类可能会导致家庭成员的误诊，这可能会带来潜在的严重临床后果。因此，至关重要的是，被报道为 HCM 病因的变异是真正的致病原因。解释复杂的基因测试结果需要同临床遗传学家进一步密切合作[14]。

四、为有 HCM 风险的家庭成员进行预测性遗传检测

目前，HCM 突变分析最突出的作用是识别有患病风险的（G+）家族成员，并排除未受影响的基因型阴性（G–）亲属进行进一步心脏评估，这是其他方式无法获得的信息。文中（图 14-2）描述了一个 HCM 家系 20 年随访结果，可以明确遗传筛查的好处。预测性遗传筛查提供了一种经济有效的家庭筛查手段，因为纵向评估可以集中于 G+ 家庭成员，只有他们有疾病发展的风险[15]。

美国心脏病学会基金会 / 美国心脏病学会指南指出，在进行遗传咨询之前进行遗传检测是合理的（Ⅱa 类证据），以便于识别有风险的家庭成员[2]。欧洲心脏病学会关于 HCM 的最新指南建议，在心脏评估前，先对一级亲属进行测试前咨询，然后进行遗传检测（Ⅰb 类证据）[3]。预测性遗传筛查只能提供给真正的致病突变被确定的 HCM 家庭。在其他家庭中，家庭筛查应通过一级亲属的心脏检查提供线索。必须对家庭成员进行咨询，以明确基因和心脏评估结果在医学、生理（包括心理）、经济和家庭方面的潜在影响，以便在抽血前就潜在风险和利益做出知情决策。如果在家庭成员中发现致病性突变，这可能会对就业和保险造成影响，特别是人寿保险和伤残保险。由于大部分的测试是在年轻的、无症状的人群中进行的，这些担忧是确实的，在进行检测之前必须详细讨论[2, 3, 14]。

基因检测的法律影响取决于居住国。在美国，联邦法律基因信息非歧视法案（GINA）禁止仅凭基因突变或遗传疾病家族史就拒绝或终止医疗保险、就业或晋升。然而，GINA 不保护残疾保险、人寿保险、长期护理保险或有医疗记录的患者[16]。在荷兰，荷兰医学检查法案保护未发病的 HCM 突变携带者 26 万欧元以下的人寿保险，超过这个数额，突变携带者将不得不披露他们的 HCM 风险状况，这可能导致人寿保险费的增加[17]。

G+ 家族成员随后应进行心脏检查，以确定 HCM 表型（存在左心室肥大）。确定 G+ 家族成员也将扩大家族筛查，因为新诊断的基因型阳性（G+）受试者的一级亲属将接受基因检测（所谓的级联筛查）。这对整个家庭具有深远的影响，甚至使筛查跨越国界，囊括海外遥远国家的亲属。

（一）儿童的预测性遗传筛查

是否为儿童提供预测遗传检测还存在争议。有很好的理由推迟测试，包括促使他们以后参与讨论的机会。然而，年幼的孩子可能还不能完全

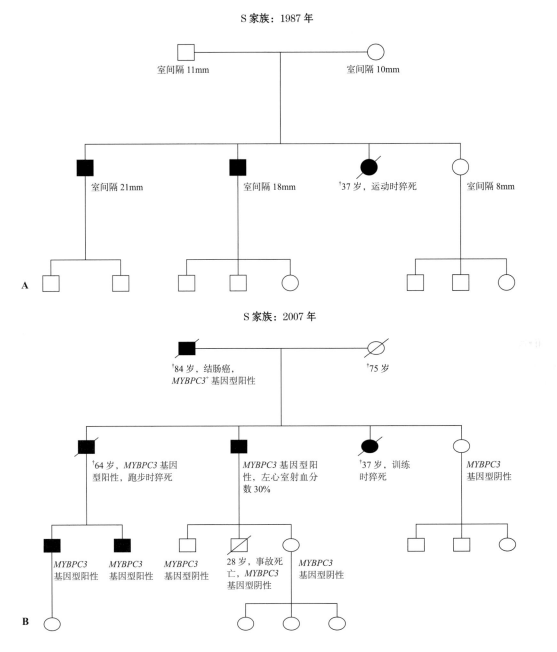

▲ 图 14-2　荷兰鹿特丹伊拉斯谟医疗中心心血管遗传门诊随访的一个肥厚型心肌病（HCM）家系

A. 1987 年的家系图。先证者在心室颤动复苏后被确诊，死于严重的神经系统损伤。她的一级亲属接受了心电图和超声心动图检查评估，两个哥哥患有 HCM，父母和妹妹没有 HCM 的症状。B.2007 年的家系图。基因检测发现了肌球蛋白结合蛋白 C 的致病性突变，之后对家族成员进行了预测性基因检测。父亲是 G+/LVH-，死于结直肠癌。大哥在跑步过程中经历了心脏性猝死，两个儿子都是 G+/LVH-。另一个兄弟发展为终末期 HCM，三个孩子基因型阴性，停止了随访。最小的妹妹也停止了随访，因为她是基因型阴性

理解遗传测试的影响。由于目前致病突变对疾病发展和风险缺乏预后价值，以及预测性筛查可能带来的负面后果，我们不提倡对儿童进行常规的预测性遗传筛查。赞成对儿童进行基因测试的理由是，知道幼儿处于危险之中有助于提倡和鼓励其改变生活方式[18]。然而，这也会导致不必要的歧视和毫无根据的退出竞技运动，因为心血管事件在 G+/LVH- 者中几乎不存在。最近一项针对 G+/LVH- 儿童的随访研究发现，在 12 年的随访期间，G+/LVH+ 的转化率非常低，只有 6%。

HCM 诊断年龄在 20 岁左右的患儿 G+/LVH−，无心血管事件发生[19]。目前，我们的 HCM 项目对家庭和孩子进行广泛的咨询，包括心理支持，并将上述因素都考虑在内后，会逐个案例做出决定是否进行筛查。在心脏评估方面，一旦孩子到了 10 岁或显示出青春期的迹象，通常会首先正常进行遗传检测[3]。

（二）HCM 家庭的生育规划

应特别关注对生育计划有疑问的 HCM 患者和 G+/LVH− 家庭成员，因为他们有可能将患病风险传给下一代。这些方面应该成为育龄的男性和女性的遗传咨询的一部分。若潜在的突变是明确的，产前筛查或植入前基因测试在理论上是可能的。但这些优生优育措施并没有被作为常规执行，原因是：基于疾病临床表现的异质性，不少疾病发病通常发生在中年以后，即使患病也有可用的治疗选择，以及从整体上来看，这些 HCM 患者的平均寿命尚可[3, 20]。

在接受 HCM 基因筛查或心脏评估之前，接受过咨询的儿童和成人中，尚没有观察到心理伤害或对生活质量的负面影响[21-23]。然而，它对生活质量的远期影响还需要进一步研究。

五、HCM 家庭筛查中的心脏评估

对于未发现致病性突变的 HCM 家族成员、预测性基因筛查中发现的 G+ 家族成员和拒绝预测性基因筛查的家族成员，均应进行心脏评估。此外，在先证者死亡且未进行基因检测的情况下，心脏评估往往是在家族内确认新先证者之前唯一的筛查方式。重要的是在家庭成员进行心脏评估之前向他们提供咨询，因为上述基因筛查提示的可能后果仍需进行临床检测。

由于 HCM 的发病高度依赖于年龄，明显的心肌肥厚通常在青春期晚期或之后才出现，因此指南推荐基于年龄分段纵向筛查（表 14-1）。G+/

表 14-1　HCM 患者家庭成员的临床筛查策略

年　龄	病史、临床检查、心电图、超声心动图
小于 10 岁	随意，除非有下述情况
	恶性家族史
	竞技性运动员
	HCM 的症状或体征
10 岁至 18—21 岁	每 1～2 年
超过 18—21 岁	至少每 5 年

引自 Gersh et al.[2] and Elliott et. al.[3]

LVH− 者和未知遗传情况的家庭成员应进行临床评估，无症状儿童和青少年每 12～18 个月进行 1 次心电图和经胸超声心动图评估，无症状成人每 5 年进行 1 次评估（表 14-1）。如果超声心动图和（或）心电图上有临床症状前改变，当前的欧洲心脏病学会指南建议在 6～12 个月重复进行心脏评估。如果出现新的心脏症状，应及时对家庭成员进行重新评估[3]。

美国心脏学会 / 美国心脏病学会指南建议从 12 岁开始进行心脏评估（尽管有些人提倡在青春期初始时就开始评估），而最近的欧洲心脏病学会指南建议从 10 岁开始进行筛查。在有恶性家族史的家庭中，如果孩子是竞技运动员，或者当有早期 HCM 的其他体征或症状时，甚至更小的年龄就可以考虑进行筛查[2, 3]。

（一）心电图

绝大多数（75%～95%）HCM 患者可见心电图异常[24, 25]，主要包括 Q 波异常、复极异常、左心室高电压或左心房肥大。这些心电图异常改变可以在超声心动图上出现心肌肥厚之前出现[25]。心电图异常的严重程度与心肌肥厚的程度和在心肌磁共振成像显示为钆延迟增强所显示的纤维化的范围直接相关[24]。因此，建议心电图作为一种筛查工具，以对 HCM 的家庭成员提出 HCM 的质疑[2, 3]。

最近的一项研究发现，在没有左心室肥大的

家庭成员中，Q 波和（或）复极异常对于携带肌节突变有很高特异性（98%）。不幸的是，心电图异常的敏感性很低（25%），因此一个正常的心电图不能提供什么信息，也不能可靠地判断为没有携带肌节突变[26, 27]。正常心电图可排除存在严重 HCM 表型[24]。第一次评估时没有左心室肥大的 G+ 个体，出现心电图异常是随访时发展为左心室肥大的预测指标[28]。

（二）经胸超声心动图

HCM 的诊断通常是通过心脏影像学检查做出，目前最常用的是经胸超声心动图。推荐联合心电图和经胸超声心动图作为 HCM 患者家庭成员的临床筛查方法[2, 3]。

HCM 通常在最大心室壁厚度 ≥ 15mm 时做出诊断。在有 HCM 家族史的家庭成员中，肥厚的程度可能低于这个诊断阈值，根据不同的标准结合心电图和超声心动图数据可以考虑在 50% 的风险携带者中做出 HCM 诊断[29]。在最新的欧洲心脏病学会指南中，一级亲属诊断 HCM 的阈值可以降低到 ≥ 13mm[3]。虽然 HCM 的主要特征是肥厚，但其他特征，如二尖瓣或乳头肌功能异常、舒张功能障碍也已经描述了。这些特征在 50% 的风险携带者中出现，应考虑其为 HCM 早期的表现[30-32]。

尤其是在心脏超声图像声窗欠佳时，超声心动图不能识别心肌的局灶性肥厚区域，主要是在室间隔下部、心尖部、左心室或右心室游离壁。对于这些患者，应用其他成像技术如心脏磁共振检查[33]。心脏磁共振还可以显示与 HCM 相一致的斑片状 LGE。

在 HCM 的动物模型中已经证明舒张功能障碍可先于心肌肥厚出现[34]。人类组织多普勒成像研究揭示了二尖瓣瓣环速度的不同。Sm 和 Em 速度下降已被描述，一项研究发现 Am 速度增加[30-32]。由于组织多普勒成像和斑点跟踪超声心动图在 G+/LVH– 受试者中出现结果不一致，用超声心动图识别 G+/LVH– 家族成员仍然具有挑战性。然而，如上间接所提示的，在没有达到 HCM 诊断标准的左心室肥大时出现舒张功能障碍，可能是 HCM 临床前表现。

（三）心脏磁共振

虽然目前的临床指南在 HCM 家族成员筛选方法中没有提到心脏磁共振，但它可以作为 HCM 家族筛查有用的辅助手段。心脏磁共振可以准确评估心室任何一节段的室壁厚度，钆对比剂可以对组织特征进行描述，包括瘢痕的位置、分布和负荷。在 Valente 等的一篇论文中，经胸超声心动图和心脏磁共振的符合度达到了 90%。然而，心脏磁共振可以筛选出 10% 经胸超声心动图漏诊的轻度肥厚患者[33]。

G+/LVH– 者的心脏磁共振研究提示他们存在心肌隐窝、二尖瓣异常和舒张异常[35, 36]。心肌隐窝尤其易于见于室间隔和右心室下（后）部插入点[37]。这些隐窝存在于 G+/LVH– 受试者的一个亚群中，它们的存在可能是 HCM 表型出现前的标志。然而，它们的预后价值还有待确定[38]。

钆延迟增强显像在 G+/LVH– 者中是极其罕见的。然而，在心脏磁共振上有钆延迟增强显像的 G+/LVH– 者也是存在的[39]。遗憾的是，这些患者没有心电图数据。ECG 异常可以考虑是否存在漏诊了局灶性肥厚或钆延迟增强显像的存在。后者尤其重要，因为散发性心脏性猝死病例已在 G+/LVH– 者中被描述过[40]。所述患者心电图异常，提示心肌异常。钆延迟增强与心力衰竭风险的增加有关，最近钆延迟增强范围作为心脏性猝死和终末期心力衰竭（收缩期功能障碍）的可能危险因素[41, 42]受到了特别注意。

因此，如果经胸超声心动图不理想或提示边缘状态左心室肥大、存在不明原因的心电图异常或高危情况，多人心脏性猝死家族史或 G+/LVH– 者要参与竞技性体育运动，心脏磁共振检查就特别有用。通过心脏磁共振的精细检查可能发现提示 HCM 诊断的线索，并由此提示患者进行应更频繁做心脏评估检查和生活方式的改变，甚至通过结合综合证据来明确诊断，从而产生临床意义。

六、基因型阳性表型阴性个体

遗传检测在临床实践中揭示了 HCM 谱中的一个新子集，G+/LVH– 家庭成员。尽管这一子集对于提高我们认识突变如何导致疾病非常重要，但对这些个体的识别也导致了临床精粹困难。报道的 G+/LVH– 者不良心脏事件的风险非常低，在迄今为止最大的研究中，没有左心室肥大的突变携带者中没有发生心脏性猝死[43]。

G+/LVH– 者中会发展为显性病例的确切比例及何时会发病，目前仍不确定。这是由遗传检测在临床应用的时间相对较短、随访时间有限导致的。疾病的外显随着年龄的增长而增加，但似乎在儿童和成人中都是缓慢的[19, 44]。在最近的一项研究中，G+/LVH– 家庭成员中 11% 的人在 6 年内诊断了 HCM，但没有不良心脏事件发生[28]。文中（图 14-2）所示的家系图提示 HCM 可以在年龄较大后才发病。

目前的指南建议进行心脏评估的间隔如文中（表 14-1）所述[2, 3]。在 G+/LVH– 者中有家族病史提示心脏性猝死风险高的个体，可以通过运动测试和（或）动态心电图（Holter）定期评估心律失常。在获得准确的外显率数据之前，谨慎的做法是延长评估 HCM 的心脏影像学随访至中年，甚至可以贯穿终身。

G+/LVH– 者已被发现有舒张功能障碍、胶原合成增加、能量代谢受损、心肌细胞体积扩大、心肌隐窝和二尖瓣异常。这些特征对于进一步阐明病理生理学机制是非常有意义的。然而，它们的临床相关性尚不清楚[30–33, 35–37, 45]。

G+/LVH– 者是否应该限制体育运动一直是一个有争议的问题。目前被报道的 G+/LVH– 者心脏性猝死发生率非常低，因此美国心脏学会 / 美国心脏病学会和欧洲心脏病学会的推荐均没有常规将他们排除在竞技性运动之外[3, 46]。取而代之的是，为 G+/LVH– 者进行咨询时，应考虑体育活动的类型、当地法律框架、潜在突变和心脏评估结果，根据其个人具体情况进行建议。基于这些推荐，我们的 HCM 项目通常允许 G+/LVH– 者参加竞技体育活动，但需对其进行密切的心脏评估监测，包括每年进行运动测试和动态心电图监测，首次评估时行心脏磁共振及出现其他检查结果或症状变化时行心脏磁共振检查。

七、未来发展方向

高通量二代测序技术的引入使得同时检测大量基因和全外显子组测序成为可能，也使致病突变数量的认定增加。这将使更多的家庭能够进行预测性基因检测。然而，这也会带来了更复杂的基因信息需要解释。

目前的指南建议对所有未发病的家族成员进行长期心脏评估随访时采用统一标准，包括 G+ 家族成员和未知遗传状态的家族成员，无论家族病史如何。进一步的研究应着眼于开发一种更加量身定制的评估方法，可能基于 HCM 表型前标记物、确定的遗传状态和家族史。诊断策略现在包括所有家庭成员的心电图和经胸超声心动图，最可能也可以根据具体情况进行调整。仅通过心电图对家族成员进行评估随访是否足够安全，是否需要及何时进行心脏磁共振检查、运动实验及长程心电图，这些问题有待回答。按照 Jesen 等的研究，他们并不支持当前指南制定的短时间间隔心脏评估法应用在儿童[19]。

G+/LVH– 受试者的纵向随访研究是必要的，以获得关于疾病遗传度、表型前体征的预后价值和这些受试者的风险等可靠数据。通过研究这一子集人群，我们将有望解开疾病发展的病理生理学机制，从而可以开发出预防疾病发展的药物。

八、结论

HCM 的家族筛查很重要，因为 HCM 是一种常染色体显性遗传病，心脏性猝死可以是首发症状。无论成人还是儿童，在进行 HCM 的遗传筛查及心脏评估前进行咨询，均未观察到心理伤害或对生活质量产生负面影响[21, 22]。只有真正的致病性突变才能用于预测性检测，认识到这一点很重要。解释遗传检测报告的挑战是真实存在的，需要仔细审查，最好是在多学科交互方法的背景下进行治疗。当无法进行基因检测或被拒绝时，对家庭成员进行连续心脏检查是次选替代方案，而且很可能应该对所有家庭成员终身进行检查。G+/LVH– 受试者对于揭示疾病发展的病理生理学的研究是非常有价值的，但是所谓的表型前 HCM 征提示的预后相关性仍然不清楚。

临床精粹

- G+/LVH– 者的疾病发展是缓慢的，并且可能出现表型不一致性，即使是一个家族内的成员。
- G+/LVH– 者不应常规被限制参加竞技性体育运动，但通过心脏磁共振完全排除疾病表型可能是合理的。
- 在抽血进行分析之前，必须向患者解释基因检测的后果，特别是与健康和人寿保险有关的后果。
- HCM 的临床表现和治疗应基于表型，而不是基因型。
- 让受影响的家庭成员通过标准化信件通知其家庭成员，以告知疾病、遗传模式、筛查的好处，通常有助于提高家人对 HCM 发病的警惕和高危人员的识别。

本章测试

1. 肥厚型心肌病患者一级亲属的家庭筛检应开始于（ ）
   A. 出生后
   B. 18 岁后
   C. 30 岁后
   D. 10 岁后
   E. 4 岁后

答案：D。目前欧洲的指南建议从 10 岁时开始家庭筛查，更早期筛查只在特殊情况下建议（恶性家族史，如果孩子为竞争性的运动员或出现早期 HCM 的症状或体征）。

2. 肥厚型心肌病是遗传性心脏病，疾病传给下一代的概率是（ ）
   A. 10%
   B. 50%
   C. 25%
   D. 5%

答案：B。肥厚型心肌病为常染色体显性遗传模式，这提示下一代的患病风险为 50%。

3. HCM 患者的高风险亲属建议多次进行心脏评估是（ ）
   A. 对的，建议定期做心脏检查至 24 岁
   B. 错的，如果没有发现异常，对有危险的成年亲属进行 1 次心脏评估就足够了
   C. 对的，高危亲属建议"终生"进行定期心脏评估
   D. 错的，建议 10—40 岁定期做心脏检查

答案：C。HCM 具有年龄相关外显率，提示心脏评估应该定期执行直到较大年龄。

4. 以下推荐所有有风险的亲属进行的心脏评估检查手段是（ ）
   A. 经胸超声心动图、心电图
   B. 经胸超声心动图、心电图、长程心电图
   C. 经胸超声心动图、心脏磁共振
   D. 心脏磁共振、心电图、长程心电图

答案：A。对高危亲属进行心脏评估，首先要做心电图和超声心动图，如果发现细微异常，可以行进一步的心脏评估包括心脏磁共振成

5. 若有一名基因型阳性表型阴性者欲参加竞技性运动，你应该建议（　　）

　　A. 基因型阳性表型阴性者应严格避免参加竞技性运动

　　B. 基因型阳性表型阴性者只能参加低强度体育活动

　　C. 基因型阳性表型阴性者若心脏评估结果为阴性，可以参加竞技性体育运动

答案：C。目前，G+/LVH– 者报道心脏性猝死的发生率极低，因此美国心脏协会 / 美国心脏病协会和欧洲心脏病协会指南均不建议常规性限制 G+/LVH– 者从竞技性体育项目。如果全面的心脏评估结果，包括心脏磁共振成像、长程心电图和运动实验均是正常的，则可以定期参加竞技性体育活动，但需要定期常规评估，即每年 1 次。

6. 对于一个发现了明确致病突变的 HCM 患者，其一级亲属出现症状前进行遗传筛查的好处是（　　）

　　A. 临床症状出现前的基因筛查好处是，识别基因型阳性的具有患病风险的亲属，让基因型阴性的亲属安心

　　B. 临床症状出现前的基因筛查好处是，识别基因型阳性的亲属，预测其 HCM 的发展和预后情况

　　C. 临床症状出现前的基因筛查没有好处

答案：A。目前，HCM 突变分析的最主要作用是确定 G+ 的家庭成员的患病风险和排除未受影响的基因型阴性亲属进一步心脏评估。这些信息是通过其他方式无法获得的。鉴于 HCM 的广泛临床异质性，其预后主要基于临床表型，因人而异。

第 15 章　药物治疗：从 β 受体拮抗药到双异丙吡胺

Medical Therapy: From Beta-Blockers to Disopyramide

Keith Mankowitz　Mark V. Sherrid　著

李宗哲　汪道文　译

要　点

- HCM 是一种异质性疾病，具有很强的临床表现多样性，需要对每一患者进行个体化治疗。
- 许多患者仔细评估，可以仅用较少的药物保守治疗，甚至不用药物治疗。
- 病史、体格检查、基线超声心动图通常可以决定患者药物治疗的种类和剂量。
- 冠心病风险因素及其他内科情况应该仔细处理，尤其是考虑冠心病为 HCM 患者症状的可能原因或者促进 HCM 患者产生症状。
- 室间隔减容治疗仅在患者尝试过最大剂量药物治疗后仍无法控制症状的前提下考虑。
- HCM 可表现为心尖肥厚或心室中部肥厚的特殊类型，包括心室中部梗阻和心尖动脉瘤。
- 对于心尖肥厚和心室中部梗阻的类型，β 受体拮抗药是一线治疗方式。
- 至少每 1～2 年应对 HCM 患者进行一次超声心动图检查，进行心尖室壁瘤和左心室收缩功能障碍的评估。
- 左心室整体收缩功能障碍，应采用血管紧张素转换酶抑制药或血管紧张素受体拮抗药、β 受体拮抗药、醛固酮拮抗药和利尿药治疗。
- 无 HCM 的患者在有引起左心室容量减少、左心室高动力性收缩或节段性左心室收缩障碍情况下，可出现动力性左心室流出道或左心室中部梗阻。
- 静脉输液是低血压 HCM 或左心室流出道梗阻患者的一线治疗。β 受体拮抗药也可以使用。如果患者在静脉输入足够量的液体和 β 受体拮抗药情况下仍然处于低血压状态，那么低血压的治疗选择是去氧肾上腺素升血压。

一、概述

肥厚型心肌病是最常见的遗传性心脏病，临床表现多样。许多患者可以保持积极、健康的生活方式，有很少症状或没有症状[1-12]。大部分患者有正常的预期寿命，无残疾或无须进行重大医疗干预[3, 4, 6-13]。

因此，应该就关于较为乐观的 HCM 自然史对 HCM 患者进行咨询指导。应以通俗的语言向患者解释 HCM 的病理生理学，如舒张充盈受损与收缩功能受损的差别、左心室壁增厚的概念及其正常范围、左心室流出道梗阻的概念。图像或心脏模型作为教学辅助工具特别有用。这些讨论是必要的，作为初步评估的一部分，以便患者了解所需的药物和依从通常每日 2 次的药物治疗。

二、HCM 患者的一般考虑

HCM 的综合管理目的是预防猝死，改善生活质量，建议患者可接受的运动形式，由在诊断和治疗 HCM 患者方面有经验的心脏病专家推荐 HCM 家庭成员和一级亲属进行筛查，给心房颤动患者抗凝治疗和治疗冠心病的危险因素包括：高血压、肥胖、糖尿病和高脂血症。应该建议患者进行适当的体力活动、健康饮食、控制体重、保持适当的液体摄入量，以及保持理想的体重。应强烈建议戒烟，并建议所有患者进行低水平有氧运动[14]。如果有临床适应证，应对患者评估明确是否合并冠心病或其他共患病，如慢性阻塞性肺疾病。应向患者及其家属解释猝死的风险，以及定期进行风险评估以确定患者是否需要进行 ICD 植入。选择合适的患者植入型心律转复除颤器，并建议患者避免竞技性和爆发性的体育活动，可以预防猝死[14]。

HCM 患者应避免脱水、高剂量利尿药、纯血管扩张药和强心剂（表 15-1）。应谨慎使用去充血药（如伪麻黄碱）和 β 受体兴奋药（如支气管扩张药），因为它们会加重心悸和心律失常。非甾体类抗炎药可导致液体潴留、血压升高、损害肾功能，应尽量减少或避免使用。

表 15-1　梗阻性 HCM 需要避免使用的药物

- 硝酸酯
- 血管紧张素转化酶抑制药、血管紧张素受体拮抗药（各种普利和沙坦）
- 二氢吡啶类钙通道阻滞药：硝苯地平、氨氯地平（各种地平类）
- α 受体拮抗药：特拉唑嗪（高特灵）、坦索罗辛（坦洛新）、多沙唑嗪（各种唑嗪类）
- PDE5 抑制药：西地那非（万艾可）、伐地那非（艾力达）（各种那非类）
- 多巴酚丁胺、多巴胺、地高辛
- 拟交感神经药：伪麻黄碱、哌甲酯（利他林、哌甲酯制剂）、苯丙胺（阿得拉）

肥厚型心肌病的病理生理学是复杂的，许

多不同的情况会促进症状发生，包括舒张功能障碍、心肌缺血、流出道梗阻、二尖瓣反流、心律失常和继发性肺动脉高压。有症状的患者在休息或运动时心排血量减少几乎都普遍存在[1, 15, 16]。左心室流出道梗阻，多达 1/3 是在患者休息的时候发生，另外 1/3 是在生理激惹后发生，如运动使左心室收缩压增加，导致复杂的相互作用，包括心室舒张期延长、左心室舒张压升高、二尖瓣反流、心肌缺血、心排血量降低[1, 15, 16]。患者的症状每天都有显著的变化，因此梗阻和疾病都有经典的"动态"变化特点。每个患者压力阶差在日常活动期间和由于对可能加重症状的直立、进食、饮酒等行为的反应而有较大的改变[17-22]。

开始用药的决定应该基于患者的症状。没有确凿的数据支持预防性地使用药物治疗无症状患者，因为药物似乎不能保护患者防止疾病进展，也不能预防猝死[15, 16, 23, 24]。儿童 HCM 人群可能是这个规则的一个例外。此外，由于 β 受体拮抗药已被证明可以降低潜在的压力阶差，而且它们通常都有很好的耐受性，一些研究者建议，即使是轻度或无症状的患者，应用 β 受体拮抗药来尝试缓解患者的血流动力学负担也是合理的。

对药物治疗的需要和反应最好通过症状和体格检查的发现，并辅以超声心动图来评估。通过体格检查能有效评估容量状态和听诊心脏杂音。容量状态的评估可以通过观察颈静脉和检查是否有肺水肿和外周水肿。心脏听诊对评估二尖瓣反流的存在和粗略评估左心室流出道梗阻的严重程度是有用的，它与射血收缩期杂音的强度和持续时间长度有关。超声心动图和负荷超声心动图有助于评估心室和瓣膜功能，排除心肌缺血，评估左心室流出道压力阶差的存在与否、严重程度和机制。运动测试可以评估那些自我限制运动并因此自诉无症状的患者运动量。在布鲁斯方案中，只行走 < 6min 的患者，可以从 NYHA Ⅰ 级转为 NYHA Ⅱ 和 NYHA Ⅲ 级。

药物治疗开始需要根据每一患者个体化，并且根据临床反应进行调节，而不是仅仅根据超声心动图或负荷超声心动图进行药物治疗。在某些情况下，运动平板实验可以帮助测量症状和对药物治疗的反应。

目前没有前瞻性随机试验来指导医学治疗。有症状的梗阻患者在考虑室间隔减容治疗（如室间隔减容术或酒精室间隔消融治疗）前，一般应先进行药物治疗[25]。如果患者有药物难以控制的严重症状，即使采用了最佳的药物治疗，也会影响日常活动或生活质量，符合这一条件，一般应进行室间隔减容治疗。这一普遍原则的一个例外是那些有严重解剖异常的患者，如二尖瓣瓣叶伸长松弛合并高静息压力阶差的患者。他们可能永远不会对药物治疗产生充分的反应。如上所述，另一个需要注意的是儿童人群，他们的症状可能难以评估，患者表现为不能茁壮成长。在成年患者中，对于少数具有明显的左心室流出道梗阻和对药物治疗无反应的症状严重患者，应进行有创干预以消除左心室流出道压力阶差[15, 16, 24-26]。在专门的 HCM 中心的临床病房中会观察到更高的室间隔手术切除率，因为转诊到这些中心的通常是更严重、症状更明显、更年轻的严重左心室肥大患者。

感染性心内膜炎在整个 HCM 人群中并不常见，但它可以对瓣膜和心功能造成毁灭性的影响，并可能导致系统性栓塞。几乎所有报道的 HCM 感染性心内膜炎都发生在左心室流出道梗阻患者。赘生物可出现在二尖瓣前叶、主动脉瓣或邻近的室间隔近端。美国心脏学会指南几个修订版本都描述 HCM 患者不再需要常规的抗生素预防。另一些人则认为应该采取预防措施[27, 28]。

三、HCM 中的梗阻

二尖瓣收缩前向运动（SAM）与室间隔接触是梗阻最常见的原因。SAM 是由早期左心室收缩血流与二尖瓣的物理运动重叠引起的。室间隔隆起取代了左心室射血流，使其更加向后和侧向。当血流进入流出道时绕过隔膜凸起，它撞击凸出的二尖瓣的底部并将它们扫向室间隔[29-31]（图 15-1）。

一旦二尖瓣 – 室间隔接触并建立了一个孔道，由此产生的压力阶差就会继续推动二尖瓣朝室间隔运动，使孔口不断缩小，并增加压力阶差，这是一个典型的放大环路。这解释了通过连续波多普勒观察到的左心室流出道血流喷射导致的匕首征。药物治疗的好处可以理解为对这种病理生理

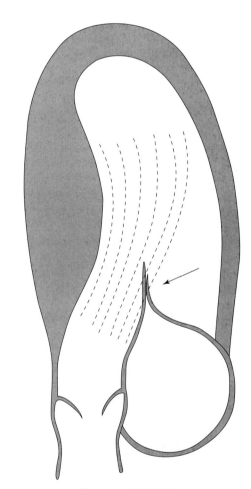

▲ 图 15-1　流体的推动力

心尖五腔视图中心室内血流与二尖瓣的关系。在梗阻性 HCM 中，二尖瓣靠拢点比正常情况更靠近室间隔。突出的小叶延伸到血流的边缘，并被血流推向室间隔。血流推动小叶的底面（箭）。注意，室间隔的隆突改变了血流方向，使其从相对外侧和后方的方向进入。在五腔心视图中，血流来自右侧或一点钟方向。这使得它的迎角相对于突出的小叶而言较高。还要注意二尖瓣后叶被前叶所遮挡，并与流出道分开。流出道的血流不能提起后小叶，因为这个小叶很少或没有区域暴露于流出道血流。血流不能引起后小叶的前部运动（经许可转载自 Sherrid et al. Systolic anterior motion begins at low left ventricular outflow tract velocities in obstructive hypertrophic cardiomyopathy. J Am Coll Cardiol.2000；36：1344-1354.）

学的调节，其中 SAM 的严重程度和压力阶差是通过调节前向置换力（流动的推动力）和后向抑制力（脊索肌和乳头肌）之间的拉锯战来起作用的。这些力之间有一种动态平衡[32]（图 15-2）。

使用负性肌力药物治疗，降低射血加速度，这就限制二尖瓣前移力的平衡[33]。即使射血速度的微小变化也会使作用在瓣膜上的力发生巨大变化，因为作用在二尖瓣上的力与速度的平方成正比。因此，药物使左心室射血加速度降低可以减低作用在二尖瓣上的压力。组织向后拉的张力延缓了二尖瓣 – 室间隔的接触，并减少了二尖瓣 – 室间隔的接触时间，减弱了放大环路的持续时间，最终降低了压力阶差（图 15-3）。这解释了

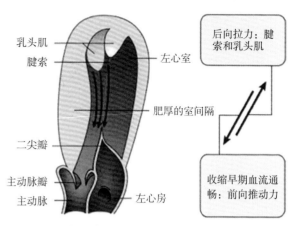

▲ 图 15-2　在二尖瓣 – 室间隔接触前，血流围绕着室间隔隆起，抓住向前移位的二尖瓣并将其推向室间隔。腱索和乳头肌向后牵制二尖瓣。这些力量之间有一种动态平衡，药物可以调节这种平衡

经 Ormerod et al. 许可转载[32]

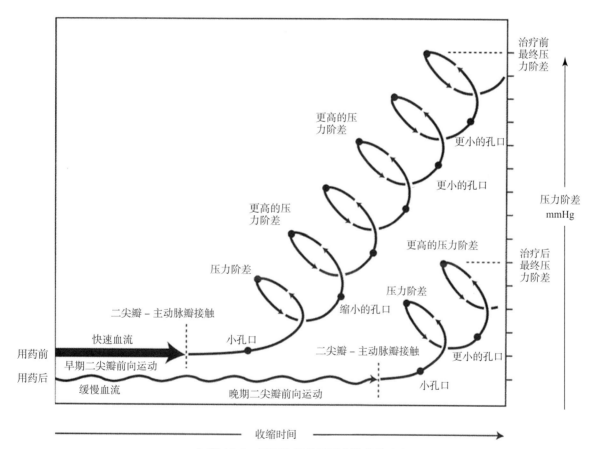

▲ 图 15-3　梗阻治疗前后压力阶差的改变

治疗前（上方曲线），左心室来源的快速血流快速冲向二尖瓣（水平粗箭），触发了收缩早期前向运动及早期的二尖瓣 – 室间隔（M-S）接触。一旦发生二尖瓣 – 室间隔的接触，就形成了一个狭窄的小孔口，形成了一个孔内外压差。压差推动二尖瓣抵住室间隔，减小了孔口的尺寸，进一步增加了孔内外压差。一个放大的正反馈环路被建立起来，表现为一个上升的螺旋。二尖瓣与室间隔接触的时间越长，压力阶差越高。在治疗后（下方曲线），负性肌力药物改变早期 SAM（水平波箭），从而可能减少二尖瓣上的作用力，延迟 SAM 发生。二尖瓣 – 室间隔接触发生的较晚，在收缩期留给反馈环路来缩小孔口的时间较短。这将减少最终的压力阶差。延迟 SAM 也可以为乳头肌缩短留出更多时间，以提供反向牵引力。图中为了清楚展示，前箭位于后箭之上，尽管在收缩期开始时，它们实际上都以 0mmHg 的压力阶差开始（经 Sherrid et al. 许可转载[33]）

负性肌力药是如何减弱或消除梗阻的。

理局批准。因此，疗效和安全性的报道取决于观察性研究（表 15-2）。

四、2017 年肥厚型心肌病的治疗药物

目前还没有任何针对 HCM 药物疗效和安全性的大型随机试验。没有药物被美国食品药品管

（一）β 受体拮抗药

β 受体拮抗药是治疗有症状的梗阻性肥厚型心肌病的一线药物[34-36]。β 受体拮抗药可改善 60%～80% 患者的心绞痛、运动耐受性和晕厥。

表 15-2　有症状肥厚型心肌病患者的药物治疗

分类和药物	减轻静脉压力阶差	减轻运动后压力阶差	改善症状	每日初始用量	每日最大用量	不良反应
β 受体拮抗药						
美托洛尔	+	+++	+++	25mg 每日 2 次	200mg	心动过缓、低血压、疲劳、抑郁、哮喘
阿替洛尔	+	+++	+++	25mg 每日 1 次	200mg	
比索洛尔	+	+++	+++	2.5mg 每日 1 次	10～15mg	
普萘洛尔	+	+++	+++	10mg 每日 2 次	320mg	
钙通道阻滞药						
维拉帕米	+	+++	++	40mg 每日 3 次	480mg	心动过缓、低血压、便秘、水肿
地尔硫䓬（非梗阻性 HCM）			++			
双异丙吡胺	+++	+++	+++	100mg 每日 3 次	600mg	口干、便秘、尿不尽
利尿药						
氢氯噻嗪				12.5mg 每日 1 次	50mg	低钾血症、低钠血症、脱水
呋塞米			+++	20mg	100mg	
托拉塞米			+++	50mg	100mg	
螺内酯			+/++	12.5mg	100mg	
氢氯噻嗪 / 氨苯蝶啶			++	25mg/37.5mg	25mg/37.5mg	
硝酸酯（显著非梗阻性 HCM）						头痛
			改善 CP	初始	最大	头痛、低血压
硝酸酯贴剂			++	1 inch pm	2 inch pm	
硝酸酯糊剂			++	0.1mg/h	0.4mg/h	
硝酸异山梨酯			++	10mg 每日 3 次	40mg 每日 3 次	

约 40% 的患者出现持续症状改善 [34, 35]。β 受体拮抗药可以减少运动诱发的梗阻，但对静息性梗阻没有什么作用。对于反应性气道疾病患者应谨慎使用，在这种情况下，美托洛尔和比索洛尔是首选的 β 受体拮抗药，因为它们具有心脏选择性。心动过缓和收缩压小于 90mmHg 的患者应谨慎使用 β 受体拮抗药。

应该谨慎地滴定 β 受体拮抗药的剂量，以期在改善症状同时尽量减少不良反应，特别是对那些疲劳、抑郁和阳痿的患者。一般来说，每天 1 次或 2 次的长效制剂是最好的。普奈洛尔和美托洛尔是研究得最全面的 β 受体拮抗药。酒石酸美托洛尔每日 2 次或琥珀酸美托洛尔每日 1 次通常耐受良好，也有许多专家选择使用琥珀酸配方作为每日 2 次的给药策略。剂量范围从低剂量 12.5mg/d 到高达 200～400mg/d，取决于患者的临床反应。普奈洛尔可从 10mg，每天 2 次开始，逐渐加大到最大耐受量。比索洛尔使用剂量从 2.5mg/d 到 10mg/d，它是高度 β_1 选择性的，可能会降低疲劳的发生率。卡维地洛和拉贝洛尔具有 α 阻滞活性，通常不用于左心室流出道严重梗阻的患者，因为它们会加重左心室流出道压力阶差。当高血压合并梗阻性 HCM 时，可考虑添加低剂量维拉帕米或可乐定。奈比洛尔是一种较新的 β 受体拮抗药，同时具有 NO 增强血管扩张的作用，也可能加剧梗阻，因此应避免使用。

（二）钙通道阻滞药

如果 β 受体拮抗药无效或产生令人不满意的不良反应，那么维拉帕米可以用于控制和预防症状 [37-40]。维拉帕米作为非梗阻性 HCM 的一线治疗可能是合理的。对于心房颤动患者，维持低剂量的 β 受体拮抗药作为联合治疗可能有助于控制心律失常的发生。二氢吡啶钙通道阻滞药，如硝苯地平和氨氯地平，由于其舒张血管和后负荷降低的特性，通常禁止用于梗阻性 HCM 患者。与 β 受体拮抗药类似，钙通道阻滞药主要改善可激发的压力阶差，而不是静息状态下的压力阶差。

非二氢吡啶类钙通道阻滞药 HCM 具有血管扩张特性，高剂量使用时可使左心室流出道梗阻恶化 [41]。维拉帕米用于严重的静息性梗阻和晚期心力衰竭患者时曾有过猝死的报道。因此，钙通道阻滞药不应用于严重的充血性心力衰竭或伴有充盈压增高的患者，应避免用于严重的静息性左心室流出道梗阻患者。

维拉帕米从低剂量开始，如 40mg/d、每天 3 次或 120mg/d 起，可以根据需要逐步加大到高达每天 480mg，其通过负性肌力和减慢心率的效果，可以缓解心绞痛或气短症状。应始终使用最低有效剂量，每天超过 240mg 的剂量应谨慎使用，要仔细注意这样的高剂量是会加重还是减轻患者的梗阻。如果患者有维拉帕米的不良反应，特别是便秘，那么地尔硫䓬可以考虑使用，剂量类似维拉帕米。地尔硫䓬在 HCM 患者中的研究还没有像维拉帕米那样充分，但它是一种候选方案。

没有数据表明 β 受体拮抗药和钙通道阻滞药的联合使用比单独使用一种药物更好。然而，这一组合可能对无法增加 β 受体拮抗药剂量的患者有用，如哮喘患者和心房颤动患者控制心率。

（三）双异丙吡胺

双异丙吡胺是 I 类抗心律失常药物，具有负性肌力作用，这使它成为治疗有症状性梗阻性 HCM 患者的有用药物 [42-52]。与 β 受体拮抗药和钙通道阻滞药不同，双异丙吡胺可以减少静息和激发的梗阻。作为一种更强的负性肌力药，双异丙吡胺通常在 β 受体拮抗药和维拉帕米无效时也有效（图 15-4）。由于临床的使用偏好，对于梗阻引起的心力衰竭症状，一些临床医生会将双异丙吡胺取代维拉帕米，作为 β 受体拮抗药之后的二线用药。这是由于双异丙吡胺不扩张血管，并且由于文中（图 15-4）所展示的其他原因。双异丙吡胺应与 β 受体拮抗药或钙通道阻滞药联合使用，因此通常是二线药物。

双异丙吡胺可成功改善高达 2/3 的梗阻性肥厚型心肌病患者劳力性呼吸困难、先兆晕厥和晕

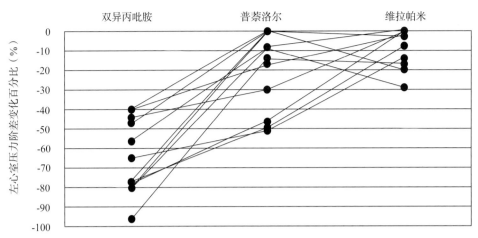

▲ 图 15-4　静息时静脉注射双异丙吡胺、普萘洛尔或维拉帕米后，左心室压力阶差变化百分比

经 Kajimoto et al. 许可转载[51]

厥的症状[42-44]。双异丙吡胺通过其负性肌力作用减少左心室流出道压力阶差改善心绞痛、头晕和呼吸困难。双异丙吡胺通常与 β 受体拮抗药联合使用，以减弱运动相关的压力阶差升高和协同负性肌力作用，并在发生心房颤动时提供房室传导延迟作用。

在美国，双异丙吡胺是有 100mg 和 150mg 两种剂量的常规释放胶囊，每天 3～4 次。在美国，由于生产设备短缺，因此在 2017 年下半年无法实现生产每天 2 次的控释胶囊剂型。这种缓释剂计划在 2018 年初回到批发商和药店的货架上。在欧洲，已经有了每天 2 次、每次 250mg 的控释制剂。双异丙吡胺的剂量范围从每天 2 次 100mg 到每天 600mg，根据处方，分次服用，每天 3～4 次。应使用能缓解症状的最低有效剂量。

在美国，这种药物往往是在入院后，在医院进行 48～72h 遥测心电监护和每日心电图监控情况下开始应用，尽管有些人提倡门诊开始用药和在门诊检查。在加拿大和英国，该药通常是门诊开始低剂量给药 100mg，每天 3 次，根据需要逐步加大剂量。最近来自加拿大发表的资料显示了门诊开始使用双异丙吡胺的安全性。患者注意到通常会在 24～48h 之内感受到呼吸困难和胸部不适症状的改善。规定的最大安全剂量是每天 4 次常规释放胶囊 150mg，或者给予每天 2 次缓释胶囊 300mg[52]。

一项多中心非随机研究显示，使用双异丙吡胺治疗的患者无明显心律失常，且死亡率较低[42]。当患者出现束支传导阻滞、静息期 QTc 延长或不可避免地使用延长 QTc 的药物时，应考虑住院后开始使用双异丙吡胺。应指导患者避免使用其他延长 QT 间期的药物，并应在开始使用双异丙吡胺前停止使用。这通常总是可以实现的，如停用大环内酯、喹诺酮类和抗抑郁药。可以优先选用其他抗生素，不延长 QT 间期的抗抑郁药（度洛西汀、安非他酮）。如果必须短期使用延长 QT 间期的药物（如短疗程的大环内酯或喹诺酮类抗生素），则可以在此期间停用双异丙吡胺[52]。

每次门诊就诊时都应给用药的患者做心电图，以评估传导间期，特别是 QT 间期。我们在以下情况时停止给药：QRS 正常，但用药后 QTc > 525ms 的患者，束支传导阻滞和起搏器植入的患者合并宽 QRS，QTc > 560ms。目前已经发布了使用这些标准的安全性数据[44]。应该用超声心动图评估双异丙吡胺降低左心室流出道压力阶差的有效程度，但只有在用药治疗数周后才能使双异丙吡胺达到最大效果。

尽管其抗胆碱能不良反应会限制药物的耐受性，但双异丙吡胺耐受性良好。最常见的不良反应是口干，男性和女性都可能出现尿潴留、尿不尽或排尿困难。溴吡斯的明已经被用于某些患者来纠正这些不良反应。双异丙吡胺通常应与美托洛尔或维拉帕米一起服用，因为其抗胆碱能作用可增强心室传导，增加心房颤动发作时的心室率。双异丙吡胺对器官的毒性是非常罕见的。我们没有观察到血液系统、中枢神经系统、肝肾的不良反应，这提示它适合长期使用[52]。

双异丙吡胺自 2011 年起被美国心脏协会 / 美国心脏病协会指南作为 Ⅱa 类推荐，被欧洲心脏病协会指南作为 Ⅰb 类推荐[25, 47]。最近有大量患者经验的报道显示，双异丙吡胺在对 β 受体拮抗药或维拉帕米难治的梗阻性 HCM 患者的全面治疗中可以有效地发挥作用[43, 44]，文中（图 15-5）示例讲解了其用药方式和与介入治疗的关系。

（四）利尿药

利尿药能有效治疗容量负荷过重的患者，特别是那些非阻塞性 HCM 患者。长期 HCM 的患者往往容量负荷过重，尽管体格检查相对正常。当梗阻患者需要利尿药治疗心力衰竭症状时，室间隔减容术治疗是首选。

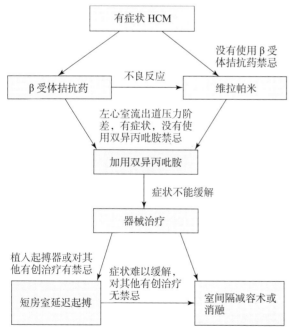

▲ 图 15-5 梗阻性肥厚型心肌病患者的推荐治疗流程
请注意，患者在进行有创介入治疗前，一般应积极进行药物治疗。对 β 受体拮抗药或维拉帕米耐药的患者形成了一个独立的患者群体，这些患者可以接受更高级别的治疗，可用的治疗包括双异丙吡胺、室间隔减容术、酒精室间隔消融术和短房室延迟的 DDD 起搏（经 Fifer and Vlahakes 许可转载）[45]

利尿药从低剂量噻嗪类药物到强效髓襻利尿药，应根据患者的容量状况、血压、左心室流出道梗阻和临床反应谨慎选择。对于血压临界状态或左心室流出道压力阶差超过 50mmHg 的患者，应该选用低剂量噻嗪类利尿药如氢氯噻嗪 12.5～25mg 作为一线药物，并口服补钾。醛固酮拮抗药（如螺内酯和依普利酮）可恢复容量平衡，并因其保钾作用而受到重视。当患者容量负荷更重或对低剂量噻嗪类利尿药反应性差时，需要根据患者联合使用氨苯喋啶 / 氢氯噻嗪或逐步上升髓襻利尿药（如呋塞米）的剂量。托拉塞米比呋塞米更易吸收，并具有更强的效力，如果需要更多的利尿可以考虑使用。在呋塞米或托拉塞米的基础上添加美托拉宗，可显著增强髓襻利尿药的作用。然而，HCM 患者对低血容量敏感，因此这些更强的利尿药组合很少使用。钠、钾和镁应始终密切监测，并应保持在安全水平，以防止心律失常。对于维持正常血钾水平再如何强调都不过分。

（五）硝酸酯

常用于治疗心外膜冠状动脉疾病患者心绞痛的硝酸酯，可能对治疗非梗阻性 HCM 患者的心绞痛有用。硝酸酯可加重 HCM 患者左心室流出道梗阻，使血流动力学恶化，这一直是人们关注的问题；然而，如果合理使用，硝酸酯可以有效改善非梗阻性 HCM 患者的心绞痛症状。但在治疗中高左心室流出道压力阶差的患者和（或）低血压患者时应谨慎使用。局部使用硝酸酯（如硝基糊剂或硝基贴片）对 HCM 和心绞痛患者是有用的，因为它们能产生少量的、在一定程度上可控的硝酸酯释放到体循环中。硝酸酯的负荷剂量应根据患者的反应和耐受性调整。重要的是要注意在临床实践中使用硝酸酯的地理差异，许多 HCM 专家由于上述风险不对梗阻性 HCM 患者使用硝酸酯。

（六）药物的不良反应

人们应该始终考虑患者的症状可能是由于药

物的不良反应，而不是 HCM 引起的。患者可能会因为药物，特别是 β 受体拮抗药而出现明显的不良反应，这可能很难区分疲劳是由药物还是 HCM 引起的。因此，在开始药物治疗前对症状进行仔细全面的评估是必要的。增加 β 受体拮抗药可能减轻疾病的病理状态，但会增加由其负性传导作用引起的延长 PR 间期，减少左心室灌注，或引起高度传导阻滞从而导致心排血量或储备量减少的症状。β 受体拮抗药引起的疲倦和抑郁也应该被考虑。仔细调整药物剂量或改用其他类型的 β 受体拮抗药、钙通道阻滞药或双异丙吡胺，可以使患者获得良好的用药体验及胸闷症状的改善[53, 54]。

五、特殊症状的治疗

（一）胸痛

胸部不适是 HCM 患者的常见症状，而其通常是由于 HCM 独特的病理生理特点所致。肥厚型心肌病患者因左心室肥大及压力阶差所致的后负荷增加而引起氧需求量增加。无论梗阻性还是非梗阻性肥厚型心肌病，都因为冠状动脉和小动脉的中膜增生导致的管腔狭窄和心肌对血流的阻力增加使冠状动脉血流储备受损，因而冠状动脉血流减低[55]。由于供需失衡，HCM 可发生严重的心肌缺血和梗死[56, 57]。

在将胸痛或心绞痛归因于 HCM 之前，应始终优先排除动脉粥样硬化性心外膜冠状动脉疾病，尤其是对老年患者或那些具有心血管危险因素的患者。在这方面，冠状动脉 CT 血管造影是近年来的一个重要进展。心肌桥，即冠状动脉左前降支节段性穿插于心肌内，当心肌的压迫持续到舒张期时，可能被认为是心绞痛的潜在原因。由于 HCM 患者胸痛有其他原因，将心绞痛归因于心肌桥尚存争议。要证明心绞痛来自心肌桥，就需要首先证明受损的冠状动脉血流仅存在于心肌桥的节段。

对于有胸痛或心绞痛的 HCM 患者，β 受体拮抗药应该是首选治疗药物。当给予足够的剂量时，这些药物可以降低静息和运动心率，改善氧供需不平衡，减少心肌缺血。如果 β 受体拮抗药不能控制胸部不适或心绞痛，就应该停用。维拉帕米从低剂量开始，根据需要逐步增加用量至每天 480mg，可通过其负性肌力性和负性传导作用减轻心绞痛的症状。每天超过 240mg 的剂量应谨慎，因为可能会激发流出道梗阻。如果患者有维拉帕米的不良反应，特别是便秘，那么可以尝试使用类似剂量的地尔硫革。

有显著左心室流出道梗阻（静息或刺激后的压力阶差超过 30mmHg）的患者，尽管服用了大量的 β 受体拮抗药或钙通道阻滞药，但仍继续抱怨心绞痛，可能用双异丙吡胺有效。双异丙吡胺通过其强大的负性肌力特性来降低左心室流出道压力阶差，从而减轻心绞痛。患者通常在用药 24~48h 后可以明显感觉到呼吸困难和胸部不适症状的缓解。

硝酸酯，特别是局部使用的硝酸酯，如硝基糊剂或硝基贴片，可用于治疗心绞痛的 HCM 患者。但在治疗左心室流出道压力阶差和（或）低血压患者时应谨慎使用。硝酸酯的剂量应根据患者的反应和耐受性来决定。目前还没有关于雷诺嗪在 HCM 患者中的应用的令人信服的数据。

（二）呼吸短促

呼吸短促通常表现为劳力性呼吸困难，可由舒张功能障碍、动态左心室梗阻、二尖瓣反流、心房颤动、心肌缺血和肺动脉高压引起[15, 16]。舒张期心力衰竭的症状，即劳力性呼吸困难，最常出现在中年人身上[1, 2, 16, 25, 58, 59]。少数患者（10%~20%）将出现严重的心力衰竭症状[1, 2, 16, 25, 59]。心功能限制通常是长期逐渐变化的。女性通常有更严重的心力衰竭症状，这通常发生在中年之后[60]。最有利的缓解呼吸困难的经验，往往是通过给患者应用文中（图 15-5）描述的降低压力阶差的方法，减少左心室流出道梗阻。

目前尚无药物治疗可以改善原发性舒张功能

障碍[61-63]。双异丙吡胺通过减轻收缩期的收缩负荷而降低左心室灌注压，进而达到缓解梗阻的目的，这可能损伤心肌松弛[63]。但是，对非梗阻性肥厚型心肌病患者没有帮助。

当患者心脏灌注压升高、容量超载时，审慎而明智地使用利尿药是适当的。利尿药应根据每个患者的需要，对心脏病史和体格检查提供的线索仔细调整，必要时辅以有创心导管检查确定。气短、端坐呼吸、夜间阵发性呼吸困难（PND）和水肿的症状，以及心脏灌注压升高的临床征象，都需要特别仔细地评估颈内静脉压，临床医生通过这些检查来帮助确定适当调整利尿药剂量。HCM 患者 BNP 常升高，但 BNP 水平常低于收缩期心力衰竭患者，不宜依赖其调节利尿药。

特殊利尿药应根据容量过载的严重程度、血压、左心室出道梗阻程度和肾功能谨慎选用。对于任何严重容量超载的患者，无论潜在的病理生理如何，利尿治疗应与其他 HCM 治疗药物治疗一起开始。应时刻谨记，患者的症状可能来自药物治疗的不良反应而不是 HCM 所致。特别要注意过度利尿，因为这可以刺激梗阻和（或）进一步减少心排血量。

（三）左心室流出道梗阻引起的心力衰竭症状

左心室流出道压力阶差是动态的，每天（甚至每小时）自发变化，是受到各种因素的影响，包括脱水、饮酒或暴饮暴食[18-22]。β 受体拮抗药可以通过减少左心室流出道梗阻（特别是劳累时发生的），通过改善氧需求不平衡，延长舒张期，以及允许更有效的心肌收缩蛋白失活来改善气短症状[64-66]。β 受体拮抗药可以减轻运动引起的左心室流出道压力阶差，从而改善劳力性呼吸困难[18, 67]。应该使用最低有效剂量。

如果 β 受体拮抗药无效或引起明显的不良反应，那么可以改用或添加维拉帕米来治疗气短。静息时左心室流出道压力阶差超过 50mmHg 的患者和（或）心动过缓患者应谨慎使用维拉帕米和

地尔硫䓬。钙通道阻滞药与 β 受体拮抗药具有类似的负性肌力性和负性传导作用[68-72]。维拉帕米和地尔硫䓬可以通过减慢心率来改善心脏舒张功能障碍，从而实现更好的心脏排空。维拉帕米和地尔硫䓬具有血管舒张作用，可使左心室流出道梗阻加重，尤其是当每日大于 240mg 时。充血性心力衰竭或高心脏灌注压患者应谨慎使用，严重的静息性左心室流出道梗阻患者也应避免使用。它们会加重充血性心力衰竭和导致猝死[41]。因此，许多 HCM 医生倾向于在严重的静息性梗阻患者中，在受体拮抗药基础上加双异丙吡胺作为第二种药物。

有静息或可诱导的左心室流出道压力阶差的患者使用双异丙吡胺可显著改善呼吸急促。双异丙吡胺是唯一有可能降低静止时左心室流出道压力阶差的药物。双异丙吡胺的负性肌力作用可以降低左心室流出道压力阶差，从而改善舒张功能障碍，减少二尖瓣反流和改善呼吸急促。多达 70% 的患者在使用双异丙吡胺后症状会有显著改善[42-44]，因为抗胆碱能作用可增强心室传导，增加心房颤动患者的心室率，所以双异丙吡胺通常应与美托洛尔或维拉帕米联合使用。文中描述了梗阻患者的整体药物治疗方案（图 15-5），也描述了我们对于非梗阻性 HCM 患者的症状药物治疗方案（图 15-6）。

HCM 患者可由于严重的梗阻、舒张功能障碍或二尖瓣反流而出现肺动脉压增高。长期 HCM 可发生部分不可逆肺动脉高压。在 HCM 人群中，药物治疗肺动脉高压尚未得到研究。应避免使用血管扩张剂。严重度肺动脉高压患者可从肺功能评估中获益。

（四）头晕、先兆晕厥和晕厥

与非 HCM 患者相似，HCM 患者的头晕、先兆晕厥和晕厥有许多可能的原因。总应该首先排除心动过缓和心动过速型心律失常。如果感觉眩晕、先兆晕厥或晕厥是由于左心室流出道梗阻引起的，则应开始进行 β 受体拮抗药治疗。β 受体

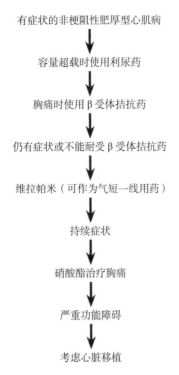

有症状的非梗阻性肥厚型心肌病

↓

容量超载时使用利尿药

↓

胸痛时使用 β 受体拮抗药

↓

仍有症状或不能耐受 β 受体拮抗药

↓

维拉帕米（可作为气短一线用药）

↓

持续症状

↓

硝酸酯治疗胸痛

↓

严重功能障碍

↓

考虑心脏移植

▲ 图 15-6　有症状的非梗阻性肥厚型心肌病患者的治疗

拮抗药可以减轻左心室流出道梗阻，尤其是运动诱发的梗阻[67]。如果 β 受体拮抗药不起作用，则应添加钙通道阻滞药和（或）双异丙吡胺。双异丙吡胺可以改善眩晕、先兆晕厥和晕厥，这是由于负性肌力作用可以减少左心室流出道压力阶差[42]。许多因梗阻而晕厥的患者会在数年的时间内接受室间隔减容术治疗。部分患者眩晕、先兆晕厥和晕厥也可能是由自主神经不稳定引起的。这类患者可以从适当的补液和其他保守治疗和药物治疗中获益。更多的信息可以在其他章节中找到（见第 8 章）。临床医生应认识到不明原因晕厥常是 ICD 植入的适应证。然而，由于梗阻引起的晕厥不能被认为是原因不明的，通常最好通过解除梗阻来解决。

（五）心房颤动

20%～25% 的 HCM 患者发生心房颤动，可显著增加心力衰竭和脑卒中的发病率[7, 8, 15, 16, 73–76]。在由于深度舒张功能障碍而需要心房成分充盈的患者，如肥厚型心肌病患者，阵发性心房颤动可

通过降低患者的舒张压和心排血量而使临床情况迅速加重。慢性心房颤动的耐受性较好，特别是心率得到控制时。引起急性心力衰竭的心房颤动需要积极治疗，包括抗凝、心率控制和紧急节律控制。并发心房颤动的 HCM 患者发生脑卒中的年风险率很高，为 4%，且在左心室流出道梗阻的患者中发生率更常见[77–81]。心房颤动的易感性与年龄和左心房增大有关，通常是左心房大于 50mm[77, 78, 81]。没有证据表明心房颤动是 HCM 患者猝死的独立决定因素[2, 78, 82]。双异丙吡胺可以用于降低左心室流出道压力阶差和维持窦性心律。胺碘酮是控制心房颤动复发最有效的药物，但有较大器官毒性[25, 78]。

CHADS2 评分忽略了肥厚型心肌病作为脑卒中的危险因素，不应用于这些患者[83]。即使只有一次心房颤动发作，也应考虑抗凝，因为心房颤动复发和栓塞性脑卒中的风险很高[73, 77, 78, 80, 81]。阿司匹林可作为那些拒绝服用华法林或其他抗凝剂的患者的候选用药，但它在 HCM 患者中的疗效尚未得到证实。对于不能长期抗凝的患者，应考虑左心耳封堵。

用维生素 K 拮抗剂，即华法林进行抗凝治疗，调整 INR 为 2.0～3.0，可用于阵发性、持续性或永久性心房颤动的 HCM 患者的抗凝[84]。使用 Xa 因子抑制药（如利伐沙班和阿哌沙班）进行抗凝也是一种替代方法，但目前还没有关于 HCM 患者的数据。我们在超过 100 例患者进行这样治疗的结果显示，新型口服抗凝剂对预防肥厚型心肌病患者血栓栓塞是安全有效的。

六、特殊类型的 HCM

（一）心尖肥厚型心肌病

心尖肥厚型心肌病是一种表型变异，增厚主要影响心尖。心尖肥厚 HCM 患者约占亚洲 HCM 人群的 25%，非亚洲 HCM 人群的 1%。心尖肥厚型心肌病可引起胸痛、心肌梗死、心房颤动、

脑卒中和猝死。虽然许多患者的症状较轻，但也有一些患者由于严重的舒张功能障碍而症状严重，这可能与心尖囊袋或心尖动脉瘤有关。在罕见的情况下，乳头肌的异常或肥厚心肌扩张到左心室中部可引起左心室中部流出道梗阻和产生心脏杂音。心尖肥厚 HCM 患者的治疗一般应包括使用 β 受体拮抗药或维拉帕米治疗胸痛。抗凝治疗适用于有血栓的心尖室壁瘤，但对所有动脉瘤患者给予抗凝治疗尚未在临床试验中得到证实。目前，这一决定基于临床判断，因为已知华法林治疗有出血风险。重要的临床问题顾虑用适当方法治疗心房颤动和进行风险分层以决定是否植入 ICD [85-90]。在心尖肥厚变异的特殊病例中，必须小心避免临床相关的变时性功能不全，在这种情况下，心脏充盈被严重扰乱，以致劳累时需要更高的心率来维持心排血量。

（二）左心室中部梗阻相关的肥厚型心肌病

心室中部梗阻是一种特殊类型的 HCM，是由室间隔中部肥厚，心室侧壁过度收缩移位，乳头肌肥厚引起，导致了一个中部腔压力阶差。在 9%～13% 的 HCM 患者中，心室中部腔梗阻比其他表型的 HCM 更具有对称性，比其他患者症状更明显。呼吸困难是最常见的症状。多达 1/4 的左心室中部梗阻患者发生左心室顶端动脉瘤。动脉瘤的发生被认为是由心尖肌纤维压力负荷增加、代谢需求增加、小血管疾病引起的供氧减少和冠状动脉的透壁压迫造成的。相比于其他 HCM 表型，这一型更容易出现进展到终末期的 HCM。心室中部梗阻可能与心律失常和猝死的高风险相关。治疗应包括 β 受体拮抗药或维拉帕米来减少心室中部梗阻，从而改善呼吸急促。心尖动脉瘤应考虑抗凝的益处和风险。应密切监测患者，以评判室性心律失常和是否需要进行 ICD 植入。每年进行超声心动图检查，以监测心尖动脉瘤、心室扩张和进展为扩张型心肌病的情况 [91-98]。

（三）HCM 合并高血压

高血压在美国人中很常见，估计患病率为 30%。人们可能会认为近 1/3 的 HCM 患者患有高血压，但这仅仅是巧合。梗阻性 HCM 不能耐受强效血管扩张药物治疗。然而，对于非梗阻性 HCM，可以不用限制。在一项有严格标准的梗阻性 HCM 和高血压的调查中，大多数病例合理的药物治疗可以控制这两个问题 [99]。如果在使用 β 受体拮抗药和（或）非二氢吡啶类钙通道阻滞药后，症状和左心室流出道压力阶差升高仍持续存在，通常应加用双异丙吡胺。除非患者使用永久性起搏器，否则一般避免 3 种负性肌力性药物联合使用。有心力衰竭症状药物治疗无效、静息或运动诱导的左心室流出道压力阶差大于 50mmHg 的患者，应转诊进行室间隔减容术。对初次使用 β 受体拮抗药和维拉帕米治疗后的持续性高血压患者，可给予可乐定 0.1mg，每天 1～2 次，或一个可乐定贴剂。螺内酯是一种有用的可联合药物。氢氯噻嗪 12.5～25mg 可与氨苯喋啶一起服用，而不会使症状加重（图 15-7）。更多关于治疗合并高血压的信息可以在这本书的其他地方找到。

（四）射血分数降低的 HCM：终末期心力衰竭

在大约 3% 的 HCM 患者中发现合并射血分数降低。在将射血分数降低归因于 HCM 低动力转化期之前，左心室功能不全的其他原因应予以评估，如冠状动脉疾病、心脏瓣膜疾病和代谢紊乱 [58, 100]。心脏的低动力阶段可归因于遗传介导的成纤维细胞激活或微血管缺血引起的广泛替代性瘢痕形成的不可逆过程 [56, 100-105]。其特征是左心室重构伴进行性室壁变薄（心肌坏死）、腔室扩大和收缩功能障碍 [100, 101]。MRI 显示心肌实质部分有明显的瘢痕，常超过 25% 钆延迟增强。

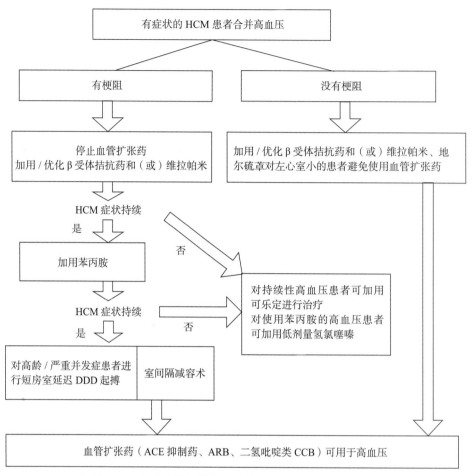

▲ 图 15-7　有症状的合并高血压的 HCM 患者的一般治疗策略

ACE. 血管紧张素转化酶；ARB. 血管紧张素受体抑制药；CCB. 钙通道阻滞药；HCM. 肥厚型心肌病
（经 Argulian et al. 许可转载 [99]）

HCM 低动力转化唯一已知预测因素是这种转化的家族史。HCM 的临床病程多变且不可预测。有些患者多年可很好代偿[100]。收缩期心力衰竭的治疗应改为标准治疗药物，包括利尿药、血管紧张素转换酶抑制药（或血管紧张素受体拮抗药）、β 受体拮抗药、地高辛和醛固酮拮抗剂。维拉帕米和双异丙吡胺应该停止使用。应用于有压力阶差的右心房右心室短房室延迟序贯起搏应停止。根据年龄和耐受性，应考虑使用 β 受体拮抗药、利尿药、降压药和带双心室起搏的 ICD 治疗，无效的患者进行心脏移植[103-105]。

小部分发生收缩性心力衰竭的患者可恢复到原来收缩功能正常和左心室流出道梗阻的状态。重新调整药物，治疗可能复发的症状性血流动力学紊乱。因此，仔细的体格检查和连续的超声心

动图评估，特别是检测指标或临床状态的变化，是至关重要的[103-105]。

（五）梗阻性 HCM 合并 Takotsubo 综合征

和正常心脏的人一样，肥厚型心肌病的患者可以发生急性 Takotsubo 心肌病。过度的交感神经刺激、血管异常和代谢紊乱已被认为是其原因[106]。患者可发展为短暂急性严重的收缩功能障碍、充血性心力衰竭或心源性休克[107]。这些患者可能需要暂时的血流动力学支持，通常会在几天到几周内心室功能恢复正常。如果出现低血压和左心室流出道梗阻，应使用去氧肾上腺素维持血压。左心室动态梗阻患者应尽量避免使用多巴酚丁胺和强心药（包括地高辛）。在少数情况下，可能需要放置心室辅助装置，由于它能够帮

助血液直接从左心室喷射到主动脉。轴流泵装置是很理想的。相比之下，主动脉内球囊反搏是禁忌的，因为它会通过降低收缩期后负荷而加重流出道梗阻。

（六）合并左心室流出道梗阻的 Takotsubo 心肌病

有一组没有 HCM 的患者出现 Takotsubo 心肌病并发展为短暂的左心室流出道梗阻或动态心室内压力阶差[108, 109]。这些患者类似于梗阻性肥厚型心肌病的患者，因为他们的梗阻病理生理学相似。这些患者的梗阻机制尚不清楚。它可能是由左心室流出道闭塞、左心室中远端运动障碍和代偿性基底壁运动亢进引起的[109, 110]。重要的是重现动态左心室压力阶差，因为与单纯急性收缩功能障碍患者相比，这些患者需要不同的治疗方法。最好的治疗方法是增加左心室容量，降低左心室射血速度，并配合静脉输液、β 受体拮抗药和去氧肾上腺素来维持血压。再说一次，禁止使用强心药和地高辛。与 HCM 和继发性 Takotsubo 心肌病患者一样，尽管采取了上述措施，持续低血压的患者可以从使用轴流泵装置中获益，但要避免使用主动脉内球囊反搏。

七、HCM 的新药治疗

近年来，包括企业赞助试验在内的新药物治疗方法加速发展。更多的信息可以在其他章节中找到。

（一）哌克昔林（perhexiline）

心脏的能量需求是惊人的。每天心脏 ATP 的周转量为 6～35kg，是心脏本身和心肌 ATP 池的质量的许多倍。鉴于这种极高的需求，通过切换燃料类型产生的能源效率的细微变化可能会对细胞的能量水平产生重大影响。细胞内能量的有效利用已被确认为 HCM 表型和症状的突变和发展之间的潜在病理生理联系。代谢性磁共振成像的

发展现在允许在体内测定心肌能量动力学，比较患者和正常人，并客观评估治疗效果[111]。

HCM 中磷酸肌酸 /ATP 比值降低[112]。HCM 的能量耗竭可能导致运动时不能增加心排血量。在面对严重梗阻时，左心室不能维持收缩中期射血，超声心动图显示左心室射血速度在收缩中期下降，几乎可以肯定是能量耗竭的表现。

来自英国的研究显示，给 HCM 患者哌克昔林 100mg/d，调整后使药物血清水平保持在 0.15～0.6mg/L，以避免药物毒性。哌克昔林改善了心肌磷酸肌酸转化为 ATP 的比值，从 1.27 提高到 1.73，安慰剂组没有变化。主要终点为耗氧量峰值有改善，VO$_2$ 从 22 ± 0.2 增加到 24 ± 0.2，而安慰剂治疗的患者没有变化。按照纽约心脏协会标准，运动相关的舒张功能得到改善，同时生活质量也得到改善。

哌克昔林毒性与药物血清水平有关。现在人们认识到，基于基因型和药物浓度测定的适当剂量可以大大减少或消除毒素性的发生率[113]。哌克昔林治疗肥厚型心肌病的随机临床试验正在进行中。

（二）晚钠电流阻滞药

在肌切除术中获取分离的 HCM 心肌细胞中显示了异常延长的动作电位。这种异常与晚期钠电流的增加（正常人未见）和舒张期钙超载及心肌细胞张力发展的钙瞬变延长有关。这些异常反过来导致动作电位持续时间延长、早期去极化和心律失常增多。一项晚期钠电流阻滞药的安慰剂作为对照的、平行的非 HCM 随机对照试验显示，最近因为活性药物组出现心律失常和 ICD 放电增加后提前停止，结果的主要 HCM 终点用最大耗氧量评估的运动能力尚未分析。

（三）延缓纤维化治疗

HCM 的纤维化是舒张功能障碍的重要原因，并被认为是导致心律失常和猝死的原因。纤维化可发生在间质、置换原有组织，或发生在血管

周围[114]。它的存在和范围现在可以用心脏磁共振成像来显示。预防或逆转纤维化已成为 HCM 患者治疗的重要目标。小鼠模型表明，肌节突变激活进纤维化的介质，特别是转化生长因子 β（TGFβ）。动物模型显示血管紧张素受体拮抗药能预防小鼠 HCM 纤维化，这些作用似乎是通过阻断血管紧张素 Ⅱ 和减少 TGFβ 的表达介导的。初步的小规模人体试验表明是有益的，尽管还不能下结论[115]。一项为期 2 年的多中心临床试验正在招募患者，对缬沙坦治疗组和安慰剂治疗组进行比较，这些患者的基因型阳性表型阴性或轻度 HCM。无症状或轻度症状（NYHA Ⅰ～Ⅱ级）的肌节突变携带者和左心室肥大的突变携带者被包括在内。

用螺内酯拮抗醛固酮治疗的效果已被评估并显示无效[116]。Maron 随机抽取 53 名 HCM 患者，给予 50mg 螺内酯或安慰剂 1 年，并发现两组之间胶原合成、心脏磁共振评估的纤维化、VO_2 峰值、超声心动图评估的舒张功能和心力衰竭症状的血清标记物没有差异。螺内酯及类似的醛固酮受体拮抗剂是否能预防 HCM，目前尚不明确。

（四）小分子肌球蛋白活性抑制药

一种能抑制肌节收缩力的小分子抑制药（MYK-461）在肌球蛋白功能获得性突变小鼠中抑制 HCM 表型的发展，与短轴缩短率和 ATP 酶活性减低相平行[117]。它是一种强效负性肌力药物，将首先在梗阻性 HCM 中检测以降低压力阶差。动物实验数据表明，光镜下，在肌丝水平上修正功能增加可以导致正常的细胞代谢状态，并改善发育异常。这些改善可能直接源于肌纤维获得功能的异常状态得到纠正，因为可以更有效地利用能量和更少消耗底物。

八、结论

HCM 的药物治疗是一个复杂的相互作用，是根据检查、超声心动图和患者症状进行的，需

要有治疗数百甚至数千名患者的经验积累。本章回顾了目前关于药物治疗的观点，如何开始和调整至最大剂量，以及在治疗 HCM 的不同亚型（包括梗阻性和非梗阻性、心尖肥厚型和心室中部梗阻性）的结果是什么。有人这么说，由于 HCM 的独特和个性化的病理生理学，以及缺乏随机对照资料，HCM 的药物治疗是一门艺术，并不完全是科学。

临床精粹

- 向患者保证大多数 HCM 患者有正常的预期寿命，这将减轻重大的情感负担。
- 在超声心动图辅助下，应根据病史和检查来确定适当使用药物。
- 心脏听诊对评估左心室流出道压力阶差的严重程度是有用的。杂音的响度和持续时间大致与左心室流出道压力阶差的严重程度相关。
- 利用心脏模型帮助患者理解 HCM。
- 推荐使用一份患者信息表来解释运动建议，筛查心律失常、动态心电图监测、基因检测、家庭筛查、冠状动脉风险管理、报道症状、随访和建议网站。让患者知道这是一个长期的关系，他们对疾病的了解会随着时间的推移而增长，这通常是有益的。
- β 受体拮抗药是一种一线治疗方法，对轻度症状患者的治疗最有效。但是，预计它们不会降低静息压力阶差。
- 如果 β 受体拮抗药无效或引起严重不良反应，维拉帕米是有效的。它对非梗阻性 HCM 特别有用。
- β 受体拮抗药和钙通道阻滞药的联合使用通常并不比单用其中一种更有效。当合并高血压时，联合可能是有用的。老年人必须小心严重的心动过缓。
- 利尿药有助于缓解肺部或全身淤血。对于轻度高血容量的患者，通常可以首先尝试

氢氯噻嗪或联合氨苯喋啶。缓慢利尿以避免的充盈压力剧烈变化和激发左心室流出道梗阻。

- 由于倾向于引发流出道梗阻，所以硝酸酯必须谨慎使用，但对于非梗阻性病例治疗心绞痛可能是有用的药物。

- 许多患者由于左心室流出道梗阻的影响使症状难治性，使用双异丙吡胺将明显改善临床情况，很快能见效。

- 心房颤动需要抗凝，虽然华法林是金标准，新型口服抗凝药物可能是合理的替代品。

- 对于心力衰竭症状和心绞痛，使用最低有效剂量的药物，并在确定最大使用剂量药物前几周评估反应。

- 考虑药物引起患者症状的可能性。呼吸急促、疲劳、头晕和晕厥可能是 β 受体拮抗药和钙通道阻滞药的不良反应。

- 许多临床医生认为，双异丙吡胺是目前可用来控制左心室流出道压力阶差和疾病症状最有效的药物。双异丙吡胺可能导致口干和（或）尿潴留。降低剂量可以帮助减少不良反应。溴吡斯的明已经被用来抵消这些不良反应。

- 硝酸甘油贴剂可由患者自行调整，并可根据胸痛和不良反应情况使用或取下。贴片的使用时间可以短至 30min，也可以长至 12h。大多数 HCM 患者对硝酸酯有良好的耐受性，但许多专家都避免使用硝酸酯，而选择其他药物治疗心绞痛。

- 颈内静脉压和颈静脉回流征对于评估心脏充盈压升高，以及确定使用利尿药和调整剂量是非常有用的。

- 容量超负荷的 HCM 患者对利尿药的耐受性非常好，包括静脉使用大剂量的利尿药以达到液体平衡。

- 钠水潴留的患者应该被教如何在家里正确使用口服利尿药。每日体重记录通常很有帮助。

- β 受体拮抗药、抗凝剂和选择节律控制方法应该是心房颤动的首要治疗方法。

- 由显著的左心室流出道压力阶差引起的劳力性晕厥和（或）头晕，对单独使用 β 受体拮抗药或合并使用双异丙吡胺反应良好（图 15-5）。然而，不明原因的晕厥可能是由心律失常引起的。对于不明原因晕厥患者应尽快讨论猝死预防策略，包括 ICD 植入和（或）手术治疗。

- 临床评估结合详细的超声心动图对诊断 HCM 的不寻常表现和类似 HCM 的情况是有用的。

- 多巴酚丁胺可引起正常患者的血流动力学障碍，包括左心室流出道梗阻和左心室中部梗阻。这些患者不应被列为 HCM 患者，除非他们也有运动引起的左心室流出道梗阻。

- 对于发生左心室或心室中部梗阻的非 HCM 患者，选择的治疗方法是避免强心药，补充液体，并开始使用 β 受体拮抗药。

- 去氧肾上腺素是一种治疗对静脉输液没有反应的低血压 HCM 患者的药物选择，可以考虑使用贯穿流出道的心室辅助装置。在这些情况下应该避免使用 IABP。

- 发生急性或慢性左心收缩功能障碍的 HCM 患者可改善和恢复其收缩功能。

- 如果 HCM 患者经过 1 年的适当治疗后仍有严重的左心室收缩功能障碍和功能不全症状，预后较差，应考虑心脏移植。

本章测试

1. 可以预防肥厚型心肌病患者的不良重塑，特别是恶性左心室肥大的是（ ）

　A. β 受体拮抗药

B. 胺碘酮

C. 钙通道阻滞药

D. 双异丙吡胺

E. 螺内酯

F. 没有药物可以预防恶性重构

答案：F。没有药物显示可以防止左心室肥大的恶化 / 进展或症状的发展。

2. 对于左心室流出道压力阶差超过 50mm 的患者，最好的治疗策略是（　　）

A. β 受体拮抗药

B. 室间隔减容术

C. 钙通道阻滞药

D. 双异丙吡胺

E. 酒精室间隔消融

F. 症状导向的治疗

答案：F。治疗应以症状为指导，而不是超声心动图或心导管检查结果，尤其是左心室流出道病变的严重程度。无症状患者不需要任何治疗，但对严重压力阶差的患者应密切关注。有症状的患者应该在考虑室间隔减容治疗之前就开始进行用药管理。除非是禁忌证，否则 β 受体拮抗药是首选药物。

3. 推荐患者进行室间隔减容治疗（如室间隔减容切除术或酒精室间隔消融术）的是（　　）

A. 左心室流出道压力阶差 > 50mmHg

B. 解剖结构适合手术或酒精室间隔消融

C. 症状导向治疗

D. 专家意见

E. 以上均需要

答案：E。对于有与梗阻性肥厚型心肌病相关症状的患者，如呼吸急促、胸痛或与流出道梗阻相关的劳力性晕厥，应在考虑有创性治疗（如心肌切除术或酒精室间隔消融）之前进行药物治疗。解剖结构必须适用于一种或另一种手术，且压力阶差应至少为 50mmHg。室间隔

减容术治疗应只在已进行 50 例以上的机构或操作人员进行 20 例以上的情况下进行。

4. 给有症状的梗阻性肥厚型心肌病患者开处方的最优药物及这些药物调整至最优的方法是（　　）

A. β 受体拮抗药

B. 胺碘酮

C. 钙通道阻滞药

D. 双异丙吡胺

E. 螺内酯

答案：A。β 受体拮抗药在治疗扩张型心肌病和冠状动脉疾病患者方面有着良好的记录，因此应该在应用其他药物之前就开始使用。应使用最低有效剂量，并应根据患者的临床反应进行指导。根据患者的血压、脉率和对 β 受体拮抗药的耐受力，每个患者需要不同的剂量。超声心动图或心导管检查中的左心室流出道压力阶差不应用于确定药物的无效，而应依赖患者的临床反应，根据患者的感受进行治疗。

5. 钙通道阻滞药在梗阻性肥厚型心肌病治疗中的作用是（　　）

A. 提高收缩功能

B. 减轻左心室流出道梗阻

C. 治疗心绞痛

D. 改善生存率

E. 减轻左心室肥大

答案：C。非二氢吡啶类钙通道阻滞药，如维拉帕米和地尔硫䓬是治疗梗阻性肥厚型心肌病的有效药物，如果患者不能使用 β 受体拮抗药。对于老年患者，维拉帕米和地尔硫䓬一般不应与 β 受体拮抗药联合使用，因为联合使用可能会导致严重的心动过缓和（或）低血压，而且似乎并不比不使用 β 受体拮抗药更有效。由于钙通道阻滞药可加重充血性心力衰竭，引起休克，甚至死亡，因此对于颈静脉怒张、呼吸急促、水肿等表现为容量超负荷的患者应避

免使用钙通道阻滞药。钙通道阻滞药不能改善舒张功能障碍，并且永远不能给容量超负荷的患者使用。高剂量钙通道阻滞药应避免用于有显著静息性左心室流出道梗阻且压力阶差超过 50mm 的患者，因为钙通道阻滞药可因其血管舒张特性加重左心室流出道梗阻并引起低血压。钙通道阻滞药是治疗非梗阻性肥厚型心肌病患者胸痛和气短的有用药物。

6. 在有症状的梗阻性肥厚型心肌病患者中，减少左心室流出道梗阻的最佳药物是（　　）

A. β 受体拮抗药

B. 胺碘酮

C. 非二氢吡啶类钙通道阻滞药

D. 双异丙吡胺

E. 螺内酯

答案：D。对于症状与左心室流出道梗阻有关的患者，双异丙吡胺是最有用的药物，因为它降低了静息性和可诱发性左心室流出道的压力阶差。由于其抗胆碱能作用，应联合使用 β 受体拮抗药来使用。

7. 肥厚型心肌病合并充血性心力衰竭和液体潴留患者的治疗应选择（　　）

A. β 受体拮抗药

B. 利尿药

C. 钙通道阻滞药

D. 双异丙吡胺

E. 室间隔减容术

答案：B。肥厚型心肌病患者可能有显著的舒张功能障碍，导致液体潴留。治疗液体潴留最好的药物是利尿药。梗阻性肥厚型心肌病患者应慎用利尿药，以避免血压升高和左心室流出道压力阶差恶化。利尿药的最低有效剂量应用于达到体液平衡。应该首先尝试温和的利尿药如噻嗪类，对更重的容量超载，应转换到髓襻利尿药，如呋塞米。需要右心导管检查，以明确液体负荷，指导利尿药的选择。

8. 肥厚型心肌病患者心绞痛的治疗是（　　）

A. β 受体拮抗药

B. 胺碘酮

C. 雷诺嗪

D. 双异丙吡胺

E. 氯吡格雷

答案：A。人们应该总是排除冠状动脉疾病作为一个肥厚型心肌病患者胸痛和心绞痛的原因。钙通道阻滞药和 β 受体拮抗药是治疗肥厚型心肌病患者心绞痛的一线药物。对于在休息时或运动后出现梗阻的患者，应努力使用药物来降低左心室流出道压力阶差，β 受体拮抗药和双异丙吡胺是最有效的组合。对于对 β 受体拮抗药或钙通道阻滞药无效的非梗阻性肥厚型心肌病患者，低剂量硝酸酯（如硝酸甘油贴剂）的治疗可能有用。

9. 对于发展为心房颤动的肥厚型心肌病患者，推荐抗凝治疗药物的指征是（　　）

A. CHADS 评分大于 2

B. CHA2DS2–Vasc 评分大于 2

C. 脑卒中病史

D. 显著左心房扩大

E. 心房颤动或心房扑动

答案：E。CHADS 和 CHAD2DS2–Vasc 评分不适用于合并心房颤动的 HCM 患者。肥厚型心肌病和心房颤动 / 心房扑动患者有栓塞性脑卒中的高风险，应该开始使用华法林或一种新型口服抗凝剂（NOAC）。

10. 如果有症状的梗阻性 HCM 患者在开始口服使用双异丙吡胺后有口干或便秘，最好的治疗策略是（　　）

A. 减少剂量直到不良反应减轻为止

B. 给予溴吡斯的明缓释片以减轻迷走神经的不良反应，并继续给予双异丙吡胺

C. 停药

D. 每日加用 500ml 口服补液盐

答案：B。溴吡斯的明通过抗胆碱能而恢复迷走神经张力。降低剂量或完全停用双异丙吡胺可能会减少双异丙吡胺带来的好处。

11. 一名有症状的梗阻性 HCM 患者已开始分次服用每日 500mg 的双异丙吡胺。开始治疗后 3 天的心电图显示 QTc 从 455ms 增加到 490ms。最恰当的回应是（　　）

A. 继续治疗并观察症状缓解情况。每个人的反应都是这样

B. 给予葡萄糖酸钙

C. 保留低剂量的双异丙吡胺，重复心电图

D. 转移到重症监护室的病床上进行密切监护

答案：A。可以预见的是，双异丙吡胺延长了 QTc。然而，与胺碘酮等其他延长 QTc 的药物一样，促心律失常的并发症似乎没有发生。建议避免联合使用其他延长 QTc 的药物如大环内酯、喹诺酮类和某些抗抑郁药。注意避免低钾血症。如果服用双异丙吡胺的患者必须服用上述抗生素中的一种，则应停用双异丙吡胺直到整个疗程结束。

第 16 章　高血压与肥厚型心肌病
Hypertension and Hypertrophic Cardiomyopathy

Andrew Wang　**著**

陈杨辉　汪道文　**译**

要　点

◆ 约 50% 的肥厚型心肌病患者有高血压。

◆ 高血压与肥厚型心肌病心房颤动的风险增加和较差预后相关。

◆ 尽管肥厚型心肌病和高血压性心脏病的左心室心肌结构异常相似，但肥厚型心肌病左心室心肌结构异常更为明显。

◆ 目前缺乏关于抗高血压药物能降低肥厚型心肌病患者的心血管事件的发生的随机临床实验。

◆ 由于有几种抗高血压药加重左心室流出道梗阻，所以肥厚型心肌病治疗指南不让使用。

一、概述

高血压（HTN）被定义为收缩压 ≥ 140mmHg 或舒张压 ≥ 90mmHg 或正在服用抗高血压药物。在美国，有超过 1/3 20 岁以上的成人患有高血压，并且其发病率随着年龄的增长而增加，60 岁以上的人超过 60% 患 HTN[1]。约 15% 的 HTN 患者不知晓自己的病情，11% 的患者是难治性 HTN，需要联合至少三种不同类型的抗高血压药物来控制血压[2]。近年来，HTN 的患病率在逐年升高，并预计在未来 10 年仍将持续增长[1]。

高血压除了在普通人群中发病率高外，在被诊断为肥厚型心肌病（HCM）的患者中占 30%～50%[3-5]。成人 HTN 和 HCM 的高发病率凸显了两者部分重叠的临床关系。在本章中，我们将具体探讨 HTN 和 HCM 之间的相关性，尤其是以下三个方面：①描述高血压和 HCM 心肌改变的诸多相似之处；②讨论高血压心肌病和 HCM 的鉴别诊断；③讲述梗阻性和非梗阻性 HCM 患者 HTN 的管理。

二、HCM 与高血压心脏病结构改变的比较

在 HCM 患者，原发性左心室肥大（LVH）通常是由遗传因素所致的异常，而高血压心脏病的左心室肥大是对慢性后负荷升高引起的继发性改变。尽管两者导致 LVH 的病因不同，但它们可引起心肌结构的改变惊人地相似，人们基于大量误解似乎觉得有违常理。心肌细胞肥大、细胞外基质纤维化改变、心肌内冠状动脉血管异常是 HCM 和高血压性心脏病常见的心肌组织异常。尽管心肌细胞紊乱在 HCM 中是一种较特殊的病理表现，但仅凭这一标准来区分这两者在临床上非常受限，并且可行性不高。

左心室质量指数在 HCM 和高血压性心脏病

中都会增加。约 60% 轻中度高血压患者超声心动图检查发现有 LVH[6]。由于高血压性心脏病的左心室肥大是继发于后负荷的增加，因此肥厚的特点一般是向心性，而不像 HCM 所表现出来的偏心性肥厚。但在高血压性心脏病中，向心性肥厚和偏心性肥厚都有可能出现。左心室壁厚度与舒张期内径之比，称为相对室壁厚度，在向心性左心室肥大时增加（> 0.42），在离心性肥厚时小于此程度[7]。高血压性心脏病可能与两种 LVH 类型有关，已发现向心性 LVH 患者的收缩压和总外周阻力高于偏心性 LVH 患者[8]。此外，向心性 LVH 患者的动态血压检测值显著较高[9]，提示长期后负荷增加会刺激心肌的向心性肥厚反应。

在 HCM 患者中，前室间隔是最常见的肥厚节段（96%），其次是下间隔（66%）和外侧游离壁（42%）[10]。通常情况下在 HCM 的患者后游离壁不增厚，只有不到 20% 的患者会增厚[10]。因此，经胸超声心动图（胸骨旁长轴切面）可见左心室不对称肥厚，即基底室间隔与侧壁厚度的比值≥ 1.3。然而，在伴有高血压的 HCM 患者中，与无高血压的 HCM 患者相比，超过一半的患者被发现侧壁厚度轻度肥厚[6]。然而，由于 HCM 人群的平均室间隔厚度一般大于 20mm，因此 HCM 合并 HTN 的患者仍存在不对称性肥厚。即使在高血压性心脏病的背景下出现严重的 LVH，LVH 的特征仍然是向心的[4]，只有不到 5% 的高血压性心脏病患者符合不对称性室间隔肥厚的标准[6]。然而，最新研究表明 LVH 类型可能与种族差异有关，因为与白人 HCM 患者相比，黑人 HCM 患者更常见的是向心性肥厚（9.3% vs. 1.5%），这可能与黑人高血压患病率较高（58% vs. 32%）有关[11]。作为不对称性间隔肥厚的必然结果，人们描述了不同的间隔肥厚类型，包括∑型、反∑型、中间型和心尖肥厚型[12]。其中，与其他形态相比，反∑型室间隔肥厚与致病性肌丝突变的高发生率（89%）有关，而这种突变在∑型室间隔的发生率非常低（8%）[12]。

虽然 HCM 的临床诊断标准一般基于左心室

室壁厚度≥ 15mm，该值表示大于正常人群的室壁厚度 2 个标准差，但它对于 HCM 是非特异的。早期的一项研究用超声心动图比较 HCM 和高血压性心脏病平均室壁厚度，发现高血压性心脏病患者为 19mm[4]。最近一项研究用心血管 MRI 比较了 HCM 和 HTN 左心室质量指数发现，两组患者左心室质量指数相似，尽管一半的 HCM 患者是静息性左心室流出道梗阻[13]。

60%~70% 的 HCM 患者发现心肌纤维化，磁共振成像显示钆对比剂延迟增强[13, 14]。其中最常见的受累区域是在短轴切面上看到的右心室插入区域。在高血压性心脏病中，心脏磁共振检查发现有一半的患者细胞外容积因为纤维化而增加，但钆对比剂延迟增强的量占左心室质量的百分比明显低于 HCM 患者（5% vs. 12%，$P < 0.001$）[13]。因为与正常心肌相比，钆对比剂延迟增强依赖于相对集中的纤维化区域和弥漫性纤维化的相对对比度，T_1 加权像被用来评估细胞外间隙。在 HCM 中，自然（非对比剂的）T_1 信号高于高血压患者，无论是否伴有左心室收缩功能不全[15]。此外，HCM 患者钆对比剂延迟增强的 T_1 信号强度最高，而更高的 T_1 信号与降低收缩期轴向应变峰值和舒张早期应变率相关[15]。

综上所述，由于 HCM 和 HTN 结构变化相似，所以综合许多指标来鉴别这两种情况。从家族史分析，若有 HCM 的家族史，特别是直系亲属，可表明 HCM 是致 LVH 的原因。相反，无家族史但长期存在难治性 HTN，支持是 HTN 所致。根据 2011 年美国心脏学会和美国心脏病学院《肥厚型心肌病诊断和治疗指南》，"建议对临床表现不典型的 HCM 患者或怀疑其他遗传疾病的患者进行肥厚型心肌病和其他原因不明心肌肥厚的遗传检测"[16]。然而，在没有 HCM 家族史的患者中，致病性 HCM 突变的基因检测率很低（50% 或更少），因此可能不能阐明 LVH 的原因。如上所述，非对称型间隔肥厚和非∑型室间隔与 HCM 密切相关。心脏 MRI 发现钆对比剂延迟强化，特别是在右心室插入部位，也与 HCM 一致

（表 16-1）。

表 16-1　肥厚型心肌病与高血压性心脏病的鉴别

临床指标	HCM	HTN
HCM 家族史	+	-
长期难治性或抵抗性 HTN	-	+
室间隔非对称性肥厚	+	-
非 ∑ 型室间隔肥厚	+	-
左心室高动力状态（射血分数高）	+	-
左心室扩大或左心室舒张末期横径增大	-	+
室间隔中部钆对比剂延迟增强（右心室游离壁）	+	-
钆对比剂延迟增强组织的质量＞左心室质量 5%	+	-
左心室收缩应变率降低	+	-
HTN 治疗后左心室肥大逆转	-	+

+. 特点存在（阳性）；-. 特点不存在（阴性）

综合非对称性室间隔增厚和左心室收缩期应变率降低对鉴别 HCM 和 HTN 有很高的特异性[17, 18]。在一项对 20 例 HCM 和 14 例 HTN 患者进行的经胸超声心动图评估的小型研究中，左心室整体收缩应变率差别为 -10.6%，其敏感性为 85.0%，特异性为 100.0%，预测准确率为 91.2%；室间隔/后壁厚度比值和应变减小联合应用，其鉴别 HCM 和 H-LVH 的准确率为 96.1%[18]。

三、HTN 对 HCM 患者预后的影响

在 HCM 患者中，合并 HTN 与年轻患者 NYHA 分级的症状增加相关，但症状的严重程度与较年长的成人患者是相似的[19]。在 HCM 患者的长期随访中，高血压与心房颤动的发生高度相关[5]，可能与其对左心房容积的影响有关。此外，也发现 HTN 与 HCM 患者心血管死亡、心搏骤停或适当的器械植入治疗的高风险独立相关[11]。

四、HCM 伴有 HTN 患者的治疗

根据第八届国家联合委员会（the Eighth Joint National Committee）关于 HTN 治疗的推荐，一般应该用噻嗪类利尿药、钙通道阻滞药（CCB）、血管紧张素转换酶抑制药（ACEI）、血管紧张素受体抑制药（ARB）作为包括糖尿病患者在内的非黑人人群 HTN 的初始治疗药物[20]。而黑人人群，初始治疗推荐使用噻嗪类利尿药或 CCB[20]。尽管大部分缓解 HCM 的药物已经被充分评估，但能够 HCM 患者提供适当的抗 HTN 治疗的研究资料却很少。在接下来的一节中，我们将讨论各种抗高血压药物的效果。

五、β 受体拮抗药

β 受体拮抗药是治疗有症状的梗阻性或非梗阻性 HCM 患者的推荐药物[16]。对于 HTN 的治疗，多项随机临床试验评估了 β 受体拮抗药对心血管事件（脑卒中和心肌梗死）和总死亡率的影响。阿替洛尔是研究最多的 β 受体拮抗药之一。对治疗 HTN 临床试验结果的综述显示，开始使用 β 受体拮抗药治疗可以心血管疾病轻度减少，但对总死亡率影响很小或没有降低[21]。总之，β 受体拮抗药在预防心血管事件和死亡方面的效果相对较其他抗高血压药物差[21]。然而，在一项氯沙坦干预降低高血压终点事件（LIFE）的研究中，阿替洛尔疗法（每天 50～100mg）使收缩压平均降低 29mmHg，其降压效果氯沙坦相似[22]。由于有血管扩张作用的 β 受体拮抗药降低血压幅度会更大，但是由于担心流出道梗阻加重，一般不推荐用于梗阻性 HCM 患者[23]。

六、钙通道阻滞药

对 β 受体拮抗药无效、使用 β 受体拮抗药不良反应明显或有禁忌证的患者来说，推荐使用维拉帕米治疗 HCM 相关症状[16]。地尔硫䓬对有症

状的 HCM 的研究不如维拉帕米充分，但据报道在一项小型研究（n=16）中，其可以改善左心室舒张功能，但有一名患者的左心室流出道梗阻明显加重[24]。在服用最大耐受剂量的 β 受体拮抗药且血压持续升高的 HCM 患者中，联用维拉帕米治疗的安全性尚不清楚，可能会导致高度房室传导阻滞或明显的心动过缓[25]。硝苯地平或其他二氢吡啶类 CCB 一般不推荐用于有静息性或刺激性左心室流出道梗阻的 HCM 患者，因为可能会增加动态流出道梗阻的可能性[16]。

七、肾素 - 血管紧张素 - 醛固酮系统拮抗药

在一项针对梗阻和非梗阻 HCM 患者的随机、安慰剂对照试验中，应用心脏 MRI 观察氯沙坦对左心室质量的影响。在这项研究中，接受氯沙坦治疗的患者的收缩压平均降低了 6mmHg[26]。尽管左心室质量没有明显差异，氯沙坦在梗阻性和非梗阻性 HCM 患者中耐受性均良好[26]。基于这项研究，HCM 合并 HTN 的患者可以考虑在使用最大耐受量的 β 受体拮抗药或 CCB 的基础上加用氯沙坦治疗。

在小鼠模型中已发现螺内酯可以降低致病性 HCM 突变基因的表达，同时抑制心肌纤维化和改善左心室舒张功能[27]。然而，该药物尚未在 HCM 患者中进行观察研究。每天 12.5～100mg 剂量的螺内酯是一种非常有效的治疗难治性高血压的药物，可使收缩压平均降低 22mmHg[28]。一般来说，较低剂量（≤每天 50mg）的排钠作用较小，可能不会降低前负荷或加重运动时心室流出道梗阻。

八、利尿药

HCM 患者，包括梗阻性（Ⅱa 推荐）和非梗阻性（Ⅱb 推荐）患者及使用了 β 受体拮抗药或 CCB 治疗但仍有持续呼吸困难的患者，应慎用利尿药。在一项对 13 例 HCM 患者（包括 7 例静息状态下左心室流出道压力阶差 > 30mmHg）的小型研究中发现，呋塞米 20mg 静脉注射并没有使血压情况、心脏指数、全身血管阻力指数变差，也没有使直立、骑自行车运动时的整体运动能力减低[29]。温和利尿药如噻嗪类利尿药对轻度高血容量的 HCM 患者耐受性较好，髓襻利尿药可用于显著肺水肿和明显容量超负荷的患者。

九、难治性 HTN

有些 HCM 患者，无论是梗阻性还是非梗阻性，都可能出现难治性 HTN。这对治疗流出道梗阻患者来说是一个巨大的挑战，因为害怕加重梗阻，其可用的药物很有限。大多数专家建议如果不合并心动过缓或传导系统疾病，则可增加 β 受体拮抗药剂量并且联用非二氢吡啶类钙通道阻滞药。如果这样还不能充分降低血压，可增加温和利尿药，如螺内酯或氢氯噻嗪。如果患者仍不能改善，则谨慎尝试使用其他药物如可乐定或氨氯地平。大多数患者可以通过这些药物的联合使用而得到控制。然而，在极少数情况下，最好的方法可能是进一步进行室间隔减容治疗以消除梗阻，然后使用标准指南推荐的 HTN 疗法。虽然 HCM 指南不推荐采用室间隔减容治疗，但似乎效果很好，在少数患者中使用是合理的。

> **临床精粹**
> - HCM 患者心肌肥厚特点是不对称肥厚，通常室间隔大于后壁厚度，即使合并高血压也是如此。
> - 此外，HCM 无创影像学检查表现为高动力左心室射血、左心室整体应变力降低和右心室游离壁钆对比剂延迟增强，可根据这些特征将 HCM 与高血压性心脏病鉴别。
> - 虽然 HCM 患者合并 HTN 预后较差，但有效治疗 HTN 是否能改善预后尚不清楚。

- 对于 HCM 患者，无论患者是否有 HCM 相关症状，都应将 β 受体拮抗药或维拉帕米作为 HTN 的初始治疗。
- 血管紧张素受体拮抗药可以安全地用作梗阻性或非梗阻性 HCM 患者的二级降压药，但是应该监测患者是否有更严重的梗阻症状。
- 如果高血压有耐药情况发生，加用小剂量的醛固酮拮抗剂来进一步降低血压是合理的。对于高容量患者，可以考虑使用其他温和的利尿药。开始治疗后，特别是与 ARB 联合使用时，应监测肾功能和钾水平。
- 可乐定可能是治疗难治性、重度 HTN 的最后一种备选药物。然而，对于一部分患者，最好的方法可能是先通过室间隔减容治疗消除梗阻，然后再使用指南推荐的 HTN 治疗。

本章测试

1. 58 岁，男，轻度呼吸困难，异常 EKG 提示左心室肥大伴复极异常。无 HCM 或猝死家族史。高血压病史 10 年，赖诺普利控制良好。经胸超声心动图显示左心室射血分数 60%，室间隔厚度 15mm，后壁厚度 13mm，伴有轻度二尖瓣反流。有 I 级舒张功能障碍，但无收缩期二尖瓣前移或动态左心室流出道梗阻。以下对鉴别肥厚型心肌病和高血压性心脏病最有效的检查是（　　）

A. 肌节相关基因检测

B. 心脏磁共振

C. 48h 动态心电图

D. 负荷超声心动图

答案：B。HCM 指左心室肥大＞ 14mm，且不继发于其他疾病。尽管该患者有长期 HTN 病史，但是单一药物控制良好。左心室肥大可能与 HTN 或 HCM 有关，轻度劳力性呼吸困难

可能与左心室舒张功能不全有关。现已证明心脏 MRI 可以识别左心室肥大，与超声心动图相比，左心室肥大识别的程度增加，这是因为它有更好的空间分辨率，特别是在前外侧壁。此外，心脏 MRI 还可以发现其他提示肥厚型心肌病的征象，如钆对比剂延迟增强（心肌纤维化）和二尖瓣解剖异常。遗传检测（A）是不正确的，因为在没有 HCM 家族史的被诊断为 HCM 的患者中，遗传检测的阳性率很低（大约 50%）。虽然动态心电图监测（C）可能有助于对诊断为 HCM 的患者进行风险分层，但结果不能作为 HCM 的诊断依据。负荷超声心动图（C）与静息性经胸超声心动图相比，同样不能为 HCM 提供诊断信息，但可能有助于识别 HCM 症状的原因，如激惹的、运动情况下的左心室流出道梗阻。

2. 45 岁女性，高血压 5 年伴劳力性呼吸困难，每天接受氨氯地平 5mg 和氢氯噻嗪 25mg 的治疗，但血压仍然很高（家庭测量的收缩压范围为 150～160mmHg）。1 年来，患者劳累呼吸困难逐渐恶化，现在要走上两层楼梯就感呼吸困难。无心绞痛或晕厥的病史，父母双方都有明显的 HTN 家族史。心电图显示窦性心律，左心室肥大伴复极异常。经胸超声心动图显示左心室射血分数 65%，室间隔厚度 18mm，左心室后壁厚度 14mm，静息左心室流出道速度 1.5μm/s，轻度收缩期前向运动，左心房增大（26cm²），舒张功能障碍 I 级。对她病情的管理最有效的诊断实验是（　　）

A. 24h 尿液检测肾上腺素和 VMA

B. 腹部 CT 增强扫描

C. 负荷超声心动图

D. 血、尿蛋白电泳和血浆游离轻链蛋白测定

答案：C。虽然这位患者有 HTN 并且未得到充分控制，但她的左心室肥大程度及其不对称性提示可能是肥厚型心肌病，而不是高血压

性心脏病。她 NYHA 分级为 Ⅲ 级，但超声心动图显示仅有轻度舒张功能障碍。运动负荷超声心动图将提供有关她的运动能力、血压反应和运动高峰时的流出道压力阶差的信息。30%～40% 的 HCM 患者在安静时没有明显的流出道梗阻（< 30mmHg），但在高强度运动状态下有明显增加（> 50mmHg）。这些患者被认为患有梗阻性肥厚型心肌病，对流出道梗阻进行药物治疗可能会改善她的症状。A 和 B 是不正确的，因为这位患者没有难治性 HTN（她没有服用最大剂量的 3 种降压药）。答案 D 是不正确的，因为她没有其他临床发现提示有浸润性心肌病，如 AL 淀粉样变性。

3. 36 岁女性，可闻及收缩期杂音。HTN 病史 5 年，每天使用氨氯地平 10mg，赖诺普利 40mg，氯噻酮 25mg。无心脏症状，并坚持锻炼，每周步行 3～4 天，每次 30min。父亲于 65 岁死于严重心脏病发作。体格检查：血压 145/92mmHg，心率 78 次 / 分，胸骨右上缘可闻及 2/6 级收缩期射血杂音，无放射，体位变化无改变。上腹部有收缩性腹部杂音。触诊无肱 – 股动脉脉搏延迟，双足外周脉搏完整对称。实验室检查：K^+ 4.8mEq/L，肌酐 1.3mg/dl。心电图示窦性心律，左心室肥大伴复极异常。经胸超声心动图示 LEVF60%，向心性左心室肥大，室间隔和后壁厚度 15mm，流出道压力阶差不明显，主动脉瓣和二尖瓣正常。以下对她病情的管理最合适的检查是（　　）

A. 心脏 MRI

B. 尿液中的肾上腺素和维 A 酸

C. 血清醛固酮水平

D. 多普勒肾脏超声

答案：D。这名患者患有早发性 HTN，需要最大剂量的 3 种药物进行治疗，但血压仍然很高。体格检查显示心脏收缩时有轻微的射血杂音，但有腹部杂音。超声心动图显示向心性左

心室肥大可能与顽固性高血压有关。对于早发性、难治性 HTN 患者，寻找其继发原因是合适的。腹部杂音的出现提示可能是肾动脉疾病，特别是纤维肌肉发育不良，是 HTN 的原因之一。尽管嗜铬细胞瘤或醛固酮增多症是难治性 HTN 的其他原因，但这些原因比肾动脉疾病的可能性小。心脏 MRI（B）无法确定 HTN 可能原因，也不能改变向心性左心室肥大是难治性 HTN 所致的临床评价。

4. 57 岁女性，需要检查评价心脏杂音。高血压病史 15 年，一直服用阿替洛尔，3 年前联用氯沙坦，血压控制很好。基本每天遛狗 1h，无心绞痛、呼吸困难或头重脚轻等症状。家族史注意到父亲有冠心病并接受了冠状动脉搭桥，母亲心房颤动。体格检查：血压 130/78mmHg，心率 64 次 / 分。左胸骨下缘有 2/6 的收缩期射血杂音，从蹲到立位强度增加到 3/6。所有肢体的外周脉搏正常且对称。心电图显示窦性心律和左心室肥大。经胸超声心动图显示左心室射血分数 62%，室间隔厚度 17mm，后壁厚度 12mm，室间隔中段最大壁厚度 19mm，二尖瓣前叶呈拉长状，收缩期前向运动，静息左心室流出道压力阶差 20mmHg，二尖瓣轻度反流。对她病情的管理最有效的诊断实验为（　　）

A. 心脏 MRI

B. 24h 动态心电图监护仪

C. 负荷超声心动图

D. 平板运动实验

E. A 和 C

F. B 和 D

答案：F。患者体检和经胸超声心动图检查结果与肥厚型心肌病一致。虽然患者确实有多年的 HTN 病史，但血压得到了很好的控制，不对称性肥厚与高血压作为病因并不一致。对这位可能患有肥厚型心肌病的患者应该评估其发生心脏性猝死的风险。她没有猝死家族史，无

晕厥史，超声心动图上没有表现出极度肥厚（最大室壁厚度 > 30mm）。患者没有做过动态心电图（B）或运动测试来评估血压反应（D），所以这两种测试都是被推荐的。相反，心脏MRI（A）不推荐常规用于 HCM 猝死风险评估。虽然负荷超声心动图（C）可能提供运动期间可能引发的左心室流出道梗阻的信息，但这一发现不太可能改变患者治疗，因为其目前没有症状，并且已经使用了 β 受体拮抗药治疗。

5. 61 岁的梗阻性肥厚型心肌病女性患者回来接受每年 1 次的随访。高血压病史多年，一直服用琥珀酸美托洛尔每天 200mg 治疗。1 年前，患者在中等强度运动期间出现轻度呼吸困难（每周 4 天在跑步机上步行 30min）。当时经胸超声心动图显示左心室射血分数为65%；不对称性间隔肥厚伴∑型室间隔，最大厚度 19mm；收缩期二尖瓣收缩前向运动，静息流出道速度 2m/s，在 Valsalva 动作时增至 3.5m/s；轻度后向二尖瓣反流。美托洛尔当时从每天 100mg 增加到每天 200mg。患者呼吸困难已经改善，没有任何胸部不适或先兆晕厥，运动方案同前。体格检查：血压148/92mmHg，心率 54 次 / 分，律齐。听诊：心律齐，心音正常，左胸骨下缘 2/6 收缩期射血杂音，从下蹲到站立的强度增加。心电图显示窦性心动过缓 52 次 / 分，左心室肥大伴复极异常，QRS 时限 100ms，QRS 间期 445ms。对她最佳的治疗是（　　）

A. 每日加服维拉帕米缓释剂 180mg

B. 每天增加 25mg 的氯沙坦

C. 加入双异丙吡胺 100mg，每日 3 次

D. 外科心肌切除术

答案：B。该患者患有梗阻性肥厚型心肌病和高血压。其身体功能状态很好，1 年前服用了更大剂量的美托洛尔后有所改善。高血压不能用大剂量的 β 受体拮抗药有效治疗，而且患者静息心率也不允许使用更高剂量的 β 受体拮

抗药。氯沙坦是一种对梗阻性 HCM 患者安全耐受的降压药（遗传性临床试验）。维拉帕米（A）是不正确的，因为这种药物可能会导致接受 β 受体拮抗药治疗的患者发生心动过缓或其他心脏传导系统异常。双异丙吡胺（C）没有降压作用，也不适用于服用 β 受体拮抗药的无HCM 相关症状的患者。外科心肌切除术（D）是不适用的，因为这位患者没有药物治疗无效的难治性 HCM 相关症状。

6. 73 岁，女性，因严重呼吸困难、晕厥就诊。既往梗阻性肥厚型心肌病、高血压、右冠状动脉 PCI 术后、慢性肾功能衰竭Ⅱ级。患者有顽固性高血压，每天酒石酸美托洛尔 100mg，氯沙坦 50mg，呋塞米40mg，血压控制不佳。自诉昨晚血压升高至 220/100mmHg，因害怕脑卒中自服可乐定 0.1mg。今日晨起突发严重呼吸困难，立即拨打 911 求救。急诊血压 216/108mmHg，心率 96 次 / 分，规则，血氧饱和度 85%。体格检查：双肺呼吸音粗，可闻及少许急促哮鸣音；心律规则，左胸骨下缘可闻及 3/6级收缩期喷射样杂音。静态心电图显示窦性心动过速 104 次 / 分，左心室肥大伴前侧壁ST 段压低 1mm。胸片显示心脏增大和肺水肿。血清深化检查：血钾 3.5mEq/L，血尿素氮 42mg/dl，肌酐 2.0mg/dl。最适合静脉治疗的药是（　　）

A. 硝普钠

B. 硝酸甘油

C. 艾司洛尔

D. 地尔硫䓬

答案：C。该患者患有 HCM，HTN 急性肺水肿。在不加重左心室流出道梗阻的情况下，有效控制血压应该是急诊治疗的目标。艾司洛尔是一种静脉注射的选择性 β 受体拮抗药，半衰期很短（9min），适用于术后 HTN 的治疗。在这种情况下，艾司洛尔可以改善患者的血压升

高和动态流出道梗阻，低血压风险较低。A、B 和 D 是不正确的，因为这些药物可能通过急剧降低后负荷（硝普钠和地尔硫草）或前负荷（硝酸甘油）而加重左心室流出道梗阻，并导致急性低血压。

7. 可以区分肥厚型心肌病和高血压性心脏病的异常表现是（　　）

A. 心肌细胞肥大

B. 细胞体积增大，胶原蛋白增加

C. 小动脉壁增

D. 不对称性肥厚

答案：D。不对称性室间隔肥厚，定义为室间隔 / 后壁厚度比＞ 1.3，存在于大多数 HCM 患者中，但在高血压性心脏病患者中这一比例仅占 10% 或更少。左心室后壁在肥厚型心肌病中最不常见，但在合并 HTN 时可能会发展成轻度肥厚。选择 A、B 和 C 是不正确的，因为所有这些结构变化在 HCM 和高血压性心脏病中都存在。

8. 68 岁女性，非梗阻性肥厚型心肌病，因先兆晕厥在门诊就诊。既往高血压，每天服用琥珀酸美托洛尔 200mg，氯噻酮 25mg；阵发性心房颤动，使用胺碘酮和阿哌沙班治疗。自诉近 2 个月，发生近乎晕厥数次，通常是在下车时，或者从床上起来，或者在温暖的环境下行走时。伴心悸，平躺 5min 改善不佳。每天步行 20min 无呼吸困难或心绞痛。体格检查：仰卧血压 96/58mmHg 和心率 56 次 / 分，站立血压 100/66mmHg 和心率 72 次 / 分。颈静脉压无升高。有规律的心率和节律，心音正常，左下胸骨边缘有 2/6 的收缩期射血杂音，从蹲到立位强度增加。心电图显示窦性心动过缓，频率 54 次 / 分，左心室肥大，QT 间期 510ms。经胸超声心动图显示左心室射血分数 75%，左心室舒张末期内径 4.8cm，收缩末期内径 2.3cm，严重

不对称性肥厚，最大室间隔厚度 26mm，二尖瓣无收缩期前移，中腔流出道速度 3m/s。这位患者最适合的治疗是（　　）

A. 30d 循环监测

B. 负荷超声心动图

C. 美托洛尔减至每天 100mg

D. 停用氯噻酮

E. 停用胺碘酮

答案：D。这位肥厚型心肌病患者有严重的左心室肥大，左心室容积小，心室中腔梗阻，存在直立性头晕。患者血压用美托洛尔和氯噻酮控制得很好。然而，利尿药治疗可能会减少她的血管内容量，增加运动情况下的心室流出道梗阻，并加重她的症状。如果停用氯噻酮后血压异常高，则换用另一种药物，如血管紧张素受体拮抗药，可能会有更好的耐受性。A 是不正确的，因为她的病史与心律失常的原因不一致。B 是不正确的，因为这项测试可能会与之前的回声结果相同，在运动过程阻塞的程度更大。C 是不正确的，因为 β 受体拮抗药治疗对她的运动情况下心室中段梗阻和高血压都有好处。E 是不正确的，因为胺碘酮不太可能导致她的症状。

9. 一位 54 岁男性，患有梗阻性肥厚型心肌病和高血压，每年定期复诊。自服阿替洛尔 100mg 和氯沙坦 100mg。他不经常锻炼，但能够进行日常生活活动，包括汽车修理和庭院工作，无任何呼吸困难、心绞痛或者黑矇。近 1 个月，家庭自测血压测量增高（收缩压范围在 144～160mmHg），心率在 50～60 次 / 分。1 年前经胸超声心动图显示左心室射血分数 63%，室间隔不对称性肥厚（2.2cm）伴二尖瓣收缩期前向运动，静息左心室流出道压力阶差 45mmHg，在 Valsalva 动作时增加到 68mmHg。实验室检查：血钾 3.7mg/dl，血清肌酐 1.0mg/dl。该患者的适当治疗是（　　）

A. 开始使用双异丙吡胺 100mg，每天 3 次

B. 开始每日服用氢氯噻嗪 25mg

C. 每天开始服用氨氯地平 5mg

D. 每天开始服用 25mg 螺内酯

E. 每天开始服用赖诺普利 10mg

答：D。现已证明螺内酯在患有顽固性高血压的患者中比其他药物更能有效地降低血压。螺内酯 ≤ 50mg/d 几乎没有利钠作用，因此可能不会像其他利尿药那样减少前负荷或加重左心室流出道梗阻。A 是不正确的，因为双异丙吡胺没有降压作用。梗阻性 HCM 患者应避免使用二氢吡啶钙通道阻滞药，如氨氯地平（C），因为可能会加重梗阻。D 是不正确的，因为尽管 ACE 抑制药（赖诺普利）和血管紧张素受体拮抗药（氯沙坦）的联合使用比单独使用任何一种药物都能更大程度地降低血压，但还没有发现联合使用可以减少临床终点事件的发生（死亡、脑卒中或心肌梗死），并且有可能导致肾功能下降及发生更多的低血压事件。

10. 58 岁女性，患有梗阻性肥厚型心肌病和高血压病，表现为用力后呼吸困难加重。由于严重的、动态的左心室流出道梗阻，15 年前，她成功地接受了心肌切除术。术后出现左束支传导阻滞，经胸超声心动图显示左心室射血分数 55%，室间隔最大壁厚 18mm，二尖瓣无收缩期前移，静息左心室流出速度 1.9m/s，轻度二尖瓣反流。治疗方案是美托洛尔 50mg/d 和阿托伐他汀。近 6 个月来，正常体力活（如家务或园艺）即可出现呼吸困难，既往无心绞痛，

无端坐呼吸或者水肿，无心悸或晕厥。近期家庭自测血压自诉增高。体格检查：血压 154/96mmHg，心率 82 次 / 分，氧饱和度为 95%。呼吸音正常。颈静脉压约为 10cmH$_2$O。心率和节律规则，心音正常，心尖部有 2/6 的全收缩期杂音。四肢温暖无水肿。心电图显示窦性心律和左束支传导阻滞，QRS 间期 152ms。超声心动图显示左心室射血分数 40%，室间隔运动不同步，左心室流出道压力阶差不明显，二尖瓣中度反流，左心房增大。该患者最适当的治疗方法是（　　）

A. 开始服用赖诺普利 10mg/d

B. 将琥珀酸美托洛尔增加到 200mg/d

C. 开始服用螺内酯 25mg/d

D. 开始服用呋塞米 40mg/d

E. 考虑使用双心室起搏器

答：A。这位肥厚型心肌病患者手术切除成功，但现在出现左心室收缩功能障碍，可能与慢性左束支传导阻滞或"终末期"HCM 有关。对这位有收缩功能障碍和高血压的患者，赖诺普利是一种指南指导药物。将美托洛尔增加到 200mg/d（B），因为患者目前处于低剂量，而大幅增加剂量可能会加剧她的心力衰竭症状。β 受体拮抗药治疗剂量应该在数周内逐步增加。这个患者的射血分数在 35% 以上，所以螺内酯（C）是不正确的。呋塞米（D）可能会改善心力衰竭的症状，但对于长期生存预后并无益处。双心室起搏器（E）不适用于左心室射血分数大于 35% 的患者。

第 17 章 肺心病及右心病的诊断与治疗：肺动脉高压、右心室流出道病变和睡眠呼吸暂停

Diagnosing and Managing Pulmonary and Right–Sided Heart Disease: Pulmonary Hypertension, Right Ventricular Outflow Pathology and Sleep Apnea

M. Fuad Jan   A. Jamil Tajik   **著**

陈杨辉   汪道文   **译**

要 点

◆ 肥厚型心肌病（HCM）是一种独特的疾病，其临床病程多变，任何年龄段均可出现。

◆ HCM 合并肺动脉高压（PH）主要是由于左心室舒张功能障碍导致压力升高，左心房压力升高，以及随后的肺动脉压力升高。

◆ HCM 患者右心室肥大常见，但右心室流出道梗阻却并不常见。不过，可能出现严重的右心室流出道梗阻（RVOT），尤其在患有 HCM 的儿童和年轻人中。

◆ HCM 与梗阻性睡眠呼吸暂停并存。

◆ 在 HCM 背景下，梗阻性睡眠呼吸暂停患者发生心房颤动及其并发症的风险增加。

一、概述

肥厚型心肌病（HCM）是最常见的遗传性心脏病（每 500 人中有 1 人，即 0.2%）[1]。其在细胞水平上的特征是肥大的心肌细胞被间质纤维化区域隔开，使其分布杂乱无序。在解剖学水平上，它表现为左心室肥大，但左心室不扩大（通常是不对称的，肥厚部位常常是室间隔），伴有射血分数增加，心室舒张和充盈受损。动态左心室流出道梗阻是重要的病理生理特征，可见于约 75% 的患者。

HCM 是一种独特的异质性疾病，临床病程多变，在任何年龄段都可能出现[2]。尽管 HCM 患者可能长期病情稳定并达到正常预期寿命（＞75 岁），但许多患者的自然病程会出现猝死、快速性心律失常、缺血性脑卒中和心力衰竭[3-8]。心房颤动是 HCM 最常见的持续性心律失常（占 HCM 患者的 20%～25%），与心力衰竭相关的死亡、致死和非致死性脑卒中、伴有心力衰竭症状的长期疾病进展和严重的功能障碍独立相关[5, 9-15]。

二、HCM 中的肺动脉高压与右侧心脏病

HCM 所致 HF（除终末"燃尽"期外）主要是由于舒张功能障碍［射血分数保留的 HF（HFpEF）］引起左心室压力升高和左心房高压。在 HCM 中，动态左心室流出道梗阻，由于固有

的心肌僵硬引起的心室舒张功能障碍，二尖瓣反流和左心室肥大共存，最终导致毛细血管后肺动脉高压（PH）的产生，这代表了导致左心房高压的血流动力学的紊乱（LVOT 梗阻、二尖瓣关闭不全、舒张功能障碍）的综合下游效应。

文中示意图（图 17-1）显示了 HCM 中 PH

的发展所涉及的病理生理过程（某些假说和已证明的）。其中涉及机制因素的主要方面包括以下内容。

1. 左心室舒张功能障碍（弹性回缩、抽吸作用、顺应性）和收缩受限。

2. 左心房功能不全。

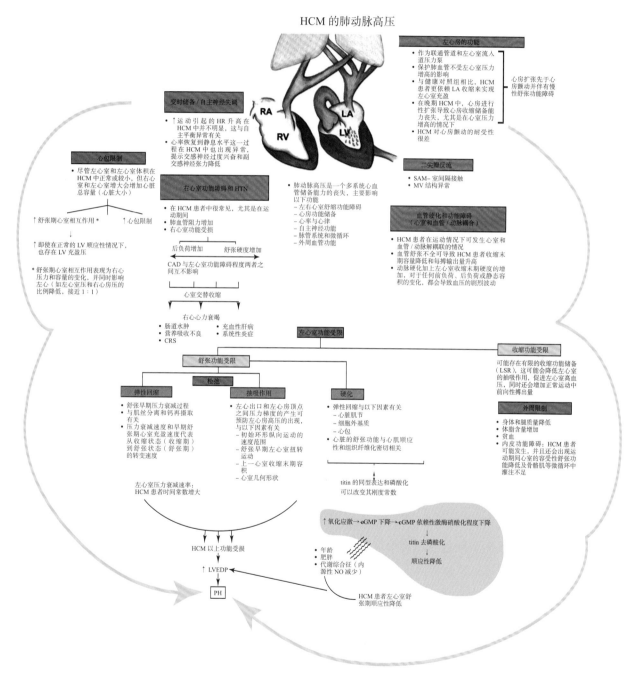

▲ 图 17-1　肥厚型心肌病肺动脉高压演变的参考机制

值得注意的是，一些机制是为人所熟知的，另外一些是假定推测的。CAD. 冠状动脉性心脏病；cGMP. 环磷酸鸟苷；CRS. 心肾综合征；HCM. 肥厚型心肌病；HR. 心率；HTN. 高血压；LA. 左心房；LV. 左心室；LVEDP. 左心室舒张末压；MV. 二尖瓣；NO. 一氧化氮；PH. 肺动脉高压；RA. 右心房；RV. 右心室；SAM. 收缩前向运动

3. 血管硬化和功能障碍，但这不一定是 HCM 所特有的。

4. 变时储备和自主神经失调的问题。

5. 心包限制。

6. 外周血管阻力。

在梗阻性 HCM 中，除了舒张功能障碍外，PH 的出现还取决于动态 LVOT 梗阻所导致的二尖瓣前叶收缩期前向运动和二尖瓣关闭不全，以及继发于后负荷增加的舒张压充盈受损[16]。

在非梗阻性 HCM 中，舒张功能障碍伴心室充盈受限是导致左心房压力升高，继而引起 PH 的主要因素。这些机制大体上适用于左心系统疾病，并且可能不是 HCM 独有的。实际上，PH 是左心系统疾病的一种已知并发症，与预后不良有关，即使是肺动脉压轻度升高也是如此[17-22]。据报道，HCM 患病者中 PH 发生与主动脉瓣狭窄和 HFpEF 等情况相似，后者与 HCM 具有相似的血流动力学特征[20, 23]。关于 HCM 和 PH 患者不良后果的发生率、临床意义、治疗影响和相关风险的文献很少，只有很少研究涉及了这一关联[24-28]。

最近（2016 年）一项来自 Mayo 诊所的大规模 HCM 队列研究显示，HCM 患者当中有相当一部分（38.2%）合并了 PH，小部分患者（12.5%）出现中度或重度肺动脉高压，非梗阻性和梗阻性 HCM 患者并发肺动脉高压机会是相近的[26]。该研究还表明，PH 与未接受室间隔减容治疗的非梗阻性或梗阻性 HCM 患者的死亡率增加有关。更近期（2017 年）的来自意大利的一组研究人员报道，在初步评估或随访期间 PH 患病率为 18%[27]。据报道，来自美国（塔夫茨医学中心）的一小队列患者（n=187）的 PH 患病率很高（51%），包括 18% 的中重度（平均肺动脉压 ≥ 35mmHg）——其中 34% 肺血管阻力增加（> 3.0WU），11% 符合毛细血管前 PH 的血流动力学标准（平均肺动脉压力 ≥ 25mmHg，肺血管阻力 > 3.0WU，肺动脉楔压 ≤ 15mmHg）[28]。在 Mayo 诊所和意大利两项研究中，PH 在老年患者和女性中更为普遍，且 PH 是 HCM 相关疾病发病的独立预测因素。

要诊断 HCM 患者与 HFpEF 相关的 PH，就必须排除导致 PH 的其他潜在因素。心脏导管检查是必不可少的，且通常会显示肺毛细血管楔压、左心室舒张末期压和平均肺动脉压力升高，并且有些患者肺血管阻力增大，跨肺压力阶差增高。鉴于 HCM 患者中 PH 发生率较高（包括中度至重度），而且毛细血管前 PH 的存在及肺动脉压力与左心室流出道压力阶差或二尖瓣反流之间的关系不一致，增加的肺动脉压可能为一种固有的肺血管疾病，与左心室流出道梗阻和 HF（HFpEF）无关，这目前仍是一个开放观点[29]。因此，需要考虑某些 HCM 患者可能早就已经合并毛细血管前肺动脉高压或肺动脉高压的可能性。

PH 最主要的组织学改变是在肺血管系统中组织病理学病变的发展，导致不同程度的血管壁中膜肥大、内膜层增生、外膜层增殖和（或）丛状病变[30]。肺动脉血管床结构的这些变化会导致血流阻力升高，并相应地导致右心室（RV）压力升高，通常会导致 RV 压力超负荷，并最终导致 RV 衰竭。后者是 HCM 中未知的领域，具有继续研究的潜在价值。

当前文献表明，在非选择性的 HCM 人群中，PH 会导致 HCM 相关死亡的风险增加，且 PH 患者中 HCM 相关死亡率的升高是由失代偿 HF 引起的。因此，PH 是 HF 的主要标志，一旦确认有肺动脉压力升高，临床医生应该提高指导相应情况的意识。通常，确诊 PH 可尽早考虑采用室间隔减容治疗以消除梗阻性 HCM 患者的 LVOT 压力阶差，因为接受室间隔减容治疗可缓解梗阻，相比未接受治疗的 PH 患者，能使患者的存活率不降低[26, 31]。此外，它还可以指导对非梗阻性 HCM 患者进行更积极的治疗管理，包括对终末期患者进行心脏移植及时评估。研究表明，与轻度或中度 PH 的患者在接受室间隔外科手术切除治疗或者酒精室间隔消融术相比，术前严重 PH

的患者术后处理措施或术后不良后果相对较少，如重大手术并发症、长期使用静脉注射营养剂或住院时间延长[28]。因此，尽管 PH 的出现是大多数心脏外科手术术后结局不良的危险因素[32]，但对于室间隔心肌切除术来说却是个例外[28]。然而，患有严重、不可逆或部分可逆 PH 的患者更合理的选择是酒精室间隔消融术，以最大限度地降低围术期风险。对于接受外科手术或经皮介入治疗的 HCM 患者，在术前没有必要采用特定的药物治疗降低肺动脉压。

尽管没有关于 HCM 合并 PH 或关于 HFpEF 合并 PH 患者管理的指南建议或临床试验数据，但一般指导强调控制全身血压，治疗心房颤动（若合并的话）和必要时使用利尿药以避免高血容量。当然，针对 PH 患者进行更密切的临床随访，以降低血流动力学恶化或不稳定和心律不齐的风险，并评估疾病的进展。

三、右心室流出道病理学

尽管 HCM 左心室的形态和病理生理变化已得到很好的详细描述，但 HCM 的右心室解剖和病理尚未得到很好的阐明。这主要是因为常规超声心动图技术的限制，由于右心室复杂的几何形状和常规超声心动图成像的模糊性而无法非常准确地评估右心室流出道的血流动力学[33]。然而，右心室肥大在 HCM 中是已知的现象，并已经得到描述，尤其是在 HCM 早期以及婴儿和儿童中，严重肥厚发展成为双心室[34-43]。

实际上，在 Teare 最初的猝死报道中，大多数患有不对称肥厚的年轻成人同时患有右心室和左心室肥大[44]。最新的利用心脏磁共振成像的研究表明，HCM 患者的右心室壁厚度和（或）质量增加，其中约 10% 伴有严重右心室壁肥厚（＞10mm），大多数（53%）伴有弥漫性右心室肥大，肥厚涉及右心室的所有三个部分[45]。

尽管组织学发现与左心室相似，提示相似的病因学基础，但是右心室受累的遗传学机制尚未明确[46]。右心室游离壁和室间隔的厚度增加可能会导致 RVOT 梗阻，据报道，其发生率为 15%～92%（儿童和年轻人为 15%～20%），与原有的心脏导管研究结果一致[38, 47]。

在 Shimizu 等发表的一篇较有影响的论文中[48]，91 例 HCM 患者中有 15% 出现右心室梗阻。这项研究使用超声心动图诊断，这是目前诊断 HCM 的金标准。利用彩色血流图来确定左右心室的梗阻部位，如果通过简化的伯努利方程在连续波多普勒超声成像上的读数超过 16mmHg，峰值流速大于 2.0m/s，则认为存在右心室梗阻。右心室梗阻的部位可能在流出道（绝大多数）、室间隔的中部基部区域及顶端小梁区域（图 17-2）。现已证明，HCM 中 RVOT 的梗阻与左心室心肌组织的肥大有关，包括室上嵴、中间带或顶端小梁[36]。RVOT 合并 LVOT 梗阻比单纯的 RVOT 梗阻更为常见，并且还可以看到三心室梗阻（RVOT、LVOT 和心室中部）。孤立的右心室梗阻偶有报道[37, 38, 40-42]。

在幼儿和婴儿中，RV 梗阻（肺动脉瓣下）较于老年人更常见，原因有两点。

1. 某些患有 HCM 的婴儿中存在的 RVOT 梗阻可能会因生长和年龄增长而随时间消退，部分原因是心脏结构和功能的构象变化增加了 RVOT 的大小。

2. 主动脉瓣下和肺动脉瓣下共同梗阻对 HCM 婴儿来说是特别致命，这些患者更容易在成年前早期死亡[43]。

右心室梗阻的多普勒流速表现看起来相对对

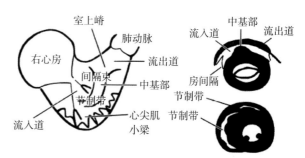

▲ 图 17-2　右心室梗阻示意图及与右心室结构的关系
经 The Japanese Circulation Society 许可转载，引自 Shimizu et al.[48]

称且呈圆顶状，没有二尖瓣收缩前向运动和 SAM 与室间隔接触引起的动态梗阻导致的 LVOT 梗阻的比首状特征。这表明右心室梗阻是由收缩期肌肉收缩、右心室肥大的游离壁和突出的室间隔引起的心室狭窄所致。对 RVOT 梗阻的患者进行超声心动图检查时，需要注意一些注意事项。三尖瓣反流速度通常很高时，可以诊断为 PH。仔细检查发现肺动脉瓣正常，肺动脉大小正常，多普勒轮廓上的梗阻似乎在漏斗区，并且常常被遗漏。此外右心室似乎没有扩张和功能减退，而是室壁增厚和功能亢进。左心室的短轴切面显示，室间隔非常厚，右心室被挤压，肌肉严重增厚。这些超声心动图常常提示左心室合并右心室梗阻。

因为包括室上嵴，节制束或小梁在内的高度肥大的肌肉组织是右心室梗阻的形态学基础，所以手术切除该部分肌肉可以降低心室流出道压力阶差，并消除或显著降低右心室流出道压力阶差。关于双室梗阻的治疗方法，目前可用的数据非常有限 [36, 49-51]，因为尚不清楚对于 HCM 患者合并严重右心室疾病、RVOT 和 LVOT 梗阻及严重肥大的最佳治疗方法。实际上，传统的外科手术，如传统的 Morrow 手术对患有严重肥大和 RV 梗阻性的患者来说手术风险很高。对于这些患者，还未建立起最合适的治疗方法。

已知缓解严重肥厚和右心室梗阻的手术方法包括 [1] 右心室肌切开术，切除肥厚的右心室肌肉的大部分，包括嵴和隔缘肉柱 [2]；切除室间隔不对称区域的肥厚组织，通过切开右心室的圆锥部分进入肥大区域，仅留下节制束 [50, 52]；对 RVOT 进行广泛的肌肉切除 [3]，对 LVOT 进行最小切除，并在 RVOT 中植入移植片 [4]。小儿患者行经主动脉扩张性室间隔心肌切除术和（或）左心尖部心室切开术 [51]。

双室心肌切除术对 HCM 双室梗阻患者和单纯 RVOT 梗阻患者来说手术风险高。目前已发表研究资料患者数量较少。因此，将还需要进一步的研究，并且扩大被研究人群数量，包括 HCM 合并右心室梗阻的患者，也需要建立右心室梗阻的治疗 / 手术指南。

四、阻塞性睡眠呼吸暂停

阻塞性睡眠呼吸暂停（OSA）是最常见的睡眠障碍呼吸类型，它的特点是睡眠期间周期性发作的部分或者完全的上呼吸道梗阻，并造成与片段化睡眠和间歇性缺氧相关的呼吸中断 [53]。在人群中，每 5 个人就有 1 个人被认为患有 OSA（女性 9%～12%，男性 27%～32%）[54]，因此这是一个显著的公共健康问题。OSA 属于获得性的临床问题，它被认为是引起左心室肥大重要且可逆的病因 [55]。此外，HCM 和 OSA 都独立地与发病率和死亡率增高相关 [54, 56]。最近的研究证明，OSA 在患有代谢性疾病和心血管疾病（包括高血压、心房颤动和代谢综合征）的患者中占比较高 [57-60]，高达 30%～90% [61-65]。OSA 在这类疾病中高发，也许从某种程度上可以解释为，它们都拥有某些常见的共同危险因素，如年龄增长、肥胖、久坐和男性 [66]。

（一）OSA 和 HCM：疾病的综合影响

最近的研究表明，即使在没有 OSA 的传统风险因素（如肥胖）的患者中，HCM 和 OSA 也可共存 [67, 68]。越来越多的证据证明 OSA 不仅仅通常与包括 HCM 在内的心血管疾病关联（因为危险因素的重叠），而且当 OSA 存在的时候，它会参与基础心血管疾病的发生发展与病情加重 [69, 70]。2004 年，Banno 等第一个报道 HCM 患者中的 OSA 发病率可达 50%（15 个人中有 7 人）[67]。这组患有 OSA 的患者和没有 OSA 的患者相比有着更高的 BMI（前者为 27.6 ± 3.8，后者为 22.0 ± 4.0）。其他一些同期的调查也一致发现 HCM 患者中 OSA 的高发病率，根据诊断方法和标准不同，其患病率为 32%～71% [68, 71]。有证据显示 OSA 独立与心脏结构性和功能性损伤，包括左心房和主动脉的过度扩张、心房颤动的发生、更差的 NYHA 等级及生活质量的降低相关[67, 68, 71-74]。

有报道称 HCM 患者睡眠质量差与生活质量差有关。在一个 126 例患者的研究中，HCM 患者相对于对照组 PSQI 匹兹堡睡眠质量指数积分更高（7 vs. 4），说明患者比对照组睡眠质量更差[74]。

根据目前的文献，OSA 患者在人群以男性为主，相对于非 OSA 患者年龄明显更大而且更肥胖，虽然根据一项睡眠实验室的结果，患有 HCM 的 OSA 患者比典型 OSA 患者肥胖率低，患有 HCM 和 OSA 的患者平均 BMI 为 27～31kg/㎡[66]。在其他人群中也可出现体型相对较瘦的 OSA 患者，如正在进行血液透析的终末期肾病患者和充血性心力衰竭患者[75, 76]。

夜间的头面部流体移向颈部[77]这一"喙液"假说[77]可以用来解释部分该现象，尤其是对于水肿期的患者。在患有充血性心力衰竭的患者中，体液由腿转移到颈部与肺部解释中央性和阻塞性睡眠呼吸暂停的发生[78]。然而对于终末期肾病患者，头面部液体移动与 OSA 的严重程度相关[79]。最近已经被证明，即便是非肥胖的健康人群，头面部液体移向颈背也许会造成颈围及上呼吸道阻力增大[80]。因此，"喙液"假说也许可以用来解释 HCM 患者伴有 OSA 的原因。

但是，HCM 患者是否患有 OSA 的诊断还有一些挑战，因为缺乏一致的临床预测因子。在一项研究中，患者中唯一显著的 OSA 预测因子是年龄≥45 岁（OR=4.46，P=0.008）及心房颤动（OR=5.37，P=0.013）[81]。因此，HCM 的睡眠障碍呼吸虽然很常见，但或许不易辨认。考虑到与睡眠呼吸暂停相关的发病率与致死率并没有得到辨认与治疗，目前可行的方案是对所有 HCM 患者进行客观的睡眠评价，尤其是当他们患有药物难治性症状或者其他高危特征时。

（二）OSA 和 HCM：基因关联与病理生理方面的联系

HCM 是常染色体显性遗传的典型单基因遗传疾病，通常单个突变足以致病，尽管其外显率和表达可变[82]。在已知的基因中，MYH7 和 MYBPC3 最常见，两者一起解释将近半数的家族性 HCM[83-86]。目前发现 HCM 相关的基因谱不仅包含肌节的肌丝肌节、"肌节 HCM"，也有其他的亚组（非肌节蛋白质），暂时命名为"Z 盘 HCM"和"钙结合 HCM"。这些突变蛋白质引起多种心肌肌节的结构与功能性缺陷，但汇聚成一个共同的最终途径，其特征是肌细胞功能受损和肌细胞应激增加，并伴有应激反应性细胞内信号激酶的激活。这将会激活肌细胞的转录，造成代偿性肥大、心肌混乱和纤维化[87]。关于 OSA 存在大量候选的基因已有研究，不过至今关于 OSA 并没有发现与 HCM 一致的基因连锁[88, 89]。在少数几个 HCM 合并睡眠呼吸障碍的患者中报道有由母体突变遗传而来的线粒体 DNA。这些患者也被报道患有耳聋、糖尿病、乳酸性酸中毒和脑病。值得注意的是，这些患者中睡眠呼吸暂停通常中枢性的，而不是阻塞性的。因此，在 HCM 与 OSA 中并没有发现明确的基因连锁。随着遗传学领域的快速发展及基因分型成本的降低，继续寻找两者之间的基因连锁将会非常重要。这将会成为未来说明 HCM 与 OSA 之间病理生理联系的重要基石，也能找到潜在的治疗方法[90]。

几种病理生理学机制可以帮助了解两种疾病情况之间的联系（图 17-3 和图 17-4）。最可能的解释是 OSA 中发现的肾上腺素能信号的改变，这也是 HCM 中所见到的关键特点之一。在 OSA 患者中，低氧血症和化学反射相关的频繁梦醒会造成交感神经过度激活及儿茶酚胺水平上升，持续正压通气治疗（CPAP）后得到改善[91]。高儿茶酚胺状态会造成心室肥大、左心室充盈压力增加、心排血量下降、LVOT 梗阻、呼吸困难、头晕和二尖瓣反流[69]。左心室隔肥厚与 OSA 的严重程度独立相关。这即便在血压正常的情况下也会出现，而且在接受 CPAP 治疗后得到逆转[92, 93]。因此，除了血流动力学超负荷以外的因素也被认为可能导致了心肌肥厚。除了交感活动增强外，其他几个可能的机制加重 OSA 患者合并 HCM，

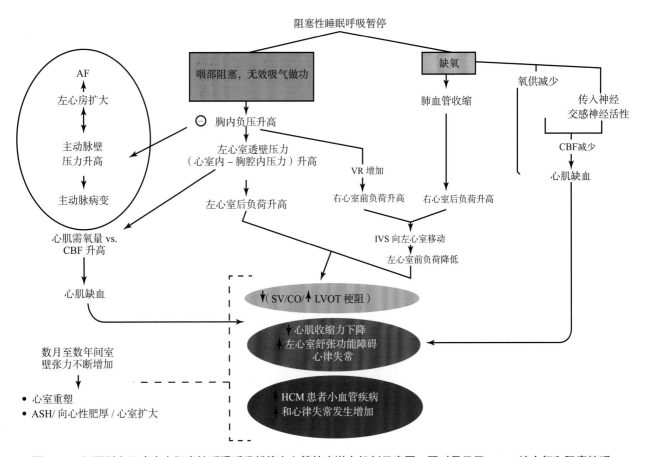

▲ 图 17-3　肥厚型心肌病患者阻塞性睡眠呼吸暂停心血管效应潜在机制示意图，同时显示了 HCM 综合征和阻塞性睡眠呼吸暂停综合征患者房性心律失常和主动脉狭窄发展的推测机制

ASH. 室间隔不对称肥厚；CBF. 冠状动脉血流；CO. 心排血量；IVS. 室间隔；LVOT. 左心室流出道；SV. 每搏输出量；VR. 静脉回流量（经 Taylor & Francis 许可转载，引自 Aggarwal et al.[90]）

包括阻塞性睡眠呼吸暂停期间后负荷增加，这是由于吸气力增加导致胸腔内产生较大的负压，迷走神经活动受损，胰岛素抵抗，内皮功能异常伴随内源性一氧化氮下降[94]。此外，瘦素作为一种致心肌细胞肥大的肽激素，在 OSA 患者中升高，而且或许会进一步导致疾病和症状的进展[95, 96]。因此，HCM 与 OSA 患者中有多种重叠的病理生理学变化可以解释这些患者中 HCM 症状加剧的原因。有意思的是，通过 CPAP 治疗绝大多数 OSA 患者的这些机制中大部分都能得到逆转，这表明在不可逆的左心室重塑发生前对 HCM 患者合并 OSA 进行早期辨别和治疗是十分重要的[90]。

（三）OSA 和 HCM：梗阻的临床影响

　　HCM 相关的形态学与功能性改变会对心脏生理学造成多种复杂与相互关联的变化，包括舒张期功能障碍、LVOT 梗阻、二尖瓣反流、心肌缺血、心律不齐，而且对于少数患者来说，随着时间推移，会发生明显的收缩功能障碍[87]。LVOT 梗阻最典型的病理生理学异常为复杂的、多层面的，表现为、SAM（文丘里效应和流阻现象）及继发性二尖瓣反流。血流对二尖瓣其中一个部分的拖曳力造成一个自我增强的环路，SAM 室间隔接触持续时间延长，进一步增强梗阻。因为室间隔肥厚可以向远侧延伸，由于肥大的乳头肌紧靠肥厚的室间隔，梗阻也同样可以发生在中腔区（中心室腔梗阻）。关于 LVOT 梗阻的动态特点的文献可以追溯到半个多世纪以前，最为人所了解的是它在改变前负荷、后负荷和收缩性方面极大影响着 LVOT 梗阻的幅度。

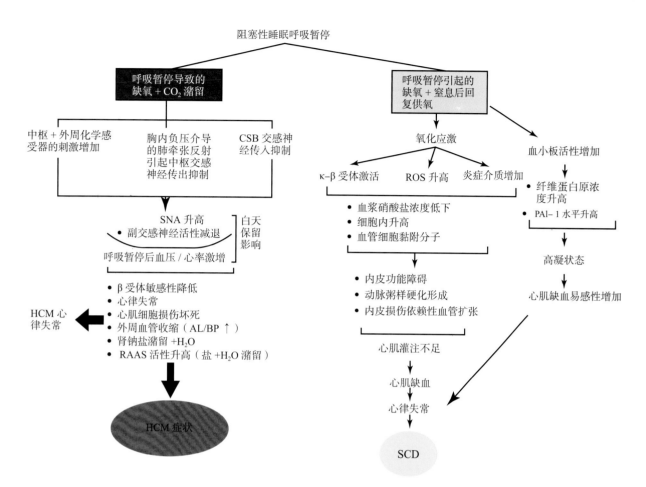

▲ 图 17-4 概述了阻塞性睡眠呼吸暂停综合征的病理生理学基础、心血管疾病机制的激活及由此对肥厚型心肌病症状和 HCM 综合征和阻塞性睡眠呼吸暂停综合征患者心脏性猝死风险发展的作用

CBS. 颈动脉窦压力感受器；PAI. 纤溶酶原激活物抑制药；RAAS. 肾素－血管紧张素－醛固酮系统；ROS. 活性氧；SNA. 交感神经活性；HCM. 肥厚型心肌病（经 Taylor & Francis 许可转载，引自 Aggarwal et al.[90]）

　　最近的研究显示 OSA 患者交感神经的过度激活很大程度上诱导了 HCM 患者药物难治症状与使 LVOT 梗阻的加剧[68]。通常而言，OSA 患者睡眠时心血管相对稳定的静默状态会被间歇爆发的交感神经活动、血压和心率所干扰。最近，我们团队描述了 HCM 患者中 LVOT 梗阻的呼吸相位变化，其中 OSA 的患病率为 75%[97]。在这个对 20 个患者的队列研究中，LVOT 流出道压力阶差在呼吸周期中变化幅度很大，压力阶差峰值一致在吸气时最低 [(50.8 ± 25.6)mmHg]，在呼气时最高 [(90.1 ± 41.8)mmHg]。在 11 例二尖瓣环流入的患者中，检测到在吸气时左室流入（前负荷）降低，对 16 例患者测量其等容舒张时间和射血时间，吸气时观察到左心房充

盈压力下降，与 LVOT 梗阻下降相一致。当与 20 例没有呼吸变化的 HCM 患者（对照组）比较，实验组患者超重情况更严重（平均 BMI 为 35.1 ± 7.3，对照组为 29.1 ± 5.1，P=0.0045），而且更有可能出现睡眠呼吸障碍。这个研究描述了 LVOT 压力阶差违反常规且与呼吸相关的波动，挑战了传统的血流动力学机制，并且展示了左心室跨壁压（LVTMP）对特殊的 HCM 患者的 LVOT 梗阻的影响，且 OSA 的优势较高，为 75%。

　　对于这些发现最满意的解释是吸气 LVTMP 的增加（图 17-5）。除了左心室前负荷的改变外，LVOT 梗阻对后负荷变化也很敏感[98]。据息，胸内负压增压的传递通过 LVTMP 造成左心室后负

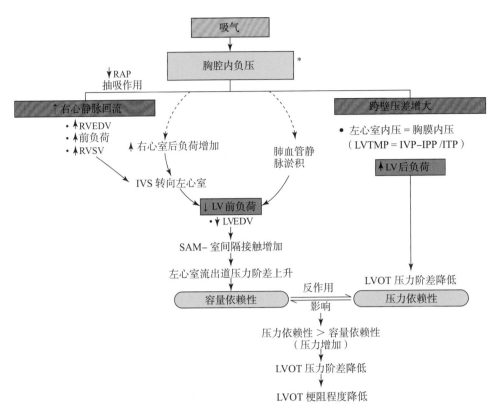

▲ 图 17-5　LVTMP 原理图

LV. 左心室；RVEDV. 右心室舒张期末容积；RVSV. 右心室收缩期末容积；IVS. 室间隔；LVEDV. 左心室舒张期末容积；SAM. 收缩期前向活动；LVOT. 左心室流出道；LVTMP. 左心室跨壁压；IVP. 心室内压。左心室跨壁压力示意图显示了吸气对左心室和右心室的影响（经 Oxford University Press 许可转载，引自 Jain et al. [97]）

荷增加。该后负荷增加引起 LVOT 梗阻减轻，类似于手柄操作。LVTMP，即收缩压减去胸膜内压 [98]，被认为是更加精确的心脏后负荷表现形式，其在吸气时会增加 [99-101]。在吸气期间，胸膜腔内压变为负压，因此即便收缩动脉压可能略微下降，其总效果也是 LVTMP 的轻微提升。在 HCM 患者中，LVOT 压力阶差根据负荷情况会发生显著的变化。因此，前负荷下降的效果被增大的左心室后负荷所抵消，并且吸气期间所观察到的梗阻压力阶差也有下降。在正常人心脏中，前负荷介导的效应占主导地位，然而对于 HCM 患者，后负荷敏感性可能更高。

研究发现与没有合并睡眠呼吸障碍的患者相比，在已经使用了控制心室率药物的肥厚型心肌病患者中，睡眠呼吸障碍的患者 24h 动态心电图监测的平均心率有升高（71 次 / 分 vs. 67 次 / 分，调整之后的 $P < 0.001$）[102, 103]。睡眠呼吸障碍越严重则心率越高（$P=0.008$），尤其在夜间（$P < 0.001$），并且睡眠呼吸障碍随后的心动过速与血氧饱和度 [104] 的下降有关。尽管 HCM 和睡眠呼吸障碍均与心房颤动风险增加独立相关，但当同时并发两种疾病时，心房颤动的患病率甚至会更高（30%～40% vs. 5%～10%）[71, 72]。

峰值耗氧量是一种准确和可重复的心肺健康测量指标。与没有睡眠呼吸障碍的 HCM 患者相比，伴有睡眠呼吸障碍的 HCM 患者的峰值耗氧量降低 [16ml O$_2$/（kg·min）vs. 21ml O$_2$/（kg·min），$P < 0.001$][105]。绝大多数 HCM 患者心室舒张功能受损，这表明患者的左心房功能不全，PH 和舒张功能不全可能是睡眠呼吸功能障碍降低 HCM 患者运动耐力的潜在机制。据报道，睡眠呼吸障碍与左心房心肌长度增加（65 vs. 58，$P=0.0026$），左心房容积指数增加（58ml/m^2 vs. 42ml/m^2，$P=0.0002$）和 E/E' 比增加

相关（20 vs. 14，$P < 0.042$）[72]。睡眠呼吸障碍严重程度的增加与左心房容积指数和左心室舒张末期内径的增加有关（$r = 0.3, P < 0.05$）[72, 106]。相反，超声心动图上左心房扩大患者的 OSA 的严重程度高于无心房扩张的患者（呼吸暂停低通气指数 26.7/h vs. 16.2/h，$P < 0.05$）[106]。在这些研究中，对于合并或者不合并睡眠呼吸障碍的 HCM 患者，LVOT 压力阶差均未见明显差异，尽管已表明在这种情况下左心室流出道梗阻可能因左心室充盈压增加、心排血量减少和心室肥大性重塑而加重[107]。实际上，先前已经证明了在接受 CPAP 治疗后，患者的劳力性呼吸困难会有所改善，静息状态下左心室流出道压力阶差会降低，从而避免了进行室间隔减容术的需要[69]。伴有脉搏血氧测量异常的 HCM 患者比脉搏血氧测量正常的患者更可能心功能 NYHA Ⅱ 级或 NYHA Ⅲ 级（83% vs. 62%，$P=0.023$）[68]，即功能衰竭。HCM 患者的阻塞性睡眠呼吸障碍可能是由于交感神经活动增强而明显加重药物难治性症状和加重左心室流出道梗阻。因此，对于伴有阻塞性睡眠呼吸障碍的梗阻性 HCM 患者治疗的目标是，在确定患者药物治疗无效而采取室间隔心肌切除术之前，首先应着重于 OSA 的认识和适当治疗 OSA[90]。

（四）OSA 和 HCM：CPAP 治疗

目前，已有的数据不足以使我们得出 CPAP 治疗对 HCM 患者有益的结论。然而，基于一些病例报道和一些较小研究的证据被证实是可用的。在 Banno 等的研究中，只有一名伴有 OSA 症状的 HCM 患者接受了 CPAP 治疗，该患者的 AHI 明显改善（从 49.3/h 升至 6.4/h）[67]。在一项研究中，4 名患者因伴有难治性症状而进行了室间隔减容术治疗。术后 4 名患者的 LVOT 压力阶差均持续且明显降低，而且劳力性呼吸困难的症状得到了改善[69]。同时，其中 2 名患者的血压得到了改善，1 名患者的左心室肥大减轻。据报道，CPAP 治疗可终止伴有 OSA 症状的 HCM 患者所发生的复发性室性心动过速[108]。如上所述，与

对照组相比，HCM 患者表现出更严重的睡眠呼吸障碍，AHI 平均值为 23.0/h ± 17.8/h[109]，AHI 较高的患者对 CPAP 的依从性也更高[110]。因此，与不患有 HCM 的患者相比，患有 HCM 并伴有较高的 AHI 的患者可能更适合 CPAP 的治疗。但是，这些尚未得到直接试验证实。

（五）OSA 和 HCM：猝死的风险分级

在 HCM 患者中，猝死是无法预测的，并且是最常引起患者过早死亡的原因。由于 HCM 临床表现的异质性、在心脏病疾病中的低患病率及潜在病理生理机制的复杂性[1, 3, 111–114]，HCM 的精确风险分层仍然是一个挑战[1, 3, 111–114]。尽管如此，我们仍可以通过非有创性临床指标来识别大多数高危患者[115–117]，并且在那些猝死的 HCM 患者中只有一小部分（约 3%）没有目前权威认定的风险临床标志（图 17-4）。尽管大多数 HCM 患者猝死风险的临床指标具有较低的阳性预测值（由于事件发生率较低）[5, 116, 118–121]，但其阴性预测值很高（至少 90%），提示缺乏这些标志物和某些其他临床特征的 HCM 患者可规为猝死或其他不良事件可能性低的队列（表 17-1）。与 HCM 相关的猝死事件是由持续性室性心动过速和（或）心室颤动引起的[122-124]，虽然这些潜在致命节律的触发机制尚不清楚，但在某些情况下，窦性心动过速被认为是起始节律，而交感神经过度激活

表 17-1　肥厚型心肌病低风险猝死人群

- 无症状患者
- 轻度症状患者（NYHA Ⅰ 或 NYHA Ⅱ 级）
- 无猝死家族史
- 无晕厥（HCM 相关）
- 动态心电图无 NSVT 发作
- LOVT 阶差静息状态小于 30mmHg
- 左心房内径正常或轻度增大（< 45mm）
- 体位性运动血压反应正常
- 左心室室壁厚度 < 20mm
- CMR 无延迟后增强
- 无阻塞性睡眠呼吸暂停

ECF. 心电图；HCM. 肥厚型心肌病；LVOT. 左心室流出道；NSVT. 非持续性室性心动过速；NYHA. 纽约心脏协会（经 Jaypee Brothers Medical Publishers 许可转载，引自 Jan and Tajik[87]）

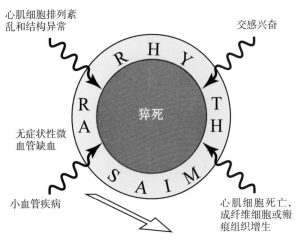

▲ 图 17-6　肥厚型心肌病猝死的病理机制

多种因素参与结构异常、瘢痕形成（可能伴有细胞间质扩大）、小血管病变和交感神经兴奋，并影响心脏电生理紊乱，从而导致折返性敏感性心律失常。数据来源于因肥厚型心肌病猝死的心电图，如快速性室性心动过速和（或）心室颤动（经 Jaypee Brothers Medical Publishers 许可转载，引自 Jan and Tajik[87]）

可能会导致心律失常[125]。除了微血管功能障碍和缺血外，结构紊乱和瘢痕形成（可能还有扩张的间质基质）被认为是导致易发生折返性心律失常的不稳定电生理学基础（图 17-6）。

在伴有此种心血管疾病的背景下，当伴有 OSA 的 HCM 患者发生阻塞性呼吸暂停事件，导致全身性低氧血症（有时严重且持续时间较长）时，氧饱和度下降可能会导致心室异位增强（图 17-3 和图 17-4）。OSA 可引发多种机制，这些机制可以引发并维持一系列有害刺激，而这些刺激一旦出现即可持续地加速 HCM 患者疾病的进展，并增加再发心律失常的可能。呼吸暂停导致的低氧血症和 OSA 中的二氧化碳滞留会引起自主神经功能失调，促进交感神经活动和副交感神经抑制。这些作用会导致周围血管收缩，心肌细胞损伤坏死，肾脏水钠滞留，以及肾素 - 血管紧张素 - 醛固酮系统活性增加，所有这些均会导致 HCM 患者心律失常的发生和加重症状。此外，在 OSA 患者中也看到了肾上腺素信号的改变，这是 HCM 的关键特征。实际上，抑制 β 受体是改善症状的最常见疗法。呼吸暂停引起的低氧血症还会导致氧化应激（活性氧含量增加）和

血小板活化增加，进而导致内皮功能障碍和血液高凝状态。这两者都增加了 HCM 和小血管疾病患者对心肌缺血及其随之而来的恶性心律失常的敏感性。近期有接受植入型心律转复除颤器的患者的研究表明，与没有 OSA 的患者相比，伴有 OSA 的患者的设备放电的恰当频率要高出 2～4 倍[126]。

与高碳酸血症相关的反复氧饱和度降低也会激活化学反射，增加血管交感神经的活性和血清儿茶酚胺含量。因此，在呼吸暂停结束时，心动过速和血压升高会导致在血氧饱和度最低时心肌需氧量增加，这种情况可能导致心肌缺血和潜在的心律失常[127]。OSA 还影响调节心率变异的机制，包括心脏和传入副交感神经、动脉压力反射及肺牵张受体的反馈信号之间与中枢神经系统的耦合，即心脏自主神经功能障碍[128]。慢性交感神经过度激活是另一种机制，可使患有 OSA 的 HCM 患者发生心脏性猝死的风险增加[129]。

总之，有来自观察和非随机试验数据的证据表明，OSA 和 HCM 症状之间存在显著的关系（不一定是因果关系）。机制研究也揭示了 OSA 在 HCM 易感患者中致心律失常的作用。因此，有人认为将 OSA 纳入"金字塔模型"中的风险分层工具和 HCM 猝死的判断程序中将加强当前的金字塔模型[70]。此外，由于 HCM 危险因素仍然不完整[130, 131]，因此其他相关变量如 OSA 对疾病管理有重要贡献。鉴于 OSA 对多种心血管疾病的临床结果有影响，OSA 确实值得在这方面进行进一步的研究。

（六）HCM 和 OSA：心房颤动的双重危险

心房颤动是 HCM 中最常见的持续性心律失常（占 HCM 患者的 20%～25%）[5, 9, 10, 12, 13]，并且与心力衰竭相关的死亡、致命和非致命性脑卒中的发生、伴心力衰竭症状的长期疾病进展及严重的功能障碍[9, 10, 14, 15]独立相关。尽管疾病发生与左心房扩大和年龄的增加有关[9]，但其机制尚不完全清楚。HCM 患者可发生阵发性（PAF）或慢

性心房颤动，尽管约有 1/3 的患者对心房颤动有较好的耐受性[9]，并且它不是猝死的主要独立决定因素，但它可能是某些患者危及生命的室性心律失常的触发因素[132, 133]。此外，PAF 发作可使本来就有心室肥大并伴有严重的舒张功能障碍者舒张期充盈和心排血量减少，临床上导致患者晕厥或心力衰竭急性加重。

在流行病学和临床队列中也一致观察到 OSA 和心房颤动之间的密切联系，多项研究表明，OSA 与化学或电复律或通过导管消融隔离肺静脉后的心房颤动复发的风险增加相关[64, 134-138]。

这些观察结果在临床队列中的一致性提供了大量证据，这些证据强烈暗示 OSA 是 AF 发生的原因，而不仅仅是 AF 的相关因素。而且，OSA 不仅会增加心房颤动发生的风险，CPAP 治疗似乎可以消除这种过度增加的风险[139-141]。

急性气体交换异常、自主神经活动改变或较大的胸腔内压力变化的机械作用力的波动被认为与 OSA 和 AF 有关。最近的研究表明，心脏交感神经系统和副交感神经系统在诱发心房在呼吸暂停后发生颤动的风险增加中均具有重要意义[142, 143]。特别重要的是胸腔内负压通过激活迷走神经导致心房有效不应期明显缩短，从而促进心房颤动发生[143]。

因此，在 HCM 背景下，OSA 患者往往有较高的 AF 发生率及伴随的并发症。患者即使发生 1~2 次 PAF 都会增加 HCM 全身血栓栓塞的风险，因此抗凝剂的使用阈值应该很低，即使在一次 AF 发作后也应考虑[9]。

（七）OSA 和 HCM：未来研究方向

OSA 导致 HCM 患者病情恶化的确切机制仍有待阐明。关于这类患者心律不齐的发生率和死亡率，仍需要更多的数据来证明。尽管 CPAP 治疗似乎是有利的，但仍需要进行更多大的研究来证实 CPAP 对 HCM 和 OSA 患者的益处。

HCM 和 OSA 均与较高水平的血清心脏型脂肪酸结合蛋白（H-FABP）相关[144-146]。H-FABP 介导脂肪酸从质膜到脂质合成部位的传递，并被认为是代谢综合征患者动脉粥样硬化和心肌损伤的标志物[147]。在伴有 HCM 和 OSA 的患者中对该标志物的进一步研究可能有助于早期发现该人群是否发生动脉粥样硬化。

在患有心脏病的患者中进行 CPAP 治疗试验的一个一致发现是，交感神经系统活性降低而交感神经系统的活性升高是心血管疾病尤其是 HCM 不良结局的重要临床标志。观察性研究一致地描述了未经治疗的 OSA 相关的致死性和非致死性心血管事件的风险增加，而与其他风险因素无关，并且在接受 CPAPOSA 治疗的患者中该风险降低。尽管有大量的支持证据，但仍缺乏大型的长期随机对照试验，因此需要进行这样的试验明确地描述诊断和治疗 OSA 在降低 HCM 等心血管疾病的发病率和死亡率中的作用。在临床实践中进行研究并在临床实践中实施其发行仍有一些挑战。

临床实践中的另一个挑战是对患者进行 OSA 筛查的后续跟进工作（保险索赔、基层医疗医生的不情愿等）。因此，未来需要在未选择的社区样本中，需要不断开发和测试简单和成本效益高的方法来筛选 OSA 患者，并随后治疗此类患者和 HCM 患者。在未来几年中，随着研究的进展，OSA 和 HCM 的并发将继续构成一项重大挑战。

临床精粹

- 与肥厚型心肌病共存的动态性左心室流出道梗阻、继发于心肌纤维化心室舒张功能不全、二尖瓣反流和左心室肥大最终一起导致了毛细血管后肺动脉高压，它是引起左心房高压的血流动力学紊乱（左心室梗阻、二尖瓣反流、舒张功能障碍）累积的下游效应。

- 据报道，肥厚型心肌病中肺动脉高压的患病率与主动脉狭窄和保留射血分数的心力衰竭的患病率相似，后两者具有与肥厚型心肌病相似的血流动力学特征。

- 对于肥厚型心肌病中与保留射血分数的心力衰竭相关的肺动脉高压诊断，必须进行右心导管检查，以排除其他潜在的肺动脉高压原因。

- 高达 15% 的肥厚型心肌病患者可能存在右心室梗阻，儿童和青年人最常见。

- 右心室梗阻的位置可能在流出道（绝大多数）、间隔中间基底区和顶端小梁区。

- 右心室梗阻的多普勒血流速度剖面图相对对称，呈圆顶状，不具有二尖瓣收缩期前向运动及 SAM- 室间隔接触引起的动态梗阻所致的左心室流出道梗阻的匕首状剖面特征。

- 关于双心室梗阻的治疗方法的资料有限。

- 最近的研究表明，即使在没有肥胖等传统阻塞性睡眠呼吸暂停危险因素的患者中，也存在肥厚型心肌病与 OSA 并存的情况，如肥胖，而喙液假说可能参与了肥厚型心肌病患者 OSA 的发生。

- ACM 患者的 OSA 可明显引起一些药物难以治愈的症状出现，加重左心室流出道梗阻，这是交感神经活动增强所产生的结果。因此，对 OSA 合并梗阻性 ACM 患者的治疗选择应首先关注于患者对 OSA 的认识和进行适当处理，然后再考虑为药物难治性肥厚型心肌病和考虑进行室间隔减容治疗。

- 已有研究证实 OSA 在 HCM 易感患者确实有致心律失常的作用，因此，有一种观点认为，将 OSA 作为风险分层工具纳入肥厚型心肌病"金字塔模型"心脏性猝死预测程序可能会强化目前的金字塔模型。

声明

感谢奥罗拉圣卢克医学中心的奥罗拉心血

管服务的 Jennifer Pfaff 和 Susan Nord 为手稿编辑，感谢奥罗拉研究院的 Brian Miller 和 Brian Schurrer，感谢奥罗拉西奈医学中心提供的数据。

财务信息：作者之间没有资金与利益冲突。

本章测试

1. 以下关于肥厚型心肌病中肺动脉高压的说法正确的是（　　）

　A. PH 在 HCM 中的出现是一种罕见的现象，它的出现主要与严重的左心室流出道梗阻有关。合并有 PH 的 HCM 患者通常年龄较大，在 70 岁左右，通常也同时合并严重的二尖瓣反流

　B. PH 在 HCM 中普遍存在

　C. HCM 合并 PH 通常与肺小动脉的不可逆改变有关，几乎所有患者都有较高的肺血管阻力

　D. HCM 合并 PH 常发生晕厥，是猝死的高危因素

　E. 以上都不是

答案：E。据报道，HCM 合并 PH 的患病率与主动脉狭窄、保留射血分数的心力衰竭等情况相似，后两者与 HCM 具有相似的血流动力学特征。PH 在 HCM 中既不罕见也不普遍。在 HCM 患者 PH 的病理生理基础主要是由于舒张功能障碍所致的左心室压力升高和左心房高压。与 HCM 并存的左心室动态性梗阻、继发于固有的心肌硬化舒张功能障碍、二尖瓣反流和左心室肥大一起最终导致毛细血管后肺动脉高压的发生发展，是引起左心房高压的血流动力学紊乱（左心房高压梗阻、二尖瓣反流、舒张功能障碍）的累计下游效应。与 HCM 有关的肺血管阻力升高不常见，仅少数这类患者出现肺血管阻力升高。目前，PH 并不是 HCM 猝死的高危因素，也不推荐植入 ICD 预防猝死。

2. 右心室肥大在 HCM 患者中很常见，在

HCM 患者的日常保健中可能有一些难题。下列说法正确的是（　　）

A. HCM 的右心室表现遗传学已经在大多数报道中得到了很好的描述

B. 据报道，在 HCM 中右心室梗阻性病变的发生率非常低，当室间隔厚度 > 18mm 时，HCM 患者发生右心室梗阻性病变发生率不足 1%

C. 高达 15% 的 HCM 患者存在右心室梗阻

D. 当室间隔厚度 > 35mm 时才会出现右心室梗阻性疾病

E. 以上都是

答案：C。虽然右心室病变在组织学上的特征与左心室相似，表明两者发病机制有类似的地方，但其遗传学特征尚未明确。据报道，在以前的心导管检查中，右心室梗阻性疾病的发生率为 15%～92%，而现在超声心动图（目前诊断的金标准）的数据显示其发生率为 15%。

3. 与成人相比，HCM 合并右心室流出道梗阻在幼儿和婴儿中更为常见。目前的影像学技术可以很容易地定位梗阻的位置。以下说法正确的是（　　）

A. 右心室梗阻的位置可能在流出道（绝大多数）、中间隔带水平的基部区域和根尖小梁区域

B. 双心室流出道梗阻比右心室流出道梗阻少见

C. 右心室梗阻的多普勒流速剖面图表现为三尖瓣收缩期前向运动引起的右心室流出道梗阻的典型匕首状剖面特征

D. 超声心动图很容易发现 RVOT 中感兴趣的梗阻区域，其方式与 LVOT 相同

E. 以上都不是

答案：A。HCM 的右心室梗阻是由于收缩期肌肉收缩导致心室腔变小及右心室游离壁肥厚和突出的室间隔引起的。HCM RVOT 梗阻已被证明与左心室肌肉组织的大量肥大有关，包括

室上嵴、调节带或小梁。双心室流出道梗阻比单独的 RVOT 更常见，三心室内梗阻（RVOT、LVOT 和心室中部）也偶尔可见。单独右心室梗阻偶有报道。右心室梗阻的多普勒血流速度剖面相对对称且呈圆顶状，不具有 LVOT 梗阻的匕首状剖面特征，匕首状剖面特征是由二尖瓣收缩期前向运动和 SAM- 室间隔接触引起的动态梗阻造成的。在对 RVOT 梗阻患者进行超声心动图检查时，需要了解一些重要的注意事项。需要在多普勒超声心动图下观察梗阻特点。心脏多普勒超声检查可发现 ROVT 早期梗阻表现为左心室短轴视图显示室间隔明显增厚和右心室变小。

4. 下列关于 HCM 和 OSA 的说法正确的是（　　）

A. HCM 可能发生睡眠质量下降，但阻塞性睡眠呼吸暂停很少

B. OSA 和 HCM 患者中较为常见的突变是非肌小节基因

C. OSA 和 HCM 患者通常伴有其他症状，如听力下降和乳酸性酸中毒

D. HCM 患者若合并 OSA，则对于严重的阻塞性病变可能有保护作用

E. 一些共同的病理生理改变是 HCM 合并 OSA 患者 HCM 症状恶化的基础

答案：E。最新的研究表明，即使在没有 OSA 传统危险因素的患者中，由于诊断的方式与标准的差别，HCM 和 OSA 并存的发生率为 32%～71%。对 OSA 患者进行了大量候选基因研究，但至今未发现与 HCM 有遗传连锁。有研究报道，在少数伴发 HCM 和睡眠呼吸障碍的患者中发现母亲线粒体 DNA 的突变。几种病理生理机制有助于解释这两种疾病状态之间的联系。最可能的解释是在 OSA 中肾上腺素能神经递质的改变，这也是 HCM 的关键特征之一。这种高儿茶酚胺状态会导致肥厚和左心室充盈压力增加、心排血量减少、左心室梗阻的发生发展、呼吸困难、头晕和二尖瓣反流。

5. 一名 55 岁男性，有非梗阻性 HCM 病史（约 6 年前诊断），美托洛尔 50mg 每日 2 次维持治疗，因跑步时晕厥发作引起注意。他家族中没有猝死的记录，经胸超声心动图显示室间隔厚度 20mm。平板运动测试可见适当的血压反应。24h 动态心电图监视器显示阵发性房性心动过速，但无非持续性室性心动过速发作。心脏磁共振成像显示心肌小于 5% 的区域有延迟增强，睡眠监测表明有严重阻塞性睡眠呼吸暂停 - 低通气综合征的表现。在推荐该患者使用 ICD 时，可作为次要风险判断标准的是（　　）

A. 左心室壁厚＞ 20mm

B. 肌节相关基因突变的基因检测

C. 电生理检查（程序性心室刺激）

D. 睡眠检测

E. 以上都不是

答案：E。这是一个有争议的问题。目前已有观察性研究报道了一些危险因素，并且在 HCM 患者当中预防性使用 ICD 的风险分层中获得普遍接受。通常将这些风险因素分为十个常规风险因素和潜在或不确定的风险因素。常规的风险因素包括：① 1 例或以上的 HCM 猝死或复苏后猝死家族史；②一次或多次不明原因晕厥发作；③左心室壁厚＞ 30mm；④动态心电图监测出现非持续性室性心动过速；⑤运动压力测试诱发的低血压或降低血压反应。潜在和不确定风险因素包括：①心脏磁共振成像出现晚期钆增强；②心室壁瘤；③ OSA；④ LVOT 梗阻，静息状态下左心室流出道压力阶差＞ 30mmHg；⑤与病变部位相对应心外膜的冠状动脉疾病；⑥心房颤动；⑦致病性基因突变（非肌节 LAMP2 或双肌节突变）；⑧心肌桥；⑨心肌缺血；⑩肌钙蛋白升高。

在 HCM 中，猝死无法预测，猝死也是 HCM 患者最常见的过早死亡原因。由于 HCM 在临床表现的异质性，发病率相对较低，以及潜在的病理生理机制的复杂性，对其精确的危险分层仍然是一个挑战。阻塞性睡眠呼吸暂停会增加 HCM 患者猝死的风险，可能是影响介导心率变异的机制，包括与心脏和呼吸系统副交感神经传入神经纤维传入，动脉压力感受性反射，肺牵张反射的信号之间与中枢神经系统的耦合，即心脏自主神经功能障碍。慢性交感神经过度激活是导致 HCM 合并 OSA 的患者心脏性猝死风险升高的另一机制。这些机制可以刺激在 HCM 患者中 OSA 的致心律失常作用，但目前尚未得到证实。

第18章　肥厚型心肌病合并获得性血管性血友病综合征

Epiphenomena in Hypertrophic Cardiomyopathy: Acquired von Willebrand Syndrome

Joseph L. Blackshear　**著**

陈杨辉　汪道文　**译**

要　点

◆ 很多肥厚型心肌病患者都会有自发性出血，其中两种最常见的类型是鼻出血和胃肠道出血（GIB）。GBI 多见于左心室流出道梗阻的老年女性 HCM 患者。

◆ 并发 GIB 的 HCM 患者中，内镜检查最常见的是胃肠道血管发育不良，并且与先天性或后天性血管性血友病相关。

◆ 静息时左心室流出道梗阻的肥厚型心肌病患者的生化检查会出现异常，其异常程度可能接近安装了非同步左心室辅助装置的患者的紊乱严重程度。

◆ 对于有明显出血史的肥厚型心肌病患者，获得性血管性血友病综合征的实验室检查应包括血小板功能分析 100、血管性血友病因子抗原和活性检测及血管性血友病因子多聚体分析。

◆ 严重出血或 VWF 功能实验室检查对降低左心室流出道梗阻治疗有反应，因此，应该期待室间隔减容治疗能够治愈 HCM 患者并发的严重血管发育不良相关 GIB。

一、血管性血友病因子介绍

生化检查正常的血管性血友病因子（VWF）通过心脏疾病的剪切力或血液疾病的免疫机制导致获得性血管性血友病综合征[1]。正常的 VWF 单体在内皮细胞或血小板的核糖体中合成，并在内质网二聚化，进一步在高尔基体形成高达 20～40 个单体组成的多聚体。一旦分泌到血浆中，由于超大多聚体在通过微循环的时间延长致使被 ADAMTS13 酶降解，导致分泌前 VWF 的大小在 500～40 000kDa，但分泌后在 500～10 000kDa。在正常生理情况下，VWF 多聚体的大小为 2～25 个相同的单体，但大小＞ 10 个单体的只占总蛋白的 4%，30% 是二聚体，24% 是 5 个或更小的单体集合[2]。分子量最高的形式是高剪切力的环境中有效维持血液稳态所需要的[3,4]。一旦分泌入血液循环，便不再发生多聚化。所以，当心脏病变时，高剪切力的血流将会降解超大多聚体形式的 VWF，使其功能丧失，如果此时测定其功能，将提供心脏病严重程度证据。血管性血友病也与血管生成有关，在所有类型的血管性血友病中，肠血管发育不良的患病率很高，可能是由血管性血友病因子功能障碍造成的[5,6]。在文中（图 18-1），肥厚型梗阻性心肌病患者（上图）和对照血浆（下图）的 VWF 凝胶电泳显示患者重复片段大于 18 个多聚体丢失。

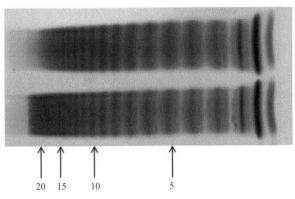

▲ 图 18-1　此为一例患有梗阻性肥厚型心肌病患者的血浆样本，包含最上段、最下段和对照组血浆。一竖直线将条带 1 和条带 2 分开，箭头指向更宽大的条带

关于如何量化多聚体的损耗目前还没有共识，描述哪些条带丢失或与正常血浆比较都是有所提及的。我们和其他专家引入了一个"归一化多聚体比值"，即高分子量多聚体（HMWM）条带 > 15 的条数除以 2～15 的条带数，定义为 HMW 分数，对于正常血浆也可以用同样的方法相除获得[7-10]。这种归一化是必需的，因为正常血浆的 HMW 分数的绝对值在电泳时间和实验室之间变化很大。对于正常血浆，归一化多聚体比值接近 1；对于 HMW 多聚体丢失最严重的患者，如左心室辅助装置（LVAD）患者，该值在 0.40～0.50。血小板功能分析仪（PFA）分析血小板凝血时间正常值小于 121s，其结果与大多数心脏诊断的多聚体分析结果类似，且与 VWF 多聚体长达 1 周的更新时间不同的是，PFA 分析具有能够即时出结果的优势。然而，如果 VWF 功能丧失严重，比如 LVAD，绝大多数这类患者 PFA 凝血时间都超过 300s，因此 PFA 不能区分 LVAD 类型之间的相对差异。VWF 活性与抗原比值的敏感性低于 VWF 多聚体或 PFA。关于更多的检测信息，请参见参考文献 [11]。

二、历史回顾：出血与肥厚型心肌病

与严重主动脉狭窄相关的出血最初是在 20 世纪 50 年代报道的，多年来与胃肠道血管发育不良的相关性一直存在争议[12]。肥厚型心肌病与胃肠道出血、血管发育不良之间的关系已被报道几次[13-19]，解决出血性疾病的办法也被报道了，就是通过确切治疗以降低流出压力阶差，包括 β 受体拮抗药、酒精室间隔消融术和室间隔心肌切除术[13, 18, 19]。之前有病例报道，1 名有出血史的肥厚型心肌病患者证实 HMWM 丢失，在加强药物治疗后得到明显改善[20]。器质性二尖瓣反流也有出血的报道，其中 VWF 多聚体的破坏也与二尖瓣反流的严重程度相关[21]，这表明阻塞性肥厚型心肌病中 VWF 多聚体被破坏的另一种机制。任何关于血管内切变、出血和胃肠道血管发育不良之间关系的残留的怀疑都已经因有关持续血流的 LVAD 的经验而消失。20% 的 LVAD 治疗患者并发消化道出血，血管发育不良是内镜检查发现的最常见病变[22]。我们将在本章后面探讨高切变体之间 VWF 异常的相对严重程度。

三、VWF 是评价病变严重程度及治疗的生物标志物

在主动脉狭窄中，一些研究者已经注意到压力阶差严重程度与高分子量 VWF 多聚体相对减少的相关性[23-27]。2008 年，LeTourneau 及其同事描述了 62 例肥厚型心肌病患者，其中 28 例被认为患有主动脉瓣下梗阻。VWF 高分子量多聚体的丢失与左心室流出道梗阻的程度密切相关[28]。压力阶差和 VWF 降解之间的这种密切关系增加了功能性 VWF 实验室研究作为疾病严重程度的标志物、反映疾病进展并准确指示对干预的反应。

我们小组对各种临床适应证治疗前后的大量患者进行了研究。正如 LeTourneau 和他的同事所指出的，VWF 功能的多次测试反映了压力阶差的严重程度（表 18-1 和表 18-2）。左心室流出道峰压和峰值速度与 VWF 指数的相关性比 BNP

表 18-1 肥厚型心肌病和隐匿性心肌病异常血管性血友病因子活性和 BNP 的流行病学

因　素	总人数 ($n=90$)	阻塞性高血压心肌病 ($n=62$)	梗阻性肥厚型心肌病 vs. 隐匿性肥厚型心肌病 (P)	隐匿性肥厚型心肌病 ($n=28$)	隐匿性肥厚型心肌病 vs. 对照 (P)	对照 ($n=10$)
VWF 多聚体异常	64/87, 74%	53/61, 87%	0.0001	13/28, 48%	0.008	0/10
PFA 异常	64/88, 73%	50/61, 82%	0.0044	14/28, 50%	0.056	1/10, 10%
VEF 活性/抗原异常	41/82, 50%	36/58, 62%	0.0018	6/26, 23%	0.157	0/10
BNP 异常	71/83, 86%	51/55, 93%	0.0001	13/27, 48%	0.007	0/10

BNP. 脑钠肽；PFA. 血小板功能分析；VWF. 血管性血友病因子
经许可转载，引自参考文献 [8]

表 18-2 肥厚型心肌病中超声影像或多普勒参数与血管性血友病因子或脑钠肽之间的相关性（斯皮尔曼系数）

	峰值压力阶差	P		峰值速度	P
PFA	0.51	< 0.0001	PFA	0.51	< 0.0001
VWF Ag	0.26	0.05	VWF Ag	0.26	0.02
VWF Act	0.14	0.21	VWF Act	0.13	0.24
Act/Ag	−0.57	< 0.0001	Act/Ag	−0.57	< 0.0001
NMR 15	−0.57	< 0.0001	NMR 15	−0.57	< 0.0001
NMR 10	−0.61	< 0.0001	NMR 10	−0.62	< 0.0001
BNP	0.37	0.0005	BNP	0.38	0.0005
BNP/ULN	0.26	0.02	BNP/ULN	0.24	0.03
	室间隔厚度	P		左心室质量指数	P
PFA	0.19	0.07	PFA	0.16	0.16
VWF Ag	−0.26	0.02	VWF Ag	−0.1	0.39
VWF Act	−0.29	0.01	VWF Act	−0.13	0.26
Act/Ag	−0.1	0.38	Act/Ag	−0.21	0.06
NMR 15	−0.15	0.16	NMR 15	−0.24	0.03
NMR 10	0.15	0.16	NMR 10	−0.29	0.009
BNP	0.26	0.02	BNP	0.29	0.01
BNP/ULN	0.44	< 0.0001	BNP/ULN	0.37	0.001

（续表）

	E/E'	*P*		左心室容积指数	*P*
PFA	0.29	0.008	PFA	0.23	< 0.04
VWF Ag	0.36	0.001	VWF Ag	0.01	0.93
VWF Act	0.2	0.08	VWF Act	0.02	0.87
Act/Ag	−0.48	< 0.0001	Act/Ag	−0.11	0.35
NMR 15	−0.37	0.0007	NMR 15	−0.29	0.008
NMR 10	−0.37	0.0007	NMR 10	−0.41	0.0001
BNP	0.52	< 0.0001	BNP	0.34	0.002
BNP/ULN	0.34	0.002	BNP/ULN	0.35	0.002

Act. 活性；Ag. 抗原；BNP. 脑钠肽；E/E'. 二尖瓣多普勒 E 峰 / 室间隔多普勒 E' 峰；LA. 左心房；LV. 左心室；NMR. 标准化多聚体比值；PFA. 血小板功能分析；ULN. 正常上限；VWF. 血管性血友病因子
经许可转载，引自参考文献 [8]

更强，而 BNP 与室间隔厚度和二尖瓣 E/ 室间隔 E′ 相关 [8]。我们提供了 1 例有 2 种病理突变的患者，在 2 年多的时间里经历了疾病的快速血流动力学进展、流出压力阶差明显恶化、VWF 功能障碍，并通过室间隔心肌切除术解决了这些变化（图 18-2）。最后，我们评估了 VWF 测试对药物或起搏干预、酒精室间隔消融术和外科室间隔心肌切除术的反应。在所有患者中，肌肉切除与 VWF 多聚体正常化有关，而对药物干预和酒精室间隔消融的反应并不能一致地改善 VWF 功能（图 18-3）。这与目前认为室间隔心肌切除术是左心室流出道梗阻顽固性症状首选干预手段的观点是一致的。

四、VWF 作为众多筛选生物标记物之一

疾病筛查用于评估运动员及肥厚型心肌病患者的直系亲属。目前指南推荐用于筛查肥厚型心肌病的手段是临床病史和检查、心电图和超声心动图。血液标志物还未被广泛应用。心室分泌的 B 型脑钠肽，在心肌细胞损伤时的升高程度远远超过单纯心室肥大引起的增高 [29-41]；同时，von Willebrand 因子活性异常是筛选的候选生物标志物。正是因为血液检查的敏感性尚可，因此，在心肌病患者的亲属或者运动员中优先使用血液检查。我们曾经在个体或者群体中评估了几种潜在的生物标志物 [42]。先前有报道 BNP 的异常增高和 NT-proBNP 在筛查肌节突变的肥厚型心肌病患者亲属中的高敏感性 [41]，我们也比较了 I 类基因检测患者中的 BNP 和 NT-proBNP 水平。

我们比较了 64 例肥厚型心肌病和 29 例正常对照的血浆血小板分析仪 100（PFA，n=99）和标准化后的脑钠肽或者 NT-proBNP（BNP/ULN，n=92）水平。为了推广筛查实验，在 189 例未接受间隔缩小治疗的功能性 I 类 HCM 患者中，我们检测了相关生物标志物，以及比较了生物标志物和心电图的敏感性及特异性。在这一组中，我们根据之前的病例对照的与 PFA 的相关性来估计其 PFA，最后，比较有肌节突变的功能性 I 类患者（n=28）和无突变的肥厚型心肌病患者（n=36）的 BNP/ULN 水平，这些肥厚型心肌病的患者中，突变类型未知 124 例，家族史阳性 71 例，家族

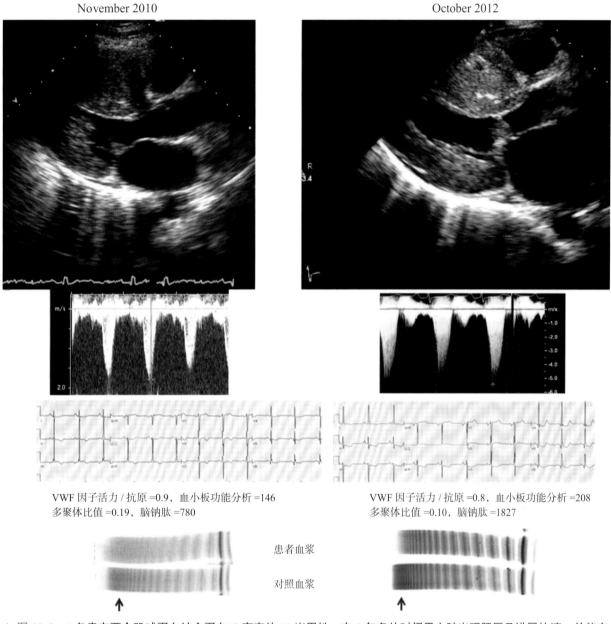

▲ 图 18-2　1 名患有两个肌球蛋白结合蛋白 C 突变的 19 岁男性，在 2 年多的时间里心脏出现肥厚且进展快速，并伴有左心室流出道梗阻。这一变化与新的血管性血友病因子功能障碍有关，由 3 个独立的实验室参数所确定
经许可转载，引自参考文献 [8]

史阴性 109 例。

　　42 例有流出道梗阻性患者与正常对照组相比，PFA、BNP/ULN 值略有重叠，但 PFA-cadp × BNP/ULN 产物的值几乎完全没有交集（图 18-4）。在 37 个 I 类阻塞性患者中，PFA 的敏感性约为 92%，特异性约为 100%，BNP/ULN 的敏感性为 89%，特异性为 100%。在同一组患者中，心电图的敏感性为 70%，特异性为 93%（表 18-3）。

　　与对照组相比，无论有没有肌节突变或者肥厚型心肌病家族史的 I 类功能性患者 BNP/ULN 显著升高，但在这两种 I 类患者中，未见差异。虽然 BNP 高于对照组，但是家族性相对于非家族性或有突变相对于无突变的肥厚型心肌病患者中 BNP 增高并非是特异性的（图 18-5），提示 BNP 和 PFA 可用于肥厚型心肌病的筛查，特别是阻塞性表型的筛查。每年检查相对便宜的项

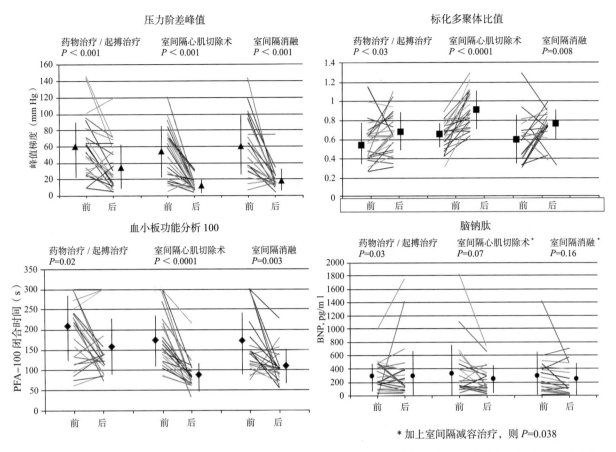

▲ 图 18-3　患者对于药物治疗、起搏干预治疗、酒精室间隔消融或外科室间隔心肌切除术治疗前后的不同反应

经许可转载，引自参考文献 [8]

五、HCM 出血及治疗的结果

2006 年，我们团队首次遇到 1 例肥厚型心肌病患者，该患者合并了因血管发育不全所致的复发性输血依赖性胃肠道失血。最初的实验室检查 VWF 水平和 ristocetin 辅助因子活性，未能诊断获得性血管性血友病综合征。我们怀疑该患者患有获得性血管性血友病综合征，并安排了 VWF 多聚体检测，并发现了 VWF 多聚体降解。在经历了几个月的手术失败后，患者最终接受了扩大范围的室间隔心肌切除术并治愈了复发性出血。即使短暂性脑缺血发作的患者服用氯吡格雷，这种治疗也能持续 9 年。在 2011 年[43]，我们报道了该患者室间隔部分切除术缓解出血的效果和 VWF 多聚体的水平，以及其他 4 例情况类似的肥厚型心肌病患者。

我们在之后也陆续遇到过这样的患者。图 18-6 说明了临床怀疑、实验室检测和基于指南的干预如何能使患者最终获益。一位 70 岁的女性有 4 年的输血依赖性贫血和黑粪被转诊至我院。尽管接受了多次肠镜检查、小肠血管增生病变消融及血管造影辅助下回盲部切除术，患者仍然有黑粪，并且需要每 2～3 周接受一次输血治疗。患者被诊断为二尖瓣反流，并在检查中有明显的收缩期杂音。然而，超声心动图检查发现肥厚型心肌病伴二尖瓣反流，其继发于二尖瓣收缩期前向运动和左心室流出道峰值瞬时速度为 4～5m/s。实验室分析表明，VWF 的高分子

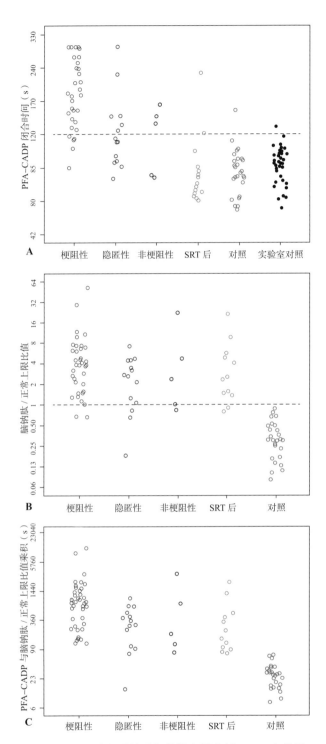

▲ 图 18-4　血小板功能分析仪散点图分析了 **100** 次的闭合时间，二磷酸腺苷（**PFA**）（**A**）、脑利钠肽 / 正常上限（**BNP/ULN**）（**B**）和 **PFAX**（**BNP/ULN**）（**C**）数据来自 **99** 例样本中，其中 **64** 例来自梗阻性、隐匿性、非梗阻性肥厚型心肌病的患者，**17** 例来自接受过室间隔减容治疗（**SRT**）患者，同时还有 **29** 例对照组

经许可转载，引自参考文献 [42]

量多聚体水平降低。尽管使用了 β 受体拮抗药治疗，患者仍继续出血，还接受了两支室间隔穿支血管酒精室间隔消融术治疗。手术 6 个月后，患者左心室流出道压力阶差已经正常，血红蛋白为 14mg/dl。目前，患者已经有 3 年无须定期输血。

之前我们已报道过严重出血的患者对单用药物的治疗反应不佳。虽然 2011 年报道的第 1 例患者为男性，但该初次报道的另外 4 例新增病例和随后报道的所有 11 例输血依赖患者均为[44]老年女性。男性和女性均可发生较轻程度的胃肠道出血和其他类型出血，使用前瞻性出血调查问卷的患者经常出现鼻出血。尽管我们的患者因内镜医生的转诊偏倚而导致人群中所观察到的患病率偏低，但我们发现异常出血的总体患病率为 26%，且出血的可能性随着年龄的增长而增加，并且女性更容易发生出血。这个系列的数据见文中（表 18-4）[44]。

如前所述，安装了左心室辅助装置的患者中高分子量多聚体丢失最严重，同时胃肠道出血和血管发育不良发生率也最高。使用标准化的方法，我们可以比较肥厚型心肌病与其他疾病之间高分子量 VWF 多聚体丢失的严重程度。可以看出，肥厚型心肌病患者与 LVAD 患者有重叠的部分，通过 3 项获得性血管性血友病综合征的检测，即多聚体分析、PFA、VWF 活性与抗原比，VWF 异常的趋势甚至比严重主动脉瓣狭窄患者更严重（图 18-7）。因此，对于获得性血管性血友病的患者，尤其是在大出血的情况下，医生需要询问患者有关出血的情况，并将检查结果和超声心动图与适当的实验室检查联系起来，对这些患者准确诊断。通常我们评估出血患者的方法如下所示。

表 18-3　PFA 和 BNP/ULN 在诊断 HC 的敏感性、特异性、阳性预测值和似然比

	敏感性	特异性	阳性预测值	阴性预测值	似然比
PFA 测量					
梗阻性 HCM	88%（76%～95%）	97%（80%～100%）	98%（87%～100%）	82%（65%～93%）	25.7（3.7～176）
隐匿性 HCM	56%（31%～78%）	97%（80%～100%）	91%（57%～100%）	78%（60%～89%）	16.1（2.3～115）
非梗阻性 HCM	45%（18%～75%）	97%（80%～100%）	83%（36%～99%）	82%（64%～93%）	13.2（1.7～101）
BNP/ULN					
梗阻性 HCM	93%（80%～98%）	100%（85%～100%）	100%（89%～100%）	91%（74%～98%）	∞
隐匿性 HCM	61%（36%～82%）	100%（85%～100%）	100%（68%～100%）	81%（63%～91%）	∞
非梗阻性 HCM	73%（39%～93%）	100%（85%～100%）	100%（60%～100%）	91%（74%～98%）	∞
PFA*BNP/ULN					
梗阻性 HCM	93%（80%～98%）	100%（85%～100%）	100%（89%～100%）	91%（74%～98%）	∞
隐匿性 HCM	61%（36%～82%）	100%（85%～100%）	100%（68%～100%）	81%（63%～91%）	∞
非梗阻性 HCM	72%（39%～93%）	100%（85%～100%）	100%（60%～100%）	91%（74%～98%）	∞
超声心动图					
梗阻性 HCM	71%（53%～84%）	93%（64%～100%）	53%（39%～67%）	47%（33%～61%）	9.8（1.47～66）
隐匿性 HCM	34%（19%～53%）	93%（64%～100%）	26%（15%～41%）	74%（59%～85%）	4.8（0.7～4）
非梗阻性 HCM	67%（57%～75%）	93%（64%～100%）	60%（52%～69%）	40%（31%～48%）	9.3（1.4～62）

经许可转载，引自参考文献 [42]

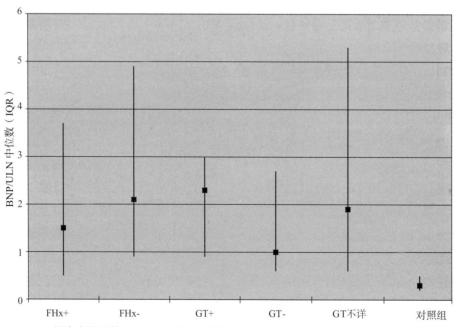

▲ 图 18-5　189 例患有功能性 I 级肥厚型心肌病患者的脑钠肽 / 正常上限（**BNP/ULN**）的中位数和四分位数范围

FHx+. HC 家族病史阳性（FHx+）；FHx-. HC 家族病史阴性（FHx-）；GT+. 肌小节突变基因试验阳性（GT+）；GT-. 肌小节突变基因试验阴性（GT-）。GT 不详与 29 例对照相比，未进行基因检测。对于所有与对照组的比较，$P < 0.002$。与其他组的中值测定无显著性差异

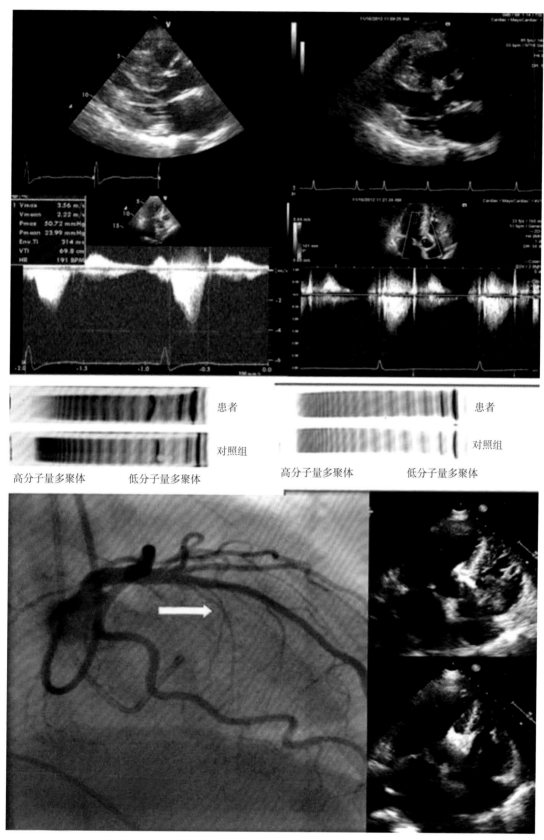

患者

对照组

高分子量多聚体　　　　低分子量多聚体

患者

对照组

高分子量多聚体　　　　低分子量多聚体

▲ 图 18-6　室间隔消融前（左上图）和酒精室间隔消融后（右上图）

左心室收缩中期二维超声和连续多普勒信号显示左心室流出道梗阻。消融后纠正了高分子量多聚体的损失部分。静态冠状动脉造影和灌注造影超声显示在两个室间隔穿行血管的消融区域

表 18-4　肥厚型心肌病中的出血和应对措施

年龄，性别	静息（激发）血压变化（mmHg）	MR 严重性	VWF 多聚体	内镜结果	干预措施	出血好转（个月）
输血依赖性 GI 出血						
63, F	64	++	abn	None	Myect	29
73, F	57	unk	abn	AVM	SA	42
72, F	100	++	abn	AVMa	SA	21
78, F	71	+	abn	None	SA	5
77, F	75	++	abn	None	Myect	29
81, F	36（100）	+++	abn	AVMa	SA	11b
81, F	46	++	abn	AVM	BB	9.6b
82, F	44	++	abn	AVM	BB	8.4b
69, F	92	++	abn	AVM	SA X 2	5
75, F	19（64）	+	nl	None	SA	2
74, F	29（84）	++	abn	AVM	BB	3
其他 GI 出血‡						
81, F	55	++	abn	AVM	BB	69
63, M	95	++	abn	None	Myect	99
65, M	29（112）	+	abn	None	BB	105
63, M	46	++	abn	None	BB	103
72, F	121	+	abn	None	Myect	77
46, F	95	+	abn	None	Myect	47
66, F	144	+	abn	None	SA	41
75, F	74	++	abn	None	BB	37
35, M	12（91）	+	nl	Polyps	Myect	12
鼻出血						
74, F	34（104）	+++	nl		Diso	
54, F	85	++	abn		Myect	
59, M	101	++	abn		SA	
53, M	77	+	abn		Myect	
65, F	62	+	abn		Diso	
其他§						
73, M	44	++	abn		BB	
55, F	74	+	abn		SA	

‡. 其他类型的胃肠道出血，包括复发性直肠外口出血[4]、伴或不伴黑便的住院或输血的出血[3]、缺铁性贫血和隐血试验阳性的出血[2]

§. 其他患者包括：一名有血管造影后出血 2 次和整形手术后出血病史，另一名因月经过多行子宫切除术，既往有小切口出血和易擦伤的病史

MR. 二尖瓣反流；VWF. 血管性血友病因子；GI. 胃肠道；+，++，+++. 轻度，中度，重度二尖瓣反流；abn. 异常；nl. 正常；None. 无；unk. 不详；AVM. 动静脉畸形；Myect. 室间隔心肌切除术；SA. 酒精室间隔消融术；BB.β 受体拮抗药；Diso. 双异丙吡胺

a. 患者 3 既往有 1 次因出血行腹腔探查史，患者 6 有 2 次因出血的腹腔探查史

b. 至少有 1 次经初始治疗后再发胃肠道出血病史

经许可转载，引自参考文献 [42]

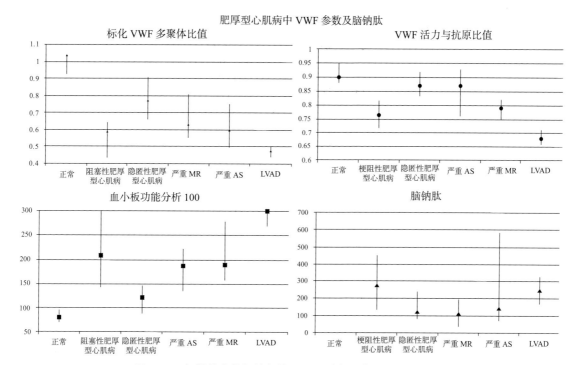

▲ 图 18-7　与其他高剪切体相比，肥厚型心肌病的 VWF 功能测试

MR. 二尖瓣反流；AS. 动脉粥样硬化；LVAD. 左心室辅助装置。经许可转载，引自参考文献 [8]

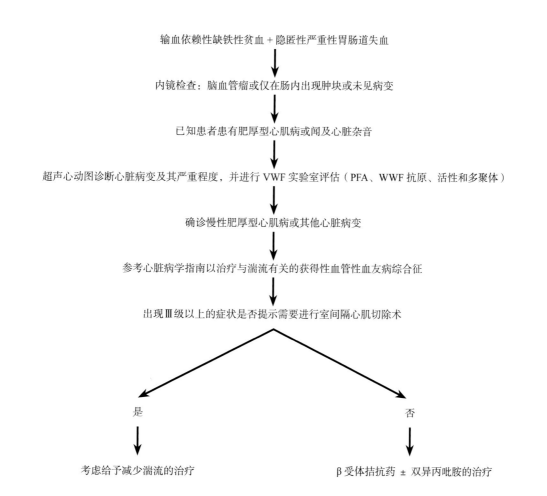

临床精粹

- 左心室流出道湍流梗阻伴二尖瓣关闭不全与大多数的血管性血流变因子功能异常有关。
- 在严重主动脉瓣狭窄和使用左心室辅助装置的患者中，左心室流出道的梗阻足以导致获得性血管性血友病综合征。肥厚型心肌病患者应询问清楚因小肠血管发育不良、鼻出血等引起的胃肠道出血史。
- 评估获得性血管性血友病最有用的血液测试是VWF多聚体分析，以及使用血小板功能分析仪100（PFA100）进行血小板功能测定。
- VWF水平与左心室流出道压力阶差相关，而BNP和NT-proBNP与室间隔厚度和心室舒张功能障碍相关。当应用于筛选时，这两种生物标志物可以互补。
- VWF水平不仅能反映静息状态下左心室流出道压力阶差的大小，也能准确地显示了治疗左心室流出道梗阻前后的血流动力学变化情况。
- 肥厚型心肌病的严重出血的患者，采用手术心肌切除或酒精间隔消融术治疗有效果。

本章测试

1. 获得性血管性血友病仅见于（　　）

A. 主动脉瓣狭窄

B. 骨髓增生性疾病

C. 阻塞性肥厚型心肌病

D. 二尖瓣反流

E. 均发生在上述所有病例中

答案：E。在每个心动周期中，当大量的循环血浆暴露在高剪切力下，就有可能发生VWS。它也通过免疫机制发生在骨髓增生性疾病中，如异常球蛋白血症（MGUS）。

2. 下列描述中最能表示von Willebrand因子分泌后的生理过程的是（　　）

A. VWF多聚体在进入微循环后经蛋白水解过程降解

B. VWF多聚体在经过心脏时会分解从而分子长度缩短

C. VWF以单体的形式分泌入血，在血液循环的过程中组成多聚体

D. VWF多聚体分子长度的变短这一过程为非酶促反应过程

E. VWF在肝脏中产生

答案：A。与许多在器官中加工或通过特定受体进入细胞的蛋白质不同，水解VWF多聚体的蛋白水解酶ADAMTS 13存在于循环血液中。在毛细管运输过程中或在高剪切应力场中，球状的VWF多聚体被拉长，其中A2结构域结合位点被暴露出来，从而被水解。

3. 下列不是VWF特征的是（　　）

A. 调节血管生成

B. 在高剪切力的条件下促进止血

C. 是一种多种基因变异可引起血管性血友病的糖蛋白复合体

D. 以前激素的形式分泌

E. 是凝血因子Ⅷ载体

答案：D。VWF具有多种功能，包括调节血管生成，以及充当凝血因子Ⅷ的"分子巴士"。它以活性形式的超高分子量多聚体蛋白分泌，在微循环过程中被ADAM TS 13所降解。

4. 下列与肥厚型心肌病的左心室流出道压力阶差相关的是（　　）

A. VWF抗原

B. VWF活性与抗原比值

C. VWF高分子量多聚体的减少

D. 凝血时间（CT）

E. B、C和D

答案：E。检测 VWF 高分子量的多聚体的方法包括 PFA 测试、VWF 多聚体分析和 VWF 活性抗原比（在一些实验室，VWF 胶原蛋白结合试验代替 VWF 活性检测，结果为 VWF 胶原蛋白结合活性/VWF 抗原比）。

5. 在阻塞性肥厚型心肌病出血患者中，下列最依赖于 VWF 多聚体的干预方式是（　　）

　　A. β 受体拮抗药

　　B. 双异丙吡胺

　　C. 起搏诱发左束支传导阻滞

　　D. 心房颤动复律

　　E. 室间隔减融治疗

答案：E。在经常接受输血治疗的患者中，室间隔消融与出血停止有关，而药物治疗与复发有关。

6. 作为筛选用的生物标志物，BNP 和 PFA 是（　　）

　　A. 多余的

　　B. 互补性的

　　C. 不敏感的

　　D. 非特异性的

　　E. 未经检验的

答案：B。正如前文所提及，VWF 测量与高 LVOT 压力阶差和显著的二尖瓣反流所产生的湍流量有关。BNP 反映了结构异常的程度，可以通过肥厚程度来衡量，也可以通过充盈压的升高来反映。

7. 关于严重主动脉狭窄的患者，下列不正确的是（　　）

　　A. VWF 多聚体在瓣膜置换术后几乎立即正常发挥其功能

　　B. 如果在瓣膜置换术前 VWM 多聚体功能就已出现异常，那么使用机械瓣膜和抗凝治疗会增加出血风险

　　C. 如果存在超过中度旁二尖瓣瓣周漏或患者人

工瓣膜错配，VWF 多聚体可能无法纠正

　　D. 在经导管主动脉瓣置换术中，PFA 作为超过中度瓣周漏的生物标志物可成为围术期的一种有用的检测方法

　　E. 球囊主动脉瓣成形术几乎不能使 VWF 多聚体水平恢复正常

答案：B。一旦严重主动脉瓣狭窄引起的湍流得到缓解，新分泌的 VWF 多聚体将保持其高分子量状态，并迅速恢复正常。尽管主动脉瓣置换术前 VWF 多聚体异常率很高，但机械瓣膜抗凝患者术后出血并未增加。

8. 严重主动脉瓣狭窄或梗阻性肥厚型心肌病患者 VWF 高分子量多聚体丢失的百分比是（　　）

　　A. 10%

　　B. 25%

　　C. 70%～90%

　　D. 100%

　　E. 50%

答案：C。只有在安装了左心辅助装置的患者中，异常 VWF 多聚体的百分比达到 100%。对于其他根据超声心动图和血流动力学标准归类为严重的患者，VWF 多聚体异常的比例为 70%～90%。

9. 1 例频繁鼻出血患者（时常来急诊科就诊），有 Ⅲ 级心绞痛，左心室流出道静息瞬时压力阶差为 55mmHg。VWF 多聚体检测异常。由于症状，她将接受室间隔心肌切除术。根据这些数据，你会叮嘱她（　　）

　　A. 之后鼻出血可能会停止

　　B. 手术不会引起鼻出血

　　C. 术中出血风险很高

　　D. 术前需请耳鼻喉科医生会诊

　　E. 术后不能服用阿司匹林或其他抗凝剂

答案：A。黏膜出血，即胃肠道和鼻黏膜，是

由心脏病变引起的 AVWS 最常见的两种临床表现。左心室流出道高压力阶差和与之相对应的 VWF 功能异常实验室检查结果，以及心室肌切除术治疗后良好血流动力学改善较好，提示鼻出血可通过心室流出道心肌切除术治愈。

10. 根据目前的病例报道，肥厚型心肌病获得性血管性血友病综合征的输血相关性消化道出血发生在（　　）

A. 男女比例相近或相同

B. 女性发生率高于男性

C. 男性发生率高于女性

D. 女性略高于男性

E. 男性略高于女性

答案：B。正如应激性心肌病一样，这种疾病在女性中的发生率比男性高得多。这一特征似乎是肥厚型心肌病所特有的，因为这种性别差异的 VWS 不会发生在其他高剪切力状态下（如主动脉瓣狭窄或二尖瓣反流）。与男性相比，女性的肺腔较小可能是一个潜在因素，但确切的原因还不清楚。

第 19 章　心外膜缺血与微血管缺血的影响、诊断及治疗
Epicardial and Microvascular Ischemia: Implications, Diagnosis and Management

George S. Hanzel　著

孙　阳　王　炎　汪道文　译

> **要　点**
> - 高达 75% 的肥厚型心肌病患者伴有心肌灌注不足，但是仅有小部分患者（20%）表现为心绞痛。因此，流出道梗阻、缺血是大部分肥厚型心肌病患者的根本病理生理变化。
> - 心外膜冠心病使肥厚型心肌病患者死亡率增加，尤其是老年患者的猝死风险，一经发现，须立即治疗。
> - 缺血至少是导致部分肥厚型心肌病患者所见的心脏纤维化的原因，同时，心脏纤维化可以发生并确实发生于不存在缺血的患者。
> - 高达 15% 的肥厚型心肌病患者见到心肌桥，但是心肌桥与缺血和心绞痛的关系尚存争议。

一、概述

关于没有心外膜冠状动脉疾病的肥厚型心肌病患者心肌缺血的记载最早可追溯到 20 世纪 60 年代。随后发现，心绞痛是肥厚型心肌病患者的常见临床表现，可见于超过 20% 的患者。而隐匿性心肌缺血更常见，高达 50%～70%。这些伴有心肌缺血的肥厚型心肌病患者死亡率更高（缺血被看作是心搏骤停的触发因素），其心肌纤维化、左心室重塑及心室收缩功能不全程度也更重。虽然如此，由于其他心力衰竭的症状表现更重，这一复杂疾病的缺血则没有引起足够的重视[1]。

本章将重点综述没有合并心外膜冠状动脉疾病的肥厚型心肌病患者心肌缺血发生情况发生率、缺血发生的可能机制、与缺血相关的临床结果及预后等方面的证据，包括心肌纤维化、负性左心室重塑和收缩功能障碍、心绞痛、充血性心

力衰竭和死亡包括猝死等情况。本章还将讨论关于微血管缺血及心外膜冠状动脉病的诊断及治疗。

二、肥厚型心肌病缺血和损伤的证据

多种影像模式和多种有创性操作都发现了肥厚型心肌病存在有缺血证据。但是，尸体解剖提供了最具说服力的证据，发现一些猝死的肥厚型心肌病患者记载有 HCM 心肌缺血和心肌坏死，但没有心外膜冠状动脉疾病（图 19-1）。虽然只有少数病例系列发表，但是这些研究结果非常可靠[2]。有研究纳入了 48 个不伴冠心病的肥厚型心肌病患者，其中 15% 的患者有陈旧性透壁心梗[3]。另外 19 例年轻肥厚型心肌病猝死患者研究，发现 58% 患者有心脏纤维化替代的证据，

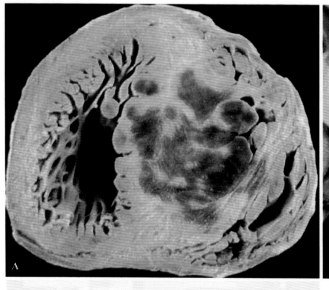

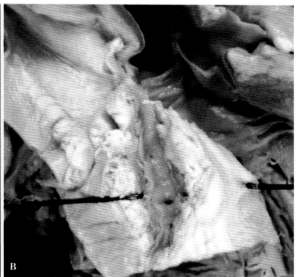

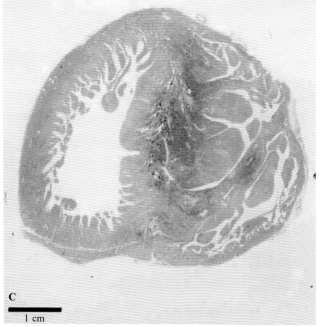

▲ 图 19-1　一名 8 岁男孩猝死的病理标本
A. 严重室间隔肥厚伴出血性梗死；B. 正常但埋于心肌内的左前降支；C. 室间隔凝固性坏死（引自 Gori et al.[2]）

74% 患者有多灶性急性或亚急性心肌坏死[4]。心脏纤维化患者年龄更大，室间隔肥厚更重，并有小血管中膜肥厚。这些发现提示，在大部分肥厚型心肌病或者至少是在猝死患者中，血液供需不平衡是导致肥厚型心肌病缺血和心肌坏死的原因。

心肌肌钙蛋白也证实了肥厚型心肌病心脏损伤存在，而且为肥厚型心肌病心肌损伤的发生率及预后影响研究提供了思路。有趣的是，肥厚型心肌病患者中心肌肌钙蛋白升高非常普遍，50%～70% 患者中可检测到[5-7]。在一个小型研究中，超过 80% 的患者发现肌钙蛋白升高，超

过 2 年的随访发现大多数患者都出现反复缺血的症状[5]。更重要的是，心肌肌钙蛋白升高与左心室质量及钆延迟增强程度有关。钆延迟增强是心脏磁共振中反映心肌纤维化的指标。与许多其他情况类似，肥厚型心肌病患者肌钙蛋白水平与其不良预后相关，包括死亡率、心力衰竭、进展为 NYHA 分级 Ⅲ 级或 Ⅳ 级心功能不全、持续性室性心动过速。与肌钙蛋白正常组肥厚型心肌患者相比，肌钙蛋白升高组的联合终点事件发生率明显增高（分别为 32% 和 7%）[7]。肌钙蛋白水平甚至一定程度上与心血管不良事件相关（图 19-2）。

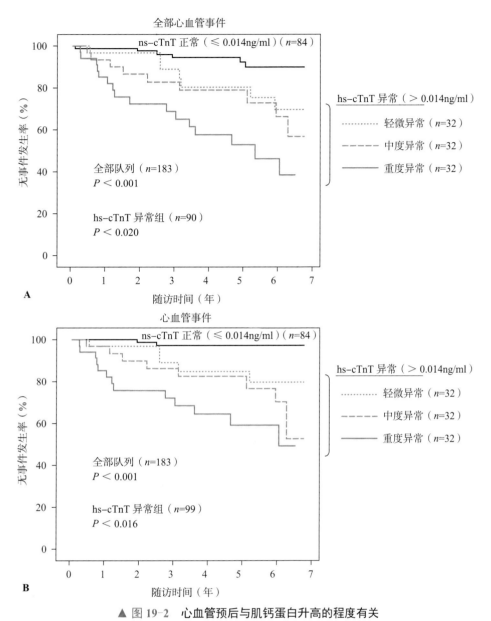

▲ 图 19-2 心血管预后与肌钙蛋白升高的程度有关

A. 由心力衰竭相关死亡、心力衰竭住院治疗和 NYHA Ⅲ级或 NYHA Ⅳ级症状组成的联合终点；B. 由心力衰竭和室性心律失常组成的联合终点（引自 Kubo et al.[7]）

心肌灌注异常在无症状和有症状的肥厚型心肌病中均常见。大量研究使用 [201] 铊发现，55%～75% 的肥厚型心肌病患者伴有心肌灌注异常 [8-10]。过去认为，肥厚型心肌病患者心肌细胞 Na^+-ATP 酶转运体异常，导致心肌铊摄取缺损，从而导致诊断为心肌灌注异常的假阳性结果。近些年，铊和锝协同研究发现，这些异常不仅仅是由 Na^+-ATP 酶转运体异常导致的，还与缺血有关 [11]。这些患者可能会出现固定缺损，可逆缺损或者瞬时左心室扩张。一般认为，固定缺损反映了心脏瘢痕，常见于左心室收缩功能异常的患者。可逆缺损反映了局部缺血，而瞬时左心室扩张反映了整体心内膜下缺血。表现为可逆缺损的患者往往左心室收缩功能正常，甚至亢进，但是相比于灌注正常的患者，该类患者舒张功能受损较重。可惜的是，缺血与心肌灌注异常出现与否及严重程度关联性不佳。

心脏磁共振在左心室质量（全局或局部）、

心肌纤维化及冠状动脉生理（静息状态还是冠状动脉过度充血状态）的精准评估方面具有独一无二的优势。一项磁共振研究发现，30% 的肥厚型心肌病患者伴有严重缺血，而另一项研究发现，17% 患者伴有严重缺血（12.9%～24% 缺血负荷），30% 患者伴有中等缺血（4.8%～12.8% 缺血负荷），53% 患者伴有轻微或不伴缺血（0～4.7% 缺血负荷）。缺血程度与心肌纤维化及肥厚程度有一定相关性（图 19-3）[12-13]。另一项磁共振研究发现，静息状态下，肥厚型心肌病患者的心脏血流与对照组相似，但是冠状动脉高度充血状态下，肥厚型心肌病患者的血流灌注显著低于对照组［1.84±0.89ml/（min·g）vs. 3.42±1.76ml/（min·g），P < 0.001］[14]。除此之外，在高度充血状态下，心内膜血流灌注随心肌肥厚程度升高而下降。有趣的是，心肌灌注损伤越重，纤维化程度越重。因此，上述证据说明肥厚型心肌病不仅冠状动脉高度充血状态下，血流灌注受损，而且还提示致心肌缺血的微血管损伤和导致心肌纤维化。

几种有创性检查也用来评估肥厚型心肌病的缺血情况。一篇影响深远的论文用心肌核素显像技术评估心肌缺血情况，发现大部分患者在快速

起搏（73%）及异丙肾上腺素诱导时（65%）表现为乳酸摄取减低（通过心脏大静脉取样），提示心肌缺血，且缺血程度与灌注缺损、左心室扩张及左心室舒张末期压力增加相关[9]。还有研究报道，与对照组相比，肥厚型心肌病患者服用双嘧达莫后冠状窦 pH 降低更明显[15]。

在另外一个采用右心室起搏的研究中，20 名伴有心绞痛但是冠状动脉正常的肥厚型心肌病患者中，18 名患者不仅有胸部不适的症状，还表现出心脏血流灌注受损，心肌缺血（乳酸消耗降低）及左心室舒张末压增高（16mmHg 增加至 30mmHg），可能与缺血诱导的舒张功能障碍有关[16]。

有几个研究专门通过心肌血流灌注及冠状动脉血流储备来评估肥厚型心肌病患者的微血管功能[17-20]。总体而言，与对照组相比，肥厚型心肌病患者的心肌血流灌注更高，冠状动脉阻力较低。但是肥厚型心肌病患者冠状动脉血流储备比对照组显著降低[19-20]，说明患者静息状态下冠状动脉扩张已接近最大程度，不能明显增加血流从而促进心肌缺血的发生。肥厚型心肌病中相位收缩期血流及舒张期血流也发生显著改变。虽然舒张期血流在舒张末期增加，但舒张期血流常常突

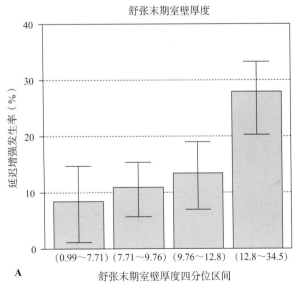

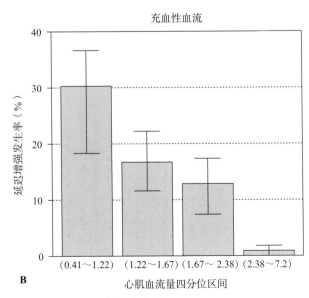

▲ 图 19-3　心脏 MRI 延迟增强与左心室肥大和充血性血流有关

A. 纤维化随着肥厚程度的增加而增加；B. 纤维化随着充血性血流量的减少而增加（引自 Peterson et al.[12]）

然降低。收缩期血流显著减少，甚至部分患者出现逆向血流，这对心脏表面的血流产生了不利影响，而该血流在心脏收缩期一般是保留的[20]。

还有一个有趣的发现是，携带肌节基因突变的肥厚型心肌病患者往往充血冠状动脉血流受损更重[21]。

三、肥厚型心肌病心肌缺血的发病机制

肥厚型心肌病心肌缺血的发生是多种病理生理因素共同作用导致供需失衡的结果，这些机制包括耗氧量增加、微血管疾病和功能障碍、心肌压迫及部分患者外膜冠状动脉疾病。

肥厚型心肌病患者由于心肌肥厚，代谢率增加，耗氧量增加。左心室流出道梗阻导致心腔内压力增高，进一步加剧了代谢需求。心肌松弛功能受损同样可以导致氧耗量增加。舒张期心肌不协调增加左心室舒张末压力，这对于冠状动脉血流压力阶差产生负性影响，从而加重缺血。

尸检研究证明，多个解剖因素会影响冠状动脉血流，包括小动脉中层增厚，内膜增生，导致血管弥漫性狭窄[22-23]。这与冠状动脉血管扩张储备受损有关。有假设认为，毛细血管密度降低也是导致血供减少的原因。

最近，波强度分析技术可以用于评估整个心脏周期的心肌血流。该技术已经在主动脉狭窄及射血分数保留的心力衰竭患者中广泛研究，但是最近也开始应用于探索肥厚型心肌病[24-25]。心脏 - 冠状动脉耦联观点认为，冠状动脉不是一成不变的运输系统，而是在心室收缩期和舒张期经历着加压和减压的变化。因此，冠状动脉的血流总体上依赖于微血管压迫程度、持续时间及驱动压的大小。小冠状动脉血管的相位性加压及减压会产生波。评估近段前向血流波和远段逆向波，总共有 6 个，提供了深入了解冠状动脉血流影响因素的线索。这一复杂问题将不在本章详细讨论。

最近的一项研究评价了肥厚型心肌病患者的波前强度分析[26]。该研究发现收缩期心肌压缩微血管是导致心肌血流减少的主要原因。反流压迫波反映了许多患者收缩期血流减少和收缩期血流的实际逆转。心室松弛受损（减弱代表舒张期血流，特别是对于心内膜的吸力波）和左心室流出道梗阻降低了主动脉血压，两者都在一定程度上导致心肌血流受损（图 19-4）。

外膜冠状动脉疾病加剧了心脏血液供需平衡失调。冠状动脉粥样硬化肯定可以与肥厚型心肌病并存，因此 HCM 有心绞痛的患者，尤其是年龄较大又伴粥样硬化危险因素的患者，需要排除冠心病引起的心绞痛。外膜冠状动脉疾病的诊断与治疗将在后续章节讨论[27]。虽然心肌桥在人群

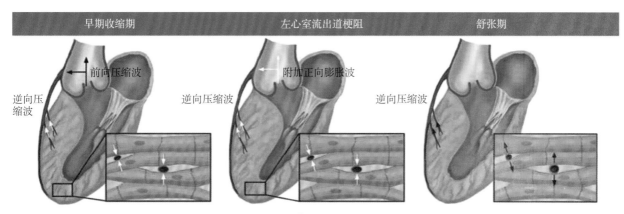

▲ 图 19-4　HCM 心肌血流量减少的主要机制

在收缩期，微血管受压导致血流逆转。梗阻患者的驱动压力降低，从而导致心肌血流量减少。在舒张过程中，延迟舒张使吸气波减弱，导致心肌血流量减少（引自 Raphael et al.[26]）

中的发生频率为 1%～3%，但是在 10%～15% 肥厚型心肌病患者中可见到[28-32]。心肌桥是否会诱导心绞痛一直是颇具争议的话题，因为大多数心肌病患者心肌血流障碍发生于舒张期。虽然冠状动脉血流主要在舒张期灌注心肌，但是收缩期冠状动脉血流也并非微不足道（正常人中供血约为 20%）。而且，心肌桥对冠状动脉的压迫在舒张期也持续存在，这就进一步减少了冠状动脉血流。有超过 50% 的肥厚型心肌病合并心肌桥患者有对冠状动脉的压迫，可持续至 25% 的舒张期[29]。这些发现都支持心肌桥在部分患者中贡献了心绞痛发生的理论。心肌桥的预后研究结果一直不一致。一个 36 例儿童小型研究发现，心肌桥显著增加与心绞痛（60% vs. 19%）及心搏骤停（50% vs. 4%）的发生率有关[31]。但是该结果可能受到入组患者本身肥厚型心肌病范围的影响。肥厚型心肌病与心脏性猝死的关系在成人中尚未被肯定[32]。

四、缺血对肥厚型心肌病预后的影响

只有一些小样本研究评价了缺血与肥厚型心肌病预后的关系。在一个病例系列中，作者利用 [201]铊造影对 23 例受试者进行评估，在 15 个晕厥或者心搏骤停复苏的患者中均发现了可诱导的心肌缺血，但在无症状的队列中仅有 37%[33]。在另一个有 79 例患者的研究中，在有家族史的 8 个患者中仅有 3 个患者（37%）无典型表现。在另外一个 79 人的研究中，29 例（37%）有缺血患者的无事件成活率明显比无缺血的患者差（84.2% vs. 36.2%，P < 0.001）[34]。第三个核素闪烁扫描研究发现缺血与心室扩张及运动能力下降相关[35]。

另外一个小样本长期随访研究发现，有微血管障碍肥厚型心肌病患者预后更差。对 51 名肥厚型心肌病进行了平均 8.1 年的随访，心肌充血血流灌注位于下三分位区间的患者心血管死亡风险更高（RR=9.6），心源性死亡、NYHA Ⅲ～Ⅳ级，室性心律失常导致 ICD 植入的联合终点事件

发生率也更高（RR=20.1）（图 19-5）[36]。

对上述数据集的后续分析发现，微血管障碍与负性左心室重塑和收缩功能障碍有关[37]。在 11 名发展为左心室收缩功能障碍的患者中，9 名患者位于心肌血流灌注的下三分位区间。在超过 8 年的长期随访中，射血分数保留的患者平均心肌灌注血流为 1.63ml/（min·kg），左心室功能受损的患者平均心肌灌注血流为 1.04ml/（min·g），而那些严重心力衰竭或者死亡的患者平均心肌灌注血流为 0.89ml/（min·kg）。

如前所述，肌钙蛋白升高在肥厚型心肌病患者很常见。肌钙蛋白的升高与不良的心血管临床结果呈现强相关，使心源性不良事件风险发生率增加 5 倍，包括心脏性猝死、室性心动过速和充血性心力衰竭[5-7]。

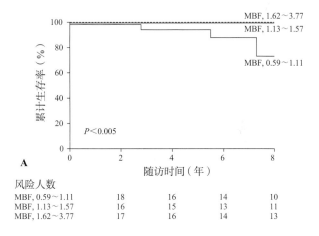

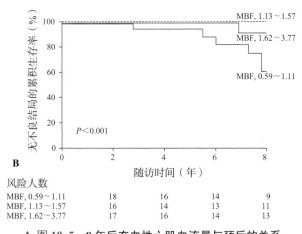

▲ 图 19-5　8 年后充血性心肌血流量与预后的关系

A 和 B. 心血管死亡，NYHA Ⅲ级或 NYHA Ⅳ级症状，需要植入型心律转复除颤器的室性心律失常。MBF. 充血性心肌血流量（引自 Cecchi et al.[36]）

肥厚型心肌病患者心肌纤维化程度随心肌缺血而增加。大量研究显示，心肌纤维化是左心室扩张和心肌收缩功能受损的重要预测因素[38-43]。实际上，发展为终末期心肌病患者约 25% 的心肌发生了纤维化[39]。因此，心肌缺血在过度收缩的心脏向终末期肥厚型心肌病的转化中起到重要作用。最后，越来越多的研究发现，肥厚型心肌病中心肌纤维化与猝死风险增加有关，其阈值为 15% 的心肌。心肌缺血可以导致纤维化，它是猝死的基础。因此，心肌缺血可能是肥厚型心肌病患者心搏骤停的始动因素[44-45]。

五、药物治疗和室间隔减容治疗对缺血的影响

既然心肌缺血在肥厚型心肌病中常见且与心源性死亡、心肌纤维化、左心室重塑及心功能受损有关，那么自然而然的问题是：药物治疗或者室间隔减容治疗是否能够改善心肌缺血，从而改善成活率和其他心血管临床结果呢？多个病例序列和小样本研究都证实了药物治疗和室间隔减容可以改善肥厚型心肌病患者的心肌缺血，但遗憾的是，治疗缺血最终是否能够最终转化为改善心血管病的临床结果目前还不得而知。

关于肥厚型心肌病中有限的药物治疗研究，几乎都涉及非二氢吡啶类钙通道阻滞药[46-49]。非二氢吡啶类钙通道阻滞药可以改善冠状动脉正常的肥厚型心肌病患者心肌缺血的程度，可能是由于负性变力和变时效应，以及改善了舒张期血流及微血管功能。在冠状动脉正常的无症状肥厚型心肌病患者中，维拉帕米能改善 71% 的血流灌注缺损。在这些患者中，维拉帕米治疗改善了 68% 的缺血部分[47]。除此之外，地尔硫䓬能改善 60% 以上的有症状的肥厚型心肌病患者的缺血症状。虽然 β 受体拮抗药和双异丙吡胺能显著改善肥厚型心肌病患者的呼吸困难和心绞痛，但是对心肌缺血的影响还没有透彻研究[46]。理论上，两种药物都能有效减轻缺血。β 受体通过负性变力和变时效应起作用，而双异丙吡胺通过强烈的负性变力效应起作用[50]。

手术切除室间隔心肌可以改善大部分患者的心肌灌注异常[51-52]，而且术后冠状动脉血流和心肌氧耗都得到改善。冠状动脉血流改善程度与心脏流出道梗阻严重程度直接相关。

几个极好的研究发现，酒精室间隔消融可以改善心肌缺血，这为肥厚型心肌病缺血的发生机制提供了一些新观点。心肌声学造影发现，酒精室间隔消融术可以提高心肌灌注血流速度，但是尚不能提高到正常范围[53]。超声引导导丝被用来测量评价酒精室间隔消融前后冠状动脉血流模式，冠状动脉血流储备常用于指导酒精室间隔消融[54, 55]。通过该方法发现，酒精室间隔消融前，肥厚型心肌病患者的冠状动脉血流显著低于正常对照组，甚至会出现反流现象。酒精室间隔消融术后，肥厚型心肌病患者的舒张期血流没有明显改变，但是收缩期血流及冠状动脉血流储备也改善至正常水平。这些发现提示，肥厚型心肌病左心室流出道梗阻导致收缩期心室内高压，压迫了心肌微血管，减少了冠状动脉血流，甚至出现逆流，最终导致心肌缺血。室间隔减容治疗也应该通过减少心肌耗氧量和心肌工作负担来减轻心肌缺血。这在一定程度上支持心肌超声造影研究提出的一些假设（即肥厚型心肌病缺血是由于收缩期冠状动脉受到压迫，心肌舒张功能受损，以及由于心室流出道梗阻导致主动脉起始段压力降低）。除此之外，酒精室间隔消融术后，收缩期血流灌注及冠状动脉血流储备可以立即改善，说明心肌 - 冠状动脉耦联对肥厚型心肌病患者心肌缺血的影响可能要比器质性改变（如毛细血管密度降低或者小动脉中层增厚）更大。

六、心外膜冠状动脉疾病

由于突然心搏骤停风险多发生于青年肥厚型心肌病患者，因此一般认为年龄是肥厚型心肌病的保护因素。但是，肥厚型心肌病患者不能免于

粥样硬化性冠状动脉疾病，据报道，20%～25% 接受了冠状动脉造影的肥厚型心肌病患者患有严重的冠状动脉疾病[40]。患有冠心病的肥厚型心肌病患者比没有冠心病的患者预后更差。Mayo 诊所一项临床研究发现，在 433 名患有冠心病的肥厚型心肌病患者中，26% 的患者患有严重冠心病，27% 患者有轻度到中度冠心病，只有 47% 的患者没有冠心病。患有严重冠心病的队列年死亡率为 6.5%，患有轻度到中度冠心病的队列年死亡率为 3.4%，没有冠心病的队列年死亡率仅 2.6%（图 19-6）。同时患有冠心病和肥厚型心肌病的患者死亡率高于单纯肥厚型心肌病或单纯冠心病患者预期的死亡率。因此，这两种疾病可能存在恶性协同作用，可能冠心病加重了肥厚型心肌病患者的心脏微血管供血不足，增加了肥厚型心肌病患者心脏性猝死的风险。

临床如何评估有心绞痛的肥厚型心肌病患者是一个常见的临床难题。大约 25% 的 HCM 患者有胸部不适的症状[56]。虽然这常常是由微血管障碍及心肌氧耗增加所致，但是很重要的是辨别这些症状是否由心外膜冠状动脉疾病所致[57-58]。年

老或者中度到重度冠心病风险的肥厚型心肌病患者需要进行冠状动脉造影或电子计算机断层扫描（CTA）检查。低冠心病风险的患者可以考虑 CTA 检查、单光子发射计算体层摄影（SPECT）或者正电子发射断层显像术（PET）（美国心脏病学会 Ⅱ a 类推荐），而欧洲心脏病学会倾向于 CTA 检查[59-60]。不论是有创性造影检查或者非有创性检查，在于造影可以对冠状动脉疾病和心肌桥的诊断更敏感、更特异。除此之外，心导管检查可以对肥厚型心肌病患者的血流动力学进行全面评估，包括是否存在梗阻、充血、肺动脉高压及严重程度。

如前所述，SPECT 或 PET 成像发现，尽管心外膜冠状动脉正常，超过 50% 的肥厚型心肌病患者存在心肌灌注异常。因此，这些成像技术对于冠心病的检测特异性很低。对于低冠状动脉疾病风险的患者，可以考虑使用闪烁扫描检查，因为该检查阴性预测值很高。肥厚型心肌病患者静息心电图异常，运动心电图不再适合。同样，使用负荷超声心动图评估肥厚型心肌病患者的冠状动脉疾病，也并非十分有用。因为心肌肥厚部分

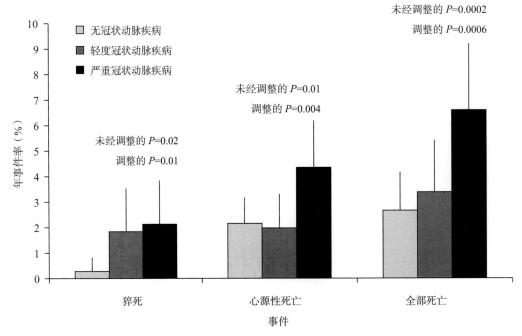

▲ 图 19-6　猝死、心源性死亡及由于冠状动脉疾病作用范围内导致的全因死亡
引自 Sorajja et al.[27]

高动力区的变异很大，而且在负荷情况下，由于动态流出道梗阻，心肌收缩变化可能很大，这些都会导致室壁运动分析困难。

虽然动脉粥样硬化性冠心病增加肥厚型心肌病患者死亡风险，但是尚没有合适的治疗方法。积极改变危险因素和用 β 受体或者非二氢吡啶类钙通道阻滞药抗缺血治疗显然是明确的。稳定型缺血性心脏病应该根据指南推荐进行血管重建治疗。对于血管重建治疗策略的选择，以及是否同时进行室间隔减容治疗很复杂，需要根据冠心病的复杂程度、左心室流出道梗阻程度、由此引起的症状的严重程度及患者可能影响手术风险的临床危险因素进行个体化考虑。

七、结论

心肌缺血是肥厚型心肌病患者的常见病理发现，可能是由于外膜冠状动脉疾病（动脉粥样硬化或者心肌桥），或者更常见的是由于心肌耗氧及血供不平衡、心脏 – 冠状动脉耦联异常或者微血管增厚或功能障碍。对于那些有心绞痛的患者，最重要的是评估心外膜冠状动脉疾病（冠状动脉造影或者 CTA），因为冠状动脉疾病增加肥厚型心肌病患者的死亡风险。虽然微血管缺血增加死亡风险，加重心肌纤维化，增加室性心动过速发生率及充血性心力衰竭，但是目前没有资料可以证明治疗缺血可以改善临床结局，不论是药物治疗或室间隔减容治疗。因此，不推荐对微血管缺血进行常规筛选。将来的研究要阐明治疗微血管缺血是否改善预后，这对于指导肥厚型心肌病这一大组患者人群的治疗非常有帮助。

> **临床精粹**
> * 心肌桥在肥厚型心肌病患者中是常见的，尤其是严重左心室间隔肥厚的患者，而且最常见于左前降支中段。虽然心肌桥可能增加心肌缺血，但是所有患者都是可以用

> 药物治疗的。
> * 有冠心病风险、心肌缺血或左心室功能下降的老年患者应该进行造影检查。有创性导管造影可以全面评估血流动力学的额外好处，同时减少对比剂的剂量。
> * 对于患有外膜冠状动脉疾病与肥厚型心肌病的患者更应该积极治疗，因为这两种疾病同时存在会增加这一组高危患者的心血管死亡风险。

本章测试

1. 下列不正确的是（　　）
   A. 20% 的肥厚型心肌病患者伴有心绞痛
   B. 90% 的肥厚型心肌病患者伴有心肌缺血
   C. 50%～75% 的肥厚型心肌病患者会出现肌钙蛋白慢性升高
   D. 反复心肌缺血会导致心脏纤维化

   答案：B。50%～75% 的肥厚型心肌病患者伴有心肌缺血。

2. 下列是肥厚型心肌病患者微血管缺血可能的机制是（　　）
   A. 供需不平衡
   B. 微血管增厚和功能障碍
   C. 心脏 – 冠状动脉耦联异常
   D. 以上都是

   答案：D。所有选项都是肥厚型心肌病患者心肌缺血的可能机制。

3. 根据超声波强度分析技术（如心脏 – 冠状动脉耦联），下列是肥厚型心肌病患者心肌缺血重要决定因素的是（　　）
   A. 微血管压迫导致收缩期血流逆流
   B. 左心室流出道梗阻导致灌注压降低
   C. 心室舒张异常导致舒张期射血减弱
   D. 以上都是

答案：D。所有选项都被认为影响肥厚型心肌病患者的心肌血流灌注。

4. 在肥厚型心肌病患者中，关于心肌血流（按每克心肌组织的指数）的描述，错误的是（　　）

　　A. 静息心肌血流正常

　　B. 静息心肌血流减少

　　C. 高灌注血流正常

　　D. 高灌注血流减少

答案：C。在高灌注血流减少的肥厚型心肌病患者中，冠状动脉阻力很低。静息状态下冠状动脉舒张对于满足肥厚的心室代谢很有必要。

5. 与微血管缺血无关的是（　　）

　　A. 死亡率

　　B. 晕厥

　　C. 心房颤动

　　D. 充血性心力衰竭

答案：C。微血管缺血增加死亡率、室性心律失常、晕厥、左心室重塑，以及充血性心力衰竭的风险，但是这时与心房颤动无关。

6. 下列为检测肥厚型心肌病患者冠心病的最好成像方式是（　　）

　　A. 造影（有创性或 CTA）

　　B. 心肌灌注成像

　　C. PET

　　D. 运动心脏超声

答案：A。灌注成像与运动心脏超声在检测肥厚型心肌病患者的冠心病时特异性很低。因此更推荐造影检查。选择有创性造影或者 CTA 取决于临床上怀疑诊断冠心病的程度。

7. 关于冠心病的描述，下列正确的是（　　）

　　A. 冠心病可见于 25% 的肥厚型心肌病患者

B. 肥厚型心肌病增加动脉粥样硬化的早发风险

C. 高龄是肥厚型心肌病伴冠心病患者的保护因素

D. 冠心病增加肥厚型心肌病的死亡风险的程度比非肥厚型心肌病人群大

答案：D。在肥厚型心肌病患者中，伴有冠心病患者的年死亡风险为 6.4%，远高于典型冠心病人群。

8. 下列增加成人肥厚型心肌病患者死亡率的是（　　）

　　A. 微血管缺血

　　B. 冠心病

　　C. 心肌桥

　　D. A 和 B

　　E. A、B 和 C

答案：D。虽然心肌桥可以引起部分肥厚型心肌病患者的心绞痛症状，但是并不影响死亡率或者其他临床结局。

9. 下列正确的是（　　）

　　A. 所有肥厚型心肌病患者均需要筛查微血管缺血

　　B. 药物治疗能够减轻肥厚型心肌病患者的心肌缺血

　　C. 药物治疗可以改善没有微血管缺血的肥厚型心肌病患者的预后

　　D. 在微血管缺血的患者中应考虑室间隔减容治疗，因为可以改善临床预后

答案：B。药物治疗能够减轻肥厚型心肌病的灌注异常。目前还不清楚药物治疗或室间隔减容治疗是否能够改善伴有微血管缺血的肥厚型心肌病患者预后。由于不清楚治疗无症状微血管缺血的肥厚型心肌病患者是否改善临床预后，因此不推荐常规筛选。

第 20 章　PPM 和 ICD 植入手术的指征及临床结局
Indications and Outcome of PPM and ICD Placement

Joseph J. Germano　　Joshua R. DeLeon　　Daniel R. Zakhary　　Jason T. Jacobson　**著**

孙　阳　王　炎　汪道文　**译**

要　点

- 治疗传导疾病及心律失常的装置对肥厚型心肌病的治疗起到重要作用。
- 除了传导疾病常规指征，起搏器还能用于肥厚型心肌病相关的心力衰竭或者晕厥。但是，在最近的指南中，起搏器植入以减轻流出道梗阻或者心室充盈来最优化房室传导阻滞已经被降级。
- 植入型心律转复除颤器一直被用于预防肥厚型心肌病患者心脏性猝死，似乎对高风险肥厚型心肌病有效。但是这是基于有限的观察性研究得出的结论及专家共识的推荐。
- 在肥厚型心肌病患者中，需要系统性地考虑某些手术过程。
- 在肥厚型心肌病患者中，装置植入的手术过程中及长期并发症都会增加。这些并发症包括机械并发症和电生理并发症。与之相应的是，植入装置需要谨慎做决定，并且个体化评估风险收益比。

一、概述和背景

房室同步化或者 DDD 起搏一直是肥厚型心肌病治疗的重要部分。利用右心房和右心室导线进行双腔起搏就是这种方法。肥厚型心肌病患者植入装置的手术指征是按照非肥厚型心肌病患者的手术指征制定的，根据进展为舒张功能障碍的可能性及流出道梗阻压力阶差，又额外制定了不同手术的指征。近来有研究报道双腔起搏器可以减轻流出道压力阶差。已经有研究证明，植入型心律转复除颤器对部分肥厚型心肌病患者是救命的治疗，尤其是那些定义为高风险的患者。但是，常常这些装置在肥厚型心肌病患者人生较早阶段就植入了，意味着这些患者被怀疑在未来几十年内是高风险患者。

本章将介绍肥厚型心肌病患者植入起搏器（pacemaker，PPM）和除颤器（implantable cardioverter defibrillator，ICD）的适应证并综述这些治疗的临床适应证。房室同步化起搏主要用于肥厚型心肌病患者的传导疾病和心律支撑，比较有争议的是用于改善由于右心室流出道梗阻或舒张功能障碍引起的症状。但是，在最近的指南中，用起搏器来减轻流出道梗阻或者通过优化房室同步化来增加心室充盈的推荐级别下降了。现在已经很清楚房室起搏不仅对无梗阻性肥厚型心肌病患者、无症状或者药物控制良好的肥厚型心肌病患者没有太大作用，而且对即将进行室间隔减容手术的患者无益。而且起搏并不推荐用于减少死亡率或者改变疾病的自然史。前文提到的 ICD 植入用于预防肥厚型心肌病患者心脏性猝死，而且似乎对高风险肥厚型心肌病患者有效，但是这些仅仅是基于临床结局研究及专家共识的推荐。更有甚者，有人曾提议所有肥厚型心肌病患者需要植入 ICD，但是这是一种很有争议的推荐，最近发表的美国心脏病学会指南及之前欧洲心脏病学会发表的指南都不支持这样的推荐。

肥厚型心肌病患者植入装置的手术过程中及长期并发症都有所增加。这些并发症包括机械并发症及电生理并发症。在判断植入手术是否合适时，有必要识别血流动力学参数与装置系统的特点及导线位置影响之间的复杂关系。因此，植入装置需要谨慎做决定，并且个体化评估风险收益比。

一旦决定要植入装置，必须要考虑以下几点手术注意事项。右心室起搏导线应该放置于右心室心尖部位，而不能放置于室间隔部位，这样在不减少心脏输出量的情况下有效降低左心室流出道压力阶差。肥厚型心肌病患者的除颤阈值（defibrillation threshold，DFT）往往很高，为了优化除颤阈值，ICD 导线也要置于心尖部位，由于肌小梁和室间隔肥厚的原因，手术过程可能有难度。据报道，肥厚型心肌病患者植入适合的 ICD 的手术率逐年增加（从 3.3% 到 6.8%），这可能是由于一些倾向因素，如心搏骤停病史或持续性室性心律失常、男性、年轻及心房颤动病史。导线并发症更常见于肥厚型心肌病患者，因为肥厚型心肌病患者心肌收缩力更强，可以导致导线断裂。不合适的 ICD 治疗对年轻肥厚型心肌病患者尤其是个问题，因为这类患者心率更快，一般来说，心房颤动发生率会增加，导联断裂可能性增加，T 波感知过于敏感。单腔起搏器或者双腔 ICD 都能安全有效地治疗致命性的室性心律失常。但是，在检测阵发性室上性心动过速及防止过度治疗方面，尚不清楚双腔 ICD 是否比单腔 ICD 获益更多。

因此本章将讨论肥厚型心肌病患者 ICD 和起搏器植入适应证，这些治疗的临床应用，手术并发症、长期并发症、机械并发症及电生理并发症的风险。

二、肥厚型心肌病植入手术的特异性适应证

（一）起搏器

在肥厚型心肌病中，同步化的房室起搏器（atrioventricular pacing，AVP）主要用于以下三点适应证：①传导疾病；②心率支持；③减轻流出道梗阻或舒张功能障碍引起的症状。文中（表 20-1）总结了美国心脏病学会 2011 年发表的指南[1]。欧洲心脏病学会认为 AVP 对于减轻流出道梗阻引起的症状，以下情况都是 IIb (c) 类推荐级别：减轻左心室流出道压力阶差，促进 β 受体拮抗药或维拉帕米治疗左心室流出道压力阶差超过 50mmHg 的患者，窦性心律失常及药物难以控制而又有室间隔减容手术禁忌证，或者手术后房室传导阻滞高风险，或者有 ICD 植入指征[2]。

第一类包括传统指征，如与肥厚型心肌病无关的窦房结功能障碍及房室传导异常。一些如室间隔心肌切除术后及酒精室间隔消融术后等情况下，完全性传导阻滞的发生率会增高，尤其是那些年龄较大又有基础传导系统疾病的患者。在这种情况下，严重的传导阻滞是植入双腔起搏的手术指征。

表 20-1 肥厚型心肌病患者起搏器植入推荐

推荐级别	推荐内容	证据级别
I 类	无	
IIa 类	缓解已有双腔装置患者因左心室流出道梗阻引起的症状（非肥厚型心肌病的植入指征）	B
IIb 类	梗阻性肥厚型心肌病药物难以控制症状，次优选择为室间隔减容手术治疗	B
III 类	在症状不典型或药物控制良好的肥厚型心肌病患者中，起搏器植入不应该用来减少左心室流出道压力阶差	C
	起搏器植入不应该用于手术切除治疗患者减轻症状的一线治疗	B

引自 Gersh et al. [1]

第二大主要指征是为药物治疗提供心率支持（β 受体拮抗药、钙通道阻滞药或抗心律失常治疗）以治疗肥厚型心肌病相关症状。由于治疗肥厚型心肌病流出道梗阻的 β 受体拮抗药或者钙通道阻滞药剂量可能达到甚至超过常规使用的最大剂量，所以起搏器成为有创性操作，如酒精室间隔消融术或者心肌切除术术前用以作为心率支持治疗的重要指征，尤其是老年患者。

第三大指征也是最具争议的，即起搏器植入以改善肥厚型心肌病患者症状。从概念上讲，建议植入双腔起搏器以减少左心室流出道压力阶差及改善肥厚型心肌病患者梗阻引起的症状，主要通过以下不同机制：室间隔逆向运动[3, 4]，室间隔激活不同步[4-6]，对心肌灌注的影响[7]，增加左心室内径，负性变力作用[8]，左心室厚度降低[9]，减少二尖瓣收缩期前向运动及因此产生的二尖瓣反流[3, 4]。除此之外，优化房室传导延迟，典型的需要更短间期，但是每个患者都是不同的，可能提高心室充盈。这样可以通过增加左心室舒张末期容积及降低流出道梗阻压力阶差来提高心排血量。

双腔起搏器减轻流出道梗阻压力阶差经常让人印象深刻，但是观察到的不一致，而且变异极大，静息状态下压力阶差减少范围在 25%～72%。症状的改善在多个研究中被报道过，但是许多都是观察性研究，因此不能排除安慰剂效应（如没有心室起搏）和训练效应（植入 DDD 起搏器患者的早期症状改善）[3-6, 10, 11]。

M-PATHY 临床试验[11] 是一个里程碑式的随机双盲交叉研究，目的是探索梗阻性肥厚型心肌病患者植入起搏器后，其减轻左心室流出道压力阶差，降低最大氧耗量及症状改善情况。研究纳入了 48 个静息压力阶差超过 50mmHg 的有症状肥厚型心肌病患者，其中药物治疗难以控制的患者被随机分配到为期 3 个月的 DDD 起搏组和起搏备份（AAI-30）组，随后是 6 个月的非对照、非盲法起搏试验。研究发现，起搏与不起搏之间，症状和运动能力的客观、主观测量指标

（包括 NYHA 心功能分级、生活质量评分或最大氧耗量）没有明显差异。在 6 个月的非盲法起搏后，相较于基础水平，患者心功能分级及生活质量评分均显著提高，但是最大氧耗量并没有明显改变。大部分患者左心室流出道压力阶差下降高达 40%。在第 12 个月的时候，6 名（12%）患者表现出功能性容量提高，所有患者都是 65—75 岁年龄段。总体来说，本研究中左心室壁厚度在基础状态与 12 个月后没有表现出重塑。作者得出结论，虽然大部分患者左心室流出道压力阶差有轻微改善，但是起搏治疗不能作为梗阻性肥厚型心肌病患者的主要治疗方式。作者还注意到自认为症状改善的现象，这与随机对照研究的安慰剂效应非常一致。作者建议要谨慎解释更长期非对照的起搏时间，因为这些主观性发现并没有伴随心血管功能客观的改善。年龄超过 65 岁的亚组虽然人数很少，但是可能很重要，因为他们表现出临床反应，这意味着 DDD 起搏对老年人可能是一个治疗上的选择。虽然是亚组分析，但该研究提供了支持起搏器在老年患者使用的主要证据。因此，大部分机构和指南建议，一旦症状在最佳药物治疗的情况下难以控制，优先考虑有创性操作（如酒精室间隔消融或者手术切除），而不是起搏器治疗，尤其是对年轻或者中年患者而言。而对老年患者而言，根据他们手术风险评估，可以选择起搏治疗。

Qintar 等分析了平行组（安慰剂对照组）或者交叉设计的随机对照试验中左心室流出道压力阶差降低的效应，探索了在肥厚型心肌病药物难以控制症状或者药物不耐受的患者中进行起搏治疗的利弊[12]。在交叉试验中，活动性起搏是通过 DDD 起搏实现的。在非活动性起搏组，备用 AAI 一般设置为 30 次 / 分。儿童和成人都纳入了分析。主要结局是全因死亡率、运动耐量、症状改善（通过 NYHA 功能分级评估）及生活质量（通过广泛认可的量表评估）。次要临床结局是左心室流出道压力阶差、NYHA 功能评级、左心室厚度、最大氧耗量、起搏器植入相关的并发症及性

价比。截止到文章发表为止，只有五个研究符合入选标准，而且全部都是成年患者。评估全因死亡率、性价比、生活质量和最大氧耗量的数据还不够充足。报道这些数据的研究倾向于起搏器会改善症状和 NYHA 分级。但是考虑到患者数量较少及数据报道不一致，结果仍然模棱两可。在这些研究中，只有一个研究评估了运动耐量，似乎在起搏器组得到改善，但是并不明显。生活质量问卷的结果极其不同，不太可能进行解读。左心室厚度仅在一个研究中进行了评估，并且发现起搏治疗不能改变左心室厚度。在这个研究中，起搏治疗可以改善左心室流出道梗阻，与以前的研究一致，但是如上所述，这只是一个生理参数，并非临床结局。并发症似乎与预计数量一致。作者通过对数据进行回顾，总结出没有可靠证据可以支持或者否定肥厚型心肌病患者的起搏治疗[5, 10, 11, 13, 14]。

Cheng 等关注的是起搏治疗对 37 名梗阻性肥厚型心肌病患者结构的影响[9]。双腔起搏器植入后，患者随访了 4 年，尤其是对起搏器系统参数和心脏超声发现的随访，这些患者 98% 以上的时间都是起搏器起搏。他们发现与起搏器植入之前相比，室间隔厚度、左心室流出道峰速和最高压力阶差都显著降低，左心室流出道直径增加。其他参数如肺动脉收缩压及左心室射血分数没有明显改变。作者因此得出结论，双腔起搏器有益于改变心脏结构，而且作者认为他们的发现提示了肥厚型心肌病病理生理的改善。遗憾的是，这个研究有明显的缺陷，不能得出可信度高的结论。

Silva 等报道了 39 个不同手术指征的患者，包括有无左心室流出道梗阻及房室传导阻滞[15]。这些患者随访了 17 年，是目前发表的关于肥厚型心肌病植入起搏器随访时间最长的队列。值得注意的是，39 个患者中只有 13 个因为压力阶差相关的症状接受了起搏器植入。程序和刺激模式也不尽相同。作者发现症状和心功能级别改善仅发生于有梗阻的患者，他们得出结论，起搏治疗可能有益于药物治疗效果不好的肥厚型心肌病

患者，但是不能排除药物治疗与手术治疗联合使用能够改善临床结局。因此，本研究虽然报道了起搏器植入的长期随访，但是提供了有限的证据来支持起搏器治疗。

Lucon 和他的同事报道了 51 名肥厚型心肌病患者植入双腔起搏器和 ICD 对同步化房室起搏的晚期影响（11.5 年）[16]。41% 的患者因房内传导延迟进行了经冠状动脉窦的双房起搏。该研究排除了随后进行过外科心肌切除术的患者（有一个人起搏器植入多年之前进行了心肌切除术），因此该研究主要关注的是起搏的作用。22 名患者死亡（10 名是心源性死亡），2 名患者进行了心脏移植。同步化房室起搏之前，所有患者心功能分级都在 NYHA Ⅰ级以上，但是在 3 个月和 1～2 年后的最后一次随访中，有 36% 的患者心功能恢复至 NYHA Ⅰ级。另一方面，6% 的患者入组时是 NYHA Ⅳ级，但是随访过程中没有发现 NYHA Ⅳ级的患者。NYHA Ⅱ级（入组 41%，末次随访 57%）的患者增加了，但是 NYHA Ⅲ级（入组 53%，末次随访 7%）的患者减少了。有趣的是，左心室射血分数（入组 64%，末次随访 56%）、左心室流出道压力阶差（入组 79mmHg，末次随访 8mmHg）及二尖瓣收缩期前向运动发生率（入组 96%，末次随访 15%）都在随研究时程进展。而室间隔厚度并未改变。在一个纳入 82 人长达 18 年（中位时间 8.5 年）的房室同步化治疗中，Jurado Román 等报道了相似的结果，但是差异没有那么明显[17]。植入术后，96% 的患者 NYHA 心功能分级改变超过 Ⅰ级（83% 超过 Ⅱ级），末次随访的时候 NYHA 分级改变超过 Ⅰ级的比例略微下降到 89%（NYHA 分级改变超过 Ⅱ级的比例为 82%）。17 名死亡患者中有 4 名是心血管死亡，5 名患者因为药物不能控制症状需要进行心肌手术切除。虽然左心室流出道梗阻压力阶差在随访过程中有所下降，但是结果并没有 Lucon 等报道的结果更明显（入组 94.5mmHg，末次随访 35.9mmHg，），而且在本研究中，心功能改变没有明显差异。至于二尖瓣反流，严重程

度平均减轻 1.4 级。这些发现可以帮助解释一些有争议的结果，因为 M-PATHY 试验是一个 12 个月的临床试验，其中患者只有 6～9 个月的连续房室同步化治疗。

相比于其他有创性操作，房室同步化治疗有些欠缺，但是 Kreci 等报道了一个关于房室同步化治疗和酒精室间隔消融术的回顾性研究[18]，所有进行了房室同步化治疗的患者都被纳入（平均随访时间 101.2 个月），随访时间不超过 5 年的酒精室间隔消融术患者及因为酒精室间隔消融术并发症行房室同步化治疗的患者被排除。虽然有相似的左心室流出道压力阶差下降（房室同步化治疗 60.9mmHg，酒精室间隔消融 49.4mmHg），酒精室间隔消融术患者心功能分级有更明显的改善（酒精室间隔消融 1.13 vs. 房室同步化治疗 0.52）。虽然这些数据提示两者有相似的血流动力学效应，但是该研究是非随机对照研究，症状描述的客观性限制了结论的得出。

需要注意的是，Berruezo 等在小样本人群中报道了双心室起搏器患者可以结构发生有益改变，并且功能改善[19]。在这个实验性研究中，9 名患者成功植入双心室起搏器，其中 6 名患者采用最佳双心室起搏模式，2 名采用左心室起搏模式，只有一名患者采用右心室起搏模式。利用双心室起搏，心功能耐量和生活质量进行性提高，这些指标通过 NYHA 心功能分级下降、6 分钟步行实验距离增加及生活量表测量得以证明。作者还发现，相比其他起搏模式（左心室起搏和右心室起搏），左心室流出道压力阶差在双心室起搏器植入后通过进行性下降。压力阶差下降与左心室间隔纵向峰及后壁峰消失有关。作者认为这些发现可能是因为收缩期二尖瓣前向运动减少，从而导致二尖瓣反流进行性减少。该研究的另一新发现是左心室逆向重构（进行性左心室质量下降），主要见于双心室起搏的室间隔。虽然该研究是个小样本试验研究，其发现却非常激进，需要进一步研究。在接下来的研究中，Berruezo 等报道了 21 名患者自我传导的影响（表现为起搏

波和 QRS 波融合）[20]。在该研究的回顾阶段，作者回顾了初次纳入的 12 名接受双心室起搏的患者，发现了 7 名患者存在融合。该研究为左心室流出道压力阶差长期大于 50mmHg 的患者及长期心功能大于 II 级的患者提供了房室结消融手术（3 名），其中一名患者拒绝。这两名患者纳入了该研究的前瞻性阶段，与另外 9 名患者（6 名患者因融合行房室结消融）一起进行评估。需要注意的是，存在融合的患者左心室流出道压力阶差在房室结消融之后才出现明显改变。在该队列中，同样观察到左心室流出道压力阶差改变和心功能分级的现象。但是，考虑到关于长期起搏治疗广泛深入的研究发现，双心室起搏器在肥厚型心肌病患者的长期使用中受限，还不能得出确定性的推荐，因此还需要更多更大规模的随机对照实验。值得注意的是，在那些有心脏在同步化治疗标准指征的肥厚型心肌病患者（左心室传导阻滞、射血分数低及 NYHA II 级慢性心功能不全）中，有一小部分研究提示这部分人受益不明显[21]。

Knyshov 等认为肥厚型心肌病的发病有三大机制：心肌肥厚，空间激活和收缩的电机械紊乱，以及二尖瓣瓣膜和腱索装置的病理改变。基于此，他们提出了不同的治疗策略[22]。在一个回顾性研究中，他们把患者分为三个治疗组，并特别针对 91 名梗阻性肥厚型心肌病患者。该研究证实，在这些药物治疗难以控制症状的患者中，心肌切除术、酒精室间隔消融术和双腔 DDD 起搏器植入术在减轻左心室流出道压力阶差方面效果相同，每种治疗方式提高功能耐力的客观指标相似。但是，心肌切除是提高心功能的最有效治疗方式。

他们因此得出结论，在患者身上看到的因为起搏器植入的阳性效果是由于手术之前临时 DDD 起搏的刺激。他们提出一个假设：左心室流出道峰值压力阶差和二尖瓣反流都依赖于左心室顺序激活和 DDD 起搏模式提前激活左心室的效果。并且他们证实了以上假设。基于此，他们提出起搏器植入使梗阻性肥厚型心肌病患者获益的

机制如下：遗传因素导致心肌纤维和心肌细胞源头上的异常，室间隔基底段发生肥厚，导致左心室流出道狭窄，以及改变了左心室顺序激活。这些电信号延迟发生在左心室心尖和与二尖瓣前叶相连的乳头肌。作者认为这样导致了乳头肌功能障碍和收缩期二尖瓣前叶前向运动，加重了左心室流出道压力阶差的产生并导致二尖瓣反流。这些变化反过来加重了心肌细胞的工作负荷并触发了继发肥厚，从而形成恶性循环。作者还报道了相关证据：左心室心尖部位提前激活导致乳头肌激活，可以减轻二尖瓣反流和左心室流出道压力阶差。因此，他们认为在疾病的早期阶段，DDD 起搏在选择的患者中是有效的。他们还采取了与以上相同的策略对左心室流出道梗阻的肥厚型心肌病患者进行酒精室间隔消融，这些患者没有明确的空间性激活和收缩的电机械异常，也没有二尖瓣病理改变。室间隔心肌切除术用于有左心室流出道压力阶差和二尖瓣明显病变的患者。

通过使用这种治疗策略，他们根据临时起搏器评估的结果，提出了几个双腔起搏器在肥厚型心肌病患者中应用的指征。其中主要指征包括：左心室流出道压力阶差下降至少 30%，残留压力阶差小于 50mmHg，以及存在酒精室间隔消融和外科手术的禁忌证（相对禁忌或者绝对禁忌）。作者针对他们的发现对该研究和治疗策略提了几点重要的局限性，包括某些亚组样本量太小，缺少随机及选择偏倚。但是，基于对每个患者血流动力学紊乱的评估和对病理机制的理解选择不同的治疗策略，也许可以更清楚地识别哪些患者可以从双腔起搏治疗中收益。

前文提到过，M-PATHY 研究[11] 发现了一组年龄 60—65 岁的患者，他们在症状改善方面可以获得特定的收益。除此之外，该组患者有一种不是很理想的进行室间隔减容治疗的倾向[11, 23]。该结果与最近的一个研究一致。该研究结果提示那些心功能较差（NYHA Ⅲ～Ⅳ级）及静息状态下左心室流出道压力阶差显著增高（＞ 50mmHg）的老年患者（平均年龄 62 岁）在

起搏器植入后长达 10 年的随访中，左心室流出道压力阶差持续降低，NYHA 分级的心功能相关症状持续减轻。但是该研究是单中心研究，仅有 50 名患者，而且没有随机，也没有使用交叉设计或者安慰剂起搏的流程（所有患者都是心室起搏）。

总体而言，支持起搏器可以改善症状的数据都有缺陷，建议起搏治疗应该作为药物难以控制症状而又不打算进行心肌减容手术的患者的备选方案。特别需要指出的是，DDD 起搏对以下患者帮助不大：非梗阻性肥厚型心肌病患者，没有症状或者药物控制良好的患者，或者打算进行心肌减容手术治疗的患者[5, 10, 11, 24]。但是对那些因其他手术指征已经植入起搏器的肥厚型心肌病患者，可以合理考虑采用双腔起搏[11]。

另外一个制约 DDD 起搏（如右心室起搏）应用的因素是右心室起搏可以导致充血性心力衰竭和心房颤动风险增加。至于该结果在肥厚型心肌病患者中是否同样适用，目前还不清楚[25]。起搏不应该用于减少死亡风险或者改变疾病的自然进程，因为目前还没有证据支持[3, 11, 12]。文中（表 20-1）总结了美国心脏病学会 2011 年发布的指南[1]。重要的是，里面还没有对心功能 Ⅰ 级的肥厚型心肌病患者使用起搏器的手术指征，而心脏病学会总共提出了起搏治疗的 5 个手术指征，其中两个是心功能 Ⅲ 级，并且认为对肥厚型心肌病没有益处。

最后，在决定关于起搏器植入的合理性时，有必要识别和回顾肥厚型心肌病血流动力学的复杂内在联系、起搏器特定程序（本章后续讨论）及导线位置的影响。为了决定起搏器植入是否能够使患者获益，有必要彻底理解所有这些因素。由于现在治疗的多样性，应该针对每位患者的情况进行个体化治疗。

（二）除颤器

一部分肥厚型心肌病患者心脏性猝死的风险增加[26-29]，可能与患者症状的严重程度和运动不耐受无关，甚至有些无症状患者也会有很高的心

脏性猝死风险。因此推荐所有肥厚型心肌病患者进行猝死风险的筛选[1]，因为 ICD 对预防肥厚型心肌病患者心脏性猝死非常有效[28]。过去，有专家推荐所有肥厚型心肌病患者都要植入 ICD。但是这种广泛的推荐非常具有争议，不管是先前或者现在的美国心脏病学会指南都不支持这种推荐，尤其是考虑到现有的心脏性猝死风险分级策略发现，不是所有肥厚型心肌病患者都有猝死风险，并发症发生率很高[30, 31]，而且心脏性猝死风险在整个肥厚型心肌病人群仅有轻微的增加[32]。在我们的肥厚型心肌病中心，严格遵守指南的情况下，大约每 3 个人中有 1 个是有 ICD 植入手术指征的。

最近报道了一个相对较大的队列，继续强调与患者植入 ICD 选择相关的重要问题[33]，尤其是那些与不合适的放电及重要并发症相关的问题。因此，现在仍然有需要重视建立 ICD 植入的患者选择算法和准确的 ICD 程序方法以确保建立合适的 ICD 植入标准。这些问题在儿童肥厚型心肌病患者中尤为困难，因为植入手术难度更大、不合适的放电和手术并发症更多及与之相关的心理问题，尤其是当随着是时间病情恶化的时候[34]。

左心室射血分数减低和充血性心力衰竭的肥厚型心肌病患者难以进行风险划分。首先，发展为肥厚型心肌病的病因不清楚，也可能是多种因素。肥厚型心肌病患者左心室射血分数下降可能与没有肥厚型心肌病患者的一般病理进展有关，如冠心病。除此之外，肥厚型心肌病特异性的疾病进程，如左心室流出道梗阻或者心肌异常，可能是由于收缩力量降低导致的，如终末期或耗竭期肥厚型心肌病。关于心脏性猝死一级预防的临床试验纳入的都是冠心病患者和其他心肌病患者，并不包括肥厚型心肌病患者。因此难以将这些研究的结论外推到肥厚型心肌病。因此，我们用 ICD 治疗肥厚型心肌病时，遵循的是非肥厚型心肌病的标准，在没有确定或者可比的数据前提下，我们只能认为肥厚型心肌病与其他疾病心脏性猝死的风险相似。总而言之，根据其他疾病

导致射血分数降低的心力衰竭现有的有效治疗策略，在左心室射血分数降低的肥厚型心肌病患者中，同样采用这些治疗手段来预防心脏性猝死是合理的，包括 ICD 植入治疗。重要的是，一些专家推荐射血分数小于 50%（提示有收缩功能障碍）的患者植入 ICD，因为肥厚型心肌病患者通常是收缩亢奋的，而其他人采用的是一般人群的标准：30%～50%。因此，有必要进行更多关于该策略微调的研究。

文中（表 20-2）总结了美国心脏病学会 2011 年发表的指南[1]。虽然制定了这些正式的指南，但是大部分特定的推荐都是基于专家共识而不是临床试验。因此，在植入手术之前，考虑长期植入 ICD 相关的并发症风险尤其重要。

最近欧洲心脏病学会推荐使用 5 年风险评估工具（肥厚型心肌病猝死风险模型）对植入 ICD 进行评估[2]。如果 5 年风险≥ 6%，应该考虑植入 ICD，如果介于 4%～6%，可以考虑植入 ICD，如果< 4%，一般不考虑植入 ICD。

关于这个人群的临床结局，还没有随机对照实验证实 ICD 对降低死亡率有利。在一些显示 ICD 有利的研究，他们用的是合适的 ICD 放电作为心脏性猝死的替代终点，没有控制装置参数和其他变量，限制了临床应用价值[27, 33, 35-37]。众所周知，大约一半的放电并不会导致死亡，因此该替代事件虽然有一定帮助，但是并不完全准确。Germano 等用与前面一致的临床结局分析了 7 个主要的 ICD 临床试验，把患者随机分配到 ICD 治疗组和药物治疗组[35]。7 个临床试验中，有 6 个显示合适的 ICD 治疗等于或者超过治疗组的全因死亡率。在把死亡作为临床终点的研究中，合适的 ICD 治疗组是对照组猝死风险发生率的 1/2～1/3。作者提出，根据已经完成的非随机对照临床试验的解读来看，合适的 ICD 放电不能等同于心脏性猝死。而且他们观察到，合适的治疗和有效的放电不能为 ICD 优于替代治疗策略提供证据，因为并非所有心室颤动或者室性心动过速都会导致心脏性猝死。

表 20-2　肥厚型心肌病患者 ICD 植入推荐

推荐级别	推荐内容	证据级别
I 类	植入 ICD 时应该与患者讨论关于手术的证据强度、获益及风险，使其充分知情，从而积极参与决定，以及应用个体化医疗评估	C
	既往心搏骤停、心室颤动或者导致严重血流动力学障碍的室性心动过速病史的肥厚型心肌病患者	B
II a 类	一级亲属可能死于肥厚型心肌病导致的心脏性猝死	C
	左心室壁厚度最厚部位超过 30mm	C
	最近一次或多次不明原因的晕厥发作	C
	在有其他心脏性猝死风险或修饰因素的情况下，发作非持续性室性心动过速（尤其是年龄小于 30 岁）	C
	在有其他心脏性猝死风险 a 或修饰因素 b 的情况下，运动时异常血压反应	C
	高风险儿童肥厚型心肌病，根据不明原因晕厥、左心室弥漫增厚或心脏性猝死家族史，考虑长期植入 ICD 相对较高的并发症发生风险	C
II b 类	没有其他心脏性猝死风险或修饰因素的情况下，发作非持续性室性心动过速	C
	没有其他心脏性猝死风险或修饰因素的情况下，运动时异常血压反应，尤其是有明显流出道梗阻	C
III 类	在没有猝死风险增加的肥厚型心肌病患者中使用常规策略	C
	允许肥厚型心肌病患者参加竞技类项目的策略	C
	没有临床表现的肥厚型心肌病患者通过基因检测发现携带肥厚型心肌病突变	C

引自 Gersh et al. [1]
a. 已建立的危险因素：持续性心室颤动 / 扑动、个人史、心脏性猝死家族史、晕厥史、非持续性室性心动过速、左心室壁厚度 ≥ 30mm、运动血压反应异常
b. 潜在心脏性猝死危险修饰因素：静息左心室流出道压力阶差 ≥ 30mmHg、心血管磁共振成像晚期增强、动脉瘤、基因突变

Maron 等进行了一项关于肥厚型心肌病患者植入 ICD 的回顾性分析 [27]。作者报道了合适 ICD 的治疗与心脏性猝死风险降低有关的比例为 23%。由于这是一个回顾性研究，没有对设备的检测和治疗参数，影响了对合适 ICD 治疗比例的评估。这是一个可能对 ICD 植入收益过分夸大的例子，因为似乎并非所有 ICD 治疗本来都会导致心脏性猝死。虽然 ICD 治疗获益的程度被夸大，但是不能忽视 ICD 治疗对高危肥厚型心肌病患者的心室颤动、室性心动过速发生率及有效终止起到的作用。

（三）手术过程考量和装置并发症

一旦做出植入 ICD 的决定，多种手术细节需要考虑。右心室起搏导线应放置在右心室远段心尖部位，而不是放在室间隔上。右心室起搏已显示可降低左心室流出道压力阶差而不影响心排血量，而右心室间隔起搏则不是如此 [38]。至少一项小型研究的初步数据表明，双心室起搏可能会提供更大的左心室流出道压力阶差降低，这意味着左心室流出道压力阶差降低的机制很复杂，并且不仅基于如上所述的心室预激原理 [39]。

ICD 导线也放置在右心室心尖部位，以优化起搏和除颤阈值（defibrillation threshold，DFT）。由于小梁增加和室间隔隆起，通常会阻塞右心室和左心室，因此在肥厚型心肌病中，心尖部位的放置通常更具挑战性。心尖部位的放置很重要，因为已显示肥厚型心肌病患者具有更高的 DFT，通常随着左心室壁厚度的增加而增加 [40]。因此，在放置引线时应充分考虑植入物的 DFT 测试。

据报道，与器械相关的并发症（不包括 ICD 治疗）在患者随访较长时间（长达 4 年）的范围内为 15%～40%。最常见的并发症包括导线故障或需要翻修的移位及系统感染。导线问题在肥厚

型心肌病患者中更常见，因为该组中高动力性心脏肌肉收缩更强，容易导致导线断裂。肥厚型心肌病患者通常也比其他植入 ICD 的患者年轻，这些患者的肌肉发达，而且他们的身体活动通常比老年患者更为活跃，这可能是导致 ICD 部位不适的原因。这些因素也导致导线断裂。文中（图 20-1）显示了 ICD 导线断裂的各种临床表现。图中显示的是"噪声"和阻抗变化的示例，这都是 ICD 导线断裂的典型发现。气胸或心脏压塞的严重手术并发症也已有报道，但相对较少。由于患者临床状况的差异和报道方法的差异，有关严重并发症的数据不一致[41-43]。

由于肥厚型心肌病患者年龄小（心率更快），心房颤动的发生率增加，导线断裂的发生率增加，以及 T 波感应过度（T-wave over sensing，TWO），因此不适当的 ICD 治疗是肥厚型心肌病患者的一个特殊问题。这些问题将在本章后面详细讨论。

是否在肥厚型心肌病中植入单腔或双腔 ICD 的决定将取决于临床因素，如年龄、起搏适应证、室上性心律失常和医生的选择。直觉表明，年轻患者和无起搏指征的患者最有可能受益于单腔起搏设备，以最大限度地减少与导线相关的额外并发症，而那些先前具有阵发性室上性心动过速或心房颤动和起搏适应证的患者将从双腔设备受益，实现房室同步性，潜在地降低流出道梗阻压力阶差，并改善室上性心动过速 / 室性心动过速的分辨力。双腔室还可以更好地监视后续事件，包括心房颤动的频率。对于没有心房起搏要求的患者，最近已引入单导线心房感应（VDD）ICD 系统[44]。

但是，如预期的那样，在不超过 30 岁的患者中，双腔室设备尚未表现出明显的心律失常鉴别优势[45]。通过对接受 ICD 的患者进行的国家心血管数据注册中心（NCDR）的分析，可以为单腔室设备提供进一步的支持，以对无起搏器植入指征的患者进行一级预防。这些数据表明，使用双腔设备其设备相关并发症的风险更高[46, 47]，院内死亡率增加[46]，以及 1 年死亡率和住院率的结果也是相似的[47]。但是，这些数据并非来自随机对照试验，并非肥厚型心肌病独有，无法消除影响死亡率和发病率的各种临床变量的选择偏倚。NCDR 也未对此心律失常进行评估。一项小型的随机试验显示，双腔功能比单腔功能产生的临床不良事件少[48]。

已显示双腔和单腔设备对于检测和治疗危及生命的室性快速性心律失常是安全有效的[49]。但是，在检测室上性心动过速和随后预防不当疗法方面，双腔设备比单腔设备更具优势[49-51]。在一项研究中，双腔 ICD 允许更好的心律分类，但是所应用的检测算法在避免室上性心动过速不适当的治疗方面没有优势。这是由于算法本身的不足和心房感应错误[49]。尽管如此，通过双腔室检测可能会增强对心律失常事件的医生的回顾性判断，并有助于进行程序设计以防止将来发生不适当的发作。

设备选择中的重要考虑因素是，典型的 ICD 患者患有缺血性或非缺血性心肌病（左室射血分数降低），但是典型的肥厚型心肌病患者左室射血分数保留。这很重要，因为双腔设备通常会增加右心室起搏，这在左室射血分数低的心肌病中比肥厚型心肌病更不常见。这使得发病率和死亡率分析及这两组之间的比较非常困难。

最近，已经开发了不需要血管内硬件的皮下 ICD。重要的是要注意，尽管该设备可以短暂地提供休克后心室起搏，但不能使用抗心动过速起搏或心动过缓起搏。许多人认为肥厚型心肌病人群是此设备的理想选择，因为患者年龄更小，并且心室颤动的发生率高于室性心动过速，而室性心动过速对抗心动过速起搏没有反应。但是，应该考虑到，对于目前的皮下 ICD 检测算法，肥厚型心肌病患者可能会有 TWO 的问题。已经开发了一种筛查算法来识别该设备植入的候选者，但是最近的数据表明，应该在休息和运动期间进行筛查，因为很大一部分患者会因劳累而无法筛查[52]。

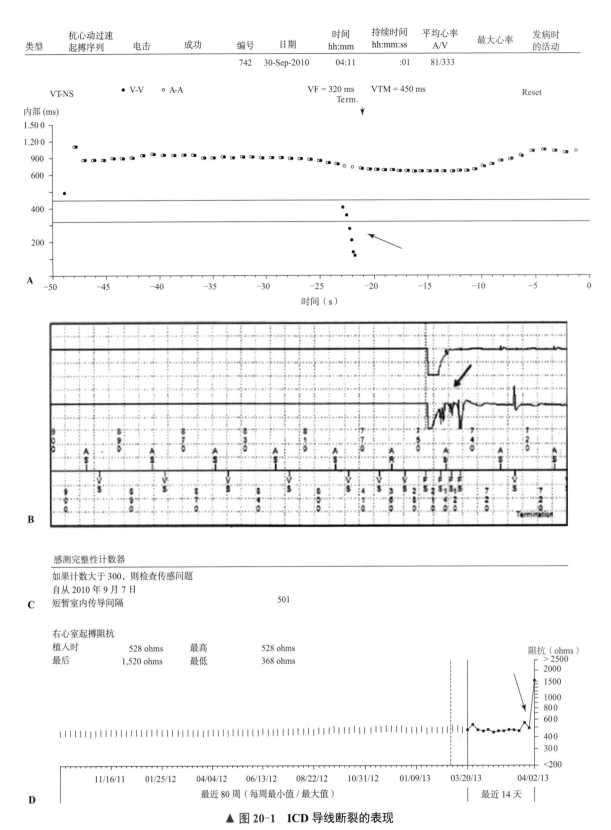

类型	抗心动过速起搏序列	电击	成功	编号	日期	时间 hh:mm	持续时间 hh:mm:ss	平均心率 A/V	最大心率	发病时的活动
				742	30-Sep-2010	04:11	:01	81/333		

▲ 图 20-1　ICD 导线断裂的表现

该图显示了 ICD 导线断裂的各种表型 A 和 B. 面板（A）描绘了代表 ICD 通道上 "噪声" 的伪影，该伪影由外围较短的 V-V 间隔（红箭）显示，而 A-A 间隔不变。这在面板（B）中得到了确认，其中 "噪声" 很明显而心室颤动不明显（红箭）。C. 面板显示了感测完整性计数器，该计数器跟踪非生理上较短的 V-V 间隔，显示 "噪音"。当检测到这些发作次数 > 300 次（假设常规 3 个月 ICD 询问）时，应强烈考虑导线断裂。在本例中，记录了 501 次发作。D. 面板展示了另一个与导线断裂相关的典型发现，即导线阻抗的变化。图中（红箭）证明了导线阻抗快速上升，这与 ICD 导线的导体断裂一致

（四）设备监控

对于 ICD，起搏器讯问的建议分别是每3～12 个月 1 次和每 3～6 个月 1 次。在这些询问期间，通常记录的信息包括电池寿命、系统完整性和功能、检测到的心律不齐发作次数及设备疗法。亲自或通过远程监控进行询问也是可以接受的方法。确切的监测间隔应基于患者的个体因素，如植入指征和临床状况。对于肥厚型心肌病患者，除这些建议外，没有提出其他建议[53]。

每年报道的适当 ICD 治疗率为 3.3%～6.8%。被确定为可预测肥厚型心肌病患者适当 ICD 治疗的因素包括非持续性室速、既往心搏骤停或持续性室性心律不齐的病史、男性、年轻（通常定义为患者年龄＜ 30 岁）和心房颤动的病史[41-43, 54, 55]。

据报道，不适当的 ICD 治疗率每年为 3.7%～6.9%。大多数不合适的疗法是心房颤动和窦性心动过速相关的快速心室率的结果。其他常见原因是导线失效 / 断裂和 TWO 产生的导线噪声。考虑到这些患者中较大的 T 波频率增加，在肥厚型心肌病患者中通常会出现 TWO 现象。这些 T 波被错误地解释为其他 R 波，将窦性心律人工分类为心室律[41-43, 54, 55]。文中（图 20-2）显示了一个肥厚型心肌病患者在例行询问中有 TWO。传统上，这是通过降低最大 R 波灵敏度来管理的。但是，鉴于 ICD 的灵敏度标准可变，以适应起搏和去颤动的 R 波检测，这种调整可能会导致无法检测到未来心室颤动的潜在风险。一些 ICD 制造商拥有专有的算法来防止这种现象。这些算法的完整描述超出了本文的范围。但是，必须在更改心室颤动检测参数后对患者进行除颤测试，以确保正确检测和有效治疗心室颤动。

当添加可以提高除颤阈值的抗心律失常药物（如胺碘酮）时，也应进行除颤阈值测试，应在服用足够负荷剂量的抗心律不齐药物后进行。当发生任何心脏结构变化（如左心室肥大加重、左心室射血分数变化、心肌梗死及可能进行了心肌

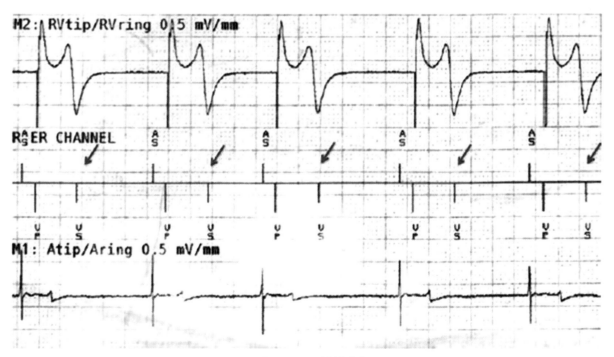

▲ 图 20-2　T 波过感应

此图描绘了一种称为 T 波过感应的现象。由于 T 波幅度大，T 波被不恰当地感知为另一个 R 波（QRS 复合波），这种现象在大范围肥厚的患者中常见（箭），可能导致重复计数（同时计算 R 波和 T 波），这是由于错误地感知到高心室率而导致的 ICD 治疗不当

切除术和酒精室间隔消融术后）时，也应考虑进行除颤测试，具体取决于间隔损伤的程度。

ICD 治疗的比例（适当和不适当）受众多变量影响，包括正在研究的肥厚型心肌病亚群、使用的设备类型（单腔或双腔）、室上性心动过速鉴别器的使用及 ICD 的程序检测和治疗参数。因此，仔细注意 ICD 程序参数可以帮助避免不必要的 ICD 治疗（见下文）。

当代起搏器和 ICD 已扩展了记忆和诊断功能。这些诊断已成为在床旁和通过远程监控进行设备询问的常规部分，对于亚临床心律失常的检测及对设备和导线故障发出警报或疗法非常重要。远程监控无疑不仅使患者便利（减少上门服务），也使患者受益，而且不仅降低了 ICD 手术患者，而且降低了 PPM 手术患者的死亡率[53]。观察到亚临床心房颤动和心房扑动的现象是很常见的。这种检测能力很重要，因为它可以识别出将来发生血栓栓塞事件的风险增加的患者，因此应该促使临床医生对心率 / 心律控制和抗凝治疗进行讨论。来自 TRENDS 研究的数据[56] 表明，血栓栓塞风险是心房颤动负荷的定量功能。在过去 30 天内，心房颤动负荷 ≥ 5.5h 可以使血栓栓塞风险增加 1 倍。同样，ASSERT 试验[57] 显示，在 65 岁以上的高血压患者中，在起搏器和 ICD 上检测到亚临床心房性快速性心律失常（心率 > 190 次 / 分，持续 6min 以上），并且无心房颤动史，缺血性脑卒中或全身性栓塞的风险增加 2.5 倍。需要更多的研究来更精确地研究有或无设备植入患者的脑卒中风险与心房颤动负荷之间的关系。心房颤动监测的另一个好处是鉴别无心房颤动患者，在一段时间内可以停止抗凝治疗。这种策略是有争议的，可能导致脑卒中的风险增加，但在某些临床情况下可能会有所帮助[58]。

尽管数据有限，但在肥厚型心肌病患者中已使用专有算法确定胸腔阻抗来评估体液状态（即充血性心力衰竭）。在我们的中心，我们将此测量作为辅助工具来管理肥厚型心肌病和充血性心力衰竭患者。文中（图 20-3）显示了患有充血性心力衰竭和肥厚型心肌病的患者，其中积液指数的升高先于充血性心力衰竭的临床体征出现。利尿疗法改善了患者的症状，并导致体液积聚指数降低[59]。需要注意几个月后胸腔阻抗的变化随临床状况和利尿情况而变化。

三、设备程序设置

（一）起搏器程序设置

肥厚型心肌病中的起搏器程序取决于起搏手术指征。如果植入起搏器是为了治疗窦房结功能障碍、房室传导阻滞，或为了优化药物治疗以控制症状（传统适应证），则对起搏器进行相应程序设置。对于放置有起搏器以治疗有症状的左心室流出道梗阻的患者或需要缓解症状的患者，通常使用短暂的房室延迟来确保在休息和运动状态下完全捕获心室并优化心室充盈。在大多数情况下，最佳房室延迟被确定为导致完全心室预激（即心室起搏）的最长房室间隔。这种房室延迟通常会导致收缩和舒张功能的恶化，但程度要低于最短的房室间隔起搏[60]。另外，当需要双腔起搏时，应使用速率自适应房室延迟器以确保使用右心室起搏。

与非肥厚型心肌病患者一样，基线窦性心动过缓的患者应考虑速率反应，无论是由于窦房结功能障碍和（或）药物治疗。植入设备后，应通过设备直方图和速率响应模式评估心率变异性，并应相应地设置程序。

（二）ICD 程序设置

如前所述，不适当的放电是肥厚型心肌病中的一个特殊问题。应仔细对 ICD 进行程序设置来避免这些放电。一种方法是使用较高的检测间隔。幸运的是，这通常可以安全地完成，因为缓慢的单形室性心动过速在肥厚型心肌病中较罕见，从而允许更高的程序检测率，而不会忽略较

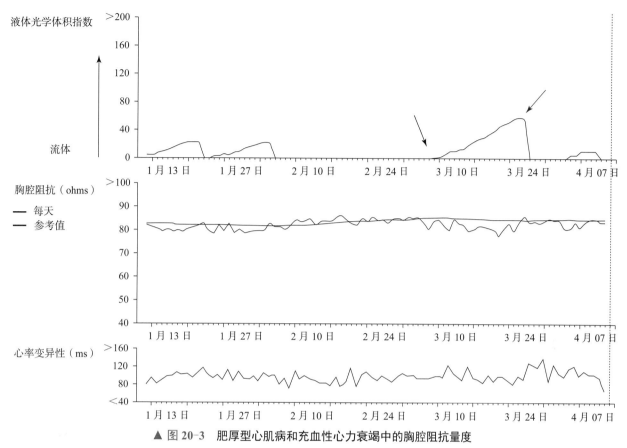

▲ 图 20-3　肥厚型心肌病和充血性心力衰竭中的胸腔阻抗量度

该图显示了数月来观察到的肥厚型心肌病和充血性心力衰竭患者的胸腔阻抗变化。积液蓄积期（流体指数增加）的开始（蓝箭），表现为阻抗下降。利尿药治疗开始和积液水平恢复至基线（红箭）。注意，流体指数与胸腔阻抗成反比，即胸腔阻抗的减小对应积液的增加

慢的室性心动过速[28]。另一种方法是延长检测间隔。最近的几项研究表明，这是防止不适当的放电而不增加死亡或晕厥风险的成功方法[61-63]。使用抗心动过速起搏已被证明是治疗肥厚型心肌病的一种安全有效的策略[64]。然而，由于大多数室性心律失常是心室颤动或室性心律失常或多形性室性心动过速[28]，因此一般认为这不是用于治疗肥厚型心肌病的主要策略。多种其他专有算法可用来辅助鉴别室性心动过速和阵发性室上性心动过速，以及防止 TWO，一般来说应该采用。这些内容的讨论不在本文讨论范围之内。

在大多数一级预防试验中，治疗区通常将心室率确定为 188 次 / 分，这是第一个心室颤动（或室性心动过速）检测区[65]。然而，最近通过 ICD 程序设计减少不适当治疗和死亡率的试验（MADIT-RIT）显示，采用更保守的程序设置可以降低死亡率，从而可以在治疗前延长 VT 持续时间，或者仅对 > 200 次 / 分的心律失常进行程序设置治疗[66]。程序设置显然会因具体的临床情况和其他因素（如患者年龄）而异。

（三）设备故障和召回

自 20 世纪 90 年代以来，起搏器脉冲发生器和导线性能一直很好，并且有所改善。但是，ICD 系统故障已成为人们日益关注的领域。尽管 ICD 脉冲发生器功能非常出色并且故障率非常低，但是随着近期召回事件的出现，高压电容 ICD 引线故障率已成为一个问题。一般而言，ICD 导联每年以 0.5%～1% 的比例出现问题。然而，尽管已证明在肥厚型心肌病患者中安全有效，但在较活跃的年轻肥厚型心肌病患者群体中，IC 导联失败率更高（1.4%）。这些失败似乎

更多是由于错误的导线设计而不是患者特征造成的。然而，作为诱发这些缺陷的潜在因素，不能排除心脏收缩力量过强和运动的影响[67-72]。

管理设备系统的故障、咨询和召回是复杂的问题，在很大程度上不在本章范围之内。但是，有一些针对肥厚型心肌病患者的重要注意事项。首先，这是一群年轻的患者，可能需要数十年的设备治疗。考虑到他们接受这种治疗的时间增加，他们的强劲左心室收缩功能和身体活动增加，几乎可以肯定他们在某个时候会出现系统问题。在设备植入之前应与患者讨论这些问题。在这些患者中，与设备植入相关的所有问题的沟通尤为重要。

临床精粹

- 起搏器常用于肥厚型心肌病，通常用于传统适应证，而不是因为肥厚型心肌病的存在，而且还可以进行足够的药物治疗以控制症状。使用起搏器进行症状控制不能使患者受益，但可能在老年患者中起作用。
- 在肥厚型心肌病患者中，对于起搏和除颤应用，心尖部位导线的放置必不可少，并且还应确保导线与将来的酒精室间隔消融位置距离很远。
- 肥厚型心肌病人群的除颤阈值通常较高，必须注意确保正确程序设置。
- 必须注意植入时的 T 波，因为在这些患者中 TWO 可能是一个重要问题。
- ICD 患者的选择很重要。大多数患者即使有明确的适应证，也永远不会接受 ICD 治疗。并发症（包括不适当的治疗方法、系统故障和其他问题）在该人群中通常更高，并且可能会严重影响受益风险分析。因此，应在植入设备之前对患者进行相应的咨询。

本章测试

1. 一名 35 岁无症状的 HCM 患者，室间隔厚度为 20mm，在门诊监护仪上发现连续 5 次 NSVT。他没有其他突然死亡的危险因素。最好的治疗方针是（ ）

A. 植入双腔 ICD

B. 植入单腔 ICD

C. 电生理学研究

D. 心脏磁共振

答案：D。该患者不符合 ICD 适应证，但危险因素可能在临界情况下有所帮助。心脏 MRI 可以帮助量化 LGE/ 瘢痕负担，并更准确地评估最大室壁厚度。目前尚无肥厚型心肌病患者电生理学研究的确切指征。

2. 对一名 56 岁劳力性呼吸困难的女性进行评估。超声心动图显示 HCM 的室间隔厚度为 25mm，LVOT 压力阶差为 100mmHg。没有心脏性猝死的已知危险因素。静息心电图显示 PR 间期为 300ms，QRS 波较窄。您应该建议（ ）

A. 每天服用 25mg 琥珀酸美托洛尔

B. 放置事件监测仪 2 周

C. 考虑室间隔心肌切除术

D. 植入双腔起搏器

答案：B。HCM 监测仪用于评估传导疾病和心脏，用于 NSVT 或 AF 的常规监测，可能有助于确定该患者房室传导延长是否可以服用美托洛尔。室间隔心肌切除术可能是必要的，但仅在尝试药物治疗或出现严重症状后才可进行，本例中尚未阐明。

3. 当 HCM 患者接受 ICD 植入时，最佳的心室导联位置是（ ）

A. RV 心尖

B. RV 心尖和外侧冠状静脉分支

C. RV 室间隔

D. RV 流出道

答案：A。心尖导线最适合缓解 LVOT 梗阻（当考虑用于该边界指征时），并且还可以避免酒精室间隔消融术功能不良。

4. 当考虑为 HCM 患者进行皮下 ICD 植入术时，禁忌证是（　　）

　　A. 心电图上的大 T 波

　　B. 运动引起的 Mobitz Ⅱ AV 阻滞

　　C. 心房颤动病史

　　D. 无症状 LVOTO

答案：B。由于这些设备的后备起搏是一个问题，因此 AV 阻滞是禁忌证。

5. 在运动过程中，T 波过度感应可以通过 UCD 植入时的 T 波振幅来预测。这是（　　）

　　A. 正确

　　B. 错误

答案：B。这是错误的，需要对 TWO 进行更深入的评估和管理。

6. HCM 心室起搏的 Ⅰ 类适应证是（　　）

　　A. 有症状的二度 Ⅰ 型房室传导阻滞

　　B. 药物难以控制症状的 LVOT

　　C. 酒精室间隔消融术后的 RBBB

　　D. 室间隔心肌切除术后的 LBBB

答案：A。AV 阻滞是 Ⅰ 类适应证，因为 HCM 患者由于其明显的舒张功能障碍而需要 AV 传导来维持心房的强力收缩。束支传导阻滞不是适应证，根据 M-PATHY 试验，不再认为缓解流出道梗阻是合理的适应证。

7. 与没有心尖异常的患者相比，具有心尖异常的 HCM 患者受益于抗心动过速起搏可能（　　）

　　A. 更多

　　B. 更少

答案：A。心尖异常与瘢痕和室性心动过速相关。

8. ICD 植入的 Ⅲ 类适应证可能是（　　）

　　A. 一名 29 岁的女性在门诊监测中出现了 3 次 10～20 节拍的 NSVT

　　B. 一名 40 岁的男性，心尖肥厚型心肌病，最大室壁厚度为 31mm

　　C. 一个 16 岁的男孩，有猝死家族史，父亲肥厚型心肌病。他在基因检测上与父亲具有相同的突变，但他的 MRI 检查结果显示没有肥厚型心肌病

答案：C。该男孩携带肥厚型心肌病致病基因突变，但表型为阴性。目前，ICD 不适用于基因型阳性表型阴性的患者。尽管单独的短暂 NSVT 发作被认为是 Ⅱb 类，MWT ＞ 30 是 ICD 的指征，复发性快速 NSVT 也是 ICD 的指征。

9. 随机对照试验已证明，ICD 对具有高风险特征的 HCM 患者有益，这是（　　）

　　A. 错误的

　　B. 正确的

答案：A。在 HCM 中没有 ICD 的随机对照试验。所有数据均基于观察经验。

10. 1 名 HCM 的中年女性，室间隔厚度为 15mm，在 19 岁时献血后发作晕厥。如果没有其他猝死的危险因素，ICD 是（　　）

　　A. 需要的

　　B. 不需要的

答案：B。这可能是血管迷走神经性晕厥，并且在没有其他心脏性猝死危险因素的情况下，不建议使用 ICD。更长时间的事件监测和 ETT 测试将使患者受益。

第 21 章　心律失常的管理：药物、电生理研究及消融

Management of Arrhythmia: Medications, Electrophysiology Studies, and Ablation

Daniel R. Zakhary　Joseph J. Germano　著

孙　阳　王　炎　汪道文　译

要　点

- 应每年使用动态心电图监测，当出现可能与心律不齐有关的新症状时，应筛查和诊断肥厚型心肌病患者的心律不齐疾病，因为该人群心律不齐的发生频率更高且更显著。
- 作为 HCM 中的风险分层工具，电生理研究（EPS）通常没有帮助，因此不建议常规使用。
- HCM 患者通常对心房颤动的耐受性较差，应尽可能维持窦性心律。
- HCM 伴心房颤动患者的脑卒中风险很高，并且无论是否存在血栓栓塞的其他危险因素，大多数数据均建议应进行抗凝治疗。
- 对于药物难以控制症状或不能耐受抗心律不齐药物或耐受差的 HCM 患者，射频消融治疗 AF 可能有益。
- 对于有两个或多个主要心脏性猝死危险因素的 HCM 患者，SCD 的年发生率为 4%～5%，因此需要进行预防性植入型心律转复除颤器治疗。对于那些具有一个主要危险因素且依赖于确切危险因素的患者，应根据实际危险因素考虑是否植入 ICD。轻度危险因素的患者也可能需要逐例考虑 ICD 植入。
- MRI 钆延迟增强的量可能与心脏性猝死的较高风险有关，并且可能被证明是高危 HCM 患者的重要预测指标，有必要进一步研究。
- HCM 中的室性心动过速消融与良好的长期预后相关，但可能具有挑战性。

一、概述

在肥厚型心肌病患者中，各种心律失常都常见，包括心房颤动（AF）、室上性心动过速（SVT）和室性心动过速（VT）/ 心室颤动，并且普遍患病率随年龄增加而增加。临床上心悸或晕厥等症状可提示诊断 HCM 患者的心律失常，但通常需要进一步检查。动态心电图监测对于筛查非常重要，因为心律失常通常在 HCM 人群中具有更大的

意义。所有患者还应接受超声心动图检查，主要是为了评估左心室肥大的程度，因为它与心脏性猝死风险增加直接相关。对于反复出现无法解释的症状的患者，尤其是在考虑植入 ICD 之前，植入式循环记录仪或动态事件监测器可能特别有用。

HCM 与几种预激综合征有重要的关联，但是关于这些 SVT 的意义和治疗的数据有限。对于房室结折返性心动过速（AVNRT）患者，通常应使用大剂量的房室结阻滞药就足够了，但是

在耐受性差或难以控制的病例中进行电生理研究（electrophysiology study，EPS）和消融是合理的。对于患有 Wolff–Parkinson–White（WPW）综合征的患者，由于潜在的房性或室性快速性心律失常的危险，因此有可能使患者接受房室结单一治疗而无须同时使用抗心律不齐药物。总体而言，有证据表明，应确定 WPW 并在发现后进行射频消融治疗。

在肥厚型心肌病中，心房颤动的耐受性较差，与所有心房颤动患者一样，可以通过速率控制（控制心室率而让患者保持心房颤动）或心律控制策略［通过心脏复律、抗心律失常药物和（或）手术来维持窦性心律］进行管理。该人群脑卒中的风险很高，因此抗凝治疗是心房颤动治疗的基石。所有 HCM 患者即使在初次发作或短暂发作后也应进行抗凝治疗，因为进一步发作（通常是亚临床发作）的可能性很高。经常通过肺静脉隔离（消融）消除心房颤动，消融可破坏有致心律失常触发基础的组织与基质和左心房之间的电活动。对于大多数难治性 AF 的 HCM 患者，消融可以成功地恢复长期的窦性心律并改善症状，但可能需要多个位点和多次手术消融，并有增加并发症的风险。新的联合手术（外科手术和经皮手术相结合）可起到成功消融的作用，尤其是在难治性病例或肥厚、紊乱的心房心肌中发现非肺静脉触发时。

关于 HCM 患者室性心律不齐的管理推荐不如房性心律不齐清楚明确。尽管非持续性室性心动过速（NSVT）常见，并且与 SCD 风险增加相关，但抑制它并不一定会降低 SCD 发生或增加存活。因此，NSVT 在当前指南中被推荐为 Ⅱb 类，这意味着可以考虑 ICD 植入。对于结构性心脏病（如 HCM）伴持续单形性 VT 的患者，ICD 植入术通常是标准治疗。反复出现持续性室性心律不齐或 ICD 放电的患者应接受辅助性抗心律失常药治疗。VT 定位和导管消融非常重要，尤其是在难治性 VT 和 VT 风暴的情况下，并且可以是消除这些患者 VT 的安全且成功的方法。

在 HCM 患者植入 ICD 以预防 SCD 的指南是基于不完整的数据而不断向前推进的，因此在很大程度上依赖于专家共识。高危 HCM 患者应植入 ICD 作为进行一级预防。临床因素和无创检测仍然是风险评估的基石。但是，显然需要进一步的风险分层，尤其是对于中危患者。由于室性心律失常是 HCM 晕厥和（或）SCD 的常见原因，因此 EPS 作为一种风险分层工具的作用受到了广泛的争论，但是在当前指南中不建议常规进行 EPS。但是，EPS 可能有助于识别电生理异常和选择预防性抗心律不齐疗法。

二、心律失常的发生率

在肥厚型心肌病患者中，所有心律不齐总的患病率，尤其是心房颤动随年龄增长而增加。在一个病例系列中，在诊断 HCM 时总共有约 5% 的患者出现明显的心房颤动，并在 5 年的随访期内又增长了 10%[1]。在另一组随访了 9 年的 HCM 患者中，22% 的患者发生心房颤动，每年发生率约为 2%[2]。在这些病例系列中，心房颤动发作约为 2/3 的时间为阵发性的。当随访一组有双腔 ICD 的 HCM 患者时，多达 24% 的患者可能会出现临床上无症状的 AF[3]。对心脏植入式电子设备患者的其他研究表明，心房颤动每年的发生率高达 7%[4]。据报道，HCM 患者的心房颤动可用如女性、高龄、左心房直径、NYHA 分级、高血压、血管疾病和间隔肥大程度等临床变量来预测[5]。总之，所报道的 HCM 心房颤动发生率比普通人群高约 5 倍。此外，相对于没有 AF 的 HCM 患者，HCM 伴 AF 的患者死亡率增加了 2～4 倍[4, 6]。

一项对 306 例连续患者进行的研究表明，在心尖变异的 HCM 患者 AF 的发生率为 25.2%（4.6%/ 年）。在该组中，AF 由高龄和左心房直径＞ 45mm 独立预测。校正年龄和性别后，AF 导致全因死亡的风险增加了 6.6 倍，脑卒中的风险增加了 5.1 倍[7]。

动态心电图监测证明，SVT 在 HCM 患者中很常见（25%～37%），在左心室流出道梗阻的患者中更常见[8, 9]。这些事件大多数是无症状和自限性的，几乎不需要治疗。房室旁路被认为是由于心脏发育过程中房室连接残余未能根除，而导致发育异常，从而导致解剖学和电学衔接异常[10]，而房室旁路是引起如 AVNRT 和 WPW 之类预激综合征的原因。Wolff–Parkinson–White 综合征是最常见的先天性心脏异常，每 1000 名成人中有 0.15～3 人患病[11, 12]。但是，肥厚型心肌病中旁路的患病率显著增加，大约 5% 的 HCM 患者伴有心室预激[13]。

尽管 HCM 通常与 SVT 相关，但室性心律不齐的存在更令人担忧。在 HCM 患者中，室性期前收缩和非持续性室性心动过速相对较常见（图 21-1）。动态 ECG 监测的证据表明，88% 的 HCM 患者有室性期前收缩[8]。但是，没有数据表明频繁的室性期前收缩导致持续性 VT 的发生率增加。在另一项研究中，在 ECG 监测中，非持续性室性心动过速（NSVT，定义为 120 次/分搏动，≥ 3 次室性心动过速）的发生率为 15%～30%[14]。左心室肥大程度较高且 NYHA 分级出现Ⅲ级或Ⅳ级症状的患者更容易出现 NSVT。公认的是，NSVT 与 HCM 患者 SCD 风险增加有关[9, 14-17]。在年轻患者和有症状的患者中，这种增加的风险最大。然而，NSVT 发作的持续时间，频率或发生率与预后没有明确关系。

来自接受适当 ICD 放电的 HCM 患者的数据表明，基本节律是多形性 VT、导致 VF 的 VT 及较不常见的持续性单形性 VT[18]。总体而言，这些恶性事件的年发生率为 6%～11%[18, 19]。必须谨慎对待，将适当的 ICD 治疗等同于 SCD，因为在大多数研究中，适当的设备治疗已证明是真正 SCD 的 2 倍左右[20]。室性心律失常的发生可能是生理事件与肥厚的心肌及心肌内瘢痕等心律失常基础的联合作用导致的。在这些患者中，在轻度或轻度运动后不久，血流动力学和自主神经反应异常可以证明这一点，这也可能引起潜在的心律失常基质[21, 22]。

SCD 是最令人担忧的 HCM 并发症，每年 SCD 的发生率约为 1%[23]。尽管总的发病率与非 HCM 患者的总发病率相差不大，但是一部分 HCM 患者的 SCD 发生率显著较高，而另一些人的 SCD 发生率则低得多。因此，在整个人群中，可以预测正常的平均预期寿命，并且评估 HCM 患者 SCD 风险应该重点放在确定这些人高风险的机制。

没有任何已知诱因的持续性 VT，无论是复苏还是中止，都是 SCD 的主要危险因素，需要

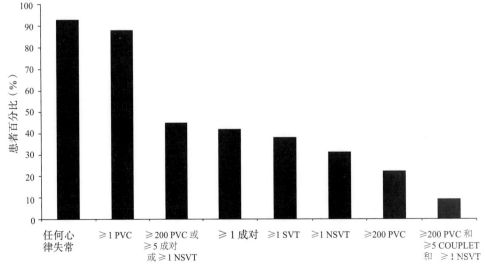

▲ 图 21-1 肥厚型心肌病患者动态心电图监测室性和室上性心律失常的发生情况

NSVT. 非持续性室性心动过速；PVC. 室性期前收缩；SVT. 室上性心动过速（引自 Adabag et al.[8]）

ICD 治疗进行二级预防[18]。HCM 患者的 SCD 家族史与其他受影响的家庭成员心脏性猝死的风险增加相关，特别是一级亲属年轻时（＜ 50 岁）发病，并且这种风险在多次 SCD 事件或年轻患者中尤其高[9]。其他主要危险因素包括：＞ 3cm 的严重心肌增厚，尽管进行了最佳药物治疗但反复发作原因不明的晕厥，以及对运动跑步机测试产生的异常血压反应或发生心律不齐。通常，HCM 猝死的风险与患者风险因素的数量平行，对于具有 3 个或更多风险因素的患者，其风险接近 60%（图 21-2）。

三、诊断

在 HCM 中，临床上症状如心悸或晕厥等可以提示心律失常诊断，但通常需要进一步检查。与 LVOT 梗阻引起的血流动力学晕厥不同，SVT 和 VT 可能与 HCM 患者晕厥的病因有关，并且是心脏性猝死的重要预测因子[24, 25]。房速性心律失常可能在中年患者中更为常见，而程序性房性刺激可能是鉴别晕厥病因的有效手段[26]。室性快速性心律失常的发展与几个诱发因素有关，包括心肌纤维化和缺血[27, 28]，心肌细胞紊乱和自主神经紊乱。心肌纤维化程度由于与心律失常基础相关，可以通过心脏 MRI 上的晚期钆增强来评估[29]，以预测 HCM 的临床事件[30]。在组织学上，肌细胞紊乱的特征在于异常形状的肌细胞的不规则排列，其包含怪异的核和结缔组织增加的包围区域。间质纤维化可引起心肌细胞激动分散，并导致心肌纤维具有不同的传导速度和不应期，从而导致折返激动。

（一）无创检查

所有 HCM 患者均应进行心电图（ECG）和

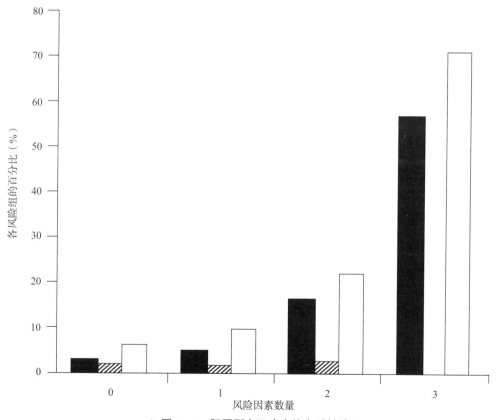

▲ 图 21-2　肥厚型心肌病中的心脏性猝死

条形图显示了患者在随访期间死于每个危险因素组（危险因素 0、1、2 和 3）的百分比（猝死用黑条显示，总死亡用白条显示）（引自 Elliott et al.[24]）

超声心动图筛查。每次患者就诊都应进行 ECG 检查，因为亚临床心律失常可以这种方式捕获到（图 21-3）。大多数 SVT 患者偶发性心动过速短暂发作，可能难以在标准的 12 导联心电图上捕获到。尽管动态监测对频繁发生 SVT 的患者来确定事件的频率和持续时间可能是有用的，但由于通常仅使用几个导联，很难区分 SVT 机制，因此用其建立诊断可能不太有用。在一项使用动态心电图监测此类事件的研究中，结果 55% 病例的 SVT 诊断不正确[31]。对于 WPW 患者，动态监测可能有助于风险评估。在一个病例系列中，间歇性预激患者与持续性预激患者相比，其心室颤动风险更低，与电生理研究一致[32]。

肥厚型心肌病与心律失常相关的结局有关，尤其是心脏性猝死。室性心动过速是高度选择的 HCM 人群心脏性猝死的标志。关于室性和室上性心律失常的患病率和预后意义的研究表明，它们很常见，并且在动态心电图监测中有广泛的表现范围。在该 HCM 人群中，室性心动过速对猝死具有较低的阳性预测价值和相对较高的阴性预测价值[8]。然而，根据 ACC/AHA 动态 ECG 监测实践指南，对于特发性肥厚型心肌病患者，常规动态 ECG 监测以发现心律不齐并评估无症状患者发生心脏事件的风险仅有 II b 类推荐级别[33]。

几项研究表明，超声心动图检查左心室肥大程度与 SCD 风险增加直接相关。室壁厚度每增加 5mm，SCD 的发生率几乎翻倍[34]。然而，并非所有研究都证明严重 LVH（大于 3cm）与 SCD 之间的相关性，总的来说，它具有较低的阳性预测值[35]。因此，与用其他主要危险因素一样，在整个临床病史的背景中考虑严重 LVH 仍是非常有用的，尽管许多专家认为该危险因素足以确保将 ICD 植入在适当的患者中。如果存在的话，患者应进行全面的血流动力学和电学不稳定指标的评估，如症状自限性的直立运动测试。大约 30% 的 HCM 患者在运动过程中无法适当地增加其基线血压，并且在某些患者中，血压甚至降至基线值以下。这种在极量运动中的异常血压反应与 SCD 的风险增加有关，尤其是在 40 岁以下的患者及有 SCD 家族病史的患者中[36, 37]。目前尚不清楚这种异常反应是由于流出道梗阻的发展、自主血管反应异常，还是由于运动引起的舒张功能障碍的改变。

（二）有创检查

临床因素和无创检查（如上所述）已经是并且继续是风险评估的基石，但是显然需要进一步的风险分层，尤其是在中危患者中。由于室

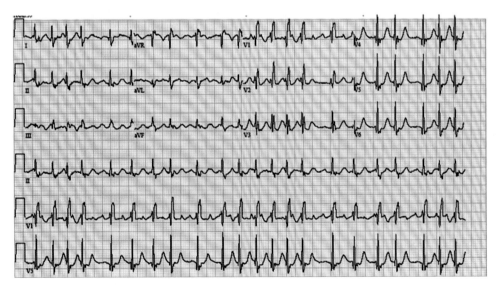

▲ 图 21-3　心房颤动消融前无症状，晚期 HCM 的年轻患者的 ECG
心房活动为不规则的房颤波，提示心房颤动。右束支传导阻滞可能会掩盖左心室肥大

性心律不齐是 HCM 晕厥和（或）SCD 的常见原因，因此电生理学研究作为一种风险分层工具已引起了广泛的讨论。EPS 可能有助于识别电生理异常和选择预防性抗心律失常[38]。然而，即使通过 EPS 发现与心律失常性瘢痕形成一致的室间隔特性（如电压降低和传导延迟），发现了可诱导的室性心律失常也不是 SCD 的可靠预测指标[16]。这可能部分归因于不同的发病基础，血管和血流动力学反应等不相关的因素（如前所述）和（或）其他理解不充分的机制。总之，对于 HCM 患者的临床精粹而言，有创电生理检测对手术相关并发症的风险进行分层，其价值有限（如果有的话）。因此，有创性的 EPS 作为风险分层工具已从指南中删除。

同时伴有预激和肥大的受累个体通常表现出高度房室传导阻滞，这在 HCM 中通常被认为是一种不常见的现象[39-41]。WPW 综合征通常由体表心电图的特征性变化来识别，然而，预激的明确诊断可能需要电生理检查。在 WPW 综合征患者中，EPS 可用于确定一些重要的电生理特性，包括旁路和正常房室结及其 His–Purkinje 纤维传导系统的传导能力和不应期[42, 43]。此外，EPS 还可以评估旁路的数目、位置（导管消融所必需的）和（或）对药物或消融治疗的反应。

四、处理

（一）阵发性室上性心动过速

在 HCM 中关于 SVT 的重要性的数据有限。然而，这与某些预激综合征有关联，在 *PRKAG2* 或 *LAMP2* 基因突变的患者中已有关于 HCM 的描述[44, 45]。由这些基因编码的蛋白质与糖代谢有关，而不是像其他 HCM 突变那样的发生在肌节结构，这突出了疾病的遗传异质性。需要植入起搏器的进行性传导系统疾病常见于 *PRKAG2* 突变，而在成年早期进展为终末期心力衰竭的患者常见于 *LAMP2* 突变。AVNRT 可以使用 β 受体拮抗药或钙通道阻滞药作为这些 HCM 患者的一线治疗，因为这些药物有利于改善舒张功能障碍和 LVOT 梗阻。此外，大剂量房室结阻滞药也许足够，但在耐受性差或难以控制的情况下，采用导管消融术治疗可能是合理的。

WPW 综合征与常染色体显性遗传家族性肥厚型心肌病的关系已在文献中得到充分证实。最近，肥厚型心肌病与 WPW 综合征相关的遗传基础已被确定。通过对染色体 7q3 的遗传连锁分析，发现心室预激和肥厚型心肌病是单一的常染色体显性疾病[46, 47]。WPW 的治疗除了射频消融旁路外，还基于房室结阻滞药来减缓房室结传导和抗心律失常药物来减缓旁路传导。除了反复射频消融术尝试失败的患者，以及可能因其他适应证而同时接受心脏手术的患者，射频消融术在绝大多数 WPW 患者中已基本取代了外科消融。

对于 WPW 患者（与 AVNRT 相比），可能有一个早期的消融指征，因为他们通常很难通过药物控制。认识到维持 HCM 伴有 WPW 的患者单用 β 受体拮抗药或钙通道阻滞药而不使用其他抗心律失常药的风险是很重要的。这可能是由于在没有其他药物的情况下，发生心房颤动和（或）心室颤动的风险增加。在我们的中心，HCM 伴有 WPW 的患者可能会给予消融治疗，以便能够最大限度地使房室结阻滞药最大化，因为患者一生中心房颤动的发生率很高。

（二）心房颤动和心房扑动

与所有心房颤动患者一样，HCM 患者可以通过心率控制（控制心室率同时允许患者保持心房颤动）或心律控制策略［使用复律、抗心律失常药物和（或）手术来维持窦性心律］。选择合适的策略必须考虑个体特征，并且必须权衡心房颤动的症状和血流动力学耐受性与心律失常药物和手术并发症相关的风险（图 21-4）。考虑到与 HCM 和这些心律失常相关的特定血流动力学紊乱（即上文讨论的心房收缩丧失和快速不规则心室率），以及更常见的与症状的联系，心律控

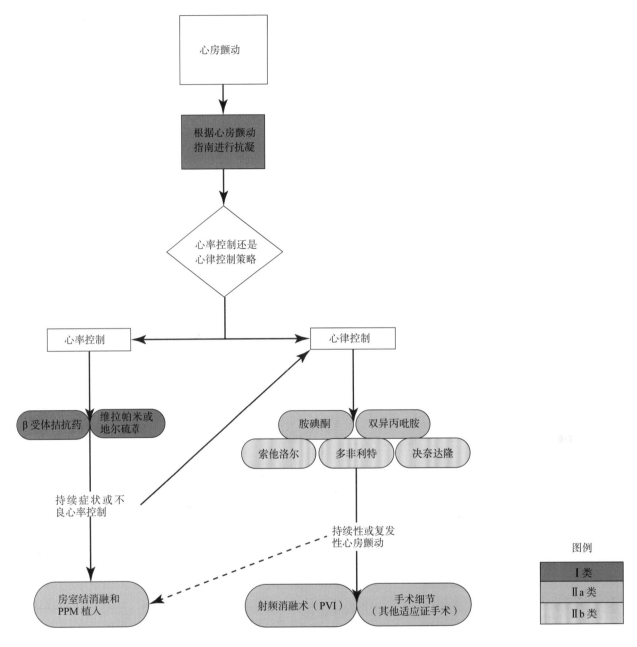

▲ 图 21-4　HCM 背景下 AF 的总体管理策略流程图

PPM；永久性起搏器；PVI. 肺静脉隔离（引自 Writing Committee Members et al.[77]）

制策略在心房颤动患者中使用比心房颤动但无 HCM 的患者更多。在大多数方面，HCM 患者的心律控制与非 HCM 患者相似，但有一些重要区别。

通常需要化学或电复律来恢复窦性心律，通常辅以抗心律失常治疗。对于非 HCM 人群中心房颤动持续时间未知的患者，通常需要经食管超声心动图排除左心耳血栓。重要的是，HCM 患者通常有丰富的小梁，也可能存在于左心耳。这些可能被误认为是血栓，必须小心。左心耳中的血流速度有助于区分两者。在困难的情况下，如果要采取心律控制策略，心脏 MRI 或 CT 对于鉴别这两者可能是有用的。HCM 心房扑动的治疗在药物管理和经食管评估方面与 AF 相似，选择合适的患者是消融的良好基础。

对于显著的左心室肥大抗心律失常药的选择

是有限的，而且也缺乏临床经验［参考 HCM 指南（2011 年修订版）］[48, 49]。在现有的抗心律失常药物中，胺碘酮是最有效的。也可以使用双异丙吡胺，但由于担心加速房室传导，它只能与房室结阻滞药联合使用，如 β 受体拮抗药或非二氢吡啶类钙通道阻滞药[48, 50]。与胺碘酮不同的是，伴有明显流出道梗阻的患者最好进行双异丙吡胺的初始试验，因为双异丙吡胺对心肌收缩力有影响，并且可以降低静息和激动时的压力阶差。此外，尽管胺碘酮能有效地降低心房颤动复发率或心率，但长期毒性使其使用受到限制，这对可能需要几十年治疗的年轻患者非常重要。然而，两种药物在伴有心房颤动的 HCM 患者中的疗效数据有限（见下文）。

在选择心率控制的情况下，即未能维持窦性心律、无心房颤动相关症状和（或）血流动力学稳定，β 受体拮抗药和钙通道阻滞药是首选药物。应避免使用地高辛，因为其正性肌力作用可能加重左心室流出道梗阻。如果不能控制心率，房室结消融加永久起搏器是一种有效的治疗选择。在这种情况下，需要用双腔起搏器重新连接心房和心室，因为该类患者严重依赖心房收缩。

1. 抗凝

抗凝是 AF 治疗的基石，对 HCM 患者尤为重要[51]。所有 HCM 患者都应按照 HCM 指南（2011 年修订版）的规定进行抗凝治疗，即使是在首次发作或短暂发作之后，因为未来亚临床发作的可能性及与脑卒中的相关性都很高。在研究 HCM 心房颤动患者的最大队列中，480 例门诊 HCM 患者中有 22% 在 9 年的随访期间发生心房颤动（年发病率约为 2%）。非致命性缺血性脑卒中的总发生率为 14%，与脑卒中相关的死亡为 7%，这与心房颤动是阵发性还是慢性无关[2]。此外，在这些 HCM 患者中，缺血性脑卒中在 AF 患者中的发生率是窦性心律患者的 8 倍，AF 患者与 HCM 相关的年死亡率为 3%，而窦性心律患者为 1%。

抗凝可通过华法林达到 INR 为 2.0~3.0 的目标。新的药物，如直接凝血酶抑制药（DTI）或 Xa 因子抑制药也都可使用，虽然这些药物尚未在 HCM 患者群体中进行专门研究。在大规模随机试验中，与华法林相比，在临床血栓栓塞中处于中等或高风险的患者中，使用每种新型口服抗凝剂（NOAC）抗凝可导致相似或更低的缺血性脑卒中和大出血发生率。三个关于 TREY（达比加群）、ROCKET-AF（利伐沙班）和 ARISTOTLE（阿哌沙班）试验结果的 Meta 分析证实了这些结果[52-54]。

心房颤动患者的心房颤动负担在手术切除或酒精室间隔消融术后可得到改善。虽然对于心房颤动消融术后抗凝的最佳持续时间还没有达成共识，但是在没有复发的前提下，短时间内（如 1 年）继续完全抗凝是合理的。根据我们中心的总体经验，只要继续对心房颤动复发进行强有力的监测，选定的患者可能可以停止抗凝治疗。然而，许多专家不同意，并认为需要维持抗凝治疗，因为即使是相对短暂的心房颤动也有风险。

2. 心房颤动消融

在 HCM 人群中心房颤动消融的数据有限。使用抗心律失常药物治疗心房颤动的几个障碍包括：选择有限（由于资料不足、禁忌证或治疗时间延长）、维持窦性心律的疗效不同及药物不良反应频繁。因此，导管消融术可以作为一种有效的替代方法，特别是对于难治性病例。心房颤动通常是通过肺静脉隔离来消除的，这会干扰含有这些致心律失常触发因素和基质的组织（肺静脉的窦口部）与左心房之间的电活动。在接受室间隔心肌切除术的 HCM 患者中，也可以同时使用迷宫手术直接消融心房组织。虽然肺静脉隔离术在消除其他患者的心房颤动方面是有效的，在 HCM 患者中，这方面的研究结果还没能很好确立。一项研究证实了在 HCM 患者中使用 3D 电子解剖标测成功地进行了肺静脉隔离术消融[55]。HCM 患者首次肺静脉隔离术后复发率较高。可能是在该类患者中，心房组织本身可能更容易导致心律失常，导致非肺静脉（PV）触发的发生率高，因此在 PV 隔离后失败率更高。此外，心肌肥厚可能使造成跨壁损伤更加困难。就心房颤动本身而言，心力衰竭程度、左心房大小和患者年龄被证明是消融手术成败重要预测因素[56, 57]（图 21-5）。

最好的候选者是心房大小较小（表明心房重构较少）和症状较轻的年轻 HCM 患者。那些肌节基因突变的患者通常需要反复手术。然而，经过反复消融术后，有相当大比例的患者获得了长期治愈[58]。总的来说，结果表明，对于大多数

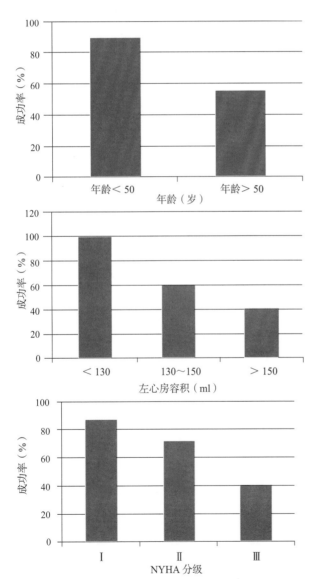

▲ 图 21-5　基于年龄、左心房容积和 NYHA 功能分级的 HCM 患者射频消融成功率
纵坐标代表 HCM 患者消融后窦性心律的比例（成功率）（改编自 Di Donna et al.[57]）

伴有顽固性心房颤动的 HCM 患者，消融治疗可以成功地恢复长期窦性心律和改善症状，但需要多点病灶处理和反复手术，且有显著并发症的风险。

较新的消除心房颤动的方法已被证明比标准射频消融术具有更少的潜在并发症[59]。最近，STOP AF 试验表明，冷冻球囊消融术是一种安全有效的替代方法，其风险在可接受的消融治疗标准范围内[60]。然而，基于球囊为基础的消融治疗还没有专门针对 HCM 患者进行研究。新的联合手术（外科手术与经皮手术联合）也有助于消融成功，尤其是在难治病例中，或者在肥厚和紊乱的心肌中发现非肺静脉触发时。这些电生理和心胸外科联合手术可为其他消融失败或继发于结构性心脏病（如 HCM）的心房颤动患者提供一种可行的治疗方案。在这种手术中，心脏外部的一个全面的双心房损伤模式是通过经膈外科手术创建的，而在同一手术中，导管消融术用于完成心内膜和诊断性损伤模式，并检查所有的折返性回路是否已中断（肺静脉电隔离）。综上所述，对于 HCM 患者，心房颤动消融的总体结果相对较好，但需要持续和完整的方法。

在 HCM 心尖变异型患者，心房颤动消融成功率与更常见的不对称间隔型 HCM 相似，但低于非 HCM 患者的 AF 消融。两种 HCM 类型的左心房总体上更大、更"僵硬"。高左心房直径指数 > 25mm/m 是心房颤动复发的独立预测因子[61]。

（三）室性心律失常

HCM 患者室性心律失常的治疗推荐不如房性心律失常明确，而且许多证据来自之前对心梗后患者的试验。无症状室性期前收缩不需要治疗，但 β 受体拮抗药可能对有症状的患者有效。NSVT 是很常见，与 SCD 的风险增加有关[24]。然而，治疗 HCM 患者 NSVT 的决定和抗心律失常药物的选择仍然存在争议。CAST 试验表明，用抗心律失常药物治疗 NSVT 实际上会导致猝死

和心血管总死亡率增加[62]，但这些数据是以使用 Vaughan–Williams Ⅰ。类抗心律失常药物（如氟卡尼和恩卡尼）的缺血性患者为基础的，并且不涉及 HCM 患者。此外，尽管在其他危险因素中，NSVT 与 HCM 患者的 SCD 增加相关，但长期胺碘酮抑制治疗并不一定会导致 SCD 的降低或生存率的提高[63]。总之，目前尚不清楚抑制 NSVT 是否与改善 HCM 患者的预后有关。因此，NSVT 在最近的指南中被给予Ⅱb 级推荐，这意味着可以考虑植入 ICD。

由于数据不完整，用于预防 HCM 中 SCD 的 ICD 植入指南正在不断发展，因此在很大程度上依赖于专家的共识。通常，带有 NSVT 作为 SCD 唯一危险因素的患者需要更频繁地监测其他风险因素，如左心室增厚程度、流出道梗阻程度、运动试验反应或明显的晚期钆增强，瘢痕的存在与否以及负荷百分比，这些危险因素可能会提高 ICD 植入的推荐。对于结构性心脏病（如 HCM）患者，ICD 植入通常是标准治疗。对于反复出现持续性室性心律失常或 ICD 放电的患者，应使用辅助抗心律失常药，最好是胺碘酮[64]。抗心律失常药被认为是 ICD 植入术的一种替代方案，可用于非候选患者或拒绝该手术的患者[65]。

导管消融术的辅助治疗有时用于 ICD 患者，以改善症状和生活质量，但通常在没有事先放置 ICD 的情况下不会进行。此外，有相当大比例的患者最终需要同时使用抗心律失常药物治疗，以减少临床心律失常的复发和 ICD 放电的频率[66]。在药物治疗难治性室性心动过速和室性心动过速风暴患者中，导管消融治疗室性心动过速是重要的。在没有 ICD 的患者中，室性心动过速风暴被定义为在 24h 内出现 2 次或 2 次以上的室性心动过速发作，终止后立即又发生，或持续和非持续性室性心动过速导致 24h 内心室异位搏动总数大于窦性搏动[67]。最近的证据表明，室性心动过速标测并消融是消除这些患者室性心动过速的一种安全有效的方法[68-70]。

已经证实，如果室性心动过速起源于深部壁内或心外膜来源，心内膜消融几乎总是失败的。数据虽然有限，但是结合使用基于电压的基质标测和激活、拖带和晚期 / 分级电位标测的研究表明，标准的心内膜标测和消融不能完全针对 HCM 患者的相关室性心动过速回路[71, 72]。结合有关纤维化和瘢痕的 MRI 数据[73]，这表明 HCM 中的室性心动过速回路涉及心外膜、肥厚的心肌和心内膜[74]。此外，致心律失常的基质可能是非典型的，在这个特定的患者人群中变异极大。可能需要心外膜路径克服肥厚的心室壁和特征性的中腔闭塞[75]。幸运的是，心外膜和心内膜联合消融术的长期结果已被证明对 HCM 相关的单形性室性心动过速患者治疗是成功的，尽管所有这些都是听说的经验。在一项研究中，78% 单独接受消融术的患者在中位随访时间为 3 年的随访没有再发生 ICD 放电[71]。

大多数使用导管消融治疗室性心动过速的研究都是基于射频消融，但成功与否取决于是否伴有结构性心脏病[76]。很少有研究对 HCM 患者的特定人群进行了证明安全性和有效性的研究[68]。所有患者均应事先接受抗心律失常药物治疗的积极试验和充分的抗心律失常起搏试验。总的来说，对于那些通过积极抗心律失常药物和抗心动过速起搏失败的 HCM 患者，导管消融室性心动过速是一种有效的选择。

临床精粹

- 动态心电图监测对于 HCM 筛查非常重要，因为心律失常在该人群中通常更为重要。对于反复出现不明原因症状的患者，尤其是在考虑植入 ICD 之前，植入循环或事件监测器可能特别有用。

- AF 是 HCM 中的一个重要问题。在舒张功能不全和流出道梗阻的人群中，经常需要控制心律。

- 经食管超声心动图可能无法完全区分 HCM 患者的左心耳小梁和血栓。鉴于这些患者需要维持窦性心律，可能需要进一步进行心脏 MRI 或 CT 检查以排除血栓。

- 如果药物治疗不能实现心率控制，且心律控制不可行，则患者应接受房室结消融，同时放置永久性双腔起搏器，以确保心率控制和心房的有力搏动。

- 该人群脑卒中风险较高。无论 CHADS2/CHADS-VASC 评分如何，HCM 伴 AF/AFL 患者均应抗凝。如果有理由认为心房颤动的负担或发病率已经降低（如在室间隔减容治疗或抗心律失常治疗后），并且有植入式设备记录支持，只要继续对复发进行有力的监测，选定的患者可以停止抗凝治疗。

- NSVT 在 HCM 中很常见，与 SCD 风险增加相关，但治疗 NSVT 的益处尚不确定。仅针对 NSVT 的 ICD 植入是 Ⅱb 级建议，大多数专家需要额外的风险因素来确定 ICD 植入及其伴随的急性和长期风险。

- 高危 HCM 患者应进行 ICD 植入以进行一级预防。确保 ICD 置入的主要危险因素的个数仍存在争议，所有专家都认为存在两个主要危险因素是一个适应证，而一些专家认为一个危险因素就足够了，特别是当一级亲属发生 SCD，先证者自发性 VT/SCD，或者严重的左室肥厚＞3cm 时。更新的风险模型现在可从欧洲心脏病学会指南中获得。

- VT 导管消融术是新出现的对 HCM 患者可能有效的治疗。

- 心房颤动消融可能有用，但可能需要更积极的策略和反复手术，因为在一部分患者中，存在非 PV 触发子。

- WPW 应该识别，一旦发现应该用射频消融治疗。

本章测试

1. 以下所有关于心房颤动的情况都是正确的，除了（　　）
   A. 大约 25% 的 HCM 会在病程中出现 AF 证据
   B. 它与脑卒中有关
   C. 使用标准评分系统追踪脑卒中风险，一些患者可以合理地避免抗凝治疗
   D. 可能与临床恶化有关
   E. 患者可接受联合手术治疗作为二线消融术治疗

   答案：C。所有心房颤动患者，无论是阵发性 AF 还是慢性 AF，都必须进行抗凝治疗，因为脑卒中的预估风险大于 4%，因此似乎没有一个低风险队列可以安全地停止抗凝治疗。需要进一步的研究来验证这类患者的标准评分系统。

2. 以下关于 HCM 中 SVT 的描述错误的是（　　）
   A. WPW 在 HCM 中比在普通人群中更常见
   B. WPW 应尽可能采用消融治疗
   C. 一般来说，SVT 的耐受性很好
   D. 房室结阻滞药是 SVT 的一线治疗方法
   E. 快速 SVT 患者应进行抗凝治疗

   答案：E。没有证据表明快速 SVT 应该抗凝。然而，所有其他的回答都是正确的。WPW 很常见，对导管消融反应良好。这也使得需要这些药物来控制梗阻性生理，舒张功能障碍的患者能够安全地使用房室结阻滞药。

3. 美国 AHA 指南（2011 年修订版）中提示考虑植入 ICD 的主要危险因素不包括（　　）
   A. 最大室壁厚度＞2.5cm
   B. 近期不明原因晕厥
   C. SCD 一级亲属发病年龄＜50 岁
   D. 持续性 VT
   E. 心搏骤停复苏

答案：A。最大室壁厚度 > 3.0cm 是主要危险因素应立即考虑 ICD。当厚度 > 2.5cm 时，应评估其他风险修饰因素，包括通过跑步机试验测试血压对运动的反应、是否存在梗阻、MRI 上的晚期钆增强瘢痕负担等。

4. 在 HCM 或 AF 或 VT 中，最好的抗心律常药物是（　　）
　A. 双异丙吡胺
　B. 胺碘酮
　C. 普罗帕酮
　D. 弗卡尼

答案：B。胺碘酮被认为是 HCM 患者最佳的抗心律失常药物，尽管双异丙吡胺可用于 AF 和 LVOT 梗阻的患者，以帮助控制疾病的两个方面。当用于此目的时，也必须使用房室结阻断器，以避免心房颤动时的快速传导。其他药物不用于治疗 HCM。

5. 以下关于 HCM 中 EPS 的描述正确的是（　　）
　A. EPS 被推荐用于将患者分为 SCD 的中度或高度风险，并指导边缘病例 ICD 的放置
　B. EPS 可能有助于评估传导性疾病，以及提示是否可在 HCM 患者中植入 PPM
　C. EPS 是美国 AHA 风险分层指南（2011 年修订版）中的 IIb 类推荐
　D. 以上都是
　E. 以上都不是

答：B。EPS 可能有助于评估传导疾病，就像其他没有 HCM 的患者一样。然而，对于手术切除或酒精室间隔消融术的患者，传导研究和传导研究的适当时机尚未得到证实。

第 22 章　室间隔减容治疗的指征与个体化推荐
Indications for and Individualization of Septal Reduction Therapy

Dmitriy N. Feldman　John S. Douglas Jr.　Srihari S. Naidu　著

戴佳祁　王炎　译

> **要　点**
>
> ◆ 对于有严重的左心室流出道梗阻和药物难治性症状的患者，如严重呼吸困难或胸痛（通常为 NYHA 或 CCS Ⅲ / Ⅳ级），或其他重要的劳力性症状（晕厥或近晕厥），建议行室间隔减容治疗。
>
> ◆ 某些不符合 NYHA 或 CCS Ⅲ / Ⅳ级标准的患者可以考虑进行室间隔减容治疗，最典型的情况是尽管进行了最佳的药物或器械治疗，但仍存在梗阻相关的反复发作性晕厥。
>
> ◆ 对肥厚型心肌病患者进行详细和全面的形态学和生理学系统评估，对于描绘症状的确切因果关系，特别是涉及流出道梗阻的生理是至关重要的。
>
> ◆ 患者必须从症状、血流动力学和解剖学角度出发对室间隔减容治疗进行考虑。
>
> ◆ 根据有经验的中心记录的长期结果和安全性数据，对于大多数有左心室流出道压力阶差和严重耐药症状的患者来说，经主动脉室间隔心肌切除术是一种有效的治疗策略。
>
> ◆ 酒精室间隔消融（ASA）是一种基于微创导管的方法，与心脏直视外科手术相比，该方法可减轻患者的不适程度并加快康复速度。然而，只有具有某些解剖学标准（包括冠状动脉解剖）的患者才是 ASA 的良好候选者。
>
> ◆ 对于许多患者，ASA 和心肌切除术都是合理的治疗选择。或者，有些患者更适合行心肌切除术，而另一些患者更适合行 ASA。
>
> ◆ 来自非随机试验的证据表明，ASA 和外科心肌切除术在改善血流动力学和功能方面具有相似的短期和长期疗效，而 ASA 放置起搏器的可能性更大。

一、概述：流出道梗阻的重要性

对肥厚型心肌病的血流动力学观察自 1957 年 Brock 基于心导管的手术进行首次描述以来，已有 50 多年历史[1]。早期关于 HCM 的报道主要集中在对心室内收缩期压力阶差的描述，这使得左心室流出道的动态梗阻成为 HCM 最公认和最完整的特征[2]。运动、输注异丙肾上腺素、室性期前收缩、亚硝酸戊酯吸入剂或硝酸甘油等血管舒张剂，或者通过常用的 Valsalva 动作来改变前负荷，可诱发左心室流出道梗阻的动态特性[2, 3]。虽然左心室流出道动态梗阻已被广泛报道，但其患病率及在这种疾病状态下的临床意义一直是多年来争论的主题[4, 5]。

在过去的几年中，大量来自临床和超声心动图研究的文献证实了梗阻在 HCM 中的重要作用，以及心肌切除术或酒精室间隔消融术的潜在价值。超声心动图研究证实二尖瓣前叶收缩期前向运动是左心室流出道梗阻的机制。在大多数的梗阻病例中（约 95%），二尖瓣前叶向室间隔贴靠（收缩期）引起左心室流出道梗阻[6]。约 25% 的 HCM 患者在静息状态下即观察到左心室流出道梗阻[7]。然而，很大一部分静息状态下无流出道压力阶差的 HCM 患者存在可诱发的流出道压力阶差。事实上，一项利用负荷超声心动图评估生理诱导的流出道压力阶差的多中心研究表明，约 70% 的 HCM 患者在静息、Valsalva 动作或运动时存在左心室流出道压力阶差[8]。通过运动负荷超声心动图识别左心室流出道梗阻或在心导管检查时诱发梗阻可能有助于识别有症状的 HCM 患者，这些患者可能会从减轻梗阻的治疗中获益，包括药物治疗和有创性室间隔减容术。

多个多中心队列研究证实了左心室流出道压差、心力衰竭症状和长期预后之间的关系[7, 9-12]。例如，Maron MS 等对一个超过 1100 名患者的大型 HCM 队列研究显示，（静息）峰值瞬时压差大于 30mmHg 与死于 HCM 的风险（RR=2.0，P=0.001）、进展为 NYHA III / IV 级心力衰竭或者死于心力衰竭或脑卒中的风险之间存在着强相关性（RR=4.4，$P < 0.001$）[7]。Elliott 等在一个 900 多人的 HCM 队列中证实左心室流出道压差与猝死或 ICD 放电有很大关联[10]。左心室流出道压差的严重程度也发现与猝死或 ICD 放电的高发生率相关。此外，进展为 NYHA III / IV 级或死亡的风险在 40 岁以上的患者中尤为显著，这表明左心室流出道长期梗阻的存在或在老年人中更为常见的与其他并发症相互作用，如冠状动脉疾病或心房颤动，可能与 HCM 患者发生更多不良事件有关。

Autore C 等对 500 多名 HCM 患者的队列研究也表明，与无梗阻患者相比，梗阻患者心血管死亡的风险更高（RR=2.1，P=0.02）[9]。然而，仅仅对于 NYHA I 级或 NYHA II 级的患者，左心室流出道梗阻才是心血管死亡的一个重要预测因子，而对有严重心力衰竭症状的患者（NYHA III 级或 NYHA IV 级患者）来说，NYHA 心功能分级是独立于左心室流出道压差的主要预后指标。这些流行病学数据提出了这种可能性，即在自然病程早期行室间隔减容术可能有助于改变其病程，尽管这与现在通常的做法相反。值得注意的是，许多有心功能 III 级或 IV 级症状拟行室间隔减容术的患者已经有明显的左心房扩大，并经历或有发展心房颤动的风险。因此，早期积极的针对减少流出道梗阻的药物治疗，可能会影响疾病的自然病程。

二、外科心肌切除术的作用

在二尖瓣的 SAM 是梗阻的主要机制被广泛接受之前，外科室间隔心肌切除术（Morrow 手术）已经成为减轻左心室流出道机械性梗阻的主要策略[13]。该手术适用于有明显左心室流出道梗阻和严重心力衰竭症状（NYHA III 级和 IV 级）的 HCM 患者。传统上，心肌切除术包括经主动脉切除少量的基底室间隔心肌，并增大左心室流出道，进而永久消除左心室流出道的机械阻抗，SAM 相关的二尖瓣反流，并最终左心室压力正常和改善舒张功能[14]。目前治疗 HCM 的手术包括扩大的室间隔心肌切除术，必要时部分切除或松动乳头肌。将二尖瓣前叶的内、外侧段缝合到后环是近期一项创新手术，它可能有助于改善二尖瓣反流和避免左心室流出道梗阻残留和复发[15]。

因此，大部分行心肌切除术的患者术后流出道压差降低，从而缓解心力衰竭的症状，并恢复正常的运动能力和生活质量[16-20]。心肌切除术后的长期研究报道了持续的临床改善，85%～90% 的患者在心肌切除术后症状消失（或仅有轻度症状），且至多持续了 25 年。除了生活质量的改善，也有观察证据表明，心肌切除术可能有力地改变 HCM 的自然病程和进展，并可能提高长期生存率，心肌切除术后 HCM 患者的预期寿命正常或接近正常[11]。然而，重要的是，这些结果仅限于相对少量的大型 HCM 中心（主要在美国）和相对年轻且很少合并其他疾病的患者。

三、酒精室间隔消融的出现

1994 年，Sigwart 提出了一种非传统的经皮导管方法，使用无水乙醇在室间隔诱发一个小的、靶向的心肌梗死，作为替代外科心肌切除术的一种选择[21]。在大型中心由熟练的术者进行酒精室间隔消融术可实现左心室流出道直径增加，80%~90% 以上的患者左心室流出道压差降低，左心室厚度下降，舒张功能改善[22, 23]。长期受益来自于局部室间隔梗死和瘢痕的形成，由于室间隔变薄和左心室重塑，左心室流出道直径将逐渐增大[24-26]。ASA 术后二尖瓣反流的严重程度降低，左心室舒张末压下降，左心房尺寸减小，很可能带来如心房颤动负担减轻和肺动脉高压严重程度降低等有利的继发效应[27-29]。舒张功能的改善可能是由于左心室负荷依赖性舒张的改善，以及由左心室肥大的消退和间质胶原含量的减少导致的左心室硬度的降低[26, 29-31]。

与外科手术类似，ASA 可在心功能（NYHA 和 CCS 分级）、峰值耗氧量和运动能力方面带来最长达 8~10 年之久的显著性改善。此外，近期的研究显示 ASA 术可改善左心室同步、心内膜下微血管功能和心肌能量参数[24, 25]。重要的是，成功的 ASA 手术后，HCM 患者的长期生存率似乎与非 HCM 人群相当[32]。这些数据表明和外科室间隔减容术一样，ASA 可能有利于改变本病的自然病程。

四、室间隔减容治疗的患者评估

必须从症状、血流动力学和解剖学角度对患者进行评估以明确有创性治疗的适应证。而且，必须在最佳的药物治疗下，仍有症状和血流动力学的适应证存在。因此通常需要数周到数月的药物加注和序贯加药，以确定对药物治疗的反应和记录持续存在的严重症状和梗阻生理反应。如果处理得当，许多患者会对积极的药物治疗产生反应，而不需要考虑有创性治疗。然而，即使是用药物可控制的那部分患者，病情也可能恶化或出现药物不良反应，有创性治疗可能在以后成为必要的。

（一）症状参数评估

对 HCM 患者进行详细全面的整体评估对于精确描述症状的病因是最重要的，即使是对存在显著的左心室流出道压差的患者。特别是，呼吸困难或心绞痛的症状必须明确与 HCM 生理相关，而不是由其他并发症引起。例如，同时存在严重冠状动脉疾病或固有肺部疾病，亦可解释 HCM 患者心功能分级的加重或突然变化。因此，患者选择任何一种形式的室间隔减容治疗，无论是心肌切除术还是 ASA，都是基于非常仔细的个人症状评估，以确定这些症状多大程度上可能由梗阻性肥厚型心肌病生理反应引起。在开始有创性治疗之前，医生必须确信梗阻的减轻、左心室减压的级联反应、左心室肥大的减少和舒张功能的改善将会带来症状的显著改善。

对于伴胸痛或不适和携带冠状动脉疾病危险因素的 HCM 患者，有创性冠状动脉造影术是除运动负荷试验外排除阻塞性冠状动脉疾病的必要手段，特别是如果患者正在接受室间隔减容治疗的评估。对于伴胸痛或不适但 CAD 可能性低的 HCM 患者，尤其是不适合进行室间隔减容治疗的患者，使用单光子发射计算机断层扫描、正电子发射断层心肌灌注成像或计算机断层成像来评估提示 CAD 的缺血或灌注异常可能是合理的。

对于呼吸困难的患者，可能需要对心力贮备、NYHA 分级或对药物治疗的反应进行客观评价。可以使用平板运动试验，特别是当症状模糊并且与无创成像结果不一致时。对于功能状态下降的患者，进行平板运动试验并结合运动超声心动图可能有助于将疾病症状进展的程度与梗阻的性质和严重程度联系起来。对于静息状态下无左心室流出道压差的患者，运动超声心动图有助于动态检测和量化运动诱发的左心室流出道动力梗阻和运动引起的血压反应[8, 33-35]。心肺试验参数，如峰值耗氧量和无氧阈，在 HCM 人群中降低[36]。心肺试验可能有助于在个体水平上阐明运动受限的机制。尽管这种测试的临床应用尚未在这一人群中得到很好的证实，但它可能对混合性疾病患者，如合并肺部疾病或贫血的患者是有益的[37]。合并左心室流出道梗阻、二尖瓣反流和慢性阻塞性肺病可导致严重的呼吸困难，但在室间隔减容治疗后有明显改善。

值得注意的是，大多数有症状的 HCM 患者都会对负性肌力药物（β受体拮抗药、维拉帕米和双异丙吡胺）的治疗产生反应。然而，约 10% 的患者仍会出现药物难治的严重症状或者难以忍受的不良反应，从而限制药物的使用或剂量增加[38]。对于有左心室流出道梗阻和严重的药物难治性症状，即在最佳的药物治疗下仍有影响日常活动或生活质量的症状，如严重的呼吸困难或胸痛（通常为 NYHA Ⅲ / Ⅳ级或 CCS Ⅲ / Ⅳ级）或其他劳力性症状（晕厥或近晕厥）的患者，一般推荐行室间隔减容治疗[39, 40]。关于最佳药物治疗的定义，尚未达成共识。然而，大多数专家认同将β受体拮抗药和（或）维拉帕米逐级调整到静息心率小于 60～65 次 / 分，而对于那些对单药治疗无反应的人，或许在β受体拮抗药或维拉帕米的基础上加用双异丙吡胺，将构成最佳的药物治疗[41]。对于因心动过缓或哮喘等共病而无法耐受最佳药物治疗的患者，也可考虑室间隔减容治疗。

未达到 NYHA 或 CCS Ⅲ～Ⅳ级标准的部分患者也可以考虑进行室间隔减容治疗。对于那些在最佳保守治疗下仍有对其生活质量有足够大影响（NYHA 或 CCS Ⅱ级）的症状的患者，在他们了解并接受有创性治疗策略的潜在致病率和死亡率基础上，可以考虑有创性治疗。这在较年轻的患者（如小于 40 岁）中可能更为常见，尽管患者仍能维持 NYHA Ⅱ级的活动耐量，但其心排血量和心脏储备可能已明显受限。此外，对于

有进展的 NYHA 或 CCS Ⅱ级症状如餐后呼吸困难，或者 NYHA Ⅱ级但因阵发性心房颤动引起慢性心力衰竭急性发作，有梗阻相关晕厥或有严重近晕厥伴慢性 NYHA 或 CCS Ⅱ级症状的患者，也可以考虑这些治疗。晕厥或近乎晕厥患者的症状应是左心室流出道梗阻或左心室流出道梗阻合并自主神经功能障碍引起，而不是起源于心律失常。目前尚无资料支持将室间隔减容治疗的指征扩大至无症状或症状非常轻微的 HOCM 患者，无论梗阻的严重程度及病程长短。

对于正在进行室间隔减容治疗评估的 HCM 患者，尤其是那些主诉为呼吸困难、心力衰竭症状或心绞痛的患者，除了左心导管检查外，还应考虑右心导管检查。对于有症状的 HCM 患者，必须鉴别其他肺源性或非心源性造成的呼吸困难，包括慢性阻塞性肺疾病，以及其他的心脏原因，如主动脉瓣狭窄。该评估还可以阐明可治疗的充血，以及记录休息或运动时心排血量受损的严重程度。当合并肺动脉高压时，应量化其程度，包括计算肺血管阻力。梗阻性 HCM 伴重度心力衰竭的患者常出现肺动脉高压[42]。对于有心力衰竭症状和低或正常充盈压的患者，可以进行容量或运动负荷来进一步调查症状的病因学。对于肺动脉高压和低或正常充盈压的患者，吸入 NO 或其他血管扩张剂可帮助确定肺动脉高压是否作为症状的主要决定因素，并评估其可逆性和治疗的需要。

（二）血流动力学参数的评估

室间隔减容治疗的候选者左心室流出道压力阶差在静息、生理激发或运动时须满足 ≥ 50mmHg。尽管超声心动图是评估 Valsalva 动作或平板运动试验诱发的梗阻的金标准，但对于超声心动图声窗较差的患者，心导管检查在评估或确认静息和诱发时左心室流出道压差的严重程度通常是辅助和必要的。这对于左心室流出道压差不稳定的患者尤其重要[43]。HCM 患者的心导管检查需要非常注意细节，因为在一个狭小的、肥厚的、高动力的心室内测量可能会出现一些潜

在的差错，包括导管嵌顿。外周动脉疾病引起的外周增高或差异必须予以考虑。动态流出道梗阻导致特征性的动脉压力波形，常被描述为"尖峰 - 穹窿"形态，最明显见于主动脉近端。为了测压囊括整个心室和所有可能的梗阻区域，测量心尖处的左心室压力很关键。在增加动态压差的诱发动作过程中，如 Valsalva 动作或期前收缩出现时，特征性的动脉形态变得更加明显。梗阻和每搏输出量减少导致的尖峰 - 穹窿样波形中的脉压缩小通常被称为 Brockenbrough–Braunwald 征，它证实了梗阻的动态性可变和瓣膜下性质。必须小心地排除同时存在瓣膜上或瓣膜下及主动脉瓣狭窄的可能性。这些评估应该在清醒的患者中进行，因为镇静可能会导致某些患者的静息或可诱发的压差消失。

诊断性心导管可能会被困在一个小心室，诱发心室异位节律，这使得单导管回退时很难进行精确的压力阶差测量。因此需要双压力传感器，同时测量左心室压力和主动脉 / 动脉压力。虽然一些操作人员已经使用经房间隔导管测量左心室压力，从而避免导管嵌顿并证实瓣膜下梗阻（相对于中段梗阻），但现在很少需要这种方法[44]。当使用逆行导管法测量左心室流出道压差时，应首先使用带有多个侧孔的猪尾导管，以确定整个流出道的最大压差；然而，之后它们应该被替换为一个端孔导管（即多功能导管）。通过流出道缓慢的回退进入主动脉，有助于准确定位梗阻水平。如果超声心动图显示梗阻位置明显，则更换导管和缓慢回退可能就没有必要了。

考虑到压力阶差的动态特性，静息压差在心导管检查中并不总是存在。一些专家选择在手术前停用所有 HCM 药物，以便更容易检测压差，而另一些专家则希望继续用药以评估对治疗的反应。一般应避免在心导管术期间使用镇静剂和静脉输液，以免掩盖左心室流出道压差的存在。如果心导管术期间未发现显著的静息压差（≥ 50mmHg），则应进行生理激发如 Valsalva 动作或诱发期外收缩心搏来捕捉 Brockenbrough–

Braunwald 征（或两种方法的结合）。如果仍未诱发明显的压差，而临床表现强烈提示梗阻生理时，运动（如仰卧位踏车运动）或药物刺激（亚硝酸戊酯、硝酸甘油或异丙肾上腺素）都是有用的。盐酸异丙肾上腺素提供了对 β_1 和 β_2 受体直接刺激，从而模拟运动状态，因此，可能会发现不稳定的流出道压差[45]。从实际的角度来看，如果生理激发不能引起明显的梗阻，左心室流出道梗阻就不太可能是引起症状的主要病因。

左心室舒张压升高和舒张压示踪线轮廓异常是舒张功能不全的主要表现。左心室造影术经常显示一个高动力性的肥厚的心室，而室腔相对减小。动态性流出道梗阻在心室造影中有时可以显示为在"香蕉状"心室中的"天鹅颈"样畸形[46]。心室造影中经常可以看到二尖瓣收缩期前向运动引起的二尖瓣明显反流，尤其是诱发室性期前收缩时。

（三）解剖学参数的评估

非有创性检查，特别是超声心动图检查，通常是诊断的第一步，更重要的是，可以从解剖学和血流动力学的角度选择适合进行室间隔减容治疗的患者。室间隔厚度＜ 15～16mm 被认为是心肌切除术或 ASA 的禁忌证，因为室间隔缺损的形成存在造成室间隔穿孔的潜在风险。虽然这种并发症在心肌切除术中比 ASA 更常见，但在这个范围内的室间隔厚度仍然是两者的禁忌证。

左心室流出道解剖有关室间隔基底段厚度和厚度分布 / 范围在患者之间的差异可能很大。识别严重的室间隔肥厚（≥ 30mm）及局灶性室间隔基底段肥厚（"室间隔膨出"）的患者很重要，因为这些患者更有可能会从外科心肌切除术或 ASA 受益。显著的二尖瓣及主动脉瓣固有疾病需要小心评估，因为它将对室间隔减容治疗的选择产生重要影响。二尖瓣反流的超声心动图的特征、严重程度和方向将为梗阻、二尖瓣反流的病因和室间隔减容治疗的潜在益处提供重要数据。SAM 引起的二尖瓣反流总是与收缩晚期后外侧方向射血有关。如果二尖瓣反流在彩色多普勒成像上不是后外侧方向，尤其是当其位于前方时，应通过经胸或经食管超声心动图仔细检查二尖瓣以确定另外的原因。

若怀疑二尖瓣反流是由于二尖瓣和瓣下结构异常，包括前外侧乳头肌直接插入二尖瓣前叶、引起中腔肌梗阻的副乳头肌、二尖瓣脱垂、严重钙化或拉长的二尖瓣小叶或腱索，经食管超声心动图显得尤为重要[47-49]。TEE 对怀疑是不连续的或管状固定的主动脉下狭窄或瓣膜上或瓣膜下狭窄也有重要鉴别作用[50]。

心脏磁共振可通过在心内膜边界处提供高清、对比卓著且均匀的图像，以此实现几乎完全重建左心室腔，来对超声心动图数据进行补充。当无法从常规超声心动图研究中获得有关肥厚的程度或分布、二尖瓣装置或乳头肌解剖结构的关键形态学数据时，磁共振成像就变得至关重要[51, 52]。CT 血管造影还可能提高 ASA 术后梗死的解剖学定位和手术成功率[53]。

应当进行选择性冠状动脉造影以排除伴随的冠心病。此外，对于接受室间隔减容治疗的检查者，需要仔细评估室间隔穿支动脉的大小和分布。并不罕见的是，冠状动脉造影会显示左前降支的间隔分支明显的收缩受压和左前降支呈锯齿状收缩狭窄[54]。此外，间隔动脉可能起源于左主干、分支、对角分支，甚至右冠状动脉，因此，在多处进行细致的血管造影是有必要的。

总之，在以下情况下，最终患者将被认为是单纯室间隔减容治疗的候选人：①尽管采用最佳药物治疗，症状明显且主要归因于梗阻性 HCM 生理反应；②症状是严重的心力衰竭或心绞痛（分别通过 NYHA 或 CCS 分级评估），与梗阻相关的反复发作性晕厥或由于难治性阵发性心房颤动引起的反复临床失代偿；③在最佳药物治疗后，仍记录到静息或诱发时压差 ≥ 50mmHg；④梗阻明显是瓣膜下的且是动态性的由室间隔和二尖瓣前叶接触导致，而不是由于固定的梗阻性瓣膜病或隔膜引起的（表 22-1）。

表 22-1 室间隔减容治疗的主要适应证

- 症状明显且主要归因于梗阻性 HCM 生理（包括继发现象，如舒张功能障碍、二尖瓣反流、心排血量减少和肺动脉高压）
- 尽管进行了最佳的药物治疗，症状仍会严重危及生命
  - 尽管进行了最佳药物治疗，但 NYHA 心功能分级 Ⅲ / Ⅳ 级或 CCS 分级 Ⅲ / Ⅳ 级或仍出现其他可干扰日常活动或生活质量的劳力性症状（晕厥或近乎晕厥）
  - 因心动过缓或哮喘等并发症无法耐受最佳药物治疗的患者
  - 还可以考虑选择某些有进展性的 NYHA 或 CCS Ⅱ级症状的患者，如由于阵发性心房颤动引起的慢性心力衰竭急性加重，或出现梗阻相关性晕厥或严重近乎晕厥的患者
- 在室间隔 – 二尖瓣接触点处的室间隔厚度为 15～16mm
- 静息或激发 / 运动时左心室流出道压差 ≥ 50mmHg
- 基底段不对称性室间隔肥厚和收缩期二尖瓣前叶与室间隔接触，引起动力性左心室流出道梗阻，伴有二尖瓣反流和后外侧射血

五、室间隔减容治疗的个体化

考虑到长期的结果和安全性数据，传统上认为经主动脉室间隔心肌切除术是对大多数具有明显 LVOT 压差和严重耐药症状的患者最有效和最合适的治疗策略[39]。在室间隔心肌切除术的早期，围术期死亡率相对较高（ ≥ 5% ）[55]。然而，在过去的 20 年中，手术效果得到了显著改善，手术死亡率降到了 < 1%。这样的结果仍然仅限于相对较少的具有丰富操作经验的 HCM 专病中心[47, 56]。

除了室间隔厚度 < 15～16mm，外科心肌切除术没有其他的解剖学禁忌证。实际上，大多数其他异常可能在同一手术中得到解决。目前正在使用的术式有切除约 3cm 室间隔的传统心肌切除术（Morrow 手术）或约 7cm 空间隔的"扩大的心肌切除术"[47, 56, 57]。二尖瓣装置或乳头肌的固有疾病可能会大大促进 LVOT 压差的产生。此类患者更适合在心肌切除术的基础上根据需要进行额外的手术干预。特别是，在外科心肌切除术基础上可以补充二尖瓣修复或瓣叶折叠，有时还可以进行"扩大的心肌切除术"至中部心室腔水平，并可以重建瓣膜下装置[58, 59]。可对促成梗阻的"增粗或错位的乳头肌"进行"修剪"，从心室壁剥离，然后重新放置到相邻的乳头肌。当需要二尖瓣外科手术干预时，修复是首选，因为与置换相比，

其生存期更长[60]。

　　首选外科手术的通常是较年轻的患者、室间隔严重肥厚的患者（如≥ 30mm）（图 22-1）、左心室肥大呈弥漫性（延伸到心室中部甚至心尖）而不是局限性的患者（图 22-2）、预存左束支传导阻滞的患者（因为 ASA 通常会导致右束支传导阻滞，导致完全性心脏传导阻滞的发生率很高）、伴有心脏疾病且需要手术干预的患者［固有的严重二尖瓣疾病、隔膜的存在（图 22-3）、中 / 重度主动脉瓣狭窄（图 22-4）、适于行冠状动脉搭桥术的冠状动脉疾病］，以及那些可能需

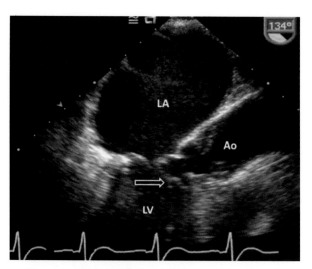

▲ 图 22-3　瓣膜下隔膜的经食管超声心动图图像（箭），倾向于室间隔心肌切除术

Ao. 主动脉；LA. 左心房；LV. 左心室

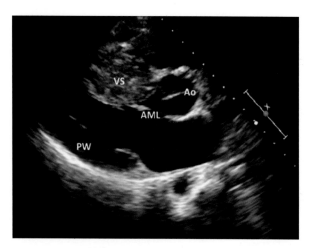

▲ 图 22-1　室间隔的严重非对称性肥厚，倾向于室间隔心肌切除术

Ao. 主动脉；AML. 二尖瓣前叶；VS. 室间隔；PW. 后游离壁

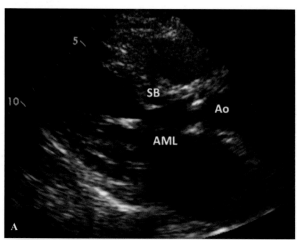

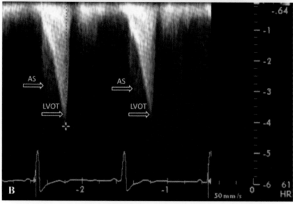

▲ 图 22-4　A. 主动脉瓣正下方的室间隔基底段肥厚（动力性梗阻）和主动脉瓣狭窄（固定性梗阻），倾向于联合室间隔心肌切除术和主动脉瓣置换术。B. 从心尖获得的连续波多普勒频谱显示主动脉瓣狭窄（模糊频谱）和左心室流出道梗阻，典型的晚期峰形像匕首或滑雪坡

Ao. 主动脉；AML. 二尖瓣前叶；SB. 室间隔膨出；AS. 主动脉瓣狭窄；LVOT. 左心室流出道

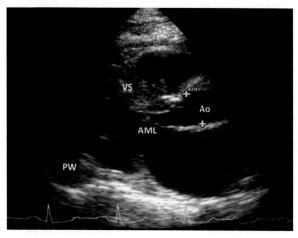

▲ 图 22-2　弥漫性、向心性左心室肥大延伸至心室中部，倾向于室间隔心肌切除术

Ao. 主动脉；AML. 二尖瓣前叶；PW. 后游离壁；VS. 室间隔

要进行迷宫手术或左心耳结扎的心房颤动患者。须对共存的其他心脏疾病保持高度警惕，如主动脉瓣下隔膜[61]。这些患者发展为进展性心力衰竭症状的风险可能更高，并且通过手术干预缓解梗阻与良好的预后相关。

ASA 的主要优势在于其基于微创导管的方法与开放式心脏手术相比，可减少患者的不适和致病率，主要是避免胸骨切开、体外循环和术后 4~6 周的康复。另一方面，只有具有某些解剖学标准的患者才是 ASA 的良好候选者，因为它需要良好的室间隔穿支解剖结构（大小、分布和可及性）才能将酒精输送到室间隔的目标基底部分[62]（图 22-5）。支持 ASA 而不是心肌切除术的因素包括高龄（> 65 岁）、会增加手术风险的并发症（如肺动脉高压或严重的 COPD 引起对肺或气道管理的重大担忧）、先前存在的右束支传导阻滞（因为心肌切除术通常会导致左束支传导阻滞从而带来完全性心脏传导阻滞的高发生率）、起搏器 /ICD 的存在将大大降低 ASA 的手术风险、先前的心脏或胸腔手术（考虑到再次手术固有的风险）及可以通过置入支架治疗的局灶性 CAD。对于起搏器 /ICD 的候选患者，首先植入该设备可以简化 ASA 术程并将观察期缩短至 24~48h。小儿通常应避免行 ASA 术。最近的研究表明，ASA 在年轻患者中可能是安全的，与老年患者相比，起搏器植入率较低，并且对缓解症状有效[63, 64]。需要进行进一步的研究以调查 ASA 的适应证是否可以扩大到年轻患者。

某些解剖学标准使 ASA 更有利，如局灶性"室间隔膨出"（图 22-6）、乳头肌和腱索与室间隔呈广角、不存在或仅有较轻的二尖瓣装置和乳头肌的固有疾病，有利的冠状动脉解剖即单支适当大小的室间隔穿支供应非对称性肥厚的室间隔基底段目标区域（表 22-2）。

对于许多患者，这两种方法都可以提供合

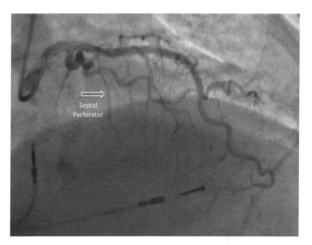

▲ 图 22-5　有利的室间隔穿支解剖结构（大小合适且可到达的室间隔穿支），用于将酒精输送到室间隔的目标基底部分

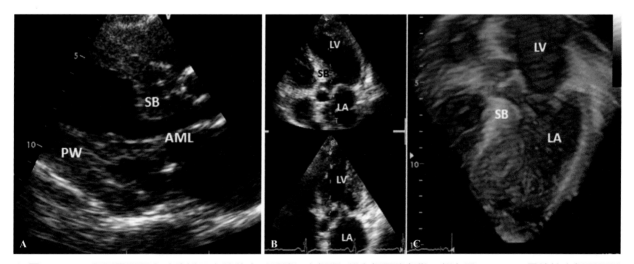

▲ 图 22-6　A. 肥厚局限于主动脉瓣下方的基底（近端）室间隔（"室间隔隆起"），倾向于 ASA。B. 局灶性室间隔肥厚的 HCM 的二维和三维超声心动图

AML. 二尖瓣前叶；PW. 后游离壁；SB. 室间隔隆起；LA. 左心房；LV. 左心室

表 22-2　支持室间隔心肌切除术与酒精室间隔消融术的特征

支持室间隔心肌切除术	支持酒精室间隔消融术
尽管进行了最佳药物治疗，仍存在严重干扰生活方式的症状 a 室间隔厚度为 15～16mm a 静息或激发 / 运动时左心室流出道压差≥ 50mmHg a	
• 年轻患者 • 严重的室间隔肥厚（如≥ 30mm） • 弥漫性左心室肥大延伸至心室中部甚至心尖 • 预先存在的左束支传导阻滞 • 需要外科手术干预的合并心脏病（如固有性二尖瓣疾病、隔膜的存在、中 / 重度主动脉瓣狭窄、适于冠状动脉搭桥术的冠状动脉疾病） • 需要迷宫手术或左心耳结扎的心房颤动	• 高龄 • 会增加手术风险的并发症（如肺动脉高压或严重的 COPD） • 预先存在的右束支传导阻滞 • 存在起搏器 /ICD • 先前做过心脏或胸腔手术 • 可以通过支架置入同时治疗的局灶性 CAD • 局灶性室间隔肥厚（"室间隔膨出"） • 乳头肌与室间隔呈广角 • 没有或仅存在轻微的二尖瓣和乳头肌固有疾病或其他有手术指征的心脏病 • 有利的冠状动脉解剖结构，即具有适当尺寸的单个室间隔穿支供应目标心肌节段 • 当两种选择均合理并且已充分告知患者两种手术的收益和风险时，患者偏向于酒精室间隔消融术

a. 两种治疗都支持的特征

理的治疗选择。在这种情况下，患者自主权的原则建议在充分讨论与每种手术相关的风险和收益后，患者可以在心肌切除术和 ASA 之间进行选择。专门的 HCM 中心采用心脏团队的方法，可以使患者更容易与经验丰富的介入心脏病学专家和外科医生接触，他们擅长选择适合进行室间隔减容治疗的患者。ACCF/AHA 肥厚型心肌病指南（2011 年修订版）建议，对于那些可以接受手术治疗的患者，通常应首选外科心肌切除术（Ⅱa 类）而不是 ASA（Ⅱb 类），而在那些不能接受外科治疗的患者中，ASA 成为首选治疗方案（Ⅱa 类）[39]。经过平衡和透彻的讨论（Ⅱb 类），患者偏向酒精室间隔消融而不是外科切除术也是合理的。但是，如前所述，通常需要一种个性化的室间隔减容治疗选择方法，通过综合评估临床症状、相关并发症及超声心动图和血管造影特征，有倾向性地选择治疗方案。

六、ASA 和室间隔心肌切除术的比较

尚无将 ASA 与外科心肌切除术进行比较的随机对照试验，并且也不太可能对解剖结构这两种手术均适合的患者开展随机试验进行比较[65]。在没有随机试验的情况下，我们必须依靠相对较少的具有 HCM 治疗经验的中心进行的非随机回顾性研究。该证据表明，ASA 和外科心肌切除术在血流动力学和功能改善方面可产生相似的结果[66-69]。来自胸腔中心（伊拉斯姆斯医学中心）的一份报道表明，ASA 的死亡率较高，尽管在该研究中，研究人员使用的酒精剂量（平均约 3.5ml）比目前在临床上使用的剂量更高[70]。相反，Sorajja P 等报道了 Mayo 诊所的经验，在年龄和性别匹配的人群中，ASA 和心肌切除术后的死亡率相近[71]。在一个纳入了 874 名接受 ASA 的患者的大型多中心北美注册试验中，Nagueh SF 等报道了约 95% 的患者 NYHA Ⅲ级和 NYHA Ⅳ级症状消失[72]。

在 Mayo 诊所进行外科手术后，1 年、5 年和 10 年总体生存率分别为 98%、96% 和 83%，与年龄和性别匹配的美国一般人群的生存率没有差异，与非梗阻性 HCM 患者的生存率也没有不同[11]。同样，捷克共和国的研究人员报道说，178 例具有明显症状的患者在 ASA 术后，其 1 年、5 年和 10 年的无全因死亡的总体生存率分别为 97%、92% 和 82%[73]。观察到的死亡率与年龄和性别可比的普通人群的预期存活率相当。此外，Mayo 诊所的研究人员报道说，存在≥ 3 个关键的患者和解

剖学特征（年龄≥65岁、压力阶差<100mmHg、室间隔肥厚≤18mm、LAD直径<4.0mm）的患者与仅具有1~2个特征的人相比，其4年生存率和无严重症状的可能性更高（90%）[74]。他们的分析还表明，更大的ASA病例累积数量（>50名患者）与更好的预后相关[74]。

现已对心肌切除术和ASA的比较研究进行了一些Meta分析，表明这两种方法在死亡率和术后NYHA分级方面无差异[75-77]。Agarwal S等对12项研究进行了分析，结果表明，除了ASA和心肌切除术之间的短期死亡率（图22-7）和长期死亡率没有差异外，NYHA心功能分级、室性心律失常的发生、再次进行干预和术后二尖瓣反流的发生率均无差异[75]。与以前的分析相似，与心肌切除术相比，ASA仍存在一个虽小但有统计学差异的残余LVOT压差，而且ASA后永久性起搏器植入的发生率较高。Leonardi RA等在对19项ASA研究和8项外科心肌切除术研究的另一项Meta分析中已证明，两者未校正的全因死

亡率和心脏性猝死的发生率相似[78]。但是，与心肌切除术患者相比，ASA患者年龄较大，且室间隔肥厚较轻。调整基线特征后，ASA与较低的全因死亡率和心脏性猝死相关，而NYHA分级无差异[78]。这可能表明两种方法之间存在固有的选择偏倚，即老年患者和并发症较多的患者会优先考虑和接受ASA治疗。

如在许多回顾性研究中所证实的那样，ASA和外科心肌切除术后除了可以长期减少心力衰竭症状外，室间隔减容治疗可能还可以带来长期的生存获益[79, 80]。在超过1300名HCM患者的大型Mayo诊所队列研究中，外科心肌切除术后1年、5年和10年的总生存率分别为98%、96%和83%，与年龄和性别匹配的美国普通人群没有不同，与非梗阻性HCM患者也相似[11]。此外，与未手术的梗阻性HCM患者相比，心肌切除术患者非全因死亡的生存率（分别为98%、96%和83%，vs. 90%、79%和61%，P<0.001）和非心脏性猝死的生存率（分别为100%、99%和

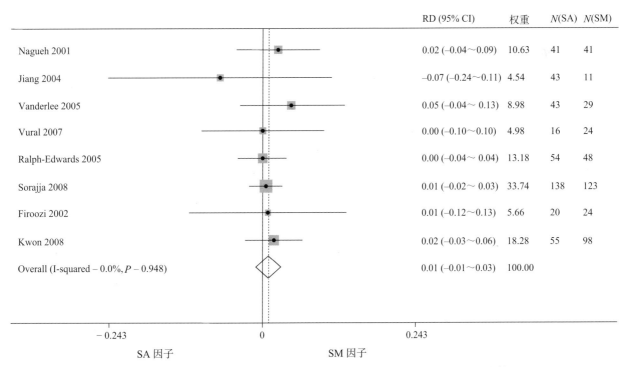

▲ 图 22-7　ASA 和室间隔心肌切除术之间短期死亡率的汇总 Meta 分析比较

ASA 和室间隔心肌切除术之间短期死亡率的风险差异不明显（风险差异 0.01，95%CI 0.01~0.03，P=0.35）。ASA. 酒精室间隔消融；RD. 风险差异；SA. 室间隔消融；SM. 室间隔心肌切除术；CI. 置信区间（经许可转载，改编自 Agarwal et al.[75]。©2010 Elsevier Inc. 版权所有）

99% vs. 97%、93% 和 89%，*P*=0.003）更高。同样，在一个 ASA 患者小型队列中，1 年、5 年和 10 年的总体生存率（97%、92% 和 82%）与同等年龄和性别的普通人群的预期生存率相当[73]。这些数据表明，有创性治疗纠正 LVOT 压差和 LV 压力，防止进一步的 LV 重塑及降低的心肌组织心律失常性，这可能会改变该病的病程并提高长期生存率[13]。

鉴于在多个随访长达 8 年的回顾性队列研究和 Meta 分析中的比较发现，ASA 和外科心肌切除术的生存率相近，可以预料长期（＞ 10 年）生存率也会不相上下。确实，Mayo 诊所的一项类似分析报道说，对于心肌切除术和酒精室间隔消融术的患者在年龄和性别调整后的存活率均可追溯到 8 年，这表明这两种室间隔减容治疗都可能对疾病的自然病程产生积极且相似的影响[32]。

自 20 多年前引入 ASA 技术以来，关于心肌切除术和 ASA 在功效和结果方面是否是真正等同的争论一直持续[81]。鉴于上述研究，很明显关于 NYHA 心力衰竭分级、晕厥、心绞痛和 LV 流出道压差的早期症状改善的争论已基本解决。回顾性队列研究提供了足够的数据，这些数据涉及急性并发症发生率、LVOT 压差降低和短期症状改善。这两种治疗在现代都同样有效。在大多数报道中，通过手术仍可实现更完全的压差降低，但降低幅度并未转化为临床上有意义的预后差异[75-78]。

第二个争论围绕早期的围术期风险，包括完全性心脏传导阻滞的发生率和放置永久性起搏器的需要。确实，ASA 的早期经验涵盖了术者学习曲线，有相对较好的临床疗效，但也与并发症增多相关，包括完全心脏传导阻滞、早期的室性心律失常，甚至因冠状动脉夹层或酒精的意外溢出而导致死亡或远处心肌梗死[82]。ASA 的下一个时代，即 2001—2010 年，见证了手术技术方面的改进，以及随之而来的围术期并发症的减少。心肌声学造影检查更常用于选择目标室间隔穿支，减少酒精量和注射率，并且进行更明智的病例选择，以期提高受益风险比。现在，ASA 的这种转

变使得围术期死亡率＜ 1%，与在经验丰富的中心接受外科心肌切除术的死亡率非常接近[83]。

在 ASA 治疗的最初经验中，ASA 引起传导异常的概率很高，高达 20%～25% 的患者因完全性心脏传导阻滞而接受永久性起搏器置入或预防性植入 ICD 以避免猝死[71, 84]。随着 ASA 技术的改进，在新近的研究中永久性起搏器放置的比例现在为 8%～17%[74, 83]。尽管需要置入永久性起搏器的发生率显著降低，但 ASA 仍落后于外科治疗中 2%～3% 的起搏器放置率。然而，目前尚不清楚这是仅由于手术本身，还是由于优先选择酒精室间隔消融术的多为年老患者而加剧。

HCM 和室间隔减容治疗领域的挑战之一是美国大多数外科医生和介入医生的经验有限。目前，美国大多数提供室间隔减容治疗的中心很少进行外科心肌切除术和 ASA 手术，这低于 2011 年美国心脏病学会基金会 / 美国心脏协会肥厚型心肌病诊断和治疗工作指南所建议的阈值[85]。低例数的室间隔减容治疗中心与院内预后差有关，包括更高的死亡率、更长的住院时间和更高的医院费用。因此，心脏病学界需要进一步努力，以鼓励将 HCM 患者转诊至高水平的室间隔减容治疗中心。

第三个争论，也是唯一尚未完全解决的争论，围绕着长期生存问题。外科心肌切除术的支持者认为，ASA 通过人为造成室间隔的透壁性梗死和瘢痕，可能使该人群易患威胁生命的持续性室性快速性心律失常和与心律失常相关的猝死[86]。然而，当将 ASA 与外科手术进行比较时，对随访长达 8 年的大型观察队列进行的众多 Meta 分析均未显示出死亡增加的迹象[75, 77, 78, 87]。此外，如上所述，成功接受上述两种方法治疗的患者似乎具有相当的生存率与非 HCM 人群也类似[11, 71, 73]。然而，一些报道表明，与那些接受了心肌切除术的患者相比，ASA 需要再次行室间隔减容治疗的风险更高[87]。之前接受过 ASA 术再次行室间隔心肌切除术的患者是风险较高的人群，该人群心源性死亡、晚期心力衰竭和 ICD 放

电的风险可能会增加[88]。已经建议将心肌切除术作为有明显的室间隔肥厚的患者的治疗选择。然而，ASA 也可能是此类患者的有效治疗策略[89]。严重的室间隔肥厚是 HCM 生存率降低的标志，在这类患者中，生存率降低可能并非 ASA 或心肌切除术所独有。

然而值得注意的是，PA 等曾报道说，在置入 ICD 或起搏器的患者中，ASA 与每年约 4.9% 发生率的 VT/VF、心搏骤停或适当的 ICD 治疗相关[90]。来自 Mayo 诊所的数据还表明，接受 ASA 术后，适当的 ICD 放电的年化率较高（每年 4.3%），而在进行心肌切除术后为每年 0.24%[79]。ICD 放电率高于预期的部分原因可能是固有选择偏倚，在这种情况下，并发症更多（因此通常具有较高的 VT/VF 风险）的老年患者倾向于接受 ASA。此外，许多人质疑替代性检测指标是否恰当，如适当的 ICD 放电，因为这些心律失常多半并不真正威胁生命，并且 ASA 患者中较高的 ICD 植入率增加了监测偏倚。当然，这也并没有转化成先前讨论的存活率降低。尽管如此，观察到的心律失常高发率仍令人担忧，需要进一步研究。

综合考虑，只有前瞻性随机试验可以消除当前临床实践的选择偏倚，并为心血管界提供确定的长期比较数据。不幸的是，由于一些障碍，无法进行适当有效的随机试验的设计和开展[65]。鉴于任一手术后的事件发生率相对较低，需要将约 1200 名梗阻性 HCM 和严重药物难治性症状的患者随机分组进行试验，这需要连续筛查约 34 000 名 HCM 患者。即使联合北美和欧洲主要的 HCM 中心，也无法实际筛查如此众多的 HCM 患者。因此，充分有力地比较 ASA 和心肌切除术的长期生存率的随机试验是不可行的。

关于有症状的、药物难治性 HCM 患者的最佳室间隔减容治疗的争论，在美国和欧洲 HCM 中心之间的实践差异中可见一斑。在美国，ASA 仅适用于给那些禁忌手术或被认为具有高风险的年龄较大或并发症严重的患者。美国心脏病学会

基金会 / 美国心脏协会关于 HCM 诊断和管理的指南支持该原则，在美国各地的 HCM 治疗中心都广泛采用该原则[39]。相反，在许多欧洲中心，出于多种原因，ASA 是首选的治疗方法，其中包括医生和患者的倾向、手术的微创性、不断增强的平衡意识、经验丰富的 ASA 手术者在当地的可及性及专业局部外科医生的缺乏[81, 86]。在许多欧洲国家，甚至以前拥有丰富外科手术传统和经验的国家（如德国和瑞士），外科心肌切除术的废止促使人们呼吁"为欧洲患者重新带来室间隔心肌切除术"[86]。并且，鉴于在 HCM 患者中出现其他解剖学问题的频率，似乎两种方法均可用，以最佳地尽可能多地治疗这种疾病的患者。

七、未来发展方向

随着越来越多的证据表明 ASA 术后长期生存的改善与外科手术相同，提出将 ASA 的推荐更改为 IIa 类的观点，对于那些在解剖学上都符合这两种条件的患者，使 ASA 成为与外科手术同等的选择。在经验丰富的 HCM 中心，这两种方法之间唯一有意义的区别可能是接受 ASA 的患者置入永久起搏器的风险较高，而接受外科手术的患者需承担胸骨切开术和更长的术后恢复时间等已知风险。最近对 ASA 的改进（使用心肌声学造影检查和减少酒精剂量）及更好的患者选择，已带来结果的改善和围术期并发症的减少。

当前的挑战是向美国的从业人员介绍 ASA 和心肌切除术的全部功能，以教育临床医生在先进的 HCM 中心的经验丰富的术者现在可以进行这些手术，并且治疗的短期和长期预后的结果相似，并将两种治疗传播推广到美国更广的地区。在美国，目前缺少经验丰富的外科手术术者和介入治疗术者，他们需要在患者选择、技术优化和 HCM 患者的纵向护理方面接受培训。未来的一个重要目标可能是培训更多的年轻外科医生进行心肌切除术，从而不仅可以为 HCM 患者提供 ASA 治疗，也为其提供在外科手术方面拥有丰富

经验的中心进行心肌切除术的机会[91]。

随着 ASA 和心肌切除术在围术期并发症方面变得更加安全，将来可能需要降低有创性干预的门槛。NYHA Ⅱ 级症状的患者，尤其是晕厥、近晕厥及阵发性或慢性心房颤动的患者，在室间隔减容治疗后可能会出现明显的症状改善。Veselka J 等已经报道了欧洲酒精室间隔消融注册中心的结果。161 例轻度症状（NYHA Ⅱ 级）的患者在 ASA 治疗后症状和血流动力学得到持续改善，其存活率与普通人群相当[92]。鉴于室间隔减容疗法不仅可以改善生活质量，甚至可能延长寿命，可能需要在生命早期考虑室间隔减容治疗[9]。现在正在接受 ASA 治疗的许多老年患者具有晚期舒张功能障碍、巨大的左心房和心房颤动，所有这些都可能通过早期的室间隔减容治疗来避免。

此外，关于在没有确诊为 HCM 但具有包括肥厚和 LVOT 压差等支持手术的解剖和生理特征的患者中是否应考虑进行 ASA，Kovacic JC 等近期已证明，在一系列有症状的向心性 LVH 和 LVOT 梗阻的患者中，ASA 可使其在术后压差降低，舒张末期压力改善和有症状的 NYHA 心功能分级改善方面获益[93]。实际上，并非总是能够对 HCM 进行可靠的诊断，并且小部分非 HCM 的患者可能会为减轻 LVOT 梗阻症状而无意中接受了外科心肌切除术和 ASA 手术。因此，对于有动态流出道梗阻的病理生理的患者，无论起因是否是 HCM，都应进行室间隔减容治疗（ASA 或外科心肌切除术）。除遗传因素导致的 HCM 外，这些疾病还包括老年人高血压心脏病、严重的向心性肥厚（如在未控制高血压或终末期肾脏疾病的患者中）、患有应激性心肌病和对药物治疗无反应的流出道梗阻的患者或那些先前进行过二尖瓣修复／置换和医源性 LVOT 梗阻等患者。此外，ASA 可能成为药物难治性的老年 HCM 患者的首选治疗方法，这些患者经常具有良好的 ASA 解剖学特征，并伴有局灶性"室间隔膨出"，由于高龄和并发症，可能不适合外科手术[94]。ASA 近

期已被视为一种可以为经导管二尖瓣置换引起的 LVOT 梗阻提供急性缓解的治疗选择，前提是室间隔肥厚是这种梗阻一个促成因素[95]。此外，对于合并室间隔肥厚的患者，ASA 已可作为预防性操作，安排在经导管主动脉瓣置换术之前。

未来有关 ASA 治疗的研究可能需要侧重于降低完全性心脏传导阻滞发生率的技术，以及长期随访以确定其安全性和生存结果。这样的新技术可能使用包括聚乙烯醇泡沫颗粒、微球、可吸收的吸收性明胶海绵或间隔线圈作为酒精的替代品，目的是减少完全性心脏传导阻滞的发生和起搏器的需求[96-99]。最后，通过射频导管消融和冷冻消融术来减少室间隔容积也正在进一步研究中，并且可能成为外科手术或酒精室间隔消融术的补充治疗[100-102]。

临床精粹

- 通过运动超声心动图识别或在心导管检查过程中诱发左心室流出道梗阻，可能有助于发现有症状的 HCM 患者，这些患者可能会受益于缓解梗阻的治疗，包括药物和有创性室间隔减容治疗。

- 心脏导管检查可帮助评估症状的其他可治的病因，如阻塞性冠状动脉疾病、显著的容量过多或不足，后者可分别以利尿药或容量扩充进行逆转。

- 仅在以下情况下才应考虑对患者进行室间隔减容治疗：①尽管采取了最佳药物治疗，但症状明显且主要归因于梗阻性 HCM；②症状是严重的心力衰竭或心绞痛（NYHA 或 CCS Ⅲ／Ⅳ 级），与梗阻相关的反复发作性晕厥或因难治性阵发性心房颤动而引起的反复临床失代偿；③最佳药物治疗后仍检测到压差≥ 50mmHg；④梗阻明显是动力性的，并且是瓣膜下的，通常是由室间隔与二尖瓣前叶之间的接触引起的。超声心动图检查和心脏导管检查必须

确认解剖学和血流动力学发现。

- 需要一种个性化的室间隔减容治疗选择方法，并且需要全面评估临床症状、相关并发症及超声心动图、心电图和血管造影特征，得出倾向性选择。

- 尚无将 ASA 与外科心肌切除术进行比较的随机对照试验。非随机研究的证据表明，ASA 和外科心肌切除术在血流动力学和功能改善方面具有相似的短期和长期结果，ASA 置入起搏器的可能性更大。对于某些患者，这两种方法都可以提供合理的治疗选择。在这种情况下，依照患者自主权的原则，建议患者在彻底讨论与每种手术相关的风险和收益后，可以让患者自行在心肌切除术和 ASA 之间进行选择。

- 将酒精室间隔消融术和外科心肌切除术的开展限制在有足够经验的中心以优化转归似乎是合理的。具体来说，中心每年应开展 8~10 例手术，且最好已经进行过 50 例以上的手术。

本章测试

1. 可以考虑进行室间隔减容治疗的患者是（　　）

　　A. 有严重左心室流出道梗阻和药物难治性症状，如严重的呼吸困难或胸痛（通常为 NYHA 或 CCS 心功能 Ⅲ / Ⅳ 级）或其他重要的劳力性症状（如晕厥）的患者

　　B. 无法耐受最佳药物治疗的患者

　　C. 症状明显且主要归因于梗阻性 HCM 生理的患者

　　D. 室间隔 – 二尖瓣接触点室间隔厚度为 15~16mm 的患者

　　E. 以上所有

答案：E。在以下情况下，应考虑对患者进行室间隔减容治疗：①尽管采用了最佳药物治疗仍有明显症状且主要归因于梗阻性 HCM；

②症状包括严重的心力衰竭或心绞痛（NYHA 或 CCS Ⅲ / Ⅳ 级），与梗阻相关的反复发作性晕厥或因难治性阵发性心房颤动而引起的反复临床失代偿；③最佳药物治疗的情况下仍监测到压差≥ 50mmHg；④梗阻明显是动力性的并且是瓣膜下的，主要是由室间隔与二尖瓣前叶之间的接触所致。室间隔厚度＜ 15~16mm 被认为是心肌切除术或 ASA 的禁忌证，因为室间隔缺损的形成可能会带来室间隔穿孔的潜在风险。

2. 以下特征将倾向于选择心肌切除术而非酒精室间隔消融术作为室间隔减容的治疗方法，除了（　　）

　　A. 年轻

　　B. 室间隔肥厚≥ 30mm

　　C. 预先存在的左束支传导阻滞

　　D. 先前做过心脏或胸腔手术

　　E. 需要行迷宫手术的心房颤动

答案：D。首选外科心肌切除术的是：年轻患者、室间隔严重肥厚的患者（如≥ 30mm）、弥漫性而不是局灶性左心室肥大且延伸到心室中部甚至心尖的患者、具有左束支传导阻滞的患者（因为 ASA 通常会导致右束支传导阻滞，导致完全性心脏传导阻滞的发生率很高）、伴有心脏疾病且需要手术干预的患者（固有的严重二尖瓣疾病、隔膜的存在、中度 / 重度主动脉瓣狭窄及适于冠状动脉搭桥术的冠状动脉疾病），以及那些可能需要进行迷宫手术或左心耳结扎的心房颤动患者。先前的心脏或胸腔外科手术（考虑到再次手术固有的风险）将使 ASA 优于心肌切除术。

3. 以下特征将支持选择酒精室间隔消融术，而不是采用心肌切除术作为室间隔减容的治疗，除了（　　）

　　A. 高龄

　　B. 会增加手术风险的并发症（如肺动脉高压）

C. 起搏器 /ICD 的存在

D. 无二尖瓣装置和乳头肌及其他需要进行心脏手术的疾病或极少的固有疾病

E. 预先存在的左束支传导阻滞

答案：E。支持 ASA 而不是心肌切除术的因素包括高龄（＞ 65 岁），会增加手术风险的并发症（如肺动脉高压或严重的 COPD 引起对肺或气道管理的重大担忧），先前存在的右束支传导阻滞（因为心肌切除术通常会导致左束支传导阻滞和完全性心脏传导阻滞的高发生率），预置起搏器 /ICD（可大大降低 ASA 的手术风险），先前的心脏或胸腔手术（考虑到再次手术固有的风险），以及可以置入支架治疗的局灶性 CAD。在有左束支传导阻滞的患者中首选心肌切除术，因为 ASA 通常会导致右束支传导阻滞，导致完全性心脏传导阻滞的发生率很高。

4. 在考虑进行室间隔减容治疗的患者中，应满足的左心室流出道压差是（　　）

A. 劳力时 LV 流出压差≥ 30mmHg

B. 静息时 LV 流出压差≥ 60mmHg

C. 静息、生理刺激或劳力时，LV 流出道压差≥ 50mmHg

D. 如果存在严重的心力衰竭或心绞痛（NYHA 或 CCS Ⅲ / Ⅳ级）症状，则无须证明存在压差

E. 静息、生理刺激或劳力时，LV 流出道压差≥ 60mmHg

答案：C。室间隔减容治疗的候选患者在静息、生理刺激或劳力时必须具有≥ 50mmHg 的左心室流出道压差。超声心动图是金标准，可以评估由 Valsalva 动作或平板运动引起的梗阻，但对于超声心动图声窗较差的患者，心脏导管检查通常是互补的，并且经常是必要的，以评估或确认静息时和激发状态下 LVOT 压差的严重程度。

5. 如果通过超声心动图或在心脏导管检查过程中未发现明显的静息压差（压差≥ 50mmHg），建议采取的措施是（　　）

A. Valsalva 动作

B. 诱发期外收缩以测量 Brockenbrough-Braunwald 征

C. 运动（如仰卧位踏车试验）

D. 药物诱发（亚硝酸戊酯、硝酸甘油或异丙肾上腺素）

E. 以上所有

答案：E。如果在导管检查过程中未发现明显的静息压差（压差≥ 50mmHg），则进行刺激性操作，如进行 Valsalva 动作或诱发期外收缩以测量 Brockenbrough-Braunwald 征（或两者结合）。如果仍未诱发明显的压差变化，而临床表现强烈提示梗阻性生理时，则进行运动（如仰卧位踏车试验）或药理刺激（亚硝酸戊酯、硝酸甘油或异丙肾上腺素）。盐酸异丙肾上腺素可直接刺激模拟运动的 β_1 和 β_2 受体，因此可能会发现不稳定的流出道压差。

6. 酒精室间隔消融导致（　　）

A. 心功能等级（NYHA 和 CCS 等级）的改善

B. 峰值耗氧量的改善

C. 运动耐量的提高

D. 左心室同步性、心内膜下微血管功能和心肌能量参数的改善

E. 以上所有

答案：E。在已发表的研究中，ASA 带来心功能分级（NYHA 和 CCS 分级），峰值耗氧量和运动能力的显著改善长达 8～10 年。此外，最近的研究表明，ASA 可以改善 LV 同步性、心内膜下微血管功能及心肌能量参数。成功进行 ASA 术的 HCM 患者似乎也具有与非 HCM 人群相当的长期存活率。

7. 酒精室间隔消融前需要进行选择性冠状动脉造影，以证实或排除以下发现，不包括（　　）

A. 排除伴随的冠心病

B. 检查室间隔穿支动脉的大小

C. 排除从室间隔穿支到其他冠状动脉节段的侧
　支循环

D. 在 ASA 之前检查室间隔厚度

E. 检查室间隔穿支动脉的分布

答案：D。应当进行选择性冠状动脉造影以排除伴随的冠心病。此外，对于接受室间隔减容治疗的检查者，需要仔细评估室间隔穿支动脉的大小和分布。此外，室间隔动脉可能起源于左主干、对角支甚至是右冠状动脉，因此，必须在多处进行细致的血管造影。同样重要的是要排除从室间隔穿支到其他冠状动脉节段的侧支循环的存在。

8. ACCF/AHA 肥厚型心肌病指南（2011 年修订版）提出的室间隔减容治疗的建议有（　　）

A. 在那些可以接受手术治疗的患者中，一般应
　首选外科心肌切除术（Ⅱa 类）

B. 在可以接受手术治疗的患者中，应首选
　ASA（Ⅱa 类）

C. 在那些不能接受手术干预的患者中，ASA
　将是首选的治疗选择（Ⅱb 类）

D. 在充分而透彻的讨论后，患者倾向于酒精
　室间隔消融而不是外科心肌切除术是合理的
　（Ⅱa 类）

E. 以上所有

答案:A。ACCF/AHA 肥厚型心肌病指南（2011 年修订版）建议，对于那些可以接受手术治疗的患者，通常应首选外科心肌切除术（Ⅱa 类）而不是 ASA（Ⅱb 类），而在那些不能接受手术治疗的患者中，ASA 成为优先的治疗选择（Ⅱa 类）。经过平衡和透彻的讨论，患者倾向于酒精室间隔消融而不是外科心肌切除术也是合理的（Ⅱb 类）。通常需要采用个性化的室间隔减容治疗方法的选择，对临床症状、相关并发症及超声心动图和血管造影特征进行全面评估，做出倾向性决策。

9. 将外科心肌切除术与 ASA 进行比较时，以下陈述是正确的，除了（　　）

A. 心肌切除术和 ASA 在 NYHA 心力衰竭分级
　中取得了类似的早期症状改善

B. 心肌切除术可实现更完全的压差降低

C. ASA 术后起搏器置入率较高

D. 在多个回顾性队列研究和 Meta 分析中对
　ASA 和外科心肌切除术的比较已经证明了
　两者相似的存活率

E. 将 ASA 与外科心肌切除术进行比较的随机
　对照试验表明，两者带来的心功能分级症状
　的改善是类似的

答案：E。外科心肌切除术和 ASA 对 NYHA 心力衰竭分级、晕厥、心绞痛和 LV 流出道压差方面的早期症状改善已被证明相似。回顾性队列研究提供了足够的数据，这些数据涉及急性并发症的发生率、LVOT 压差降低和短期症状改善。两种治疗在现代都同样有效。在大多数报道中，通过手术仍可实现更完全的压力压力阶差降低，但幅度并未转化为临床上有意义的差异。ASA 仍然落后于外科手术 2%～3% 的较低起搏器置入率。然而，目前尚不清楚这是仅由于手术本身，还是由于优先选择酒精室间隔消融术的多为年老患者而加剧。在随访长达 8 年的多次回顾性队列研究和 Meta 分析中，比较 ASA 和外科心肌切除术的结果显示，两者生存率相似。尚无将 ASA 与外科心肌切除术进行比较的随机对照试验，并且不太可能在解剖学上均支持这两种治疗的患者中进行两种疗法比较的随机试验。

10. 在确定室间隔减容治疗的恰当性时，需要检查以下因素，除了（　　）

A. 尽管在最佳的药物治疗下，仍有明显症状
　且主要归因于梗阻性 HCM 生理

B. 严重心力衰竭或心绞痛的症状

C. 心脏性猝死家族史

D. 最佳药物治疗下仍记录到压差≥ 50mmHg

E. 梗阻应该明确是瓣膜下的和动力性的

答案：C。在以下情况，应将患者视为室间隔减容治疗的候选者：①尽管采取了最佳药物治疗症状仍明显且主要归因于梗阻性 HCM 生理；②症状是严重的心力衰竭或心绞痛（分别通过 NYHA 或 CCS 分级进行评估），与梗阻相关的反复发作性晕厥或由于难治性阵发性心房颤动引起的反复临床失代偿；③无论在静息或激发时，最佳药物治疗下仍可记录到≥ 50mmHg 的压差；④梗阻明显是瓣膜下和动力性的，由室间隔与二尖瓣前叶接触引起，而不是由固定的梗阻性瓣膜疾病或隔膜引起。心脏性猝死家族史应仅作为评估 ICD 治疗需求的一个因素。

第 23 章　外科心肌切除术与相关手术技术及结果

Surgical Myectomy and Associated Procedures: Techniques and Outcomes

Daniel G. Swistel　　Heidi Schubmehl　　Sandhya K. Balaram　**著**

戴佳祁　王 炎 **译**

缩略语

AF	atrial fibrillation	心房颤动
ASA	alcohol septal ablation	酒精室间隔消融
CABG	coronary artery bypass grafting	冠状动脉搭桥术
CAD	coronary artery disease	冠状动脉疾病
HCM	hypertrophic cardiomyopathy	肥厚型心肌病
ICD	internal cardiac defibrillator	可植入性心脏除颤器
LV	left ventricle	左心室
LVOTO	left ventricular outflow tract obstruction	左心室流出道梗阻
MVR	mitral valve replacement	二尖瓣置换
NYHA	New York Heart Association	纽约心脏协会
PPM	pacemaker	起搏器
RPR	resection–plication–release	切除折叠松解
SAM	systolic anterior motion	收缩期前向运动
SCD	sudden cardiac death	心脏性猝死

要 点

◆ 在有经验的中心进行单纯室间隔心肌切除术具有较低的手术死亡率（＜1%）和良好的长期生存率。它是缓解肥厚型心肌病症状性左心室流出道梗阻的金标准。

◆ 需要进行心肌切除术的梗阻性肥厚型心肌病的异质性、复杂性和发病率在心脏外科创造了一种独特的术式，经由肥厚型心肌病卓越中心的有经验术者施行可获得最大成功。

◆ 术中采用经食管超声心动图显示室间隔大小、二尖瓣与室间隔接触点及相关的二尖瓣和乳头肌异常，对于了解 HCM 的病理生理至关重要。

◆ 室间隔心肌切除术的好处包括生活质量、心力衰竭症状和长期生存的改善。心肌切除术后患者的存活率等于年龄和性别匹配的非 HCM 对照。

◆ 在进行室间隔心肌切除术的患者中，发生并发症的患者少于 2%。或许可以安全地进行伴随手术，如冠状动脉血供重建、心房颤动消融手术和二尖瓣修复，而具有极低的额外风险。

◆ 随着长期数据的收集和分析，室间隔心肌切除术的适应证可能会继续发展，以及出现中室腔和心尖疾病的新治疗方法。

一、概述

在过去的 50 年中，外科技术的进步及对肥厚型心肌病及其病理生理学理解的深入迎来了当前的时代，目前室间隔心肌切除术具有出色的、可重复的结果。根据正式指南，那些症状性梗阻性 HCM 患者，如果药物治疗失败并且左心室流出道压差大于 50mmHg，则应考虑进行室间隔心肌切除术。在超声心动图评估、手术技术和已报道的结局方面，更好地了解室间隔心肌切除术对于治疗这种异质性和复杂性疾病至关重要。

二、HCM 手术

（一）HCM 手术背景和历史

一块肌肉肥厚的区域导致主动脉瓣下方的左心室流出道梗阻，这个描述一般认为是 Russell Brock 先生和病理学家 Donald Teare 博士在 1957 年的盖伊医院报道中提出 [1, 2]。他们首先阐明了梗阻的性质，尽管他们没有提供治疗的可能性。从那时起，复杂的心脏结构异常被赋予了许多名称，但现在被称为梗阻性肥厚型心肌病。最早在 19 世纪初，从法国到英国就存在这种疾病的描述，在 20 世纪初德国的一份报道中对此也有描述 [3, 4, 5]。

随着体外循环和心脏直视手术的出现，人们采用了多种外科手术技术来治疗这种疾病，并于 1958 年由 Cleland 首次成功完成 [6]。早期手术与极高的死亡风险有关，最有可能与心肌保护问题、空气栓塞及左心室切开术常继发的并发症有关。在 1970 年由汽巴基金会赞助的一个研究小组聚会中，辩论的重点集中在单纯的心肌切开术与有限的心肌切除术的治疗在成功率与并发症方面的比较，以及二尖瓣在梗阻中的作用。当时著名的外科医生 John Kirklin、Brian Barratt-Boyes、Douglas Wigle、Hugh Bentall 和内科医生 Eugene Braunwald 均提出了不同的手术治疗方法，包括通过有限的右心室切开术切除室间隔右侧 [7]。结果参差不齐，充满并发症。美国国家心脏研究所的 Andrew Morrow 博士介绍了经主动脉的左心室心肌切除术，大多数患者可显著缓解梗阻，手术风险可接受。1975 年在报道了 83 例患者的结果和对他们的随访之后，他的方法被广泛采用 [8]。

（二）手术方法的演变

自 20 世纪 80 年代中期以来，考虑到大量的患者经历 Morrow 手术失败，手术治疗的发展方向指向那些单纯的心肌切除术不能充分缓解流出道梗阻的患者。手术技术的改进直接与对疾病进程理解更透彻有关，首先是通过病理学研究，然后是通过超声心动图的应用（表 23-1）。考虑到二尖瓣前叶在梗阻中的作用，Cooley 于 1976 年首次提出了二尖瓣置换术（MVR）用于严重二尖瓣关闭不全的病例，特别是在室间隔相对较薄而前叶形态特别长或宽的情况 [9]。MVR 被用于治疗 HCM，并发表了支持该治疗的数据 [10, 11]。由于在相对年轻的一组患者中二尖瓣置换术是一种没有吸引力的治疗方法，因此 McIntosh 和 Maron 随后提出了垂直二尖瓣折叠，以使瓣叶变硬从而限制其向流出道的偏移 [12]。Klues 等详细描述了 HCM 中二尖瓣的异常形态，并大大扩展了对这种疾病过程的认识 [13, 14]。

1994 年，Messmer 和他的小组描述了一种

表 23-1　梗阻性肥厚型心肌病手术技术的发展

年　份	外科医生	术　式
1958	Cleland	经主动脉心肌块切除术
1960	Morrow	经主动脉室间隔心肌切除术
1961	Kirklin	经主动脉／经心室通路
1964	Johnson	心肌切除术结合二尖瓣置换术
1970	Cooley	单纯的二尖瓣置换术
1990	McIntosh	心肌切除术联合二尖瓣前叶的垂直折叠
1990	Messmer	扩展的室间隔心肌切除术
2000	Swistel	室间隔心肌切除，二尖瓣水平折叠和侧面附件的松解

更广泛的心肌切除术，其中包括乳头肌变薄或重塑，包括将异常的侧向附着物的分开，以使前叶落入心室腔内更靠后的位置[15, 16]。在所有主要的 HCM 手术中心都普遍接受并开展这种"扩大的心肌切除术"。然而，更高分辨率的超声心动图已经阐明了促进梗阻的更广泛的形态学变化。随着高水平的 HCM 中心的发展，人们对这些变化有了更好的了解，人们已经认识到治疗往往需要个体化。

许多其他团队为外科手术治疗提供了替代方案，以适应代表肥厚型心肌病的各种表型[17-23]。在某些情况下，肥厚的心肌可能是局限于基底部、心室中部的或心尖部，在其他情况下，可能会出现更弥漫的肥厚。此外，二尖瓣的前叶可能会严重冗长，室间隔增厚程度很小，从而限制了可切除量。术式的许多变化都涉及二尖瓣，凸显了其在该疾病过程中的突出作用。这些技术包括折叠、保留成形术、瓣叶延伸和缘对缘修复[19, 20, 21, 23]。Mayo 诊所的外科医生很好地描述了其他的形态学变化，包括异常或副乳头肌和瓣下结构。这些乳头肌通常是多余的，须切除或切薄以消除流出道的压差[22]。最近在克利夫兰诊所，有时将前外侧乳头肌向后缝合到后乳头肌或心肌壁，以将二尖瓣前叶拉离流出道的主要血流方向，从而最大限度地减少收缩期前向运动的可能[24]。

对二尖瓣前叶的病理生理学分析使笔者团队得出结论，通过水平折叠缩短前后尺寸可以获得简单和可重复的良好效果[25-28]。与垂直折叠相反，这保留了两个瓣叶的接合区，并使它们之间的关系保持完整。我们称其为 RPR 手术，切除／折叠／松解：切除肥厚心肌，折叠二尖瓣前叶，松解侧向附着物和（或）切除瓣膜下机械装置，以允许瓣膜更向后移位，并控制任何导致梗阻的附件结构[25]。此外，通过在瓣膜前帘区高处放置一排折叠缝线，可以使瓣叶变硬并且尺寸恰好合适，以限制其弯曲至流出道并接触室间隔的可能。

随着外科手术经验的增长，引起梗阻的形态学和病理生理学的许多变化已被更好地理解和领会。有多种手术策略可供使用，并且必须针对每种情况进行调整，以匹配导致梗阻的特定形态。实际上，形态上的变异非常普遍，以至于 1988 年 McIntosh 和 Maron 指出："在手术中遇到室间隔肥厚特别明显且分布均匀的梗阻性 HCM 的患者相对罕见，该类型术前无须就室间隔厚度的模式和大小进行仔细考虑就可进行标准的心肌切开 - 切除术[29]。"

（三）手术技术

必须使用系统的技术来分析一个给定患者的梗阻的病理生理，并使用多种可能的方法来定制手术，以限制二尖瓣瓣叶的收缩期前向运动，缓解梗阻并恢复二尖瓣功能。使用超声心动图在手术切开前可以部分确定手术的关键要素（表 23-2）。术前应对超声心动图检查结果进行复核，以明确室间隔的厚度及其特征，无论是不连续的还是弥漫的、基底部的、中部的或心尖的。测量前叶的长度并确定二尖瓣与室间隔的接触点。最近，我们还注意到瓣叶的中部是否接触到室间隔，或者是否瓣叶前缘是主要受影响的。尽管有时很难识别，但可以看到副乳头肌状结构。在手术室中，所有患者均放置了二维或三维经食管超声探头，并在麻醉下重复进行分析。并非所有患者都有静

表 23-2　通过术前经食管超声心动图确定肥厚型心肌病的形态学变异

位　置	特　征
室间隔	宽度测量
	肥厚的位置：基底、心室中部或心尖
	二尖瓣与室间隔接触点
二尖瓣	二尖瓣反流程度
	二尖瓣前叶的长度
	二尖瓣瓣叶异常形态 / 固有疾病
乳头肌	位置和大小
	侧面附属结构的存在
瓣膜下装置	造成梗阻的增粗腱索

息压差，尽管全身麻醉使患者血管舒张本身就会激发压差。罕见使用正性肌力药来诱发梗阻，尽管一些中心选择在切除术前和术后常规输注异丙肾上腺素，以确认没有残余压力阶差。

进行全部或部分胸骨切开。升主动脉上部进行动脉插管，使用单个静脉插管，并使用 28F 鞘管通过右上肺静脉对左心室进行灌注。放置冠状窦导管，必要时可进行顺行性和逆行性心脏停搏使心搏骤停，进行宽泛的横向主动脉切开术。通常要求前间隔极度缩回，尤其是在室间隔有广泛增厚和纤维化的情况下，并且我们发现，与通常在有限的主动脉切开术中出现的撕裂相比，更可取的方法是几乎横切主动脉至远端的窦 - 管交界处。放置瓣叶牵开器以保护主动脉瓣叶，并检查左心室。增厚的纤维化瘢痕组织几乎总是出现在二尖瓣 - 室间隔的接触区域。在左心室上方放置冰垫通常有助于对前间隔施加向后的压力（图 23-1）。根据术前经食管超声计算，将三叉钩置于右冠状动脉口与左右主动脉瓣叶的连合之间，并嵌入到二尖瓣与室间隔接触区域之外的室间隔心肌中。使用长柄 45°、15 号刀片进行心肌切除术（图 23-2）。切口开始处距离主动脉瓣环至少 3~5mm。该区域不参与 SAM 的发病机制，保留 A/V 结以减少术后完全性心脏传导阻滞的发

生率，并减少医源性室间隔缺损的可能性。根据术前预设的室间隔厚度，切除 1.0~1.5cm 厚的心肌。一旦切开了最初的几毫米，就松开钩子，并用非常长的镊子抓住心肌切除节段，并继续进行切除。切除的内侧边界通常在右冠状动脉口的外侧，并几乎横向延伸至二尖瓣的外侧接合处。这产生了 3~4cm 宽的节段。在典型基底肥厚的情况下，切除范围延伸到心室，正好超出前外侧乳头肌的中部。然后，该节段是一个近似的正方形：各边 3.0~4.0cm，厚 1.0~1.5cm。这就是所谓的扩大心肌切除术。如果梗阻位于更靠近心室中部的地方，则可以向心室腔内部更深处去除更多的肌肉，直至乳头肌的交界处，从而避免已知存在传导系统的区域。通常，在第一次尝试中会切除部分肌肉。此后，肌肉往往会碎裂，导致很难抓住其他节段。不规则的区域经常用成角的垂体咬骨钳弄平。

凭借在此手术中的丰富经验，对于心尖梗阻的患者，我们已经能够将切除范围扩大至心尖，而无须诉诸心尖心肌切开术。当患者已经患有心尖部室壁瘤时，心尖心肌切开术最有用。在没有室壁瘤形成的心尖梗阻中，很难识别乳头肌并将它们与可切除的肥厚心肌区分开。对心尖 HCM 和中室腔梗阻的治疗最近已经描述在经心尖入路中。这些手术仅限于数据有限的少数专业中心。在这种术式中，打开和扩大左心室腔时必须小心避开二尖瓣装置和乳头肌[30-33]。在我们中心，如果认为经主动脉直视不足以进行适当和完整的切除，我们将通过标准的主动脉切开术开始切除，然后进行心尖肌切开术，并找到需要心肌切除的部分。通过这种方式，我们可以确保在安全的位置完成心肌切除术，从而最大限度地减少了对乳头肌的损害或侧向后转的风险，因为这些位置室间隔厚度可能较薄，并且可能造成医源性室间隔缺损。

心肌切除术完成后，通常更容易看见左心室内部并检查二尖瓣下结构，并确定前外侧乳头肌和左心室游离壁的任何侧向附着物。通常，这些

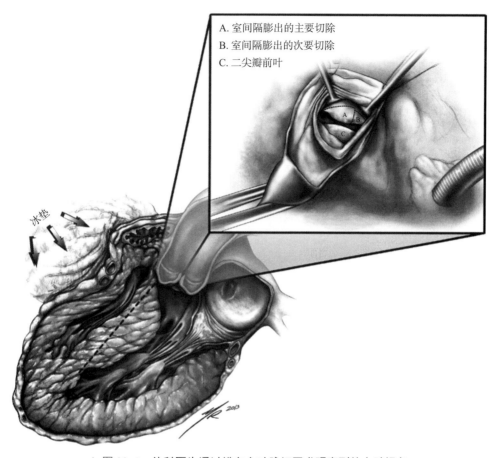

A. 室间隔膨出的主要切除
B. 室间隔膨出的次要切除
C. 二尖瓣前叶

冰垫

▲ 图 23-1　外科医生通过横向主动脉切开术观察到的心脏视角

进行心肌切除术包括"A"和"B"部分，并在主动脉瓣环下方开始。放在右心室和胸壁之间的剖腹手术冰垫可能有助于使室间隔更明显。切口开始于主动脉瓣环下方 3～5mm，这取决于超声心动图确定的二尖瓣与室间隔的接触部位

侧向附着物已随着心肌切除节段被切除了，但是使用中型尺寸的垂体钳可轻松实现前外侧乳头肌与左心室游离壁交界处的进一步削薄（图 23-3）。然后，该乳头肌将更向后落入左心室腔，并随之将二尖瓣前叶拉向它。但是，此处过于激进的切除可能会导致前壁心尖段的破裂。

现在将注意力转向二尖瓣本身的前叶。如果有直接附着的异常乳头肌，则需要仔细分析其他潜在的腱索，以决定此处的肌肉是否可以完全切除，或者是否只能实现一定程度的削薄。如果没有其他支撑结构，切除可能导致连枷节段和中心性反流关闭不全。在许多存在附着物的情况下，可以切除参与梗阻的肌肉或腱索的一部分，并保留更靠近心尖的部分，从而保留与瓣叶前缘的其他附件。有时，根据术前 TEE 对前叶的分析，可

以发现二尖瓣前叶一定程度的隆起。在这些情况下，如果有任何二尖瓣关闭不全的情况，但是会存在继发于瓣叶中部的腱索 SAM 有限的流出道压差。通过对手术进行粗略检查，可以识别出一个或两个致病的纤维化次级腱索。通常存在许多一级腱索，可以通过安全地切除这些次级腱索来恢复更典型的二尖瓣方位及其与左心房和流出道的关系[88]。这里的解剖结构可能非常多变，很难概括任何系统切除的方法。

但是，处理极长的二尖瓣前叶非常简单。术前超声分析可得出前叶总长度的信息，并指导折叠的程度，折叠的范围可以从最小 2～3mm，到最大 5～6mm（当瓣叶总长度可能超过 4.0cm 时）[25]。在患者的左侧，外科医生可以轻松地用 5.0prolene 线以垂直褥式缝合方式在一水平线上

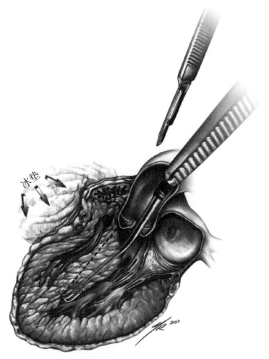

▲ 图 23-2　室间隔基底段肥厚的特征性流出道形态

钩子的嵌入使外科医生能够稳定室间隔，同时使用手术刀切除从束支开始一直延伸到远侧（通常延伸到两个三角形）的大部分肌肉。根据室间隔的预定厚度，切除厚度为 1.0～1.5cm 的心肌

缝合 4～5 针，以根据先前计算的瓣叶总长度将瓣叶缩短 3～6mm。这使瓣叶的接合区完整无损，并通过使瓣叶变硬及变短以最小化瓣叶弯曲，限制二尖瓣与室间隔的接触能力（图 23-4）。通常，我们会缩短总长超过 2.5cm 的任何瓣叶，但不包括可能混淆测量结果的任何腱索组织 [28]。

最近，我们增加了另一种技术，当术前 TEE 显示收缩期前叶与室间隔接触的情况下来应对严重的前叶冗长。有时，A_2 段的前缘有一个凸缘，其腱索极为松弛。也可以在 TEE 上测量此部分，称为"残留小叶"，可在任何位置，其长度可以在 4～10mm。相关腱索的极度松弛表明它们在控制脱垂方面无功能，并且我们发现残留小叶切除术是解决梗阻的另一种策略。但是必须小心，如果对松弛程度的判断有误，并且进行了过度积极的切除，则可能导致二尖瓣中心性反流不全。与许多此类技术一样，经验对于做出任何切除和操作的判断至关重要。通常，是否要切除或缩短二

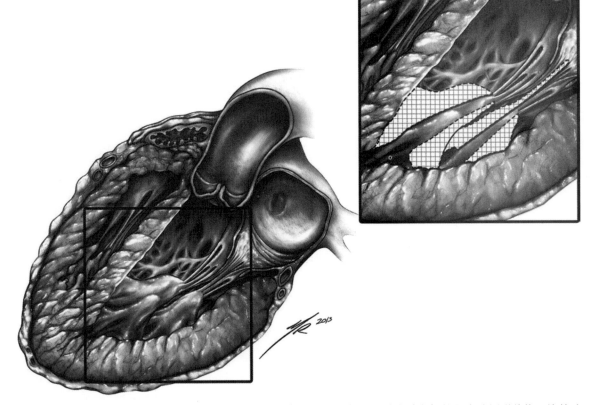

▲ 图 23-3　图示切除和削薄乳头肌的手术入路，以及解除乳头肌与心室游离壁之间的异常外侧附着物，使前叶更向后移位

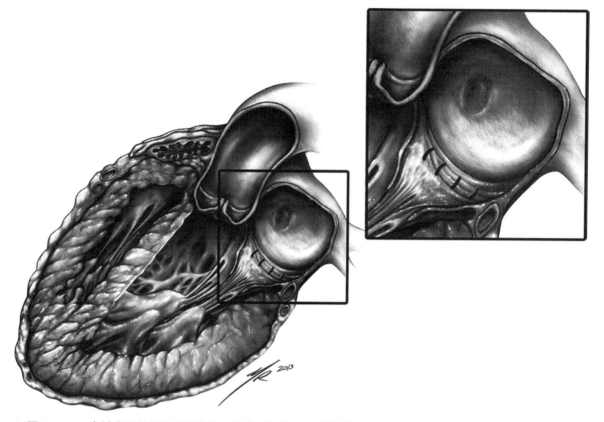

▲ 图 23-4　二尖瓣水平折叠技术示意图：将缝合线置于二尖瓣前叶的主动脉侧，以缩短和硬化瓣叶，从而防止二尖瓣前叶在冗长的情况下收缩期前移

尖瓣前叶或切除次级腱索由术前 TEE 分析决定，而乳头肌的切除或削薄则由肉眼检查决定。

　　对该区域进行检查，通常很清楚的是，与切除和折叠术前的情况相比，二尖瓣 – 室间隔接触的可能性被限制了。充分冲洗并抽吸左心室腔，以清除残留的碎屑，检查部分切除的肌肉是否有任何松弛节段，并在关闭主动脉切开术时检查心脏是否能够被动充盈。在移除主动脉阻断之前进行标准排气。从心肺分流术中分离出来，并进行初步的超声心动图检查以确认手术是否充分后，再施用足够的正性肌力药（通常至少 10μg/kg 的多巴酚丁胺）来刺激心肌。如上所述，一些机构将在此处使用异丙肾上腺素，并将其与任何术前术中测量结果进行比较。检查流出道区域是否存在任何残留的二尖瓣 – 室间隔接触、彩色湍流和压差。在激发下超过 20mmHg 的压差、湍流或追踪到 1 级以上的二尖瓣关闭不全的情况，通常

需要对手术进行重新评估。需要决定是否可以切除额外的心肌，是否可以在术后使用 β 受体拮抗药和（或）双异丙吡胺来纠正这种情况，或者进行二尖瓣置换作为最后的选择。尽管我们很少需要将患者重新进行心肺分流术以切除更多节段的心肌，但我们从来没有在仍存在不可接受的激发压差或出现超过轻微的二尖瓣关闭不全的情况下就离开手术室。除非有严重的二尖瓣瓣环钙化或预先存在的二尖瓣狭窄，否则从未需要进行二尖瓣置换术，而在这些情况下，二尖瓣置换已成为预定的手术 [28, 34, 35]。如果二尖瓣已被折叠，有时可能会因折叠缝线留下的针孔而继发少量的关闭不全反流。一旦用鱼精蛋白逆转了肝素，这种情况就不会持续下去。几乎所有患者都会出现新的左束支传导阻滞，并且暂时依赖体外起搏器。

（四）术后管理

室间隔心肌切除术后的重症监护管理与其他开放式心脏手术类似。第一步从将患者转移到重症监护室开始，在此期间执行基于系统的评估，评估呼吸状态和血流动力学。接下来，进行标准的术后实验室检查、胸部 X 线检查和心电图检查。

尤其是在血管内液体状态方面，对心血管系统进行密切监测。最初，患者通常需要一段时间复温，这会导致血管舒张，可能需要额外的胶体或晶体来维持充盈。利用肺动脉监测和连续混合静脉饱和度的信息来实现前负荷的优化。有时会使用α肾上腺素能药物。鉴于正常的左心室功能，不建议也很少需要对这些患者术后使用正性肌力药。

HCM 患者有不同程度的心肌纤维化和相应的舒张功能障碍。在手术中进行心肺分流术和中度体温降低后，这种情况可能会更加严重。并非少见的是，术后数小时内，心排血量和指数可能会降低，但应克制不去使用正性肌力药物，因为这可能会在这些患者中诱发梗阻，这些患者可能还会发生血管扩张和相对低血容量。几个小时后，心肌松弛，心排血量和指数恢复到正常水平。

监测患者的凝血障碍和术后出血。罕见情况下，需要输血，通常仅在合并多种手术操作和（或）具有并发症的老年患者中才需要。心房颤动可能发生，必要时可用胺碘酮、β受体拮抗药和心脏复律治疗。一些机构选择在术后对所有患者使用胺碘酮以预防心房颤动，并在出院 3 个月后停药。患者通常在手术后 6h 内拔管，平均住院时间 5 天。住院时间的增加与年龄、并发症和相关手术直接相关。通常，术后唯一使用的药物是β受体拮抗药，可能还有如前所述的胺碘酮和抗凝治疗。几乎不需要钙通道阻滞药和双异丙吡胺。恢复期将继续进行标准护理、物理治疗和呼吸治疗。在急性住院期间，只有在出现症状或临床担忧时不需要重复做超声心动图检查。

患者出院后，他们会与自己的医生和心脏病专家跟进随访。所有患者均在正式的肥厚型心肌病项目中接受随访，并在 3～6 个月后接受超声心动图检查，此后每年复查一次。

三、结果

技术的进步和对 HCM 病理生理学的更好认识使 HCM 的外科治疗在过去的 50 年间得到了完善。在 2003 年，专家组发布了共识指南，正式建议对于药物难治性的有症状的梗阻性 HCM 患者，将室间隔心肌切除术作为金标准治疗[36]。ACCF/AHA 专家共识最近一次更新在 2011 年，进一步强调了外科手术治疗的重要性[37]。

重要的是要记住，大多数 HCM 患者接受过药物治疗，其中可能包括使用β受体拮抗药、维拉帕米或双异丙吡胺[38-41]。尽管大约 10% 的梗阻性 HCM 患者接受这种治疗后将继续出现症状，包括胸痛、呼吸困难、晕厥或运动不耐受。接受药物治疗但静息或诱发压差仍大于 50mmHg 和症状持续存在的梗阻性 HCM 患者，应考虑进行室间隔心肌切除术[36, 37]。

多项大型回顾性研究报道了长期数据，并证实了室间隔心肌切除术的优异疗效[28, 43-51]（表 23-3）。然而，关于外科心肌切除术的误解仍然存在，如外科手术风险、室间隔缺损的可能性及术后起搏器植入需求[52]。区域转诊模式在很大程度上受到知识和对治疗偏见的影响。由于实际和伦理问题，缺乏对于外科心肌切除术的正式随机试验，使关于生存获益的确切答案变得复杂[53]。

（一）手术死亡率

手术死亡率和严重并发症的风险影响转诊治疗，并且是在为患者提供咨询时必需的知识。在室间隔心肌切除术的早期，据报道手术死亡率为 2.9%～6.0%[42-46]。

随着技术的进步，当今时代的手术风险已显著降低。这种明显的改善是许多因素的共同结

表 23-3　室间隔心肌切除术后的死亡率和长期生存率

年　份	系　列	病例数（*n*）	手术死亡率（%）	5 年生存率（%）	10 年生存率（%）
1993	Schulte 等 [43]	364	2.9	92	88
1995	Heric 等 [44]	178	6	86	70
1996	Robbins 和 Stinson[45]	158	3.2	5.4	71.5
1998	Schonbeck 等 [46]	110	3.6	93	80
2005	Ommen 等 [47]	289	0.8	96	83
2005	Woo 等 [48]	388	1.5	95	83
2007	Dearani 等 [49]	1134	0.8	无	无
2012	Balaram 等 [28]	132	0.0	99	92
2013	Desai 等 [51]	699	0.0	无	无

果：对疾病的更好理解，术中超声心动图的指导，改善的心肌保护，以及术后护理的进步。如文中（表 23-1）所示，来自经验丰富的中心的最新数据表明，在手术量大的中心的单纯心肌切除术的整体死亡率为 0～0.8%[28, 32, 47-51]。

多伦多小组报道重要的死亡率预测因素包括年龄 > 50 岁、女性、术前心房颤动、合并冠状动脉搭桥术及术前左心房 > 46mm[48]（表 23-4）。女性性别与 HCM 手术具有特定的相关性，包括代表性不足、诊断年龄较大及诊断的延误，这些可能会使女性的风险更大 [54]。手术后，她们的功能状态较低，发生心血管事件和死亡的风险更高 [48]。女性被认为可能具有更恶劣的疾病形式或更容易出现疾病进展 [48, 54, 55]。近期在克利夫兰诊所对 699 例患者进行的一项研究专门研究了长期生存的预测因素，并通过多变量分析发现，年龄 > 50 岁和术后心房颤动是长期生存率较低的独立预测因素 [51]。

表 23-4　室间隔心肌切除术的危险因素 [48]

- 年龄 > 50 岁
- 女性性别
- 术前心房颤动
- 左心房扩大 > 46mm
- 合并冠状动脉搭桥术

合并手术最初被发现可使心肌切除术的死亡率增加 3 倍，因此相关文献存在矛盾 [46]。尽管这些附加手术已被确定为心肌切除术的单风险因素，但它们并不预示着生存时间显著短于仅接受心肌切除术的患者，并且在多因素分析后也不被视为重要的风险因素 [51, 56]。最近的研究表明，两个队列的短期和长期生存率之间无显著差异（图 23-5）。尽管最近的单纯心肌切除术死亡率为 0%～1.5% [28, 47-51]，但在其他研究中，合并其他手术可以使这种风险增加到 2.1%～3.4% [48, 49]。在当前时代，许多患者的病情复杂，年龄较大，并且公认的是，单独的心肌切除术和增加合并手术之间的风险会略有不同。

（二）短期和长期结果

室间隔心肌切除术可即刻且长期差压降低梗阻性 HCM。心肌切除术后，手术室内的术后压差可立即降至 0～10mmHg，并且随着时间的推移仍将保持较低水平 [36]。在许多中心，术中检查静息和多巴酚丁胺（或异丙肾上腺素）诱发的压差，以评估是否存在血流动力学意义。如果患者出现明显的激发压差并伴有持续性收缩期前向运动和（或）二尖瓣反流（MR），则可能需要进行额外的心肌切除术。压差在心肌切除术后的前 3 个月内可能会降低，并且可能会继续下降 [50]。

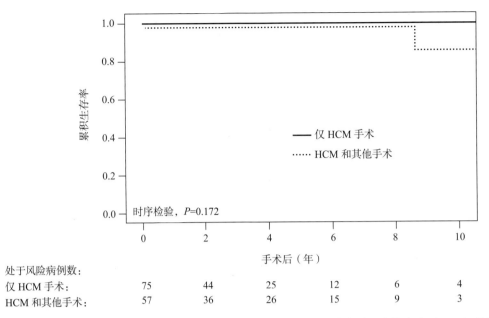

▲ 图 23-5　仅接受肥厚型心肌病手术的患者（*n*=75）和接受 HCM 手术及合并心脏手术的患者（*n*=57）的无全因死亡生存率，短期和长期生存率无统计学差异

经 Elsevier Ltd. Balaram et al. 许可转载 [28]

长期随访证实，高达 98% 的患者的压差低于 30mmHg [28, 48–51]。

心肌切除术后心力衰竭症状的改善至关重要。左心室流出道梗阻已被证明是心力衰竭进展和死亡的有力预测因子，并且是 HCM 相关死亡率的独立危险因素 [57, 58]。手术治疗的患者可立即缓解梗阻，并显示出心力衰竭进展的逆转和显著提高的 HCM 相关生存率 [47]，包括无症状或症状轻微的患者 [57]。

从生理学的角度来看，梗阻的缓解导致室壁应力、左心室收缩末期和舒张期压力及缺血的明显减少 [18, 36, 47, 48, 59–61]。心肌切除术后，大于 90% 的患者左心室收缩末期和舒张末期压力得到改善 [9]。心房颤动的风险和左心房大小的减小也有报道，可能是继发于梗阻缓解后的慢性二尖瓣反流的改善 [48, 59, 61, 62]。

与梗阻性 HCM 和 SAM 相关的二尖瓣关闭不全在室间隔心肌切除术后会改善。从 Morrow 手术到 Messmer 扩大的心肌切除术的转变，减少了最早在文献中描述的残余二尖瓣反流的出现 [63]。一些人认为，单纯的扩大心肌切除术就足以解决 SAM [64]。然而，就二尖瓣病变而言，HCM 的异质性表现出多元化。二尖瓣异常可能仅继发于梗阻的文丘里效应 [65, 66]、血流推力 [18]，或者与二尖瓣叶有无乳头肌异常的有关 [13, 14, 67]。梗阻通常是继发于不伴任何程度室间隔肥厚的 SAM，且仅伴有前叶或前后叶极度冗长。必须明白的是，二尖瓣固有和功能性异常可能同时存在并导致梗阻。多项研究显示，必要的二尖瓣手术的添加带来了良好的效果 [12, 28, 34, 51]。

随着与生理变化相关的梗阻的缓解，可以看到心力衰竭症状显著临床改善。心肌切除术后，在所有大型队列中的患者的生活质量均报道有改善 [28, 46–51]。超过 90% 的患者术后至少会提高两级心功能等级 [32]。在多项研究中，NYHA 高等级的患者在心肌切除术后人群中占比 < 10% [32, 47, 51]。

（三）预后和生存获益

HCM 在遗传外显率和临床表现方面的多样性可能使预后问题复杂化。在早期出版物中，将有症状患者移诊给经验丰富的三级护理中心的转诊偏倚，造成了 HCM 相关年死亡率高达 3%～5% [68, 69]。随着时间的推移，临床表现的差异性已经清楚地表明，多达 2/3 的 HCM 个体仅有轻度或无任何病状[41]。包括这些人群，现在 HCM 的年死亡率估计约为 1%，与普通成人的死亡率相似[38, 70, 71]。在缺乏前瞻性随机试验的情况下，心肌切除术能否改善长期预后的问题已被委托给了大型回顾性研究。

众所周知，严重的梗阻会影响发病率和死亡率，这是由于在面对心室壁张力增加、心肌肥厚和心肌缺血时出现的供需不匹配[58, 72, 73]。高压力阶差会降低梗阻性疾病中左心室射血的速度和流量[65, 74]。静息 LVOT 压差 > 30mmHg 导致心力衰竭、脑卒中或死亡的风险增加 4 倍[58]。

室间隔心肌切除术可缓解梗阻，是生存率的独立预测因子。多项研究的有力的证据表明，手术缓解梗阻可以改善长期生存[47, 49, 51, 75]。数据显示，与未接受手术的梗阻患者相比，接受了心肌切除术的患者的全因死亡率和 HCM 相关的死亡风险要低得多[58]（图 23-6）。手术后长达 15 年

的随访数据显示了良好的存活率，当年龄和性别匹配时，患者与普通人群的生存率相当[47]。

数据还表明，心肌切除后心脏性猝死的发生率有所降低，尽管这种风险没有完全消除[47]。必须将 ICD 放置的需要与心肌切除术的需要分开考虑，并应根据个人家族史、既往心律失常及是否存在严重的 LVH 来考虑[72, 76]。对于不伴有影响生存的严重并发症的年轻患者，心肌切除术已被证明尤其有益[47]。转诊、患者选择和偏倚会使这些数据难以解释，尤其是与未经手术治疗的伴有并发症的患者的预后相比，因为不管治疗与否，这些并发症本身就可能导致不良的预后。一项研究确实表明，心肌切除术后适当的 ICD 放电发生率为每年 0.24%，而非手术组为每年 4.5%（P=0.004）[77]。这一强有力的推断证据令人鼓舞，但必须考虑到 HCM 是一种心肌病，仅仅解除梗阻并不会改变潜在的基质。

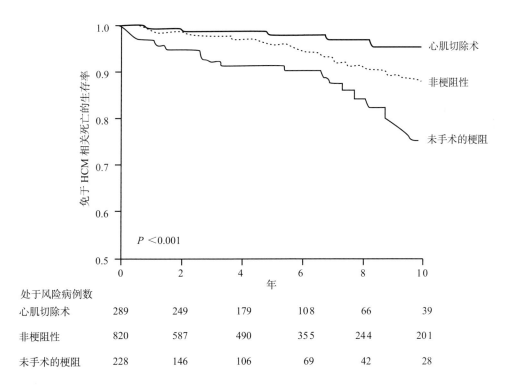

处于风险病例数						
心肌切除术	289	249	179	108	66	39
非梗阻性	820	587	490	355	244	201
未手术的梗阻	228	146	106	69	42	28

▲ 图 23-6　3 个肥厚型心肌病亚组中，患者无肥厚型心肌病相关死亡的生存率：外科心肌切除术（*n*=289），梗阻未手术（*n*=228）和无梗阻（*n*=820）。总时序检验，*P*=0.001；心肌切除术与未手术的梗阻性肥厚型心肌病比较，*P*=0.001；心肌切除术与非梗阻型肥厚型心肌病比较，*P*=0.01

经 Elsevier Ltd. Ommen et al. 许可转载[47]

（四）并发症

近年来，室间隔心肌切除术的发病率及死亡率都有所下降。总体而言，在进行室间隔心肌切除术的所有患者中，严重并发症的发生率预计＜ 2%[32]。常见并发症包括术后心房颤动，其发生率高达 30%，与其他心脏手术相似[28, 48, 50]。心肌切除术或术后发生在室间隔内传导组织附近的水肿可能导致心脏传导阻滞，需要永久性的经静脉起搏。所关注的室间隔区域位于室间隔的基底段至右冠状动脉尖端最低点的右侧。术后对起搏器的需求在 1%～7%，最常见于已存在传导异常的患者，如完全右束支阻滞[28, 32, 47, 48, 49, 50]。

心肌切除术的一个潜在的破坏性并发症是医源性术后室间隔缺损。最常损伤的区域是右冠状动脉尖下、主动脉瓣环附近的侧间隔。在离主动脉瓣环较近的地方切除过多的室间隔可能会造成损伤，这在室间隔较薄（＜ 2.0cm）的患者中可能更为常见。室间隔的这一区域不参与梗阻的发病机制，理论上应在心肌切除术期间保留。另一方面，在扩大心肌切除术过程中，如果切除过远的后室间隔心肌，则可能会在此处无意中造成 VSD。对于心肌纤维化程度较轻的患者，即使切除了适量的肌肉，这种情况也会发生。终止心肺分流并当心功能完全恢复后，这一区域的肌肉可能碎裂和撕裂。报道的 VSD 发生率为0.7%～2.0%。可以采用室间隔补片修补治疗，且效果良好[28, 48, 56]。后部 VSD 的修复比较困难，通常需要通过右心房和三尖瓣入路。

其他并发症包括脑血管意外（0.6%～1.9%），这通常是栓塞事件的结果[50, 51]。术后可能发生心包积液或晚期心脏压塞。这在需要抗凝治疗的患者中尤其明显，如慢性心房颤动或伴随的迷宫术治疗（1.0%～2.3%）[28, 50]。

很少有患者在心肌切除术后会出现复发性LVOTO。根据大型中心的数据，这种情况的发生率为 2.0%～3.4%[50, 51, 78]。复发症状最常见的机制是不完全的心肌切除、心室中部梗阻或二尖瓣异常解剖[78]。

酒精室间隔消融失败后进行的室间隔心肌切除术的特殊情况与较高的并发症发生率相关，包括手术死亡率（13%）、术后心律失常和 PPM/ICD 植入（36%）[79]。然而，该组患者在心肌切除术后压差降低，症状也得到良好缓解，并可从外科手术中获益良多。虽然这些数据来自一个小的队列，但值得注意的是，这些患者是独特的，值得在术后提高警惕。

（五）合并手术

1. CABG

冠状动脉旁路移植术是这些患者中最常见的合并手术，在进行室间隔心肌切除术的患者中有10%～15% 进行了这种手术[28, 47-51]。随着现在老年患者转诊接受手术，未来对 CABG 的需求可能会增加。患有冠状动脉疾病的 HCM 患者有其他心肌缺血源的原因，加剧了室壁应力增加引起的供需不匹配，可能对预后产生不利影响。因此，合并 CABG 已被认为是死亡的危险因素[48]。

克利夫兰诊所小组的单因素分析显示，阻塞性 CAD 和合并手术均为危险因素，但多因素分析未显示其增加心肌切除术的风险[51]。Minami等研究发现与单纯心肌切除术相比合并手术的早期死亡率略有增加，但没有统计学意义（2.0%vs. 1.3%）。长期生存的 Kaplan-Meier 曲线分离开，但也没有达到统计学意义（80% vs. 87%）。总的来说，即使同时行 CABG，在压差减小、临床改善和长期效果方面，室间隔心肌切除术仍有望获得良好的长期效果。

2. 心律失常手术

梗阻性 HCM 和心房颤动之间的关系得到了很好的描述[3, 80-84]。在舒张功能不全的情况下，左心室舒张末压升高导致左心房大小增加，使HCM 患者处于心房颤动风险之中。慢性二尖瓣反流、收缩运动和疾病严重程度也起作用。尚未明确显示单纯的外科心肌切除术可以减少心房颤动和左心房大小[36]。因此，对于术前心房颤动的患者，大多数经验丰富的中心在行心肌切除术的同时增加了心律失常手术。尽管对 HCM 患者的病变情况还没有很好的描述，但许多组使用射频或冷冻消融术进行标准的肺静脉隔离，而其他组则采用双房 Cox 迷宫 Ⅱ 或 Ⅳ 手术 [32, 85]。左心耳结扎通常与术中消融同期进行。这些手术不会显著增加手术风险 [85]。

多伦多小组显示，仅行心肌切除术，术前心房颤动患者中近一半（46%）术后可仍保持正常窦性心律（NSR），年龄和左心房大小在这些患者中起重要作用。术前处于 NSR 的患者中，高达 21% 的患者出现了晚期心房颤动 [48]。心肌切除术后，保持窦性心律的患者左心房直径减少，而术后新发心房颤动的患者左心房直径无明显变化 [48, 86]。尽管心房颤动可能在手术后数年出现，但它可能被认为是将来进行心肌切除术的重要指征之一。

3. 二尖瓣手术

如前所述，二尖瓣异常与 HCM 有很强的相关性 [13, 14, 18, 67, 87]。室间隔心肌切除术的同时可能需要二尖瓣修复或置换。历史上，MVR 被视为是心肌切除术的替代疗法。目前，二尖瓣修复更可避免慢性抗凝问题，如栓塞或出血，以及避免发病率增加及年轻患者可能需要再次手术的问题。二尖瓣前叶折叠技术已获得成功，但固有的二尖瓣疾病可能需要更复杂的修复，如腱索移位、人工腱索放置、瓣环成形术或其他技术 [28, 32, 34, 35]。二尖瓣固有钙化疾病，如风湿性疾病，是二尖瓣置换的最常见原因 [6, 34]。其他适应证包括先前尝试过心肌切除术的先天性二尖瓣异常和室间隔测量值小于 2cm[34, 51]。最近的一项研究发现，高达 23% 的患者在行室间隔心肌切除术时可能需要专门的二尖瓣手术 [51]。同时，合并单独的二尖瓣手术确实会使手术风险增加约 4.6%[34]。

四、未来的发展方向

在接下来的几年中，HCM 手术的主要目标是继续了解和传播有关该疾病过程中涉及的复杂遗传学和病理生理学的知识。重要的是，无论在低容量还是高容量的医疗中心，都要保持良好的治疗效果，并让更多的外科医生接受这一专业技术的教育，以增加患者获得治疗的机会。关于术后晚期生存和猝死风险的数据将继续与来自微创治疗的数据进行评估和权衡。对来自大型多中心数据库的信息进行评估，可能会将手术适应证扩大到那些具有梗阻压差但无症状或有其他并发症（如心房颤动）的患者。针对如中室腔和心尖梗阻等棘手问题的技术将继续发展和进步。药物治疗和对编码导致肥厚和梗阻的紊乱肌纤维的基因组的操纵技术的进步，可能最终会使手术过时。但在那之前，手术治疗将继续努力进一步优化，以改善所有导致梗阻的病理生理变化的结果。

临床精粹

- 必须独特地调整手术策略以匹配引起梗阻的特定形态。

- 尽管扩大室间隔心肌切除术对许多患者而言足以缓解二尖瓣反流，但在初次手术时必须解决二尖瓣固有异常。

- 在手术室使用多巴酚丁胺或异丙肾上腺素来诱发压力阶差有助于确定室间隔心肌切除是否充分。

- 对于严重的原发性二尖瓣病变，如不宜修复的风湿性疾病，应考虑进行二尖瓣置换术。

- 当室间隔厚度小于 1.8cm 时，需要进行完整的评估和制订精确的切除计划，以将室间隔缺损的风险降到最低。二尖瓣折叠对这些患者可能尤其有益。

- 当室间隔肥厚程度较低（< 1.8cm）时，前、后或前后二尖瓣叶通常会严重冗长。切除残余小叶部分是消除流出道压差的另一种选择。仔细的评估是必要的，以免破坏瓣叶的接合区，导致二尖瓣中心性反流。

- 对于心室中部或心尖梗阻或心尖动脉瘤等难题，可考虑经心尖入路。
- 术后放置 ICD 的需要应根据患者的风险进行个体化。

本章测试

1. 一名 60 岁的男子接受了平稳的室间隔心肌切除术，脱离分流时需要起搏。第 2 天，他被发现患有三度心脏传导阻滞。会带来室间隔心肌切除术后永久起搏器置入最高风险的术前因素有（　　）
   A. 手术前 6 个月内放置 AICD
   B. 经食管超声心动图中室间隔厚度小于 20mm
   C. 心电图右束支传导阻滞
   D. 阵发性心房颤动
   E. HOCM 相关的猝死家族史

   答案：C。室间隔心肌切除术后需要置入永久起搏器的发生率为 2%～3%。对于室间隔中度增厚的患者，切除室间隔较浅但较宽的部分甚至部分室间隔后部可能是有利的。这可能会导致完全心脏传导阻滞。但是，由于左束支传导阻滞几乎总是室间隔心肌切除术的结果，因此，如果患者先前已存在右束支传导阻滞，完全性心脏传导阻滞和需要永久性起搏器几乎是必然的。

2. 54 岁女性，LVOT 压差为 60mmHg，室间隔厚度为 1.9cm，接受室间隔心肌切除术并切除了其前外侧乳头肌基底的多余组织。从旁路分流分离时，TEE 显示明显的左向右分流。最可能的损伤部位是（　　）
   A. 室间隔心肌切除的远端
   B. 在主动脉瓣环的右冠状动脉尖下方
   C. 前外侧乳头肌的基底
   D. 沿二尖瓣前叶进行心肌切除术的近端
   E. 附着于游离的左心室壁的室间隔后部

答案：B。虽然切除前外侧乳头肌基底部肌肉有可能破坏心室壁，这会导致游离壁破裂入心包。另一方面，如果室间隔轻微增厚并进行更广泛的心肌切除术，则其可能会延伸到右冠瓣下方的室间隔膜部，该部分总是很薄，这是 VSD 最常见的位置。

3. 一名 58 岁的男子在室间隔心肌切除术后来到康复室随访，并有新的左束支传导阻滞，其心率 70 次 / 分，血压 90/40mmHg，CVP 5，PA 25/15 和心脏指数 1.6。初始管理的最佳方法是（　　）
   A. 联系电生理学检查以紧急置入永久起搏器
   B. 床旁超声心动图评估室间隔缺损
   C. 用多巴酚丁胺开始肌力支持
   D. 通过临时导线以 90 的速率进行起搏试验
   E. 给予 1L 晶体溶液并开始去氧肾上腺素滴注

答案：E。HCM 患者由于心肌纤维化而存在不同程度的舒张功能障碍。在手术后立即出现低心排血量的情况并不少见。至关重要的是不要给予任何正性肌力支持，因为这将进一步限制心室充盈。同样，以较快的速率起搏也会有相同的效果。PA 压力过低，与 VSD 不符。这些患者几乎总是需要更高的充盈压，尤其是在术后的初期。

4. 一名 54 岁女性，有持续性心房颤动病史，左心房内径 52mm，室间隔厚度 20mm。不是单纯室间隔心肌切除术后死亡的危险因素的是（　　）
   A. 女性
   B. 54 岁
   C. 术前心房颤动
   D. LA 内径 52mm
   E. 室间隔厚度 20mm

答案：E。年龄、性别和心房颤动一般都是心脏直视手术死亡的危险因素。左心房扩大通常是心房颤动的结果。尽管中度的室间隔增厚似乎是产生 VSD 的危险因素，但这并没有被证实。

5. 以下最好地描述了 AICD 在进行室间隔心肌切除术患者中作用的是（　　）

A. 所有 EF ＜ 60% 的患者在室间隔心肌切除术时建议放置 AICD

B. 室间隔心肌切除术后，AICD 放电率降至每年＜ 0.5%

C. 室间隔心肌切除术无须随后放置 AICD

D. 大多数 AICD 应在进行室间隔心肌切除术时移出

E. 术前置入 AICD 的患者术后发生室间隔心肌切除术并发症 VSD 的风险增加了 3 倍

答案：B。HCM 患者是否需要 AICD 是由预先确定的标准决定的。最近的随访资料表明，尽管在正确进行外科心肌切除后 AICD 的放电有所减少，但是由于心肌纤维的紊乱仍然存在于其余的心肌中，室性心律失常仍可能发生并造成致命后果。因此，当前的建议是将 AICD 保留在那些符合初始植入标准的患者中。LVEF ＜ 60% 不是标准，并且 AICD 的放置与后续的 VSD 之间无相关性。

6. 一名 60 岁男性，LVOT 压差为 60mmHg，室间隔厚度为 26mm，Ⅲ级心力衰竭，接受了室间隔心肌切除术。5 年后，他在随访中发现 LVOT 压差为 15mmHg，并伴有Ⅰ级心力衰竭。与药物治疗相比，以下不是室间隔心肌切除术后预期的长期获益的是（　　）

A. 降低心房颤动的风险和左心房大小

B. 与年龄和性别相匹配的对照相比，猝死的风险降低

C. 心力衰竭等级的改善

D. LVOT 压差＜ 30mmHg

E. 与无症状或症状轻微的 HOCM 患者相比，生存率提高

答案：B。正确进行的室间隔心肌切除术可以

使静息和诱发时压差降低至接近正常水平，可以使患者达到预期的正常寿命。它不会提高与年龄和性别匹配的对照组相比的预期寿命，也不会消除室性心律失常导致猝死的风险。但是，该风险确实与对照组人群相当。

7. 1 名 39 岁的女性因室间隔厚度为 24mm，LVOT 压差为 65mmHg，进行了室间隔心肌切除术和二尖瓣前叶折叠术，分流术脱离期间进行了 TEE。以下最不可能引发进一步检查的情况是（　　）

A. 新发的轻度三尖瓣反流

B. 强心药诱发 30mmHg 压差

C. LVOT 湍流

D. 2 级二尖瓣反流

E. 室间隔中部水平左向右分流

答案：A。室间隔部分切除术后，不应再有高于 20mmHg 的静息或诱发压差。二尖瓣关闭不全也不应被接受，因为这可能是由于手术不当或支撑性的二尖瓣瓣下结构受损造成的。VSD 也不能被接受。另一方面，轻度三尖瓣关闭不全可能是心肺分流术后继发的一些 RV 功能障碍的结果，通常在术后是自限性的。

8. 关于室间隔心肌切除术中二尖瓣前叶的折叠，以下正确的是（　　）

A. 当冗余前叶长度小于 20mm 时最成功

B. 垂直折叠在技术上更具挑战性，但可以大大减少术后 SAM

C. 水平折叠保留了瓣叶之间的接合区

D. 在室间隔心肌切除术造成解剖结构变形之前最容易进行

E. 同时接受冠状动脉搭桥术的患者禁忌

答案：C。尽管垂直折叠被描述为 HCM 的外科手术治疗中的有用手段，但也发现在一些病例中由于瓣叶对合不良导致二尖瓣中心性反流。水平折叠在心肌切除术后最容易完成，因为左心室的可视性大大改善了。通常在前叶的

长度超过 3.5cm 时，折叠术将很有效。

9. 一名 58 岁的男子患有室间隔肥厚引起的严重中室腔梗阻。关于该病变的治疗方法，正确的是（　　）

    A. 心尖肌切开术是治疗心尖室壁瘤的有效方法

    B. 采用心室切开术，通过识别腱索附件可以轻易地将室间隔壁与乳头肌区分开

    C. 经主动脉切开术不能完全切除中室腔梗阻

    D. 多层室间隔心肌切除术可实现最准确的切除深度

    E. 成功切除心室中部肥厚可防止 SAM，而无须额外的二尖瓣干预

答案：A。尽管有可能，但在中室腔梗阻的病例中，通过主动脉切开术切除适当的室间隔心肌是极具挑战性的。如果存在心尖室壁瘤，从心尖和主动脉切开处进行这些切除是有帮助的。在通过心尖入路时，除非室壁瘤很大，否则很难区分室间隔与肥大的乳头肌。通过主动脉切开术进行尽可能多的切除，然后打开心尖，找到切除部位并在心尖完成切除，这是很有用的。通常，中室腔梗阻的患者没有 SAM。

10. 下列最不可能受益于室间隔心肌切除术的患者是（　　）

    A. 50 岁男性，其静息压差为 48mmHg，双异丙吡胺治疗下仍有反复发作性晕厥

    B. 60 岁男性，激发时压差为 45mmHg，维拉帕米可缓解胸痛

    C. 72 岁女性，激发时压差为 55mmHg，美托洛尔治疗下仍有持续呼吸困难

    D. 26 岁女性，运动不耐受且静息压差为 50mmHg

    E. 45 岁男性，维拉帕米治疗下仍有间歇性胸痛，休息后可缓解，诱发压差为 60mmHg

答案：B。接受 HCM 外科手术治疗的患者必须符合一定的标准。他们必须具有至少 50mmHg 的静息或激发压差，并且必须具有

症状。用药物能够控制的症状和压力压力阶差并不是手术治疗的指征。

11. 已知的 HCM 二尖瓣异常不包括（　　）

    A. 异常乳头肌

    B. 冗长的二尖瓣前叶

    C. 冗长的二尖瓣后叶

    D. 瓣叶增厚或纤维化

    E. 瓣叶裂

答案：E。二尖瓣异常多种多样，可伴随室间隔肥厚，一起参与梗阻。尽管有人主张在外科手术治疗梗阻时尽量减少二尖瓣的操作，但有些患者的室间隔肥厚极小，以至于未解决二尖瓣病变的情况下，梗阻和二尖瓣反流很可能会持续相当程度。但是，瓣叶裂不属于该病理的一部分。

12. "扩展的心肌切除术" 包括以下所有特征，除了（　　）

    A. 室间隔基底部广泛切除

    B. 刮除乳头肌头

    C. 去除侧面附件

    D. 经主动脉暴露

    E. 单纯的室间隔槽形切除

答案：E。经典的 "Morrow" 心肌切除术传统上由大约 1cm 宽、1cm 深、3～4cm 长的槽形切除组成。随着我们对梗阻的病理生理学的了解不断发展，很明显，很大一部分患者需要更宽和更广泛的切除，以允许更线性流出的血流，从而将 "血流推力" 拉住二尖瓣前叶并推动其进入流出道的风险降至最低。

13. HCM 手术的绝对适应证包括（　　）

    A. 扩大的左心室和心房颤动

    B. 尽管进行了最大限度的药物治疗，症状仍然存在

    C. 压差 > 30mmHg

    D. 严重的二尖瓣反流

E. 中度主动脉瓣反流

答案：B。在肥厚型心肌病的治疗中，对于流出道梗阻的外科手术治疗有明确的已公布的指征。静息或激发压差必须＞50mmHg，且存在症状。

14. 室间隔心肌切除术已证实的绝对获益包括（　　）

　　A. 生活质量提高

　　B. 改善射血分数

　　C. 预防心律正常

　　D. 更好的长期生存

　　E. 预防猝死

答案：A。尽管中长期随访表明，良好的外科室间隔心肌切除术可以显著降低猝死的风险，但由于其余未切除心肌仍存在肌纤维紊乱，猝死的风险仍然存在。这些患者通常已经具有正常的射血分数，除非同时有指征并进行了消融手术，否则单纯的室间隔心肌切除术本身不能治疗心房颤动。

15. 心肌切除术后最常见的并发症是（　　）

　　A. 死亡

　　B. VSD

　　C. 起搏器

　　D. 心房颤动

　　E. 脑卒中

答案：D。在已发表的报道中，室间隔心肌切除术后永久起搏器植入的风险为2%～5%。当心肌切除术在大型转诊中心进行时，死亡、脑卒中和VSD都极为罕见。室间隔心肌切除术后心房颤动的发生率与其他任何心脏直视手术相同，为20%～45%。

16. HCM 心肌切除术后常用的可接受药物包括（　　）

　　A. β受体拮抗药

　　B. 肾上腺素

C. 去甲肾上腺素

D. 多巴酚丁胺

E. 米力农

答案：A。由于这些患者因不同程度的纤维化已经出现一定程度的舒张功能障碍，并且由于射血分数几乎始终是高动力性的，因此在术后即刻给予任何强心剂（肾上腺素、去甲肾上腺素、多巴酚丁胺）将进一步限制心室充盈和心排血量。对于外周血管舒张药（米力农）而言，情况同样如此，它将降低后负荷，促进心室排空。在心肌切除术后，为了改善心室舒张和限制术后 HCM 患者不易耐受的心房颤动，通常总是需要使用β受体拮抗药。

17. 乳头肌异常的外科手术选择包括（　　）

　　A. 切除

　　B. 削薄

　　C. 在左心室内复位

　　D. 更换腱索

　　E. 切割腱索

答案：A。尽管已描述了许多方法可帮助将二尖瓣前叶移出流出道，但乳头肌本身不可能做到完全被切除且最终不导致脱垂。然而，如果还有其他支撑结构，则可以考虑对附件进行切除。

18. 二尖瓣前叶横向和水平折叠的主要区别是（　　）

　　A. 缝针数

　　B. 缝针位置

　　C. 瓣叶缩短

　　D. 术后二尖瓣反流

　　E. 瓣膜的长期改变

答案：C。横向和水平折叠都被认为是成功的辅助手术，可帮助降低 HCM 手术的压力阶差。横向折叠被认为限制了二尖瓣向流出道的脱垂，但水平折叠既限制了脱垂，也在前后维度缩短了瓣叶，进一步限制了瓣叶发生 SAM 和随后梗阻的可能性。缝针的数目和位置在两种情况下均不一致。

19. 所有下列各项均与经二尖瓣切除术有关，除了（　　）

　　A. 可以微创完成

　　B. 需要将 AML（二尖瓣前叶）脱位和重缝

　　C. 存在 AML 长久改变的风险

　　D. 提供对室间隔的暴露

　　E. 会引起主动脉瓣关闭不全

答案：E。一些人主张经二尖瓣入路室间隔进行心肌切除术，迄今为止发表的小系列文献显示了良好的效果。另一些人则没有采用这种方法，因为室间隔入路相对有限，目前的扩大性心肌切除术在一定程度上受限。另外，该手术需要整个二尖瓣前叶脱位。在短期随访中，这显然不是问题。然而，考虑到大多数患者的年龄相对较小，人们仍然担心对 AML 这种程度的操作可能会有长期后遗症。由于没有经主动脉入路，因此在这种手术中主动脉瓣不应有任何并发症。

20. 大型回顾性研究表明，HCM 手术的危险因素包括以下所有因素，除了（　　）

　　A. 女性

　　B. 年龄＞ 50 岁

　　C. 心房颤动

　　D. 合并手术

　　E. 二尖瓣反流

答案：E。众所周知，在大多数其他心脏直视手术中，年龄、女性、多次手术和心房颤动都会增加手术的风险。由于几乎所有这些患者都有二尖瓣反流，因此这不是一个附加的危险因素。

第 24 章　酒精室间隔消融技术及结果
Alcohol Septal Ablation: Technique and Outcome

Paul Sorajja　Sherif Nagueh　**著**

戴佳祁　王　炎　**译**

> **要　点**
>
> ◆ 酒精室间隔消融（ASA）可以考虑用于药物难治的、症状严重的梗阻性肥厚型心肌病患者。
>
> ◆ 酒精间隔部消融，尽管采用经皮冠状动脉介入技术，但手术结果很大程度依赖于恰当的患者选择、纵贯的和多学科护理、术者经验和团队专业能力，酒精室间隔消融只应由高度专业水平的中心完成。
>
> ◆ 经过选择的患者在具有丰富经验的中心完成手术，酒精室间隔消融的疗效可以接近或相当于外科手术。年轻的患者（＜65 岁），尤其小于 40 岁的患者，外科心肌切除术显示出更好的长时间缓解症状的效果。
>
> ◆ 通常，绝大多数长期随访资料并未证实早期对于潜在促心律失常的担忧。然而，由于其相对不确定性，酒精间隔部消融仍不推荐给 21 岁以下的患者，通常 40 岁以下的患者亦不推荐。
>
> ◆ 酒精室间隔消融的主要并发症是起搏器依赖，通常与基础传导疾病相关。左束支阻滞的患者，具有较高的起搏器依赖风险（约 50%），而具有正常心电图的患者，也可能有起搏器依赖风险（6%～10%）。

一、概述

在肥厚型心肌病，由左心室流出道梗阻导致的症状采用药物治疗困难时，基于导管技术的酒精室间隔消融，作为有效的治疗出现已经超过 20 年。ASA 需要经皮导管技术，注射酒精至单支或多支室间隔穿支动脉，形成选择的室间隔心肌梗死，从而缓解 LVOT 的动态梗阻[1]。ASA 是否成功依赖于恰当的患者选择、手术经验、临床术专业知识及专注于为 HCM 患者提供综合和系统治疗的中心。

二、患者选择

ASA 的目标在于治疗症状，通过减少室间隔的收缩期增厚，从而缓解 LVOT 的动态梗阻和多数患者所伴随的二尖瓣反流。因此，适合该手术的患者应具备以下特征：①具有严重、药物治疗困难的心血管症状，定义为 NYHA 心功能Ⅲ/Ⅳ级的呼吸困难、加拿大心脏病协会（CCS）心绞痛Ⅲ/Ⅳ级，或者不能活动的晕厥前期或晕厥；②二尖瓣前叶收缩期前向运动，LVOT 动态梗阻（静息压力阶差≥30mmHg 或激发时≥50mmHg）；③室间隔肥厚≥15mm；④二尖瓣自身无显著的病变；⑤无心脏外科需处理的伴发疾病（如瓣膜置换或血管旁路搭桥）；⑥合适的冠状动脉解剖；⑦患者知情同意。通常，ASA 不应用于严重的心肌肥厚患者（如间隔厚度 > 25mm），此时，由于需要使用大剂量酒精，这会导致其治疗后果变数较大。签署知情同意后，应当进行由多方参与的讨论，综合考虑各种治疗选择，包括 ASA、药物治疗和外科心肌切除手术。在此讨论中，需要重视和认识外科手术切除的金标准，即在经验丰富的中心对选择的合适病例手术时，> 90% 的患者可解除症状，手术死亡率 < 1%，预期寿命与一般群相近[2]。ASA 的风险，包括起搏器依赖和其他导管相关的并发症，均应该详细讨论。

对于选择合适的患者进行 ASA 治疗，综合运用二维及多普勒超声成像是基本的能力要求。

为获得有效的 ASA，LVOT 梗阻应是动态的，即在静息或激发时，由收缩期室间隔增厚导致和伴随的二尖瓣收缩期前向运动。与动态左心室流出道梗阻相关的二尖瓣反流是后向和侧向的，当有中央或前向二尖瓣反流的存在时，应考虑是否存在二尖瓣固有疾病（如黏液瘤变性）（图 24-1）。对于二尖瓣后向关闭不全的患者，应排除继发性原因（如缺血性心肌病）所造成的瓣叶牵拉增强。在确定 LVOT 阶差时，应特别注意区分动态 LVOT 梗阻的多普勒信号和二尖瓣反流的多普勒信号。在超声心动图无法确定 LVOT 压力阶差严重程度的情况下，应当考虑有创性评估。在冠状动脉造影术中，由于左冠状动脉和右冠状动脉有时会出现近端室间隔穿支，冠状动脉解剖是否适宜应该通过造影研究予以确定。

美国国家指南概述了 ASA 在患者选择方面

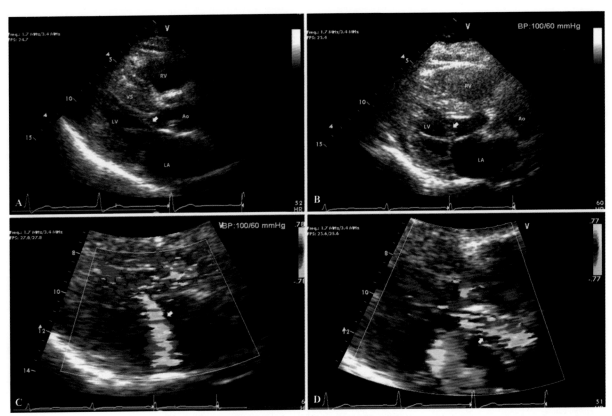

▲ 图 24-1　肥厚型心肌病左心室流出道的动态梗阻与二尖瓣反流

A 和 C. 经胸超声心动图胸骨旁长轴切面，显示动态 LVOT 梗阻伴有二尖瓣收缩期前向运动（图 A，箭）和二尖瓣反流，其特征是方向向后（图 C，箭）。B 和 D. 患有肥厚型心肌病合并二尖瓣退行性病变患者的经胸超声心动图，胸骨旁长轴切面。在这例患者中，也有室间隔肥厚和二尖瓣收缩期前向运动（图 B，箭）。然而，二尖瓣喷射是向前的，这表明存在固有的二尖瓣疾病，这种情况不会从酒精室间隔消融术中受益（图 D，箭）。Ao. 升主动脉；LA. 左心房；LV. 左心室；RV. 右心室；VS. 室间隔的具体建议，并且强调手术者和机构专业知识的重要性，指南建议优先选择高危或无法心肌切除的患者，避免选择有严重心肌肥厚或相对年轻的患者（表 24-1）[3]。指南中经验丰富的手术者的定义为累积病例量 ≥ 20 例的人员或致力于肥厚型心肌病并且累积病例量达到 ≥ 50 例的项目中工作人员。操作者必须具备解读肥厚型心肌病的超声心动图结果、完整进行手术计划和明确如何进行手术操作及术后治疗的能力。

三、手术技术

患者可以在清醒镇静或全身麻醉下实施 ASA。由于术前和术后的压力阶差通常被用来判断急性手术的成功，所以一些手术人员不选择镇静，以避免镇静诱导的 LVOT 症状缓解和（或）LVOT 压差的消退。当经胸成像进行超声心动图检查时，让患者清醒镇静或不镇静治疗，都可使患者早期康复，并且避免了插管的需要。在清醒镇静的情况下，患者可进行 Valsalva 动作，以评估 LVOT 梗阻的动态变化。全身麻醉的主要优势是经食管超声心动图时可对近端室间隔或基底室间隔部有清晰显示，而这在经胸超声心动图造影过程中，偶然会被遮挡。全身麻醉还有助于缓解患者由于医源性心肌梗死引起的不适，以及为经房间隔穿刺术和导管术提供准确的影像。然而，全身麻醉可能会减少休息时和刺激时的压力阶差，并给患者带来额外的风险。

（一）临时起搏器置入术

由于有发生完全性心脏传导阻滞的风险，所有未植入永久性起搏器的患者都应在 ASA 术前临时放置起搏器。起搏器安装通常是采用颈内静脉途径，以便在术后和患者走动时都能进行后备起搏。酒精室间隔消融术后依赖起搏器的发生率因基础传导异常的不同而异。室间隔消融术造成的梗死区通常从前间隔和下间隔的交界处开始，向下向室间隔的右心室侧延伸[4]。该区域经常含有右束支，所以约 50% 的 ASA 术患者会出现右束支阻滞[5]。因此，对于左束支传导阻滞、电轴严重左偏或 QRS 间期非常宽等基线异常的患者，室间隔消融依赖起搏器的比例接近 50%，提示在这些患者应考虑在术前放置永久性起搏器。然而，在心电图正常的患者中，6%～10% 的患者

表 24-1 酒精室间隔消融的美国国家指南

- I 类
  - 酒精室间隔消融术只能由有经验的操作人员，在综合的肥厚型心肌病临床团队的背景下进行，并且只适用于有药物治疗困难的严重症状和左心室流出道梗阻的合适患者
- IIa 类
  - 在在药物治疗困难的严重症状和左心室流出道梗阻的合适患者，讨论治疗方案时，可咨询具有外科室间隔心肌切除术和酒精室间隔消融术经验的中心
  - 当手术禁忌证或风险因为严重的并发症或高龄而被认为手术不可行时，可选择在有经验的中心进行酒精室间隔消融术，这对于符合条件的伴有左心室流出道梗阻和药物治疗困难症状严重的肥厚型心肌病患者可能是有益的
- IIb 类
  - 对于药物治疗困难症状严重和左心室流出道梗阻的符合条件的成年肥厚型心肌病患者，在经过平衡和彻底的讨论后，患者表示倾向于间隔消融术，在有经验的中心进行酒精室间隔消融术可以考虑为外科心肌切除术的替代方案
  - 对于室间隔明显肥厚（即 > 30mm）的肥厚型心肌病患者，酒精室间隔消融术的效果尚不确定，因此一般不鼓励此类患者使用酒精室间隔消融术
- III 类
  - 酒精室间隔消融术不应用于无症状、运动耐量正常或症状在最佳药物治疗下得到控制或最小化的患者
  - 除非是作为对肥厚型心肌病患者进行纵贯的和多学科护理计划的一部分，否则酒精室间隔消融不应该进行
  - 肥厚型心肌病患者合并需要手术的疾病（如冠状动脉旁路移植术治疗冠心病、腱索断裂而致的二尖瓣修复），不应行酒精室间隔消融术，因为室间隔减容手术可以成为上述外科手术的一部分
  - 21 岁以下的肥厚型心肌病患者不应进行酒精室间隔消融术。对于可选心肌切开术的 40 岁以下成人，不建议进行酒精室间隔消融术

改编自 Gersh et al.[3]

仍会因完全性房室传导阻滞而依赖永久起搏器。

术中常规使用 5Fr 或 6Fr 临时起搏器，由于这些起搏器具有硬度相对较高、可能会移动及术后使用时间较长等缺点，有造成心脏穿孔的可能性。我们最喜欢的方法是使用主动固定电极。值得注意的是，临时起搏器导线应该放置在距离消融靶点远端或远离靶点的区域，以确保在室间隔梗死期间和之后持续夺获。

（二）血流动力学

虽然多普勒超声心动图对计算肥厚型心肌病的 LVOT 压力阶差有很高的准确性，但所有患者在酒精室间隔消融术前后都应该进行全面的有创血流动力学检查。这些检查确定了手术即刻是否成功，并且是长期临床结果的一个强预测指标，以及在患者出院前确定是否需要额外的室间隔减容治疗[6]。

肥厚型心肌病的左心室流出道梗阻是动态的，并且对心室负荷条件和收缩能力非常敏感。在观察超声心动图检查和有创导管术的血流动力学数据时，操作者应该意识到这种敏感性。不仅要注意静息时初始 LVOT 压力阶差，而且要特别注意在手术过程中观察到的所有动态和可激发的压力阶差（如随呼吸的变化、PVC 术的增加、Valsalva 动作或吸入硝酸戊酯的变化）。值得注意的是，即使在安静呼吸期间，胸腔内压的轻微变化也会导致 LVOT 压力阶差的巨大变化（图 24-2）。

经房间隔插管是评价肥厚型心肌病左心室流出道梗阻最准确的方法。在该方法中，可以将带有侧孔（如 7Fr Berman catheter, Arrow International Inc., Reading, PA）并填充二氧化碳的球囊顶端导管，定位在左心室流入区域。将猪尾导管逆行放置在升主动脉，同步采样测量左心室流出道的压力阶差。经房间隔入路有助于避免导管嵌顿，因为这与由于 LVOT 梗阻的高度动态性质而引起的左心室压力变化难以区分开来。使用带侧臂端口的鞘（如 8Fr Mullins）进行跨房间隔入路也可以同时记录左心房压力，以评估伴发的舒张期功能障碍和二尖瓣反流的影响（图 24-3）。

另一种方法是用 5Fr 或 6Fr 导管逆行穿过主动脉瓣来评估左心室压力。在这项技术中，不应使用带有主干侧孔的猪尾导管，因为导管的部分或全部孔会位于主动脉下梗阻水平之上，从而

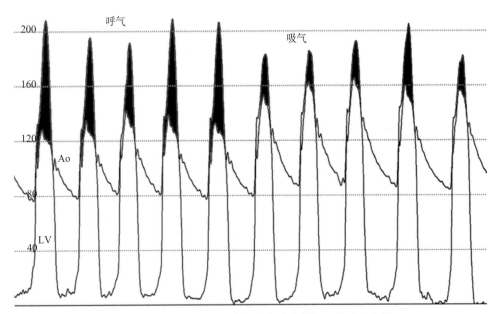

▲ 图 24-2　肥厚型心肌病左心室流出道梗阻的呼吸变异

这些血流动力学轨迹是在一名患者安静呼吸时采集的。注意 LVOT 压力阶差的显著变异性（阴影），这在呼气时最大（呼气减少心室后负荷）。Ao. 升主动脉；LV. 左心室

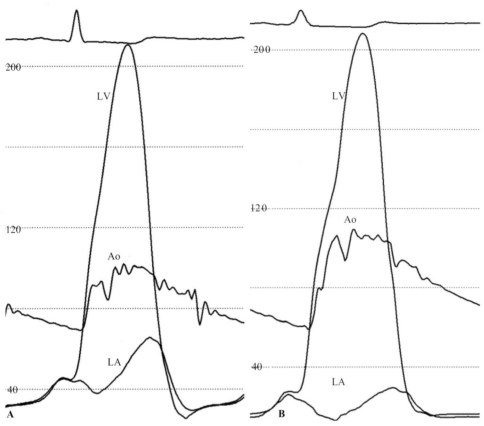

▲ 图 24-3　肥厚型心肌病的有创血流动力学，同时记录左心房压力可能是有益的，因为尽管存在严重的左心室流出道梗阻，左心房压力可能会发生变化

A. 重度左心室流出道梗阻伴高左心房压；B. 严重左心室流出道梗阻，左心房压力正常。LV. 左心室；Ao. 升主动脉；LA. 左心房

导致对左心室压力和 LVOT 压力阶差的测量错误。导管可选择在导管尖端有侧孔的多用途导管或 Halo 猪尾导管。不推荐使用单端孔导管（如 Judkins right），因为它容易被嵌顿。在逆行入路中，应通过注射对比剂或在断开用于压力转换的延长管时导管搏动的血流来确认无导管嵌顿。

（三）冠状动脉造影术

　　冠状动脉造影术的主要目的是确定手术最合适的间隔动脉。如前所述，左冠状动脉和右冠状动脉都应该进行造影，因为有时右冠状动脉近端会出现基底室间隔穿支。此外，适当的间隔动脉可能起源于中间支或对角支。在右前斜视下，左冠状动脉的直接投影和足位投影有助于检查间隔动脉起始处的角度，而头位投影可以帮助确定血管的长度。室间隔内动脉的走行应始终使用左前斜位投照来显示。值得注意的是，间隔动脉的长

度在血管造影上可能不完全可见，而且看起来很短，但是导丝仍然可以深入远端血管用以支撑。小剂量（100μg）的冠状动脉内硝酸甘油可能有助于扩张穿隔支，以便更容易看到和确定其直径，但在血容量低的患者必须小心避免激发加大压力阶差。总之，选择合适的隔穿支动脉最重要的因素是血管的位置（即靠近室间隔基底或目标消融的心肌区）、宽度和角度，而不是血管的长度。

（四）酒精室间隔消融

　　虽然使用 6Fr 指引导管可用以操作左冠状动脉，但有时建议使用更大的（即 7Fr）导管，以便于高质量的对比剂注射。在更好后坐力、同轴导指引下实施高质量的对比剂注射，可确保在球囊闭塞期间隔动脉和心外膜血管之间无交通。按标准的手术剂量抗凝（如肝素 70～100U/kg）。主弯和较大的二弯都应该放置在约 0.36mm

（0.014 英寸）长导丝的顶端，以便于进入靶间隔动脉。为确保导丝的硬性部分位于闭塞部位，导丝应该被放置在较远的部位，这有助于球囊输送和手术过程中球囊的固定。在某些情况下，可以使用间隔导丝（如 Fielder XT）。采用标准导管技术，将稍大的（如 1.5mm 血管采用 2.0mm 球囊）、较短的（如 9mm）带导丝球囊完全放入间隔动脉，通常跨过开口超过 10mm。然而，如果间隔动脉较短，间隔动脉与左前降支的距离并非经常可进行该操作。可以用较大的球囊在低压力（3～4 个标准大气压）下闭塞间隔动脉，可较容易向导管的导丝管腔注入物质，并可使远端间隔动脉撕裂或损伤的风险降至最低。气囊导管充气后，导丝被回撤。

然后，在球囊充气时，进行冠状动脉造影术，右前斜视下确认室间隔穿支和左前降支之间没有交通，然后左前斜视下重复造影，确认球囊路径位于靶血管内进入室间隔。接下来，使用未稀释的对比剂（大约 1ml），通过球囊导管对室间隔动脉进行血管造影术，以确认目标血管的通畅性（即无不良的侧支循环）。注射对比剂时应该轻柔，因为强力注射可能会导致血管撕裂和远端侧支的开放，后者的意义难以确定。

超声心动图上可以看到血管对比剂，可用来识别灌注区域，尽管一些术者也喜欢注射专用的超声心动图对比剂（如 0.5m lDefinity 或 Optison）（图 24-4）。超声心动图多切面检查可确认与 LVOT 梗阻密切相关的室间隔肥厚部位增强及没有不理想部位，如游离壁、距靶区较远或较近的间隔较薄区域、右心室、隔缘小梁或乳头肌（图 24-5）。在确定目标心肌后，3～5min 内缓慢注入 1～3ml 无水酒精，然后用 0.3～0.5ml 生理盐水缓慢冲洗，以清除球囊导管管腔内的残留酒精。一般来说，每 10 毫米室间隔厚度应注入 0.8ml 无水酒精，最大限度是 3ml。注射液首选酒精，因为酒精即刻会导致弥散的心肌梗死。在其他经皮方法（如血管螺旋、覆膜支架置入术）中，由于预先存在的或随访期形成的广泛间隔侧支循环，室

间隔梗死可能不彻底。为防止酒精渗入心外膜血管，在生理盐水冲洗 5～10min 后球囊应保持充气状态。为了使患者更舒适，术者经常预防性或根据需要给予静脉镇静或止痛（如吗啡 2～4mg 或芬太尼 25～50mg）。对于静息或激发后 LVOT 压力阶差没有明显降低的患者，可以以类似的方式治疗其他室间隔穿支动脉，根据超声结果决定后续室间隔穿支的选择。值得注意的是，LVOT 残余压力阶差是 ASA 术后患者临床结局不良的一个强力预测因子。当评估手术的即刻治疗效果时，重复血流动力学评估时采用大管腔导管，而其内不含消融设备非常重要，因为球囊导管会导致压力衰减。应该再次评估静息或激发（如期前收缩后增强）的 LVOT 压力阶差。一般来说，当剩余峰值压力阶差＜ 30mmHg，最好＜ 10mmHg，可结束手术。虽然一些手术者选择在术前压力阶差减少 50% 后终止手术，但我们发现前一种标准在长期随访中会导致更一致的结果。

四、临床结果

（一）即刻手术成功

总体而言，ASA 通常会导致 LVOT 压力阶差降低 80%。结果与室间隔心肌切除术成功的手术相似，80%～85% 的患者最终剩余≤ 10mmg 静息压力阶差[6, 7]。影响手术成功相关的因素包括相对较轻的室间隔肥厚、左心室流出道压差较低及丰富的手术者经验[8]。值得注意的是，手术引起的心肌水肿可导致亚急性期左心室流出道梗阻，并可能引起对手术急性效应的困惑，但这种水肿会随着时间和心室重塑而消退。术后 3～6个月，左心室重构和基底室间隔变薄导致左心室流出道压差进一步降低。值得注意的是，已有心脏磁共振成像研究发现，在左心室流出道梗阻部位由于梗死导致心肌肥厚消退及远离室间隔部位的心肌肥厚消退，这可能是到 2 年时舒张功能改善和症状进一步减轻的原因[9]。

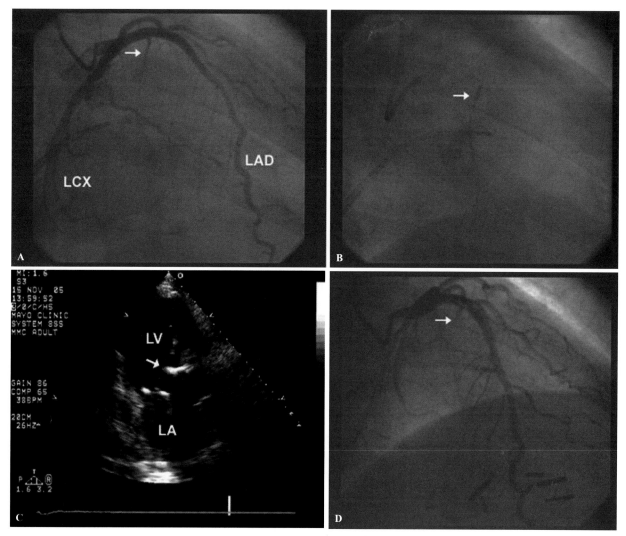

▲ 图 24-4　酒精室间隔消融术

A. 左冠状动脉造影显示大的近端室间隔穿支动脉起源于左前降支（箭）；B. 超声心动图显示二尖瓣 SAM 引起的室间隔肥厚和流出道梗阻（箭）；C. 室间隔动脉注射对比剂，使梗阻密切相关的心肌突出显示（箭）；D. 注射酒精导致间隔动脉闭塞

　　手术失败最常见的原因是缺乏合适的间隔动脉，这个比例高达 20%[10]。酒精室间隔消融最常见的并发症是暂时性或完全性房室传导阻滞。传导异常通常在手术过程中出现，但也可以由于梗死后水肿而在术后发生，晚期心脏传导阻滞很少见。其他潜在的并发症有心脏压塞、室性心动过速或心室颤动、左前降支撕裂、室间隔缺损和游离壁心肌梗死。出于这些原因，术后患者应在重症监护环境中至少观察 2～3d。总体而言，已发表文献的酒精室间隔消融术围术期死亡率为 1%～2%，美国和欧洲同期的观察系列报道死亡率低于 1%。

（二）症状改善

　　酒精室间隔消融术的临床效果已经被证实，NYHA 分级的主观报道和客观测试（如踏车运动时间和最大运动心肌耗氧量）都有所改善。酒精室间隔消融术的临床疗效与左心室流出道压差严重程度的降低水平有关。总体而言，酒精室间隔消融术通常会导致功能能力的客观指标增加约 25%。

　　约 5% 的病例可能需要重复操作。超声心动图对比剂可在经胸心尖窗成像时出现基底间隔阴影，产生消融最近端成功的假象，从而导致残留的梗

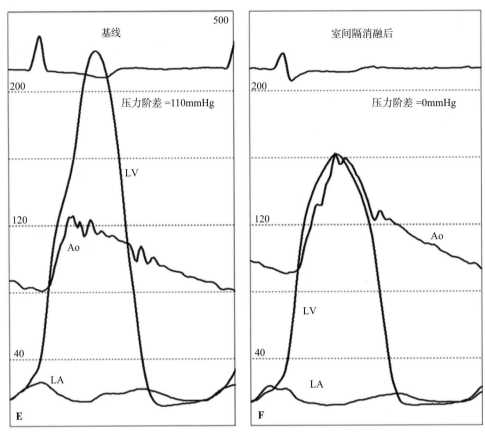

▲ 图 24-4 （续）酒精室间隔消融术

E. 基线血流动力学检查显示左心室流出道的压力阶差为 83mmHg；F. 室间隔消融后，压力阶差为 0mmHg。Ao. 升主动脉；LA. 左心房；LAD. 左前降支；LV. 左心室

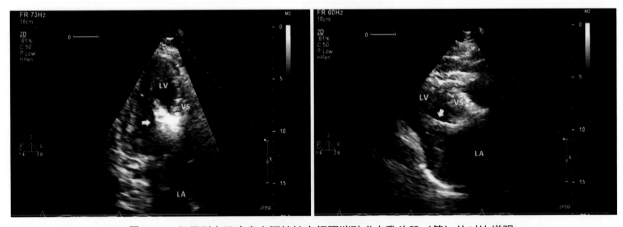

▲ 图 24-5 肥厚型心肌病患者酒精性室间隔消融术中乳头肌（箭）的对比增强
顶端：心尖长轴切面；底部：胸骨旁长轴切面。LA. 左心房；LV. 左心室；VS. 室间隔

阻性肥厚。室间隔没有完全梗死的情况下，但由于球囊闭塞可能发生室间隔心肌顿抑，导致术后室间隔功能可能会恢复，并在随访中复发左心室流出道梗阻。虽然有几项研究表明，临床上的改善可与心肌切除术相媲美，但对于较年轻的患者来说，手术可能会更好地缓解症状（图 24-6）。这一结果的原因尚不清楚，但可能与消融后残留的压力阶差（通常为 10～20mmHg）有关，这些压力阶差相应高于手术切除后的压力阶差（通常小于 10mmHg）。这些相对较高的残余压力阶差

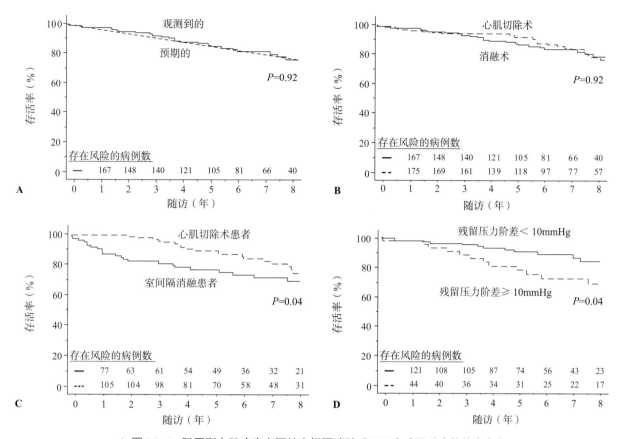

▲ 图 24-6　肥厚型心肌病患者酒精室间隔消融后无死亡或严重症状的生存率

A. 观察消融患者的存活率与预期存活率，后者根据进入研究的年份、年龄和性别并采用美国人口死亡率计算；B. 消融患者的全因死亡率与年龄和性别匹配的室间隔心肌切除术患者免于全因死亡的生存比较；C. 对于年龄<65 岁的患者，免于全因死亡和严重症状的生存率，手术患者比消融术患者更好；D. 根据残余左心室流出道压差计算消融患者免于全因死亡的生存率（经 Sorajja et al. 许可转载[6]）

在更年轻、更活跃的患者耐受性较低。此外，较年轻的患者往往室间隔肥厚更重，这种解剖结构不太可能通过酒精室间隔消融完全解决。

（三）生存

几项单中心研究比较了 ASA 和外科心肌切除术的结果，随访时间为 8~10 年[6, 7, 11–16]。在几个研究中，ASA 的总体存活率与外科手术相当，尽管这些对比分析中的患者总数仍然相对较少。

在一项 177 名患者的研究中，酒精室间隔消融术后，无全因死亡（包括适当的 ICD 放电）的 8 年存活率为 79%，与接受手术切除的匹配患者（79%）及类似的美国普通人群的预期存活率（79%）相似[6]。对于猝死、适当的 ICD 放电和不明原因的联合终点，发生率为 1.41%（95%CI

0.67%~2.52%）。在南卡罗来纳州贝勒医科大学的研究中（n=629），随访 8 年后总存活率为89%。虽然这项研究缺乏对照组，但心脏性猝死的发生率很低（n=7，发生率为 1.1%）[17]。在另一项对 55 名在克利夫兰诊所接受酒精室间隔消融术的患者的单独研究中，76% 的患者在 10 年随访时存活[18]。Vriesendorp 等对 321 名患者进行了平均 7.6 年的随访分析，报道 ASA 患者的结果与心肌切除术者（n=253）和非梗阻性肥厚型心肌病（n=349）的结果相当。ASA 患者每年的心脏性猝死发生率较低，仅为 1.0%，尽管数字上高于心肌切除术的发生率（每年 0.8%）[19]。

这些有利结果的一个例外是一项早期研究，有 91 名患者在鹿特丹 Erasmus MC 治疗。在这项分析中，在平均 5.7 年的随访期内，19 名患者（或

21%）发生了心脏性猝死（或适当的 ICD 放电，
n=4)[20]。虽然这些结果引起了人们对消融后潜在
心律失常的担忧，但值得注意的是，他们的患者
的平均酒精剂量相对较高（3.5ml ± 1.5ml），包括
前 25 名患者的平均酒精剂量为 4.5ml ± 1.2ml，这
与早期使用较高剂量酒精进行间隔消融术的经验
一致。在其他研究中，平均酒精剂量仅为 1.8ml，
其长期存活没有受到影响，间隔厚度与鹿特丹研
究中的患者相似 [（23 ± 5）mm vs.（23 ± 5）mm]。
值得注意的是，酒精室间隔消融术的早期研究，
不进行常规超声造影心动图检查，这与酒精用量
较大有关，相应导致更大的梗死面积、更大的并
发症风险和更差的临床结果[21]。

在包括上述研究病例的多中心注册研究中，
874 名酒精室间隔消融术患者的功能状态有了显
著改善（约 5% 有残留的严重症状）。随访 9 年，
总存活率为 74%，死亡的预测因素是较低的基线
射血分数、较少的接受治疗的动脉数量、较多的
消融手术次数及消融后较高的室间隔厚度[22]。几
个大规模的登记和 Meta 分析比较了接受酒精室
间隔消融术和手术患者的临床结果 [23, 24]（Veselka
Euro–ASA 注册研究）。总之，上述研究表明如果
选择适当的患者、使用较低剂量的酒精及在综合
治疗 HCM 患者方面有更多经验的术者和机构，
可以获得有效且有可比性的临床结果。

五、结论与未来方向

尽管在选择的 HCM 病例中，室间隔消融术
已被确定的有效治疗方法，但它在治疗中的合适
角色仍存在争议。之所以出现这些担忧，主要是
因为在有经验的中心进行手术，才具有确定的安
全性和效果持久性；间隔消融存在潜在手术并发
症发病率（如起搏器依赖），特别是在早期的经
验中；治疗性梗死可能产生的长期有害影响。

酒精室间隔消融术或外科心肌切除术的选
择，将依赖于观察性研究数据和专家共识，因为
这一领域的随机临床试验注定是不可行的[25]。对

于一些患者来说，由于手术的可行性很差，酒精
室间隔消融术可能是最终缓解左心室流出道梗阻
的唯一选择。在其他情况下，可以在手术的风险
和上述问题与患者充分讨论后，酒精室间隔消融
术可以作为替代治疗。在不需要全身麻醉和开胸
手术的情况下，酒精室间隔消融术相对较小的有
创性是其主要优势。住院时间（通常为 3～5d）
和身体康复所需时间也相对较短。这些优点对于
老年患者或那些合并疾病导致开放手术修复风险
明显增加的患者尤其相关。值得注意的是，在一
项接受酒精室间隔消融术的研究中，有 20% 的
患者被认为由于患者年龄（≥ 75 岁）或存在严
重的并发症（如终末期肾病、主动脉钙化、病态
肥胖、肺心病）而显著增加了心肌切除术的手术
风险[7]。

重要的是，尽管酒精室间隔消融术使用传统
的冠状动脉成形术的设备，但这个过程很复杂，
学习曲线陡峭，而且有相对独特的并发症[8]。尽
管在对患者提供咨询服务时，仍必须进行均衡的
讨论，但最近的数据已经强调了 ASA 对相对年
轻患者的益处[26, 27]。此外，肥厚型心肌病患者在
诊断和治疗方面，具有独一无二的复杂性，在考
虑间隔减容治疗时需要考虑许多因素。因而，美
国国家指南建议，治疗决定由具有专门 HCM 项
目的三级中心提供，这里同时可提供经皮介入和
外科手术治疗选择的专家[3]。

> **临床精粹**
>
> - 患者的选择是手术成功的关键，确保该手术仅在动态 LVOT 梗阻和二尖瓣收缩期前向运动，主要是二尖瓣后向和侧向反流患者中进行。
> - 在手术前完成完整的心脏影像检查，术中需要进行仔细的有创血流动力学研究来确保手术成功与否。
> - 心尖超声切面常出现基底间隔阴影，因此在寻求灌注床时，一定要从最近端的间隔

动脉开始。除非使用经食管超声心动图，否则首先注射远端或心室中动脉将难以确定近端造影增强。

- 细小和主动固定电极的临时起搏器可降低心脏穿孔的风险，并可延长监测时间。
- 钆成像和心脏 MRI 有助于确定手术的解剖效果和重复手术的可行性。

本章测试

1. 一名 45 岁女性，诊断为梗阻性肥厚型心肌病，既往高血压病史。超声心动图显示不对称性室间隔肥厚，基底室间隔厚度 2.5cm，后壁厚度 1cm，左心室流出道压力阶差为 60mmHg 且伴有 SAM。患者有日常活动后呼吸困难。她正在服用以下药物：美托洛尔 50mg，每天 2 次，缬沙坦每天 320mg。心率 75 次 / 分，血压 130/80mmHg。现在应选择的治疗方案是（ ）

A. 室间隔心肌切除术

B. 酒精室间隔消融术

C. 双异丙吡胺

D. 长效维拉帕米

E. 停用缬沙坦，增加美托洛尔剂量

答案：E。患者在 NYHA Ⅲ 级，有严重的动态梗阻。在考虑室间隔减容治疗之前，应尽最大化药物治疗。鉴于缬沙坦的血管扩张剂特性及其增加 LVOT 梗阻的不良反应，该药应停用。为了帮助维持血压控制，美托洛尔的剂量应该增加，因为在心率为 75 次 / 分的情况下仍有降心率的空间。

2. 一名 35 岁的男性患有梗阻性肥厚型心肌病，且伴有日常活动后呼吸困难。超声心动图显示左心室不对称性肥厚，室间隔厚度 2cm，后壁厚度 1.3cm，且伴有 SAM，LVOT 压力阶差为 64mmHg。心率 78 次 / 分，血压

138/74mmHg。患者正在服用美托洛尔，每 12 小时 50mg。现在应选择的治疗方案是（ ）

A. 室间隔心肌切除术

B. 酒精室间隔消融术

C. 双异丙吡胺

D. 长效维拉帕米

E. 每 12 小时增加美托洛尔至 100mg

答案：E。患者在 NYHA Ⅲ 级，有严重的动态梗阻。在考虑室间隔减容术治疗之前，应最大化药物治疗。鉴于他的心率为 78 次 / 分，血压为 128/74mmHg，尚有增加 β 受体拮抗药的剂量的空间。

3. 酒精室间隔消融术后，左心室和左心房中观察不到的变化是（ ）

A. 左心室舒张末容量增加

B. 基底室间隔厚度减小

C. 左心室质量减小

D. 左心室射血分数增加

E. 左心房最大容积指数下降

答案：D。酒精室间隔消融后发生左心室重构。左心室舒张期内径和容量增加，左心室质量减少。左心室质量的减少不仅是由于消融后室间隔厚度的减少，也是由于左心室肥大的消退。左心室舒张期功能改善，二尖瓣反流的严重程度减轻，因而左心房容量减少。长期随访研究显示左心室射血分数显著下降，尽管在正常范围内。

4. 酒精室间隔消融后左心室充盈和左心房功能的变化有（ ）

A. 左心房对左心室充盈的作用增加

B. 左心房最小容积增加

C. 左心室被动充盈量增加

D. 左心室舒张末容量减少

E. 左心房最大容积增加

答案：C。由于左心室舒张功能的改善，左

心室被动充盈量增加，左心房对左心室充盈的作用减少。酒精室间隔消融后发生左心室重构。左心室舒张期内径和容量增加。左心房容量（最大和最小）的减少是由于左心室舒张功能的改善和二尖瓣反流严重程度的减轻。

5. 1 名 40 岁的男子在日常活动中出现呼吸困难。最大耗氧量为 18ml/（kg·min）。患者梗阻性 HCM 和 SAM，左心室流出道压差为 80mmHg。室间隔厚度 3cm，美托洛尔 100mg，每日 2 次，心率 60 次 / 分，血压 90/60mmHg。目前您会推荐的治疗方案是（　　）

A. 增加美托洛尔剂量至 150mg，每 12 小时 1 次

B. 加入长效维拉帕米，180mg/d

C. 永久起搏器植入术

D. 室间隔心肌切除术

E. 酒精室间隔消融

答案：D。鉴于其心率和血压，他正在接受最大限度的药物治疗。因此，应该考虑进行间隔减容手术治疗。随机对照研究没有显示永久起搏器植入术对年轻患者的运动耐量和 LVOT 阶梯的有利影响。考虑到他年纪小且有严重的室间隔肥厚，手术切除室间隔肌是最好的选择。

6. 一位 65 岁的女性，患有慢性阻塞性肺疾病和梗阻性肥厚型心肌病，表现为进行性呼吸困难和用力后胸痛。无冠心病病史。她的血肌酐是 2.1ml/dl。患者在夜间使用氧气。房间隔厚度为 1.8cm，左心室流出道压力阶差为 68mmHg。心率 62 次 / 分，血压 90/60mmHg。她正在服用地尔硫草长效制剂，每天 360mg。目前您会推荐的治疗方案是（　　）

A. 加入美托洛尔 50mg，每 12 小时 1 次

B. 每日增加地尔硫草至 480mg

C. 永久起搏器植入术

D. 手术切除室间隔肌

E. 酒精室间隔消融术

答案：E。鉴于其心率和血压，考虑到患者正在接受最大限度的药物治疗，因此应该选择进行间隔减容治疗。随机对照研究并未显示永久起搏器植入术对运动耐量和 LVOT 阶梯的有利影响。考虑到她的年龄和并发症的存在，酒精室间隔减容疗法是更好的选择。

7. 酒精室间隔消融后，完全性心脏传导阻滞风险最高的发现是（　　）

A. 女性

B. 年龄＞ 65 岁

C. 左束支传导阻滞

D. 间隔消融后的 CK 峰值 600U/L

E. 间隔厚度 2cm

答案：C。酒精室间隔消融后完全性心脏传导阻滞的危险因素包括女性、大面积梗死和左束支传导阻滞。后者的发现风险最高，因为酒精室间隔消融术会导致 60%～70% 的右束支传导阻滞，因此预先存在的左束支传导阻滞与完全性心脏传导阻滞的高风险相关。

8. 这些人中，不建议酒精室间隔消融术的是（　　）

A. 室间隔厚度 1.8cm

B. SAM

C. LVOT 压力阶差 55mmHg

D. 中重度二尖瓣反流伴后外侧反流

E. NYHA Ⅰ级

答案：E。除 E 之外所有的选项都是在酒精室间隔消融之前应该存在的症状。成功的酒精室间隔消融术可降低 LVOT 压力阶差和二尖瓣反流严重程度。尽管进行了最大耐受药物治疗，进行室间隔消融的患者应该仍有症状。

9. ASA 术后，有改善的症状是（　　）

A. 呼吸困难

B. 心绞痛

C. 晕厥

D. 以上都有

E. 以上都没有

答案：D。几乎所有的观察性研究都显示，在成功的酒精室间隔消融术后，所有症状都有显著改善。症状的改善伴随着运动耐受性的客观测量的改善，这在长期随访中仍可观察到。

10. 在比较酒精室间隔消融术和外科室间隔心肌切除术时，下列正确的说法是（ ）

A. 酒精室间隔消融更常导致左束支传导阻滞

B. 酒精室间隔消融术更频繁地导致二尖瓣反流

C. 酒精室间隔消融术导致更高的心脏性猝死风险

D. 酒精室间隔消融更多地导致永久性房室传导阻滞

E. 酒精室间隔消融术更多地导致轻度的主动脉瓣反流

答案：D。酒精室间隔消融更多地导致右束支传导阻滞和进展的房室传导阻滞，因此需要起搏。然而，自最初的研究以来，完全性房室传导阻滞的发生率急剧下降，为 5%～8%。酒精室间隔消融可降低 LVOT 压力阶差和二尖瓣反流严重程度。手术切除室间隔肌与轻度主动脉瓣反流相关。最近的研究表明，手术后和酒精室间隔消融术后心脏性猝死的发生率相似。

11. 以下更倾向于外科室间隔心肌切除术的是（ ）

A. 间隔厚度为 1.8cm

B. 单支血管 CAD

C. LVOT 压力阶差为 55mmHg

D. 中度二尖瓣反流伴前内侧向反流束

E. 中度二尖瓣反流伴后外向反流束

答案：D。除 D 之外，在所有的选择下，酒精室间隔消融都可以推荐。如果存在前内向二尖瓣反流束，则表明存在固有的二尖瓣病变，需要手术矫正。

12. 酒精室间隔消融术的机械并发症不包括（ ）

A. 左前降支血管撕裂

B. 心脏压塞

C. 室间隔缺损

D. 左心房破裂

E. 脑血管事件

答案：D。全部都是，除左心房破裂为酒精室间隔消融术中的罕见机械并发症。

13. 与心肌超声造影在酒精室间隔消融术中的应用有关的因素是（ ）

A. 较短的介入时间

B. 较短的透视时间

C. 较小的梗死范围

D. 较低的 LVOT 压力阶差

E. 以上全部

答案：E。与无超声造影的酒精室间隔消融术相比，冠状动脉内注射对比剂具有介入时间短、透视时间短、间隔梗死面积小、LVOT 压力阶差低等优点。

14. 室间隔动脉起源于（ ）

A. 左前降支

B. 左前降支的对角支

C. 中间支

D. 左主干

E. 以上都是

答案：E。室间隔动脉可起源于这些所有血管。冠状动脉内造影的使用可以帮助确定室间隔动脉供应的心肌范围。

15. 65 岁的女性，既往行酒精室间隔消融术，现出现反复的呼吸困难和心绞痛。超声心动图显示消融部位间隔厚度为 1.7cm。左心室射血分数＞70%，存在 SAM。静息时 LVOT 压力阶差为 64mmHg。美托洛尔 100mg，每 12 小时 1 次，心率 55 次 / 分，血压 116/70mmHg。其后应选择的方案是（　　）

A. 增加美托洛尔至 150mg，每 12 小时 1 次

B. 增加长效维拉帕米至 240mg/d

C. 双异丙吡胺 150mg，每 8 小时 1 次

D. 再次行酒精室间隔消融术

E. 外科室间隔心肌切除术

答案：C。患者出现明显的症状，因此需要进行额外的治疗。考虑到静息心动过缓，增加 β 受体拮抗药和加入长效维拉帕米不是很好的选择，但尝试双异丙吡胺并评估药物的反应是合理的。对于使用药物仍有症状且严重梗阻的患者，需要重复间隔减容治疗。

16. 一名患有梗阻性 HCM 的 25 岁男性，寻求有关心脏性猝死一级预防的建议。他有 HCM 家族史，但无猝死史。他无任何症状，没有近乎晕厥或晕厥的症状。壁最厚为 2.3cm。休息时无梗阻症状。动态心电图记录显示孤立性室性异位搏动。你对这位患者的建议是（　　）

A. 不需要进一步检查

B. 在提出建议之前，需要用事件记录器进行额外的评估

C. 在提出建议之前，需行 CMR 检查瘢痕

D. 在提出建议之前，需要进行电生理检查以评估可诱发的室性心律失常

E. 在提出建议之前，需要进行负荷超声心动图检查以激发梗阻

答案：A。患者没有心脏性猝死的危险因素。目前没有必要进行额外的检查，包括 CMR。在临界性病例中，当行 CMR 时若患者心肌存在较大的瘢痕负担，可以与患者讨论是否达

到 ICD 的推荐标准。对于无症状的患者，不建议进行静息或激发压力阶差的治疗。

17. 以下有重复进行酒精室间隔消融必要的是（　　）

A. 术后 CK 峰值 1500U/L

B. 女性

C. 年龄＜50 岁

D. 消融术后剩余压力阶差 50mmHg

E. 高级房室传导阻滞

答案：D。酒精室间隔消融后存在较大的残余压力阶差，预示着重复间隔减容治疗的可能性更高。

18. 一名 54 岁男子被怀疑患有 HCM。该患者有明确的猝死家族史但无任何症状。没有其他医学病史。心电图显示窦性心律和非特异性 ST–T 改变。超声心动图技术难度较大，基底室间隔厚度为 1cm，后壁厚度为 0.9cm。EF 为 75%。没有 SAM 或动态梗阻。你会推荐（　　）

A. 不做进一步检查

B. 负荷超声心动图检查以激发梗阻

C. Holter 记录 48h

D. 事件记录器 30 天

E. CMR

答案：E。鉴于超声心动图图像的技术难度，需要额外的 CMR 成像。在一些患者中，肥厚存在于室间隔以外的节段，这些室间隔外的节段可以很容易地经 CMR 检测到。已经发现这种情况在前外侧壁。在没有左心室肥大的情况下，心律失常或激发梗阻的存在不足以明确 HCM 诊断。

19. 一位 63 岁的女性就诊评估动力性梗阻。她在日常活动中有呼吸困难。超声心动图显示非对称性左心室肥大，室间隔厚度 1.3cm。该患者动态压差为 64mmHg 伴

SAM。左心室射血分数为 70%。她已经在服用美托洛尔，每天 2 次，每次 100mg，心率 60 次 / 分，血压 90/60mmHg。心电图显示窦性心律，PR 间期为 220ms，QTc 间期为 560ms。应选（　　）

A. 美托洛尔每 12 小时增加到 150mg

B. 双异丙吡胺每 8 小时 150mg

C. MitraClip 植入术

D. 酒精室间隔消融术

E. 外科心肌切除术

答案：C。尽管进行了最大限度的药物治疗，但患者仍有症状。考虑到她的心率和血压，美托洛尔的剂量没有增加的余地。考虑到她的 QTc 间期，现在不应该开始使用双异丙吡胺。由于室间隔厚度只有 1.3cm，间隔减容治疗不是最安全的选择。采用钳夹经皮二尖瓣修补术导致二尖瓣前向运动降低可使 SAM 和动力压差减少，此为治疗的最佳选择。

20. 在酒精室间隔消融术中，一位 60 岁的男性报道胸痛并出现低血压（血压为 80/50mmHg）。心电图显示完全性房室传导阻滞，心率为 45 次 / 分。在 RV 起搏期间，成功起搏时心率高达 70 次 / 分，但血压不变。低血压的确切治疗方法是（　　）

A. 将起搏器频率提高到 80 次 / 分，然后逐渐增加频率，直至 SBP 为 100mmHg

B. 静脉注射给予 500ml 0.9% 氯化钠，其后静脉滴注

C. 静脉注射肾上腺素，然后注射异丙肾上腺素

D. 右心房放置临时导联，房室顺序起搏

E. 继续对靶室间隔穿支动脉进行紧急酒精注射

答案：D。由于左心室舒张期功能不全，左心室充盈严重依赖于左心房的同步收缩。仅使用右心室起搏，在数个心动周期，左心房对左心室充盈无作用，这导致左心室每搏输出量、心排血量和血压减少。因此，房室顺序起搏是该患者的最佳治疗选择。增加心率可以缩短舒张期，进一步减少左心室舒张末期容量和每搏输出量。在右侧心房电极置入准备过程中，输液合理的；然而，这只是一种临时措施，并不是明确的治疗方法。应用正性肌力会增加左心室流出道梗阻，但不能纠正右心室起搏引起的问题。在继续完成手术之前，处理好房室传导阻滞和低血压的问题是最合适的。

第 25 章　高危患者管理：重症监护、经皮主动脉瓣置换、二尖瓣钳夹、加压及心脏辅助设备

Managing the High-Risk Patient: Critical Care, TAVR, MitraClip, Pressors, and Cardiac Assist Devices

Timothy C. Wong　Eugene C. DePasquale　Arnold S. Baas　著

戴佳祁　王　炎　译

> **要　点**
> - 在重症监护的环境中，及早认识到左心室流出道梗阻，有助于指导肥厚型心肌病患者治疗并改善其结果。
> - 现有的药物和介入治疗能帮助稳定危重的肥厚型心肌病患者，包括左心室流出道梗阻和进展到收缩性心力衰竭的患者。
> - 结构性心脏病经皮介入治疗的领域不断扩大，这包括肥厚型心肌病患者，特别是那些用传统外科技术治疗高危的患者。

一、危重肥厚型心肌病患者的治疗

转入重症监护病房的常见指征包括低血压、顽固性心力衰竭体征和症状和（或）心律失常。对于已知的肥厚型心肌病患者，准确知晓流出道生理特征及认识到可能存在流出道梗阻伴舒张期功能障碍是成功复苏的关键。有重点的病史询问和体格检查，降低门槛积极使用超声心动图证实可疑发现，这些对初始评估很有帮助。此外，在典型的肥厚型心肌病基础上，左心室流出道梗阻可能发生在多种情况下，我们将简要回顾相关文献，然后将讨论 LVOTO 的药物和其他治疗方案。

（一）初始评估

聚焦于病史和体格检查的目的是快速确定关键资料要素，这些要素提示治疗团队其可能达成的初步诊断以及相关的影响因素。确定患者有无已知的 LVH 病史（或 LVH 的常见系统性病因，如主动脉狭窄或高血压）或有记录的肥厚型心肌病病史、近期液体摄入和排出及近期临床病程是良好的开始。体格检查应侧重于容量状态、灌注状态及听诊是否有流出道杂音和（或）明显的反流性病变。最后，超声心动图将有助于证实初步评估。一个关键的诊断转折点是确定是否存在 LVOTO，因为治疗方法截然不同。支持重度 LVOTO 的关键超声心动图表现包括基底室间隔肥厚、二尖瓣结构收缩期前向运动、左心室收

缩功能高动力状态、连续多普勒检查 LVOT 峰值压力阶差至少 30mmHg，并有特征性晚期峰值波形，提示动态（且不固定）梗阻[1]（图 25-1）。

（二）ICU 患者 LVOTO 的病因分析

易发生 LVOTO 的肥厚型心肌病的典型表型包括基底室间隔肥厚和二尖瓣畸形，包括瓣叶延长和乳头肌排列紊乱，因为其可使二尖瓣更容易移位至 LVOT 区。然而，除了典型的 HCM 之外，许多其他情况也可能促进 LVOTO，下面简要列出了这些情况。

• 脓毒症和伴随的血管扩张性休克，可能导致 LVOTO（或心室中部梗阻），无论是在解剖学上易患 LVOTO 的心脏，还是在正常结构的心脏[2]。

• 围术期 LVOTO 与高动力的左心室收缩、麻醉的血管扩张效应和继发于失血有关的低血容量——所有这些都有利于梗阻。这些诱发因素在术后也可能持续存在。外科手术有 LVOTO 风险的亚组患者包括对二尖瓣或主动脉瓣直接干预的患者。在二尖瓣修复术中，大约 5% 会出现 LVOTO 和二尖瓣前向运动，这可能是由于手术中的技术因素，例如使用刚性的瓣环成形环来支撑，它会改变流出道的几何形状[3]。

• 离急性损伤区较远的运动亢进心肌节段可能阻塞左心室流出道。一种情况是急性心肌梗死（通常在左前降支血管范围内），这时正常结构扭曲及未受影响节段的代偿，从而导致 LVOTO。相似情形，若应激性心肌病出现心尖运动障碍，但基底部收缩功能正常，也可能引发动态 LVOTO。事实上，大约 15% 的应激性心肌病患者表现出严重的流出道压力阶差[4]，随着心尖

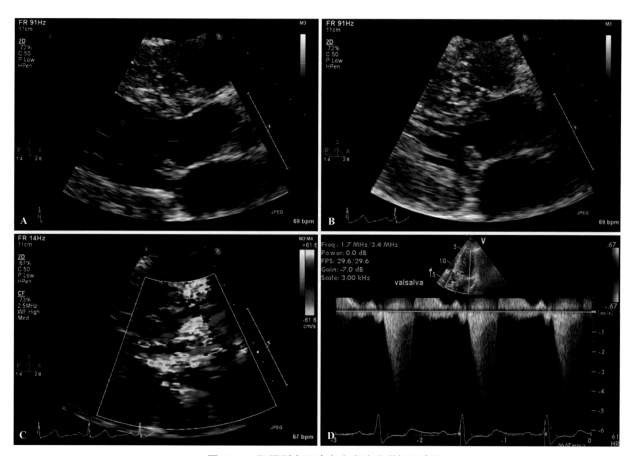

▲ 图 25-1　肥厚型心肌病左心室流出道梗阻病例

A 和 B. 分别显示舒张期和收缩期图像，显示室间隔肥厚时二尖瓣的收缩前移；C. 彩色超声显示左心室流出道梗阻和湍流，二尖瓣收缩期前向运动引起的轻度二尖瓣指向后方的反流；D. 显示流出道滞后的峰值流速，约为 5m/s，对应压差为 100mmHg

部球形变的消退恢复正常，为其典型变化。

• 心房颤动是肥厚型心肌病患者最常见的心律失常，影响接近 1/5 的患者。HCM 患者发生心房颤动伴快速心室率时，因为依赖心房的左心室充盈机制丧失及心动过速会导致 LVOTO 增加和低血压，可能会出现明显的血流动力学不稳定。需要及时识别心房颤动、通过转复及早恢复窦性心律和（或）使用双异丙吡胺或胺碘酮，避免使用强心药维持血压，适时使用抗凝治疗预防脑卒中[5]。关于肥厚型心肌病患者的心房颤动处理，深入讨论见其他章节（见第 21 章）。

• 急性肺栓塞可能导致态 LVOTO。巨大的肺部栓子会导致肺循环减少、左心室充盈降低和室间隔向左移位，最终导致 LVOTO，特别是在肥厚型心肌病患者中[6]。及时识别、容量复苏、避免使用强心药、迅速抗凝、外科（若有手术指征）或基于导管的直接介入治疗，对于治疗和稳定患者非常必要。

（三）急性期 LVOTO 的治疗

通过解决以下部分或所有问题可以减小 LVOT 压力阶差：降低左心室收缩能力、减慢心率、增加后负荷和前负荷。最初的治疗措施包括一次性静脉输液以迅速增加前负荷和增加左心室容积。小心使用非血管扩张 β 受体拮抗药可能有助于增加舒张期充盈时间，降低左心室收缩能力，并减弱循环中儿茶酚胺的作用。Morelli 及同事证明，在脓毒症、左心室功能保留和心动过速的患者中（一些患者似乎有流出道梗阻，据其他人报道可能有 1/5 的患病率[2]），使用 β 受体拮抗药改善了预后[7]。此外，一个病例报道描述了一个患有 LVOTO 的 ICU 患者使用双异丙吡胺[8]。如果最初的药物治疗不成功，使用纯 α 受体激动药来增加后负荷（如去氧肾上腺素）也可能是有帮助的。具有交感神经兴奋或正性肌力作用的加压药可能会加重 LVOTO，因此被禁止使用。某些机械支持装置也可能在严重的难治性病例中使用，这种情况将另行讨论。

（四）晚期心力衰竭的急诊处理

只有少数肥厚型心肌病患者会进展为左心室扩张、心肌变薄和收缩功能降低—通常被认为是终末期患者的表型，需要进一步心力衰竭干预[9, 10]。此外，一些非梗阻性肥厚型心肌病表型的患者也可能出现顽固性心力衰竭症状。在急性情况下，在这一高危 HCM 亚组中机械辅助装置可能有作用。药物治疗和心脏移植在治疗肥厚型心肌病有终末期心力衰竭或其他晚期疾病的作用将在其他章节（第 30 章）深入讨论，所以本章只做一个简短的概述。

二、肥厚型心肌病患者的晚期心力衰竭

小部分肥厚型心肌病患者（＜ 20%）会进展为晚期心力衰竭[10]。在来自明尼阿波利斯心脏研究所的 277 例患者中，5 例（2%）出现难治性终末期心力衰竭，进行心脏移植，9% 的患者出现 NYHA Ⅲ 级或 NYHA Ⅳ 级严重症状[11]。在另一项来自帕多瓦大学 HCM 中心的 293 名患者的研究中，17%（n=50）发展为严重的进行性心力衰竭，其中 18 例接受了心脏移植或死亡。该心力衰竭队列将心力衰竭分为三种类型：终末期收缩功能障碍（30%），静息状态下左心室流出道梗阻（22%），收缩功能保留的非梗阻患者（48%）[12]。近几年，人们对非梗阻性肥厚型心肌病患者收缩功能保留发生晚期心力衰竭的认识越来越多。最近一项对来自两个转诊中心（塔夫茨医学中心和明尼阿波利斯心脏研究所）的 2100 名患者的研究中，46 名非梗阻性肥厚型心肌病患者（2.2%）接受或被列为需要心脏移植，其中 20 名心脏收缩功能正常。这一未被认识的队列具有以下特征：NYHA 功能 Ⅲ / Ⅳ 级，平均左心室射血分数 62% ± 7%，左心室无扩张（舒张末内径，39mm ± 7mm），15 例中的 10 例心血管磁共振无或轻度纤维化，左心室舒张末期压力或肺毛细血

管楔压升高。在收缩功能保留的队列中，10% 的患者死亡（终末期肥厚型心肌病 LVEF < 50% 队列中的死亡率为 23%，P=0.26），代表了该类型患者的死亡率[13]。

三、心脏移植

晚期疾病患者推荐进行心脏移植[Gersh] [1]。延迟转诊可能与终末器官损害和肺动脉高压有关。与卓越 HCM 中心和高级心力衰竭项目共同管理，特别是对未认识的表型，可能有益于最佳过渡和考虑晚期心力衰竭治疗。小部分肥厚型心肌病患者进展为需要心脏移植。在迄今为止最大的一系列研究中，26 706 例于 1990 年 1 月—2004 年 12 月在美国接受了心脏移植（UNOS 注册）的患者中，303 例为肥厚型心肌病（1%）。肥厚型心肌病患者的 1 年、5 年和 10 年总生存率分别为 85%、75% 和 61%。经倾向匹配、协变量调整后的 Cox 回归模型分析证明，随着时间的推移，肥厚型心肌病患者的存活率会更高（P < 0.01）。在此期间，与非肥厚型心肌病患者（61% vs. 67%，P=0.035）相比，处于最高紧急状态（状态 1）的 HCM 患者不太可能被列为移植对象[14]。然而，这项研究只考虑了那些成功移植的人。在对 UNOS 注册的另一项分析中，VanderPluym 等评估了在接受移植前从等待名单中移出患者的结果。在 15061 名患者中，1871 名（12%）在接受心脏移植之前被移出。在这些患者中，692 例（37%）因临床恶化而被移出，560 名（30%）因临床改善而被移出，其余的则是由于其他原因。移出后死亡的多变量预测因素有：因临床恶化移出（HR=14.1，95%CI 10.7～18.7）、肥厚型心肌病（HR=2.2，95%CI 1.4～3.7）或限制性心肌病（HR=2.0，95%CI 1.3～3.0）、列入状态 1 和肾功能不全[15]。肥厚型心肌病患者的存活率接近或高于非肥厚型心肌病患者，然而，肥厚型心肌病患者在等待移植期间似乎有更高的死亡率。UNOS 心脏分配政策即将发生的变化将对这一群体产生怎样的影响，还有待观察。

四、机械循环支持

机械循环支持（MCS）在肥厚型心肌病患者中的应用尚未得到很好的研究。最近的左心室辅助装置试验主要集中在终末期扩张型和缺血性心肌病患者上。这些试验中肥厚型心肌病患者没有很好的代表性。对于左心室壁增厚和左心室腔减小的患者，LVAD 植入术存在技术挑战。正如所讨论的，心脏移植显著提高了患有晚期心力衰竭的肥厚型心肌病患者的存活率。然而，由于在移植名单上等待的时间较长，患者可能恶化或发展为不可逆转的肺动脉高压，增加了死亡率，这可能需要 MCS 桥接至心脏移植。

两个小研究报道了接受持久 LVAD 植入的肥厚型心肌病患者的结果。在 Mayo 诊所的一系列研究中，在 2007 年 2 月—2010 年 5 月，在连续接受了持续性轴流 LVAD 支持（HeartMate Ⅱ，Abbott，Pleasanton，CA）的 83 名患者中，4 例患者患有肥厚型心肌病，4 例患者患有限制性心肌病。手术技术进行了改进，以便根据需要进行左心室肌切除术（n=2），为流入导管创造足够的空间，并允许左心室长轴朝向二尖瓣方向。与非 HCM/RCM 患者相比，HCM/RCM 患者的早期死亡率（12.5% vs. 9.3%，P=0.57）或 1 年存活率（87.5% vs. 73.2%，P=0.77）没有差异。然而，右心衰竭、长时间正性肌力药物使用和中心静脉导管感染在 HCM/RCM 组更为常见。观察到的右心衰竭可能继发于原发的右心室心肌受累和先前存在的肺动脉高压。在这组患者中，随着右心房压力的改善和停用右心室辅助装置，正性肌力药成功停用，右心室功能获得改善[16]。

在圣文森特医院（Sydney，Australia）的另一系列研究中，39 例患者植入了离心流 LVADS 中（HeartWare HV AD，Medtronic，Minneapolis，Minnesota；VentraAssist，Ventracor，Sydney，Australia），3 例患者患有肥厚型心肌病，均植入

了 HeartWare HVAD。肥厚型心肌病与非肥厚型心肌病在手术技术上无明显差异。在 HCM 组和非 HCM 组之间，3 个月的早期死亡率没有差异（0% vs. 9%，P=0.60）。然而，有 1 例 HCM 患者开始使用静脉 – 肺动脉体外膜氧合（ECMO）（LVAD 植入术前使用 ECMO），而非 HCM 组 36 例中有 4 例开始了 ECMO（术前使用 ECMO）。两组的平均肺动脉压和右心房压均有改善［HCM 组：平均右心房压从（18 ± 7.8）mmHg 至（11.3 ± 5.1）mmHg，平均肺动脉压由（43.3 ± 4.9）mmHg 至（22.3 ± 2.8）mmHg，P＜0.01］。在文章发表时，1 例患者成功移植，1 例患者继续接受 LVAD 支持（744 天），1 例患者死亡（由于心室内血栓合并入口梗阻）[17]。

持久的机械循环支持有可能提高肥厚型心肌梗死患者的存活率，特别是在不能及时进行心脏移植的情况下。不过，由于到目前为止的数据仅限于小系列，因此建议治疗团队谨慎行事。多学科管理对这些患者的治疗至关重要。除了心室辅助装置和医疗管理外，手术考虑也很重要，因为左心室肥大的程度和心室大小可能会影响 HCM 患者的治疗。

五、临时心室辅助装置

在肥厚型心肌病患者中使用 CentriMag（Abbott，Pleasanton，California）的资料有限。CentriMag 是一种外科植入的体外连续血流心室辅助装置。它既可以用于左心室支持，也可以用于右心室支持。在一个由 4 名患者组成的病例系列中，有 1 名肥厚型心肌病患者植入了 CentriMag 心室辅助装置。这位 58 岁的患者接受了室间隔心肌切除术、室间隔缺损封堵术和三尖瓣成形术。患者需要主动脉内球囊反搏和多个正性肌力药才能脱离体外循环。然而，由于患者急性肾损伤和肺功能障碍，故需要血液透析和机械通气，这位患者接受了 CentriMags 的双心室辅助装置（BIV AD）置入，并列入了心脏移植的名单。患者因出血在术后第 3 天再次手术。经过 4 天的

BIVAD 支持后，该患者成功地桥接至心脏移植。移植后患者并发纵隔炎和败血症，但 2 个月后出院时无显著异常。关于临时 CentriMag 支持所报道的经验非常有限。这可能是一个可行的选择，以使在矫正手术（即心肌切除）后可以恢复，也可以作为通往持久的 MCS 或心脏移植的桥梁[18]。然而，考虑到数据的匮乏和这些患者的治疗复杂（内科和外科），建议谨慎使用。

在肥厚型心肌病患者中使用经皮心室辅助装置的资料有限。在一份病例报道中，一名 69 岁的女性接受了 TandemHeart（Cardiac Assist，Pittsburgh，Pennsylvania）作为桥接支持装置，直到室间隔心肌切除术安全实施。经皮心室辅助装置支持改善了患者的血流动力学，同时降低了患者对血管加压剂的需求。最终，患者在第 2 天成功地接受了心肌切除术[19]。据我们所知，暂时没有有关经皮心室辅助装置的其他报道，尽管使用 Impella（Abied，Inc.）理论上可通过流出道梗阻区并可以迅速实施，但还需要进一步的数据来了解这些疗法是否能使肥厚型心肌病患者受益。与 MCS 一样，这种疗法确实可能使肥厚型心肌病者真正受益，但值得注意的是，这些装置的有效性和管理可能会受到左心室肥大程度和部位的限制。

六、结构性心脏病介入与肥厚型心肌病患者

（一）经导管主动脉瓣置换术

随着经导管主动脉瓣置换术（TAVR）适应证的扩大及主动脉瓣狭窄患者室间隔肥厚的高发，重症治疗专家有必要考虑将左心室流出道梗阻作为在 ICU 康复期间术后低血压的潜在原因。继发于家族性肥厚型心肌病的室间隔肥厚与 AS 和老化所致的室间隔肥厚之间的病因学区别不在本章的范围，本章的重点是与梗阻性肥厚型心肌病表型相关高危患者的危重治疗问题。

术前评估应该回答室间隔肥厚和（或）合并

的 LVOTO 是否应该治疗应作为 TAVR 术前评估的一部分[20]。如有必要，细致的频谱多普勒心脏超声成像、通过左心导管定位左心室和升主动脉之间的压力阶差均是有帮助的。然而，初步评估可能并不总是预测 AS 治疗后 LVOTO 的发展，更彻底的有创血流动力学检查可能会有所帮助。对迄今发表的几个病例的回顾中，提供了 LVOTO 发生后临床过程的认识。最近，Krishnaswamy 等报道 1 例 TAVR 患者，伴有严重的非对称性室间隔肥厚（基底室间隔 2.0cm，后壁 1.3cm），但静息或采用 Valsalva 动作均未显示出明显的 LVOTO[21]。然而，在放置主动脉生物假体后，由于二尖瓣收缩期前向运动，LV Ao 峰峰值压差为 120mmHg，导致严重二尖瓣反流，出现低血压。随后立即行酒精室间隔消融术，术后患者血压改善，LVOTO 接近消退。同样，Takeda 等也报道 1 例室间隔肥厚而静息状态下无 LVOTO 的 TAVR 病例，在经心尖置入后突然发生 SAM、严重的二尖瓣反流和 LVOTO[22]。给予β受体拮抗药和西苯唑啉（一种具有抗变力作用的Ⅰa 类抗心律失常药物）无明显的临床疗效。随后植入起搏器后，SAM 和 LVOTO 接近消退。最后，Suh 等描述 1 例经心尖 TAVR 成功放置后，患者第 2 天早上出现尿量减少。观察到在给予利尿药增加尿量之后，患者血压降低，而使用去甲肾上腺素后进一步降低了血压。冠状动脉造影术未发现限流性病变，但在心室造影术中发现心腔中部梗阻。超声心动图显示二尖瓣收缩前向运动。通过静脉输液和递增剂量的β受体拮抗药，患者病情好转，不需要任何进一步的有创性干预[23]。

这三个病例强调了确定 TAVR 术后低血压原因的重要性，特别是因为 LVOTO 的治疗与其他原因的治疗相混淆，如血管扩张性休克的加压药。事实上，最近的一篇综述描述了超声心动图在识别 TAVR 相关并发症中的作用，建议在低血压时对 LVOTO 进行具体的评估[24]。术后 LVOTO 的预测指标很可能与以前认定的外科 AVR 术后流出道梗阻的预测指标相似：小心室、高动力收缩功能、高室间隔与后壁厚度比、高跨瓣膜压力

阶差和较小的左心室质量[25]。高危患者手术后的成功治疗包括：增加前负荷和降低心肌收缩能力的药物治疗和有创性治疗（如紧急酒精室间隔消融或起搏或机械支持）。最后，本文所引用的 3 个病例中有 2 例特别提到了 TAVR 术后 LVOTO 的术前注意事项，这提出了关于对室间隔肥厚梗阻进行预防性干预的概念。Shenouda 和 Naidu 发表了 3 例 LVOTO 和主动脉瓣狭窄的病例，其中 2 名患者在 TAVR 之前接受了酒精室间隔消融术来治疗严重的梗阻[20]，结果 2 例均未发生术后 LVOTO。仍需要进一步的工作以确定更具体的标准，使患者最有可能从 TAVR 术前的室间隔减容治疗中受益。

（二）经皮治疗 LVOTO 及相关二尖瓣反流：二尖瓣钳夹

酒精室间隔消融作为治疗 LVOTO 的替代选择，最近有报道称，在一组被认为过于虚弱或解剖结构不适合进行外科心肌切除术、二尖瓣修补术或酒精室间隔消融术的患者进行了经皮二尖瓣钳夹术。Sorajja 治疗团队成功地将 MitraClip（Abbott，Abbott Park，Illinois）装置放置在 6 例有症状的 LVOTO、SAM 和二尖瓣反流患者的 $A_2 \sim P_2$ 瓣叶上[26]。随访 1 年半后，所有患者均未观察到不良反应，二尖瓣反流和心力衰竭症状均有所改善。虽然有 3 名患者表现出残留的 LVOT 压力阶差升高，但这一发现的临床意义尚不确定，并被认为可能反映了一种压力恢复现象。与酒精室间隔消融术相比，这种技术的潜在优势包括避免间隔瘢痕的形成（伴随室间隔缺损、心律失常和心脏传导阻滞的相关风险），以及能够不依赖冠状动脉或不考虑基底部间隔解剖进行手术。值得注意的是，临床经验表明，一旦 MitraClip 被使用，未来的二尖瓣修复很可能是不可行的，如果需要干预，置换可能是唯一的手术选择。

七、临床病例

为了给本章中讨论的几个概念提供真实的背

景，我们提供了2个案例，这2个案例强调了急性低血压时识别 LVOTO 存在和由于动态的和固定性的流出梗阻而具有复杂血流动力学患者做初期治疗的重要性。

（一）急性低血压的评估和处理

1名70岁的女性腹部不适、恶心和呕吐在急诊科就诊时，并在评估时出现胸部不适。在右胸骨上缘和心前区可听到一种响亮的收缩期杂音。心电图显示窦性心动过速伴非特异性 ST-T 波改变；初始肌钙蛋白为 0.75（正常 < 0.10），几小时后升至 5.3。腹部 CT 影像显示空肠炎症。尽管在复查的心电图上没有发现 ST 段抬高，但持续存在的症状及心动过速（心率 120 次 / 分）和低血压（100/60mmHg，基线 140/85mmHg），致使急诊小组寻求心脏科会诊进行紧急冠状动脉造影术。结果冠状动脉造影显示冠状动脉正常，左心室流出道峰压差为 140mmHg。她随后被转送到心脏重症监护室接受进一步治疗。随后的经胸超声心动图显示严重的前壁和心尖运动减弱，其余节段高动力。表现为 ∑ 样室间隔，基底前间隔 1.5cm。观察到中重度二尖瓣后向反流伴二尖瓣收缩期前向移动，多普勒估计流出道压力阶差 169mmHg（图 25-2A）。她积极接受了静脉输液，并试验性给予酒石酸美托洛尔静脉注射，有关联性血压上升。随后，她被开始增加酒石酸美托洛尔的剂量，以缓解左心室流出道压力阶差。在接下来的3天里，她的胸痛、低血压和心动过速都消失了，随着她的应激性心肌病的缓解，她病情平稳后出院了。在1个月后的门诊随访中，跑步机负荷超声心动图显示室壁运动异常完全消失，静息或运动状态下无动力性 LVOTO（图 25-2B）。

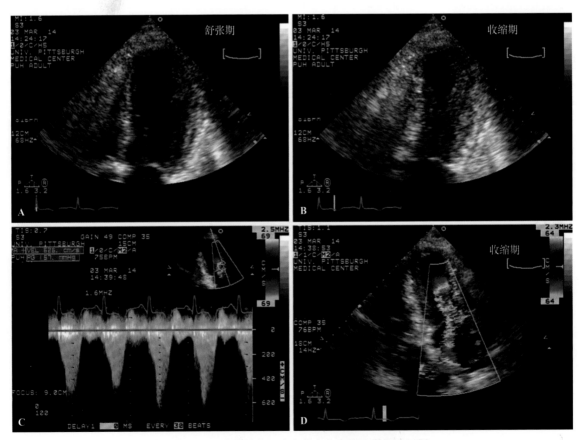

▲ 图 25-2 应激性心肌病合并左心室流出道梗阻示例

A 和 B. 分别在心尖四腔切面显示舒张期和收缩期图像，显示严重的心尖运动减退，但基底部有高度动力收缩。C. 心尖三腔切面的频谱多普勒，显示严重的 LVOT 阶差。D. 相应的彩色多普勒成像，后者显示严重的 LVOT 湍流及严重的二尖瓣后向关闭不全

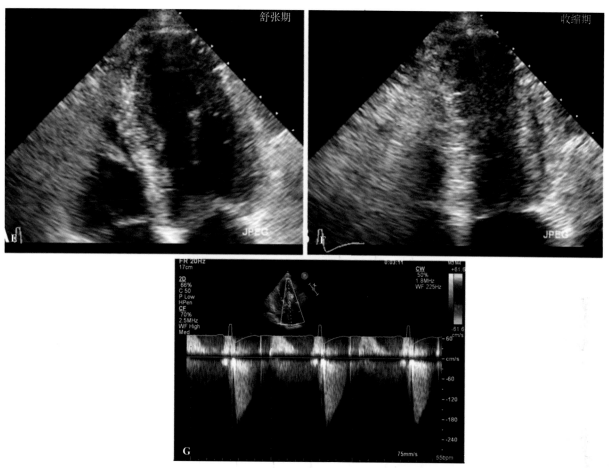

▲ 图 25-2　（续）应激性心肌病合并左心室流出道梗阻示例

随访经胸超声心动图显示心尖运动减退接近消退（E 和 F）。流出道（G）的频谱多普勒检测显示流出压差的完全缓解，二尖瓣反流也减少了（未显示）

讨论：这个病例突出了正确识别低血压病因的重要性。我们假设最初的胃肠道症状导致严重脱水和随后的应激性心肌病。在基线 ∑ 型室间隔肥厚的背景下，前负荷降低和高动力基底节段导致严重的 LVOTO。增加前负荷（静脉输液）和降低收缩能力（β 受体拮抗药启用和滴定）的药物治疗证明足以支持她度过急性失代偿，直到运动不足和高动力室壁运动异常消失。

（二）LVOTO 和主动脉瓣狭窄的急诊处理

1 例 75 岁的女性因轻微活动出现胸部和颌部疼痛和呼吸困难，症状加重而从外部医院转诊至心脏二级病房。她的病史有确诊的严重主动脉瓣狭窄，考虑到多种并发症包括 3 个月前的肺栓塞、2011 年的脑出血史、关节炎和整体虚弱状态，最终计划转诊行 TAVR。经食管超声心动图进一步确定了其瓣膜病的特征，发现左心室功能亢进，严重的室间隔肥厚达 2.1cm，二尖瓣收缩期前向运动继发的 LVOT 梗阻，晚发的峰值压力阶差达约 100mmHg，严重的二尖瓣反流（图 25-3A）。二尖瓣反流的机制为 P_1 叶尖端明显脱垂。主动脉瓣狭窄程度确定为重度，峰值速度为 4.1m/s。左心导管术显示冠状动脉病变轻微，Brockenbough–Braunwald 征提示严重的左心室流出道动态梗阻。术者发现在数次尝试后导管很容易就地通过主动脉瓣。使用 β 受体拮抗药和非二氢类吡啶钙通道阻滞药患者病情获得稳定，但最轻微活动仍有症状。心脏小组的评估支持进行二尖瓣修复术、室间隔心肌切除术和主动脉瓣置换术。然而，因为患者最近贫血恶化，结肠镜检查显示发现了一个大的腺癌。此时，心脏小组的讨论集中在严重 LVOTO 的急性处理上，并开始试验双异丙吡胺的治疗。通过仔细评估，分别评估流出道流速和跨瓣膜流速，患者的 LVOT 压力阶差从 100mmHg 降至 9mmHg（图 25-3B）。患者

的症状改善，她出院且顺利地接受了结肠切除术（接受双异丙吡胺治疗），并计划进行在康复 3 个月后择期手术 AVR、室间隔心肌切除术和二尖瓣修补术。

讨论：这一病例也证明了确定稳定期（尽

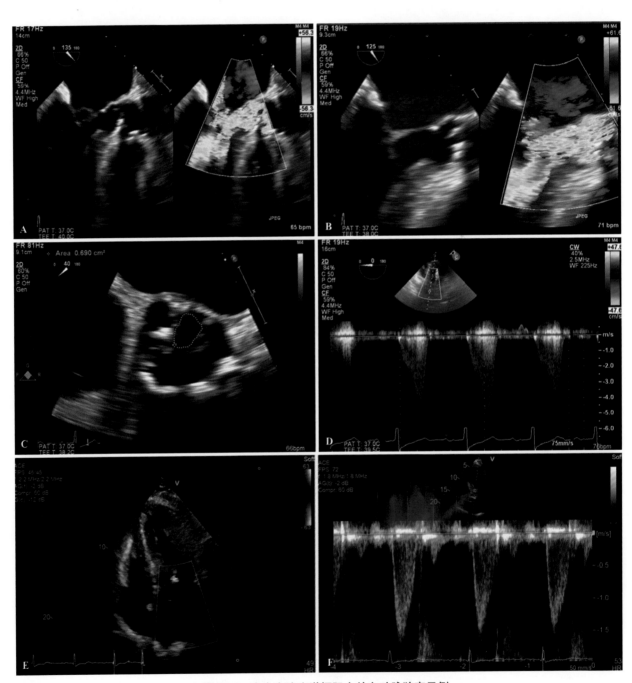

▲ 图 25-3　左心室流出道梗阻合并主动脉狭窄示例

A 和 B. 食管中段约 130° 观察（B 放大）的两个经食管超声心动图切面，显示室间隔肥大、主动脉瓣钙化和左心室流出道湍流。C. 显示钙化的主动脉瓣，平面测量显示瓣膜面积明显狭窄。经胃频谱多普勒显示左心室流出道有严重的左心室流出道晚发峰值阶差。D 和 E. 经胸超声心动图随访，给予双异丙吡胺后心尖五腔切面（D）显示 LVOT 湍流最小，频谱多普勒（E）LVOT 压力阶差正常化

管严重）瓣膜病患者急性失代偿潜藏病因的重要性，在这个病例中可能是伴随的 LVOTO 和 AS。我们推测隐匿性胃肠道恶性肿瘤导致肺栓塞。随后的抗凝治疗可能加速了她最初轻度慢性贫血的恶化，并由于她的室间隔基底肥厚而暴露出明显的 LVOTO。除了固定的瓣膜狭窄外，确定动态的左心室流出道梗阻可以指导治疗，以降低梗阻和（或）休克恶化的风险。尽管各种策略包括酒精室间隔消融和二尖瓣钳夹均被予以讨论，鉴于她当时的虚弱状态，治疗团队初始选择了双异丙吡胺。这是一种强的心肌力抑制药物，在缓解 LVOTO 和相关症状方面显示出了有效性[27]。值得注意的是，由于全国缺乏缓释剂，在这种情况下使用了速释双异丙吡胺，效果良好。

八、结论

肥厚型心肌病患者，无论有无梗阻，危重状态并不少见，可能会出现急性肺水肿、低血压，甚至明显休克。对这类患者应快速做出评估，确定有无梗阻、梗阻的程度和病因及失代偿的程度，这些对于计划治疗方案至关重要。在这类患者中，治疗可能包括补液、利尿、单纯升压、插管、右心导管、β受体拮抗药或双异丙吡胺，或采用高级治疗，如紧急的或急诊酒精室间隔消融术或植入式辅助装置。治疗的关键包括彻底的评估和重新评估，可能还包括 HCM 专家、重症监护专家和外科医生在内的团队协作。

临床精粹
- 药物、液体或静脉升压疗效不佳的难治性左心室流出道梗阻，可能需要临时心脏辅助装置。在这方面，Impella 装置最快而且通过直接绕过梗阻可能使患者受益。
- 在梗阻时必须避免 IABP，因为后负荷的减少可能会反常地增加梗阻，并进一步降低

血压和心排血量。
- 去氧肾上腺素是 LVOTO 患者可选择的升压药，当患者只要可能存在 LVOTO 时，地高辛、多巴胺、多巴酚丁胺和其他正性肌力药应避免使用。
- 右心导管术在滴定容量状态避免充血方面可能非常有用，但在有舒张期功能障碍的梗阻或非梗阻患者中，应保持足够的血液充盈。
- 对于 AVR 术后（TAVR 或外科手术）或 MVR 术后的 LVOTO，最好的治疗方法是预测并发症的形成和预防性治疗，要么使用药物，要么最好采用持久的治疗，如酒精室间隔消融术，或者通过同时进行外科心肌切除术。仔细的术前血流动力学和解剖学评估通常可以预测何时可能出现这种并发症。

本章测试

1. 一位 79 岁的女性，既往有肥厚型心肌病病史，在急诊科出现呼吸急促后住进 ICU，随后的评估显示多叶性肺炎伴有低血压（60/40mmHg）和心动过速（115 次 / 分）。心脏基底部可以听到一种响亮的收缩期杂音，并随 Valsalva 动作而增强。在静脉注射 2L 生理盐水后，她的血压保持不变。患者诉当天早上她服用了既往剂量的琥珀酸美托洛尔。以下最适合维持她血压的药物是（　　）
   A. 多巴酚丁胺
   B. 米力农
   C. 去氧肾上腺素
   D. 去甲肾上腺素
   E. 多巴胺

答案：C。在静脉输液和负性肌力药物治疗后，LVOTO 的急性处理包括使用纯 α 激动剂，如

去氧肾上腺素。其他的药物可能会增强收缩能力和（或）心率，并加重 LVOT 梗阻。

2. 在 ICU 患者中，下列最不可能导致左心室流出道梗阻的情况是（　　）

　　A. 急性前壁心肌梗死

　　B. 应激性心肌病（Takotsubo 综合征）

　　C. 使用硬环支撑的二尖瓣成形术

　　D. 创伤手术估计失血量为 5L

　　E. 扩张型心肌病急性心力衰竭患者

答案：E。急性心肌梗死、应激性心肌病、MV修复和低血容量都与 LVOTO 有关（即使在没有明显 LVH 的患者中也是如此）。通常情况下，扩张型心肌病患者变薄和扩张的左心室伴收缩功能降低，不容易发生 LVOTO。

3. HCM、LVOTO 和心源性休克患者，禁忌使用的临时机械支持装置是（　　）

　　A. ECMO

　　B. Impella 2.5

　　C. Impella CP

　　D. IABP

　　E. TandemHeart

答案：D。对于 LVOTO 患者 IABP 是禁忌，因为后负荷的减少可能会加重梗阻，反常地进一步降低血压和血流灌注量。尽管数据有限，但从理论上讲，Impella 在这种情况下是有利的。

4. 一位长期患有梗阻性肥厚型心肌病患者，发生心房颤动伴快速心室律，随后出现晕厥。苏醒后，呼吸窘迫，因肺水肿而紧急插管。心率 145 次 / 分而不规则，血压

80/60mmHg。EF 高动力型，以下禁忌的是（　　）

　　A. 使用 β 受体拮抗药控制心率，如果患者仍处于低血压状态，则进行心脏复律

　　B. 静脉注射去氧肾上腺素维持 MAP > 65

　　C. 使用胺碘酮抗心律失常治疗

　　D. 静脉快速弹丸补液以维持血压

　　E. 输注多巴胺维持血压。

答案：E。多巴胺是 LVOT 梗阻患者的禁忌，因为虽然它会升高血压，但也会增加梗阻，两种效应结合导致需要增加剂量，这将会促进心源性休克的进展。

5. 1 名患者因 AS 恶化被转诊至 TAVR 诊所。超声心动图检查显示主动脉瓣钙化，平均压力阶差为 50mmHg。基底部间隔为 1.7cm，流出道和主动脉瓣均有湍流。仔细的血流动力学评估显示，静息时跨主动脉瓣的压差为 30mmHg，而流出道为 20mmHg，但 Brockenbough 的最大压差从 50mmHg 上升到 150mmHg。合理的处理方案是（　　）

　　A. 重新评估手术的可行性，考虑手术 TAVR 和室间隔心肌切除

　　B. 酒精室间隔消融和 AS 压差的重新评估

　　C. 酒精室间隔消融，一旦间隔退缩，其后行 TAVR

　　D. 使用 β 受体拮抗药和（或）双异丙吡胺

　　E 以上全都是

答案：E。这位患者患有中度 AS 和重度 LVOTO 梗阻，以上所有选择在这位患者身上都是合理的。

第 26 章　终末期收缩性与舒张性心力衰竭：心脏移植的评估与时机

End–Stage Diastolic and Systolic Heart Failure: Evaluation and Timing of Heart Transplantation

Eric D. Popjes　Anjali Tiku Owens　**著**

何祚雯　王 炎　**译**

要　点

◆ 终末期可表现为收缩性或舒张性心力衰竭。

◆ 左心室腔扩大伴室壁变薄是经典的重构表型。

◆ 当 LVEF < 50% 时，一旦出现心力衰竭症状，如果有适应证，标准的心力衰竭治疗应该包括血管紧张素转化酶抑制药、β 受体拮抗药、髓襻利尿药和醛固酮拮抗药。

◆ 终末期限制性肥厚型心肌病的治疗非常棘手，但往往需要进一步的治疗。

◆ 终末期肥厚型心肌病患者有可能突发心脏性猝死，应植入 ICD 作为一级预防。

◆ 终末期扩张型肥厚型心肌病患者可能需要机械循环支持。

◆ 对于进展的肥厚型心肌病患者心脏移植是可行的，应及早转诊到移植中心。

◆ 有 1%～2% 的心脏移植原因为肥厚型心肌病。

一、疾病的发展

估计有 3%～15% 的肥厚型心肌病患者会发展到终末期[1-5]，终末期肥厚型心肌病的典型特征是静息时左心室射血分数 < 50%，代表心脏整体的收缩功能障碍。最近的研究揭示了终末期肥厚型心肌病几种形态学上不同的重构模式。最明确的重构包括左心室扩张和肥厚减退，有时发展为明显的室壁变薄，伴有严重的收缩功能障碍和一定程度的二尖瓣反流。第二种模式包括左心室扩张或逐渐增大，但保留肥厚。另一种模式包括相对正常或保留的左心室大小，但有轻度肥大或

轻微的肥大减退。最后，有些患者表现为持续明显的肥大，而左心室腔不扩张[2]。无论形态如何，房室扩大、肺动脉高压和限制性充盈模式是晚期肥厚型心肌病的共同特征。重要的是，处于终末期的患者通常不合并左心室流出道梗阻。

疾病的进展是多变的，而且往往无法预测，从诊断为肥厚型心肌病到转变为终末期疾病的时间从几年到几十年不等。但一旦发现终末期肥厚型心肌病，通常是相当急剧地进展到死亡或心脏移植，有研究报道其每年的死亡率为 11%[2]。若经胸超声心动图检查发现不典型的扩张型重塑，应高度怀疑终末期肥厚型心肌病。进展为终末期

阶段的高危临床特征包括：诊断时年龄较小，有肥厚型心肌病家族史，尤其是终末期肥厚型心肌病和（或）猝死家族史，持续性心房颤动或室性心动过速，MRI 上总面积大于 25% 的心肌瘢痕负荷，心壁厚度较大[1]，基因型复杂，有肌节基因的双突变或三突变[6]。

心脏磁共振、心肺运动试验、右心导管检查有助于识别终末期的高危特征。近年来，磁共振成像呈现大面积、融合或透壁的延迟增强时，提示左心室严重纤维化，这与晚期心肌病、猝死和心力衰竭风险相关，尤其是当心肌累积面积 > 25% 时。心脏磁共振在识别 HCM 早期转变为终末期方面发挥越来越重要的作用，在此阶段，LVEF 在 50%～65% 的范围内，但可出现明显的钆增强延迟成像[7, 8]。一项对接受移植的 HCM 患者心脏病检查的研究发现，超过 30% 的心肌发生纤维化[9]。

心肺运动测试（CPET）客观地量化了运动耐受性，对于追踪渐进性功能受限非常有用，其结果常被用作转诊心脏移植等进一步治疗的界限。CPET 上令人担忧的特征包括峰值耗氧量（$VO_{2\ max}$）≤ 14ml/（kg·min）或低于该年龄对应预测值的 50%[10]。此外，每分通气量 / 每分二氧化碳呼出量（VE/VCO_2）> 34，提示呼吸功能不全，预示预后不良。对于有心力衰竭症状的患者，除开有助于确定肺血管疾病的程度外，右心导管检查亦有助于确定心脏充盈压和心脏指数。在影像学未显示典型重塑，但存在心力衰竭症状和体征的情况下，右心导管检查尤其有助于确定血流动力学参数。在上述情况下，可以发现显著的限制性充盈、低心排血量和严重的肺动脉高压。

二、终末期肥厚型心肌病的管理

一旦症状发展到非梗阻性 HCM 的 NYHA Ⅲ/Ⅳ级，特别是尽管采用标准治疗，伴随心脏影像学检查的不良重塑特征和（或）反复出现的房性或室性心律失常，就应该重新评估药物和器械治疗，并将患者转诊到心脏移植中心进行进一步评估。具体而言，正如 ACCF/AHA 心力衰竭和肥厚型心肌病指南中所概述的那样，对于扩张的终末期肥厚型心肌病患者，启动 ACEI 和 β 受体拮抗药的治疗是合适的，并根据需要使用髓襻利尿药以缓解充血。在某些情况下，醛固酮拮抗剂和地高辛可能是有益的。应考虑停用负性肌力药，如中枢性钙通道阻滞药和双异丙吡胺[11, 12]。其他可能导致收缩功能障碍的心血管疾病应予检查，包括冠心病、瓣膜病、代谢和浸润性疾病。必须明确排除冠心病，尤其是有心血管粥样硬化危险因素的老年患者。如果突然出现收缩功能障碍，或在诊断时已存在，应注意排除肥厚型心肌病的拟表型[13, 14]。在处理可逆因素后，对于被转为姑息治疗的终末期肥厚型心肌病患者，采用植入 ICD 进行心脏性猝死的一级预防是合理的[12]。心脏再同步化治疗在这类患者中的作用不太明确。小规模单中心研究表明，部分终末期肥厚型心肌病、左束支阻滞和左心室扩张的患者可能会从 CRT 中获得症状上的改善，表现为 NYHA 功能分级和重塑参数的客观改善[15, 16]。然而，CRT 并不能实质性地改善收缩功能[17]。

在终末期肥厚型心肌病患者，由于陡峭的左心室压力 – 容量关系，使用血管扩张剂时可出现低血压，使用利尿药时可出现肾前性氮质血症，因此该人群的合理治疗通常受到限制。有时，在肥厚型心肌病患者可出现自主神经功能障碍，进一步限制了药物的优化和耐受性。临床医生需要评估肺动脉高压，包括肺血管阻力，并寻找由于右心室充盈压长期升高而导致心源性肝硬化证据，因为这些情况可以妨碍心脏移植，或导致在心源性肝硬化的情况下需要双器官移植（心脏 / 肝脏）。

三、左心辅助装置在肥厚型心肌病患者中的应用

关于使用左心室辅助装置支持终末期肥厚

型心肌病患者的报道非常有限。文中图片（图 26-1）来自临床案例。肥厚型心肌病患者一般被排除在临床试验之外，在评估 LVAD 用于目的治疗（DT）或作为移植桥接（BTT）的临床试验中也未被提及[18-20]。除临床经验外，大多数关于肥厚型心肌病和严重心力衰竭患者机械循环支持的数据都是病例报道或非常小的单中心病例系列。两篇关于使用 HeartMate Ⅱ LVAD 作为移植桥接的病例报道均显示其症状得到改善[21, 22]。其中一位患者由于收缩功能障碍、肺动脉高压和严重的心力衰竭不能耐受药物治疗，HeartMate Ⅱ 的应用帮助患者过渡到移植手术。另一位患者曾行心肌切除术和三尖瓣修复术，但由于反复发作严重的心力衰竭，频繁住院，同时合并左心室充盈压过高，HeartMate Ⅱ 成功支持了 10 个月，直到报道发表时患者仍在等待移植。一篇包含 3 名植入 HeartWare 左心室辅助系统的患者的病例系列研究显示，与扩张型心肌病患者相比，HeartWare 对于终末期肥厚型心肌病患者的支持同样成功，血流动力学和左心室舒张末期内径得到了改善[23]。其中 1 例患者桥接并且移植成功，1 例患者在发表时仍被支持，但 1 例患者在支持过程中

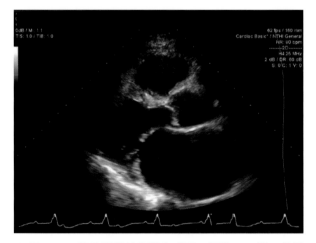

▲ 图 26-1　胸骨旁长轴超声心动图，男性，55 岁，长期肥厚型心肌病史，左心室收缩功能障碍（LVEF 25%），左心室腔增大、室壁变薄，进行性心力衰竭。尽管接受了全面的药物治疗，他仍进展到Ⅳ期心力衰竭阶段，进而接受了 LVAD 植入，并成功桥接移植。经体表面积调整后，左心室大小略有增大，且比以前的超声心动图大。室间隔厚度在正常范围的上限，且左心房严重增大

因该装置的流入导管在左心室心间形成血栓而死亡。

Mayo 诊所的一个病例系列报道了使用 HeartMate Ⅱ LVAD 支持 4 名肥厚型心肌病患者和 4 名限制性心肌病患者的情况[24]。其中 2 名肥厚型心肌病患者同时进行了切除术。平均而言，与扩张型心肌病和应用 LVAD 支持的患者相比，这些患者的左心室腔较小，左心室较肥厚，右心室功能障碍的发生率较高。所有肥厚型心肌病患者的左心室射血分数都很低，提示为肥厚型心肌病的扩张终末期。植入左心室辅助装置后，肥厚型心肌病患者的泵流量较低，被认为与更多的右心室功能障碍有关，但与扩张型心肌病患者相比，其死亡率、输血需求和总住院时间没有差异。

使用 LVAD 支持严重心力衰竭和肥厚型心肌病患者有几个问题。与扩张型心肌病相比，由于其左心室腔较小，可能导致放置左心室导管的空间不足。此外，由于心尖肥大，在植入时可能需要进行更广泛的心肌切除，从而使手术更复杂，时间更长。肥厚的乳头肌位置不正，也可能影响 LVAD 插管植入，同时可导致流入道阻塞，这样可能需要重新定位或切除乳头肌，以方便装置植入，并使流入套管的血流通畅。最后，一旦植入 LVAD，对于肥厚型心肌病患者来说，比其他患者更要注意扩容，以避免左心室充盈不足和体积缩小，从而防止 LVAD 流入阻塞的发生。

四、桥接移植

支持患者到移植手术往往是一项具有挑战性的任务。许多策略和疗法可用于桥接患者到移植，其中大多数是专门用于治疗左心室收缩功能障碍。在医院或居家进行肌力支持，LVAD 和主动脉内球囊反搏（IABP）是成人中常用的支持方法。相比于成人中，在儿科患者，体外膜氧合（ECMO）发挥更频繁的作用。对于终末期扩张型的肥厚型心肌病患者，所有这些治疗策略可

以而且已经成功应用，因为这种情况下的基本解剖结构与扩张型心肌病患者并无不同。然而，对于终末期限制性肥厚型心肌病和较小的左心室腔的患者，支持和桥接到移植更具有挑战性。正性肌力药物通常是禁忌，并且对于那些已经具有正常或高收缩功能的患者没有临床价值。这种形式的肥厚型心肌病左心室不允许放置左心室辅助装置（或双心室辅助装置），或由于流入道阻塞而限制设施形成血流。IABP 对改善这些患者的血流动力学作用不大，而且长期使用具有挑战性，ECMO 仅针对短期需要循环支持的患者，而非需要长期支持的患者。

遗憾的是，各种支持策略的禁忌会使收缩功能正常和限制性肥厚型心肌病患者在移植等待过程中不利，因为全世界大多数移植等待名单都认可这些治疗方法作为优先级凭证。终末期限制性疾病的肥厚型心肌病患者获得这种移植优先级地位越发困难，而且名单上的等待时间通常显著增加。同样的情况可能发生在那些有危及生命的心律失常和不太严重的心力衰竭症状的人身上。在某些情况下，需要申请对常规的排序规则破例处理，而且常常能得到批准。

对于那些不能接受其他形式机械支持或需要双心室支持的患者，全人工心脏的使用可以作为移植的桥接。这种装置为严重的心力衰竭提供了良好的机械支持，并消除了对心律失常的担忧，因为心室和大部分心房组织都被这种装置替代。文中（图 26-2）展示了一年轻男性患者，重度肥厚型心肌病伴大面积左心室肥大、复发性室性心动过速和心室颤动、中度心力衰竭，需行全人工心脏植入作为移植的桥接。由于其疾病的极端特殊性，他被认为不适合行其他治疗或其他形式的机械支持治疗。然而，全人工心脏不像 LVAD 那样应用广泛，它具有相当多的并发症，需要比 LVAD 更长的恢复时间，并且太大不能植入到小于平均水平或心脏未明显扩张的患者身上。在肥厚型心肌病患者中使用全人工心脏、ECMO、IABP 和 BiVADS 作为移植桥梁的证据有限。关

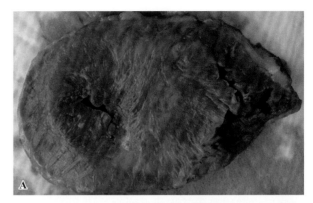

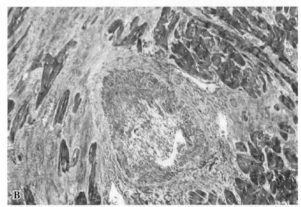

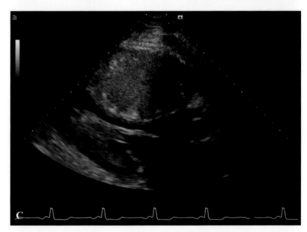

▲ 图 26-2　来自一名 18 岁男性严重肥厚型心肌病患者的移植心脏，他在 2 岁时确诊，近年来出现大面积双心室肥大，进行性心力衰竭症状（NYHA Ⅲ级），轻度静息心室中部压力阶差，尽管进行了抗心律失常治疗，但室性心动过速 / 心室颤动和 ICD 电击频率增加。由于除颤阈值高，因此需要在最大输出功率的情况下多次电击来恢复窦性心律。由于病情严重，移植被认为是最合适的治疗方法。由于左心室腔小，双心室肥大，室性心动过速 / 心室颤动，因此不适合植入左心室辅助装置。全人工心脏被成功植入，他在文献发表时仍在等待心脏移植

A. 心室中水平的横切面，显示所有室壁的巨大肥厚、小的左心室和右心室腔及广泛的瘢痕。室间隔厚度 =6.5cm；B. 三色染色显示心肌细胞紊乱，内侧小动脉肥大和广泛的间质纤维化；C. 全人工心脏植入前，胸骨旁长轴经胸超声心动图

于这些装置的报道大多来自病例报道，或在移植中心报道关于肥厚型心肌病患者心脏移植经验时简要提及 [25, 26]。

五、成人心脏移植

对那些由于各种原因而没有其他治疗选择的终末期心脏病患者，心脏移植是一种有效的治疗方法。传统适应证见文中表格（表 26-1）。在这一特殊的患者群体中，没有其他治疗方法能够有

效地提高生命的质量和长度。对于那些有终末期心力衰竭、顽固性心律失常和严重缺血的患者，移植可以将一个人从心脏衰弱状态转变为功能基本正常。

移植的肥厚型心肌病患者在所有移植患者中只占少数，但多篇文献的报道表明，心脏移植是一种有效的长期治疗肥厚型心肌病患者的方法。最近对美国器官共享联合网络（UNOS）数据库的回顾研究发现，在 1990—2004 年接受移植的 26 000 多名患者中，有 303 人（约占 1%）患有肥厚型心肌病 [27]。长期结局与扩张型和限制性心肌病患者相似，优于缺血性心脏病患者（图 26-3）。肥厚型心肌病患者的 10 年生存率为 61%。

Coutu 等发表的一份单中心报道也显示了类似良好的长期预后 [28]。14 例患者中有 13 例（7 名成人，占研究期间在本中心进行成人移植手术的 2.7%，7 名儿童，占儿童移植手术 15%）因严重心力衰竭而接受了移植手术，1 名患者患有

表 26-1　心脏移植的指针

- 严重的心力衰竭
  - 难以纠正的心源性休克
  - 依赖于正性肌力药物注射或左心室辅助装置
  - 心力衰竭分级 Ⅲ / Ⅳ级或美国心脏病学会心力衰竭分期 D 期
  - 静脉血氧饱和度峰值小于 10~14（≤预测值的 50%）
- 严重的缺血症状，对其他治疗无效或无反应
- 反复发作的症状性室性心律失常，对其他治疗无反应

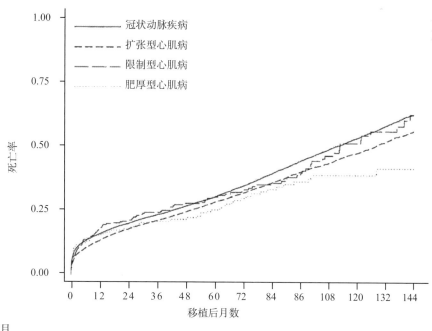

▲ 图 26-3　肥厚型心肌病、缺血性心肌病（冠状动脉疾病）、扩张型心肌病和限制型心肌病患者心脏移植后全因死亡率的 Kaplan-Meier 曲线
经许可转载，引自 Maron et al. [20]

难治性室性心动过速。成人移植时的平均年龄为 40 岁，儿童为 13 岁。移植名单上的平均等待时间为 9 个月。5 年、10 年和 15 年生存率分别为 100%、85% 和 64%，远远超过国际心肺移植学会最近报道的 11 年生存率中位数 [29]。另一份来自意大利的单中心报道也报道了类似的良好生存率 [30]，21 例肥厚型心肌病患者中，18 例（占总移植的 4%）最终移植成功，存活 5 年和 7 年的患者占 94%。21 例患者中有 20 例为终末期扩张型肥厚型心肌病，1 例有低血压和耐受性差的心房颤动。平均年龄为 45 岁，平均等待时间为 13 个月。终末期扩张型的疾病，从诊断到发展为扩张的平均时间是 10 年，而从扩张到准备心脏移植的时间为 5 年。一项来自于中国的病例系列报道显示 9 例当中有 8 例患者长期预后良好，并发症很少 [31]。2014 年，Lee 和他的同事报道了他们在 1996—2004 年在加州大学洛杉矶分校对肥厚型心肌病患者进行移植的经验。在同期完成的 462 例移植中，其中 11 例（2.4%）是肥厚型心肌病移植，2/3 为男性，平均年龄 45 岁。长期来看，与非肥厚型心肌病患者相比，其在生存、排斥或移植血管病变方面没有差异，而且供体心脏中也没有肥厚型心肌病复发的迹象 [32]。

一项最大的单中心报道评估了 1999—2010 年在哥伦比亚大学医学中心接受心脏移植的 41 名肥厚型心肌病患者 [33]。这代表了哥伦比亚大学在这段时间内所做移植手术总数的 5%，高于其他报道，这是由于哥伦比亚大学是一家大型移植中心，从而导致转诊偏倚。39 例患者有严重的心力衰竭作为移植的指征，而其余 2 例有顽固性心律失常。与其他移植患者相比，肥厚型心肌病患者在心脏移植前更年轻，多为白人，较少使用左心室辅助装置。有趣的是，27 名患者心脏未扩张，但是却出现生理功能受限，心排血量低，运动能力差。限制性终末期肥厚型心肌病患者的等待时间大约是扩张型终末期肥厚型心肌病患者的 2 倍。这种差异可能反映了 LVEF 正常和心脏未扩张的严重心力衰竭患者在等待移植时的劣势。

肥厚型心肌病移植患者的 1 年和 5 年生存率分别为 90 和 86%，优于缺血性心肌病患者，与其他类型心脏病患者类似。

最近来自美国和意大利大型肥厚型心肌病中心的两份报道增加了对已移植的肥厚型心肌病患者的描述。Rowin 等研究了美国两个最大的肥厚型心肌病中心的患者。在这些诊所就诊的 2100 例患者中，46 例（2.2%）接受或计划移植，20 例（1.1%）左心室正常。在没有 LVOT 梗阻的情况下，所有患者均有严重的临床症状，几乎所有患者伴有血流动力学参数异常、负荷试验氧耗峰值降低或超声提示舒张功能障碍。20 例 LVEF 正常的患者中，9 例使用正性肌力药物进行移植桥接，1 例使用 LVAD 移植桥接，1 例使用 IABP 移植桥接 [25]。Pasqualucci 等报道了意大利两家大型肥厚型心肌病中心的联合数据。在 1980—2012 年的 1014 名患者中，有 71 人在没有 LVOT 阻塞的情况下出现了严重症状。在这 71 例患者中，37 例被评估是否接受移植，14 例在报道时已经接受移植（平均年龄 43 岁）。其余 23 例接受心脏移植评估的患者中，13 例未被列入等待名单，6 例仍在等待心脏移植，4 例在等待期间死亡。尽管所有患者的整体平均 LVEF 为 33% [34]，但其中 5 名患者的左心室功能正常。

与扩张型心肌病相比，接受移植的肥厚型心肌病患者似乎具有关键的区别。遗憾的是，大多数报道都不包含移植前的关键临床资料，如左心室大小、室壁厚度、左心室射血分数、右心室功能、瓣膜功能和血流动力学参数。根据包含以上数据的报道和个别临床经验表明，移植的肥厚型心肌病患者中，有相当一部分为非扩张型，左心室大小正常，但生理功能受限，为低输出心力衰竭，可能还有一定程度的肺动脉高压。在关于肥厚型心肌病、扩张型心肌病和接受心脏移植的缺血性心肌病患者的临床和形态学比较的研究中报道了这些现象 [35]。肥厚型心肌病患者从出现症状发展到移植需要更长的时间（或许这与更长的等待时间有关），他们的心脏质量更低，左心室腔更小，但室壁更厚，室间隔具有更多的瘢痕，左心室射血分数更高，肺动脉和肺毛细血管楔压更高，左心房内径更大。不幸的是，在这三组有较大组内变异，所以在许多情况下，临床和形态学特征不足以区分不同组别。

六、小儿心脏移植

出生后第 1 年出现肥厚型心肌病，与死亡率和发病率升高有关，特别是当与心力衰竭症状相关时。此外，患有终末期扩张型肥厚型心肌病、限制性肥厚型心肌病、先天代谢紊乱和畸形综合征的儿童，死亡或需要移植的风险增加[36]。小的左心室腔和大面积左心室肥大与年轻患者的不良预后有关[37]。

儿童心脏移植的频率低于成人，由于肥厚型心肌病而心脏移植在儿童心脏移植中所占的比例与成人相似。根据器官获取和移植网络数据库和小儿心脏移植研究的数据，肥厚型心肌病患者占等待移植患者总数的 2%～3%[38, 39]。在等待移植名单上的儿童死亡率可能更高，这可能是因为与其他心脏病患者相比，在支持和移植桥接方面存在挑战。在移植时，儿科肥厚型心肌病患者更多使用 ECMO 和呼吸机支持，LVAD 较少。尽管存在这些挑战和困难，心脏移植对于肥厚型心肌病患儿已被证明是一种可行的治疗方法，适用于所有年龄的儿童，包括产前被诊断的新生儿和婴儿[37, 40]。与患有其他类型心脏病的儿童和成人平均水平相比，肥厚型心肌病患者存活率更低，但这种差异主要是由那些小于 1 岁的患者所致。死亡和预后恶化的其他风险包括移植时的使用呼吸机、ECMO 支持和 UNOS 状态 1、那些被认为具有较高风险的更危重患者的所有标志[38, 39]。

七、结论

肥厚型心肌病是一种异质性疾病，具有变异的临床表现、解剖形态和长期临床病程。少数肥厚型心肌病患者可能出现左心室腔扩张和左心室收缩功能障碍，这种情况预后不良，应立即采取积极的药物治疗。另一部分发生严重心力衰竭的肥厚型心肌病患者是继发于舒张功能障碍和限制性生理，这种情况的治疗选择余地不大。机械支持和心脏移植是肥厚型心肌病患者合并严重心力衰竭或难治性室性心律失常的两种可能选择。成人肥厚型心肌病患者接受移植的结果似乎比总体平均结果好，而儿童由于肥厚型心肌病接受移植的结果比其他原因接受移植结果差，这主要是由小于 1 岁的患儿预后更差所致。非常有必要及时识别终末期阶段及其严重程度，这种情况应该积极考虑转诊到肥厚型心肌病中心和（或）移植中心。

> **临床精粹**
> - 许多转诊进行移植的肥厚型心肌病患者射血分数正常，但由于舒张功能障碍 / 限制，出现了严重的非阻塞性心力衰竭。
> - 终末期肥厚型心肌病主要指收缩功能障碍、射血分数降低和室壁变薄、既往 LVOT 梗阻消失，但同时也应包括非梗阻性疾病和严重心力衰竭患者。
> - 患有任何一种终末期疾病的患者都应尽早转诊进行心脏移植，以避免长期心力衰竭的后遗症，如肝硬化和肺动脉高压的发生或进展。
> - 一旦射血分数下降到 50% 以下，所有射血分数持续下降的患者都应该考虑 ICD 植入，因为肥厚型心肌病的典型特征是心室高动力状态。

本章测试

1. **以下是肥厚型心肌病患者心脏移植指征的是
（　　）**

　A. 在收缩功能正常的情况下对药物治疗无效的
严重心力衰竭

B. 在收缩功能降低的情况下对药物治疗无效的
严重心力衰竭

C. 严重左心室流出道梗阻

D. 大量左心室肥大

E. A 和 B

答案：E。无论收缩功能是否降低或保留，严重且药物反应欠佳的心力衰竭是心脏移植的指征。左心室流出道梗阻应该通过特殊的治疗来缓解阻塞（如室间隔减容治疗和药物）和其可能引起的症状。大量 LVH 本身并不是心脏移植的指针，其他因素［心力衰竭症状、未控制的室性心动过速和（或）持续的缺血症状］需要考虑移植。

2. 关于成年肥厚型心肌病患者心脏移植的长期结果，正确的是（　　）

A. 中位生存率低于缺血性心肌病接受心脏移植治疗的患者

B. 平均生存率小于 10 年

C. 中位生存时间至少和接受移植的非肥厚型心肌病患者一样好

D. 肥厚型心肌病容易在移植心脏复发

E. 肥厚型心肌病患者移植后排斥反应发生率较高

答案：C。单中心报道、多中心数据库和大型移植数据库的数据表明，肥厚型心肌病患者移植后的生存率较高，优于缺血性心肌病患者，与非缺血性扩张型心肌病患者相似。平均生存率似乎优于所有移植患者 11 年的总体平均生存率。虽然左心室肥大可能由于多种因素（高血压、排斥、缺血、钙调磷酸酶抑制药的使用）在移植心脏中发生，但肥厚型心肌病不会在移植心脏中复发。与其他已移植的非肥厚型心肌病患者相比，肥厚型心肌病患者的移植物排斥反应发生率并没有增加。

3. 在肥厚型心肌病人群中移植具有的特征是（　　）

A. 肥厚型心肌病是心脏移植的常见指征

B. 大多数肥厚型心肌病患者需要考虑心脏移植

C. 肥厚型心肌病患者接受心脏移植的平均年龄比非肥厚型心肌病患者的年龄大

D. 有趋势显示，肥厚型心肌病患者在心脏移植列表上等待的时间更长

E. 与非肥厚型心肌病患者相比，考虑心脏移植的肥厚型心肌病患者左心室壁更低，左心室更大

答案：D。被列为原位心脏移植的肥厚型心肌病患者，趋势上显示等待移植的时间更长。这主要是由那些射血分数保留的患者驱动的，而这些患者并不适合接受提高移植状态的治疗，如正性肌力药物和左心室辅助装置。肥厚型心肌病并不是心脏移植的常见适应证（2%～3% 的移植为肥厚型心肌病），而且大多数移植患者不会进展到需要原位心脏移植（可能占所有肥厚型心肌病患者的 1%～2%）。接受移植的肥厚型心肌病患者通常比接受移植的非肥厚型心肌病患者的平均年龄年轻。这可能是由原位心脏移植缺血性心肌病患者的年龄更大所致。

4. 肥厚型心肌病患者，小儿的心脏移植与成人的心脏移植的不同有（　　）

A. 小儿患者的总生存率较低

B. 成人肥厚型心肌病患者中使用左心室辅助装置的频率较高

C.ECMO 在儿童心脏移植前使用较多

D. 儿童患者更多为左心室射血分数保留和限制性生理

E. 以上都有

答案：E。这些说法都是正确的。在儿童群体中 ECMO 使用较多，LVAD 使用较少，其原因包括与患者体型有关的解剖学限制、儿童左心室腔径较小、LVEF 正常、限制性生理状态的发生率较高。儿童患者移植后的生存率较低，主要是由于 1 岁以内的患者死亡率更高。

5. 1 名 50 岁肥厚型心肌病患者呼吸困难和疲劳加重，药物治疗无效。左心室轻度扩张，LVEF 为 40%。他被列入心脏移植候诊名单，但临床症状持续加重。下列用于心脏移植的桥接策略的是（ ）

A. 左心室辅助装置的使用

B. 持续正性肌力药物的输注

C. 主动脉内球囊反搏

D. 全人工心脏

E. 以上所有

答案：E。对于 LVEF 降低的患者，所有这些策略都可以考虑。然而，对于左心室射血分数保留的患者，心室辅助装置和正性肌力药物，可能还有 IABP 的使用更具挑战性，可能是有害的。对于 LVEF 正常的肥厚型心肌病患者，由于需要高级机械辅助治疗，全人工心脏的植入是一种移植桥接更好的方法。

6. 左心室辅助装置作为一种循环支持手段在许多肥厚型心肌病患者中存在问题，原因是（ ）

A. 左心室腔小

B. 心尖肥大

C. 二尖瓣反流

D. 左心室收缩功能正常或高动力

E. 肥大，乳头肌心尖部移位

答案：C。二尖瓣反流不是左心室辅助装置放置的禁忌证，所有其他因素都可能使 VAD 的安置、长期支持和管理变得困难或不可能。一般来说，在这些情况下应该避免使用左心室辅助装置。

7. 一名 35 岁的肥厚型心肌病女性被列入心脏移植的名单。由于血型和心脏大小，预期等待时间延长。LVEF 为 45%，她正在接受 β 受体拮抗药、血管紧张素转换酶抑制药、螺内酯和呋塞米治疗，最适合的下一个治疗是（ ）

A. 双心室起搏治疗

B. 预防性 ICD

C. 持续正性肌力药物治疗

D. 血液透析

E. 西地那非

答案：B。当 LVEF < 50% 时，预防性植入 ICD 的指针为终末期肥厚型心肌病。小型研究表明，一旦列入移植名单，双心室起搏对肥厚型心肌病患者的重构参数有一定影响，但对射血分数或生存率方面没有实质性的改善。持续正性肌力治疗可用于经筛选的心排血量减少患者，而西地那非可能对肺动脉高压患者有益。此患者不需要透析。

8. 1 例 65 岁男性肥厚型心肌病、高血压和高脂血症患者诉呼吸困难和胸痛的新症状。经胸超声心动图显示静息左心室流出道压力阶差为 25mmHg，左心室射血分数由 65% 下降到 50%。患者下一步最佳治疗是（ ）

A. 左心导管术和冠状动脉造影术

B. 给予维拉帕米

C. 开始利尿药治疗

D. 预防性 ICD 的植入

E. 增加 β 受体拮抗药剂量

答案：A。肥厚型心肌病患者出现新的收缩功能障碍症状，应排除其他心脏疾病。该患者存在高血压、高脂血症等冠心病危险因素，表现为新的呼吸困难和胸痛。冠状动脉造影左心导管检查左心室流出道压力阶差将提供最佳的血流动力学和解剖学评估。在仔细考虑基础药物治疗时，也可以考虑进行负荷试验，因为 β 受体拮抗药可能会干扰运动测试中缺血的评估。药物治疗的改变应以收缩功能障碍的潜在原因为指导。在治疗可逆原因后，如果 LVEF 仍然 < 50%，有预防性植入 ICD 的指针。

9. 长期的限制性心脏生理会导致（ ）

A. 双心房扩大

B. 充血性肝病

C. 心源性栓塞性疾病

D. 肺动脉高压

E. 以上所有

答案：E。长期限制心脏生理功能可导致双心室充盈压力长期升高、心房逆向重构、心房血栓形成和血栓栓塞性疾病。如果右心房压长期升高，伴或不伴三尖瓣反流，可发展为充血性肝病和肝硬化。同样，肺部血管疾病也会随着左侧充盈压力的长期升高而进展。

10. 1 位阻塞性肥厚型心肌病患者已进展为终末期，LVEF 为 35%，且有液体潴留。超声心动图显示 LVOT 不再梗阻。峰值 VO_2=13ml/（kg·min），呼吸商 =1.2。右心导管示 RA11mmHg，平均 PA 27mmHg，PCW 19mmHg，CI 2.0L/（min·m²），肺动脉饱和度 58%。适当的医疗管理是（　　）

A. 停止利尿药

B. 双异丙吡胺加量

C. 停用维拉帕米

D. 转诊到移植中心

E. C 和 D

答案：E。对于心肺运动试验证明的 LVEF、心脏指数降低、心功能显著下降的患者，应停止负性肌力药物，开始进行移植评估。有充血症状的患者应继续服用利尿药。

11. 1 名 54 岁女性肥厚型心肌病患者表现为运动耐量变差。体格检查发现口腔黏膜发绀、颈内静脉压升高和可触及肝脏。经胸超声显示无梗阻，LVEF 60%，双房增大，BNP 升高，6 分钟步行距离为 300m。下一步最好的治疗是（　　）

A. 增加 β 受体拮抗药的剂量

B. 其他肺功能检查

C. 启动 ACEI 治疗

D. 右心导管术

E. 增加地高辛

答案：D。该患者表现为容量超负荷和心排血量的增加，表现为静脉压升高、可触及肝边缘和发绀。应做右心导管检查以评估血流动力学。正常 LVEF 伴双房增大和 BNP 升高与终末期疾病的限制性表型有关。

第 27 章　肥厚型心肌病的新治疗方法
Novel Medical Therapeutics for Hypertrophic Cardiomyopathy

Stephen B. Heitner　**著**

何祚雯　王　炎　**译**

要　点

- 除普萘洛尔外，通常用于肥厚型心肌病治疗的药物，均未正式用于治疗，因此在该人群中的应用属于说明书外的使用。
- 肥厚型心肌病被认为是孤儿药开发的候选疾病，这促进了近年来新疗法的发现。
- 最近有三种药物进入了临床试验，尽管只有 Mavacamten（Myokardia, Inc.）计划进行大规模试验，并在梗阻性肥厚型心肌病患者中取得了令人鼓舞的前期结果。

一、概述

目前对症状性肥厚型心肌病的一线治疗包括使用 β 受体拮抗药、维拉帕米或地尔硫草。如果有药物供应，对于无禁忌证和能耐受的患者，治疗医生可以考虑加用双异丙吡胺。该策略在欧洲心脏病学会[1] 和美国心脏病学会 / 美国心脏协会肥厚型心肌病诊断和管理指南（2014 年版）中都有概述[2]。有难治性症状的患者通常需进行室间隔减容治疗（心肌切除术或经皮酒精室间隔消融），这通常对减轻左心室流出道梗阻、改善症状和延长寿命非常有效[3]。HCM 患者有一个重要的亚组，其顽固症状源于收缩功能障碍和（或）心力衰竭，并有保留的射血分数，心脏移植可能是唯一有效的选择。

重要的是，最后批准用于治疗肥厚型心肌病的药物是普萘洛尔。这是基于 1964 年发表的文献。从那以后，美国没有批准任何治疗肥厚型心肌病的药物，除非使用普萘洛尔，所有这些指南中推荐的治疗方法都被认为是"说明书外"的。

肥厚型心肌病独特的病因学引出了一个问题，即这些用于常见心肌病的药物是否会无效或在患者身上发挥不需要的脱靶效应。尽管这些药物对部分肥厚型心肌病患者有效，但扩张型心肌病、缺血性心肌病和心绞痛的标准疗法往往是肥厚型心肌病患者的禁忌[4]。在这种明确但未被满足的临床需求下，美国国家心肺血液研究所工作组[5] 明确了针对肥厚型心肌病病理生理的治疗需要。此外，1983 年 1 月的"孤儿药法案"是专门为鼓励制药业开发罕见和（或）遗传性疾病的药物而设计的。因此，出于这一明确目的，肥厚型心肌病最近被明确为是一种孤儿疾病。

在过去的 5 年里，针对肥厚型心肌病病理生理中的不同途径，三种药物进入了临床试验领域。

- 哌克昔林：钠和钙通道阻滞药，以及代谢调节。

• Eleclazine（GS-6615）：选择性晚期钠通道阻滞药。

• Mavacamten（MYK-461）：心脏肌球蛋白直接调节药。

二、哌克昔林

哌克昔林在肥厚型心肌病中的作用机制有三个方面。

1. 抑制肉碱棕榈基转移酶 I（CPT-1）。

2. 对晚期钠电流（$I_{Na}L$）的抑制。

3. 对 Ca^{2+} 通道的影响。

CPT-1 是负责线粒体摄取长链脂肪酸的酶，该酶的抑制被认为会导致细胞更依赖碳水化合物产生腺苷三磷酸（ATP）。不同于长链脂肪酸（心肌细胞的常规代谢途径），碳水化合物产生 ATP 是不依赖氧的，可能更有效。这一假设已被应用于心肌缺血，因此该药物在澳大利亚和新西兰获得许可多年[6-8]。

哌克昔林是一种晚期钠电流抑制药，被认为具有与胺碘酮类似的抗心律失常作用[9, 10]。肥厚型心肌病与 $I_{Na}L$ 异常增强有关，这可能是导致电活动异常和收缩功能障碍的发病机制（Eleclazine）[11]。此外，抑制 $I_{Na}L$，可减少细胞内钠依赖性钙超载，可能具有心脏保护和增强心肌收缩作用[12]。最后，阻断 I 型电压门控钙通道，可能进一步保护心肌细胞免受细胞内钙超载的影响，并增强对 $I_{Na}L$ 的作用[13]。

这种药物的已知严重不良反应包括神经病、肝炎、皮疹、肾功能衰竭、肌炎和低血糖。这些不良反应往往与剂量有关，并可通过监测治疗药物减少。

在英国，对 46 名有症状的非梗阻性肥厚型心肌病（VO_2 < 75% 预测）患者进行了为期 3～6 个月的哌克昔林随机评估。在这项研究中，与安慰剂相比，哌克昔林改善心肌功能、舒张功能障碍指标和症状，并改善了 VO_2 峰值。对比主要终点绝对值耗氧量峰值，安慰剂组耗氧量峰值下降 1.3ml/（kg·min），哌克昔林组增加了 2.1ml/（kg·min）[14]。

这项研究推动了 2016 年 8 月在美国开始的 IIb 期临床试验（NCT02431221）。到目前为止，独立数据监测委员会还没有报道任何关于该药物的安全问题，但不幸的是，在入组了 30 名非阻塞性肥厚型心肌病患者后，主办方决定提前终止研究。

三、Eleclazine（GS-6615）

Eleclazine 是一种强效的选择性晚期钠通道抑制药。该药物由 Gilead Sciences 公司开发，用于治疗长 QT 综合征 3 型（LQT3）和症状性肥厚型心肌病，以及抑制其他心肌病引发的室性心律失常。

评价这一途径的动力源于这样一个事实，即肥厚型心肌病、心肌缺血和充血性心力衰竭与酶诱导的获得性钠通道磷酸化有关，这可能会破坏钠通道的失活并增加 $I_{Na}L$ 活性。这与遗传性长 QT 综合征 3 型中 QT 延长的机制有所不同。在长 QT 综合征 3 型中，*SCN5A* 基因突变导致钠通道氨基酸序列的改变，进而引起其失活时期延长，最终导致 12 导联心电图 QT 间期延长[15]。此外，在肥厚型心肌病中，我们认为，经钠/钙交换和破坏细胞内钙处理，这种继发性的 $I_{Na}L$ 有利于钙进入细胞。这反过来又容易导致心律失常，以及改变心肌细胞力学特性（收缩增加和舒张功能障碍）。

在一项体外研究，从室间隔心肌切除术患者身上获得的组织上，$I_{Na}L$ 是对照组的 2 倍多。雷诺嗪（另一种 $I_{Na}L$ 抑制药）治疗可改善或逆转电和机械指标[11]。基于这些发现，我们推测有四种可能的机制使 Eleclazine 在肥厚型心肌病中发挥作用[16]。

1. 改善舒张功能障碍。

2. 减少微血管缺血（通过改善舒张功能）。

3. 减少室性心律失常的发作负荷。

4. 减轻左心室流出道梗阻。

在一项开放性标签研究中，对 14 名非梗阻性肥厚型心肌病患者使用雷诺嗪，研究人员发现 2 个月的研究周期内，患者症状有所改善，对心绞痛缓解的影响最大。患者报道的生理功能限制没有改善[17]。

基于 Eleclazine 用于 HCM 的临床前资料，同时 RHYME 研究可见雷诺嗪的获益，Gilead Science 公司 + 资助了肥厚型心肌病史上最大的随机盲法临床试验—— LIBERTY-HCM（NCT02291237），目标是纳入 180 例患者[16]。主要终点是 VO_2 峰值的改善。该研究于 2015 年 2 月开始招募患者，但该研究提前结束，只有少数患者入组，未能达到招募目标。在非肥厚型心肌病队列和长 QT 综合征 3 型患者中，同时评估了 Eleclazine 对室性心律失常的抑制作用。Gilead Sciences 宣称，他们发现 Eleclazine 不能抑制非肥厚型心肌病队列中室性心律失常，因此不再在肥厚型心肌病中研究该药物，但到目前为止收集的数据将在未来的科学会议上进行分析和展示。许多肥厚型心肌病专家预测，Eleclazine 将不会被带到临床实践中。

四、Mavacamten（MYK-461）

Mavacamten（MyoKardia，Inc）是一种新药小分子，是 β 心脏肌球蛋白的变构调节剂。心肌肌球蛋白 ATP 酶具有选择靶向作用，可导致肌动蛋白 - 肌球蛋白复合物的可逆抑制，进而降低肌力，也可促进心脏舒张[18]。因此，Mavacamten 可以改善肥厚型心肌病患者的舒张功能障碍和缓解左心室流出道梗阻。

在肥厚型心肌病的小鼠模型研究中，早期给予 Mavacamten 可减弱肥厚型心肌病表型的进展，同时也观察到心肌细胞紊乱和间质纤维化减少，促纤维化基因表达减弱[18]。显然，这对于具有已知致病基因突变但尚未出现临床表型的个体，即所谓的基因型阳性表型阴性的患者来说特别有意义。

到目前为止，关于研究该制剂在人体中有效性的文献有限。PIONEER-HCM（NCT02842242）研究是一项 Ⅱa 期开放性临床试验，评估不同剂量的 Mavacamten 对有症状的梗阻性肥厚型心肌病患者的影响。迄今为止，已经达到目标病例数（20 例），根据一则 2017 年 8 月的新闻，在前 11 例患者中，药物显著的减少运动后左心室流出道梗阻的程度（由平均 125mmHg 减少到 19mmHg），增加 VO_2 峰值的绝对量为 3.5ml/（kg·min）。

这反映 NYHA 分级显著改善，并且耐受性普遍良好。最近，在 2017 年 9 月举行的美国心力衰竭协会年度科学会议上，最重要的结果出炉。除了运动左心室流出道梗阻显著减低外，静息性左心室流出道梗阻在治疗后 2 周内几乎完全消除，血清 NTproBNP 水平降低，同时伴随意料中的左心室射血分数降低。重要的是，由于药物作用可逆，因此对 LVEF 的影响短暂，对症状和左心室流出道梗阻的有益作用也是可逆的。患者在接受药物治疗时，呼吸困难的症状有明显改善。独立数据安全监测委员会没有发现明显的安全问题，现在计划转向随机安慰剂对照注册研究。

五、结论

虽然 FDA 最近批准的治疗肥厚型心肌病的药物疗法是 50 年前的（普萘洛尔，Harrison，1964 年），但肥厚型心肌病目前被认定为孤儿病，这将激励制药行业投资于药物研发。尽管相比于一般疾病，肥厚型心肌病潜在的患者数较少，该措施可减少药物研发的惰性。我们观察到了最近的三个临床试验，尽管有两个没有生产出可上市的药物，但他们的研究帮助阐明了肥厚型心肌病中重要的潜在途径和靶点。毫无疑问，随着医学社区和患者倡导团体的参与，重要的发现即将出现。

> **临床精粹**
>
> • 肥厚型心肌病患者应就诊于指定的专业肥厚型心肌病中心，或至少定期接受这些中心的咨询，因为他们参与了大型的肥厚型心肌病临床试验，并有可能在 FDA 批准前向患者提供这些试验药物。

本章测试

1. 以下被 FDA 批准用于治疗症状性肥厚型梗阻性心肌病的是（ ）

   A. 美托洛尔

   B. 维拉帕米

   C. 普萘洛尔

   D. 双异丙吡胺

   E. 地尔硫䓬

   F. 以上皆不是

   答案：C。只有普萘洛尔对肥厚型心肌病是说明书内用药。该领域使用的所有其他药物，包括大多数患者考虑和使用的一线药物，都属于说明书外用药。

2. 在一项Ⅲ期随机 - 安慰剂对照研究中，已被评估用于治疗肥厚型心肌病的药物是（ ）

   A. 美托洛尔

   B. 维拉帕米

   C. 双异丙吡胺

   D. Eleclazine

   E. Mavacamten

   答案：D。在Ⅲ期临床试验中，虽然 Mavacamten 目前正在启动Ⅲ期临床试验，但只有 Eleclazine 被随机分配。

3. 以下可以降低症状性阻塞性肥厚型心肌病患者死亡率的是（ ）

   A. 美托洛尔

   B. 维拉帕米

   C. 双异丙吡胺

   D. 心肌切除术

   E. 以上皆不是

   答案：D。从回顾性经验来看，减小室间隔厚度的方法包括酒精室间隔消融和室间隔心肌切除术在内的疗法，其死亡率轨迹与年龄和性别匹配的非肥厚型心肌病人群相似，这使得一些人认为接受这些疗法的患者的死亡率可能会改善。虽然选择性偏差也可能在其中起作用，同时，关于室间隔减容治疗与持续药物治疗比较的随机临床试验尚无实施，对于左心室流出道梗阻导致严重症状的患者，这是治疗措施中改变自然病程的最佳数据。

4. Eleclazine 治疗症状性肥厚型心肌病假定的主要作用机制是（ ）

   A. 兰尼碱受体拮抗药

   B. 晚期钠通道阻滞药

   C. 心肌细胞水平上对肥大信号传导的抑制

   D. 电压门控 L 型钙通道阻滞药

   E. 对肉碱棕榈基转移酶的抑制

   答案：B。Eleclazine 被认为是通过晚期钠通道阻滞药起作用，类似于雷诺嗪。尽管Ⅲ期试验接近完成，但该研究由于另一不同人群中平行试验的新发现而终止。

5. 对于哌克昔林，以下不属于提出的治疗机制是（ ）

   A. 对肉碱棕榈基转移酶 I（CPT-1）的抑制

   B. 晚期钠通道的抑制

   C. β 受体拮抗药

   D. 对 L 型 Ca^{2+} 通道的影响

   E. 肌动蛋白 - 肌球蛋白相互作用的抑制

   答案：C。晚期钠通道是 Eleclazine 的作用靶点。

6. 在肥厚型心肌病，Mavacamten 作为一种新疗法针对的潜在病理途径是（ ）

   A. 心肌细胞能量不足

B. 通过过度激活 $I_{Na}L$ 通道活性，延长心肌细胞动作电位

C. 上调肌动蛋白 – 肌球蛋白耦联

D. 胞内钙输送不当

E. 未遏制的缺血信号传导

答案：C。通过阻断上调的肌动蛋白 - 肌球蛋白耦联，射血分数降低，舒张功能障碍改善，两者都可能导致阻塞性肥厚型心肌病心力衰竭主客观指标的改善。

7. 在一项 Ⅱ 期开放标签研究中，Mavacamten 最近被证明可导致下列所有结果，但不包括（　　）

A. 改善左心室射血分数

B. 静息时左心室流出道梗阻迅速减轻

C. 心肺运动试验，VO_2 峰值平均改善 3.5ml/（$m^2 \cdot min$）

D. NYHA 心力衰竭分级的改善

E. 血清 NT–proBNP 浓度降低

答案：A。相反，Mavacamten 导致射血分数下降，这可能是其减轻梗阻的重要原因。

第 28 章　初诊与随访方法
Approach to the Initial and Follow-Up Visits

Paolo Spirito　Camillo Autore　**著**

何祚雯　王炎　**译**

要　点

◆ 评估 HCM 患者的初步方法包括：①重建疾病家族史，重点是识别受影响亲属及可能与 HCM 有关的猝死事件；②评估 HCM 相关症状的存在和严重程度；③评估最近的 12 导联心电图和 24h 动态心电图记录，通过成像技术（超声心动图和心脏磁共振）评估心脏形态和功能，以及在特定的患者中使用运动试验确定心脏功能。

◆ 梗阻性和非梗阻性 HCM 的区别是 HCM 患者临床评估的一个关键点，因为疾病管理受到左心室流出道梗阻与否的强烈影响，而梗阻性 HCM 患者更有可能出现重要的心力衰竭症状。

◆ 所有 HCM 患者都必须进行猝死风险分层，其基于对一些 HCM 主要风险因素的识别，以及对每个单独风险因素的预后强度和整个患者临床概况的评估，通常被分为高、中、低三层。2014 年，欧洲心脏病学会的 HCM 指南建议使用从统计模型导出的风险评分，这可能有助于对猝死的风险分层。

◆ 由于 HCM 对患者及其家人的影响是持续终身的，所以如生活方式、体力活动、家庭筛查和遗传咨询等问题需要明确的解决方法，并作为初始临床评估的组成部分。

◆ 患者随访是以一系列评估为基础，重点是识别可能的临床恶化征象，包括症状和（或）形态和功能异常的进展，心律失常的发展，以及猝死风险的变化。

一、本章的范围

肥厚型心肌病是一种遗传性心血管疾病，特征为具有多种不同临床表现和自然史[1, 2]。这种明显的异质性使得患者管理特别困难。本章的目的是为 HCM 患者的临床评估和管理提供一种实用和系统的方法。这种方法适用于已确诊 HCM 或高度怀疑该疾病的患者，并基于 HCM 转诊中心使用的管理策略。

患者详细的初诊评估对于后续的随访尤为重要。因此，本章第一节将讨论作为患者初诊评估中应解决的主要的临床问题，包括 HCM 诊断的确定、左心室形态和功能的评估、症状评估、猝死风险分层、治疗策略的选择，以及旨在改变生活方式的患者教育、家庭筛查和基因检测。本章第二节将讨论如何根据患者临床表现的严重程度来制定随访计划，并根据疾病进展修改治疗策略。不可避免的是，本章的许多部分将涵盖本书前面几节已经详细讨论的问题，但本章的目的是以实用的方式，将这些复杂的问题浓缩成文，总结最重要的临床要点，并可用于评估和管理 HCM 患者个体和家庭的形式。

二、患者的初步评估

在 2011 年发表的 ACCF/AHA 指南中，HCM 被定义为"一种疾病状态，特征为不明原因的左心室肥大而不伴有心室腔的扩张，没有其他心脏或系统疾病可导致明显肥厚的证据"[1]。因此，初始患者评估的第一步，就是验证临床表现是否与指南中疾病的定义一致。因为这个定义是基于心脏形态学特征的，所以心脏成像在最初的患者评估中起着主要作用。

三、肥厚型心肌炎的诊断

确认 HCM 诊断的一般方法如文中（图 28-1）所示。在绝大多数肥厚型心肌病患者中，12 导联心电图显示 QRS 和（或）S-T 段异常[2-4]。确实，心电图异常往往是怀疑肥厚型心肌病的最

早变化[5]。因此，从检查心电图开始对患者进行初步评估是很重要的。心电图异常，如胸前或下侧壁导联出现短间期的深 Q 波（＞ 0.3mV）和（或）深度负向 T 波，高度支持原发性心肌病的诊断，并可排除继发于全身动脉高压或心脏瓣膜病的心室肥大。另一方面，心电图无异常并不能排除肥厚型心肌病，因为一些患者有轻度和局限性的心室肥大，只涉及小部分左心室，只能通过心脏成像才能发现[6, 7]。

进一步的临床评估采用二维和多普勒超声心动图研究。二维超声心动图必须仔细评估左心室肥大的程度和分布、二尖瓣前向运动的存在和严重程度及左心房内径[1, 2, 8]。在许多 HCM 患者中，由室壁和乳头肌肥大导致的左心室重构可导致二尖瓣相关结构的改变，伴随继发性二尖瓣腱索进行性纤维化和回缩，瓣叶延长。这些异常通常导致左心室流出道中瓣膜的移位和流出梗阻[9-11]。确认二尖瓣叶拉长和前移，且伴有明显的 SAM 和 LV 流出道梗阻高度支持 HCM 的诊断，因为这些形态和功能改变在继发性心室肥大患者中不

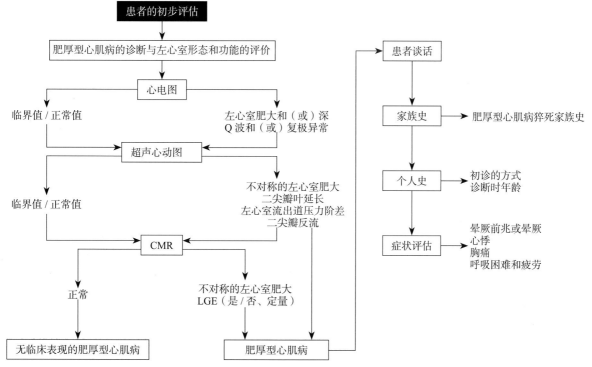

▲ 图 28-1　肥厚型心肌病患者初步评估的一般方法示意图

CMR. 心血管磁共振；LGE. 晚期钆增强；LV. 左心室

存在，而在与遗传性疾病（如贮积性心肌病和法布里病）相关的心室肥大患者中则不常见[12-14]。

多普勒超声心动图可以评估左心室流出压力阶差、二尖瓣或主动脉瓣反流及左心室舒张充盈异常的存在和严重程度[1, 2]。值得注意的是，HCM 患者的左心室流出道梗阻是根据最大峰值瞬时压力阶差而不是平均压力阶差来量化的[15]。每个患者都应该进行 Valsalva 动作，以测量静息压力阶差的增加，或在基础条件下无流出道压力阶差的情况下给予诱发[16]。在日常体力活动中有心力衰竭症者，以及在基础状态下或在 Valsalva 动作中没有明显左心室流出道压力阶差的患者中，多普勒超声心动图结合运动试验可能有助于显示运动诱导的压力阶差。事实上，运动测试是识别静息状态下不存在但由体力活动产生的流出道压力阶差最准确的方法[16]。识别可激发的左心室流出道压力阶差可能具有重要的临床意义，这可以解释许多 HCM 患者基础条件下没有压力阶差，但体力活动期间或饱餐后而导致流出道压差，继而出现呼吸困难和疲劳的症状[1, 2, 16]。

近年来，心血管磁共振的高分辨率已被证明在评价肥厚性心肌的形态学特征方面优于超声心动图[17, 18]。这项技术还表明，当肥厚局限于左心室的某些区域，如前外侧游离壁或心尖部时，超声心动图可能无法识别与肥厚型心肌病相关的形态学改变[17-20]。因此，CMR 常规地作为初始患者评估的一个组成部分，用以评估左心室形态、左心室肥大的程度和分布。此外，对比增强 CMR 的晚期钆增强信号可以识别肥厚型心肌病患者的心肌纤维化区域[21-24]。几项研究已经证明，与没有 LGE 的患者相比，伴有 LGE 的患者往往预后更差，包括猝死的风险更高[25-28]。

（一）患者访视

1. HCM 患者的家族史和病史

在大多数患者中，HCM 是一种通过基因传递的家族性疾病[1, 2, 29, 30]。因此，患者接诊从家族史开始（图 28-1）。年轻亲属（通常定义为＜ 50 岁）突然和意外死亡的病史可能对患者管理有重要意义。因为几十年前发生的猝死，患者往往不会提及，所以必须仔细调查家族史。当在家庭中发现一个或多个突然和意外死亡的病史时，需要收集关于事件发生的年龄和环境的详细信息，以便评估这些死亡与 HCM 有关的可能性。

作为患者个人病史的一部分，重要的是要确定 HCM 的初始诊断方式，与在常规检查或家庭筛查中确定疾病相比，在临床评估时因症状发展而诊断，通常不利于长期的临床病程。诊断时的年龄也很重要，并可能提供预后信息，因为在年轻时被诊断为 HCM 的患者，似乎比那些后来被诊断为 HCM 的患者的长期临床病程和预后要差[31, 32]。

2. 症状评估

许多 HCM 患者没有症状或仅有轻微症状[33-36]。然而，当出现症状时，症状通常是多种多样的，可能包括晕厥前期或晕厥、心悸、胸痛和呼吸困难。因此，在询问 HCM 相关症状是否存在时，采取系统性的方法是有用的。下面，从最不常见的症状开始，以呼吸困难和疲劳结束，这两者是最常见的症状且对患者的临床病程和生活质量有重要影响。

晕厥和晕厥前症状在肥厚型心肌病患者中相对少见，但由于这些症状的特点，其可能有重要的预后意义。已经报道，近期不明原因的晕厥发作，如其发生的环境不太明确符合神经介导的血管迷走神经事件，与猝死的风险增加相关[37]。这类发作包括在休息时、正常活动中或在剧烈运动中无明显原因的晕厥。而神经介导的血管迷走性晕厥几乎没有预后意义[37]。晕厥前期可能被患者报道为头晕 / 近乎晕厥或感觉即将失去意识但并未发生。虽然没有关于头晕或近乎晕厥（晕厥前兆）等症状与预后相关的系统性数据，但是不应低估晕厥前期的潜在临床重要性，需要结合患者整体临床表现的背景下加以解释[38]。据报道，大多数肥厚型心肌病患者都有心悸。因此，解释这一症状的临床意义是建立在详细了解其特征的基础上的，包括其发生率、持续时间、强度，以及可能与呼吸急促、近乎晕厥或晕厥等相关的症状。在大多数肥厚型心肌病患者中，心悸持续时间很短，与其他症状无关。然而，尽管进行了详细的问诊，但由于缺乏出现症状时心律的动态心电图记录，所报道心悸的临床解释仍是不确定的。

HCM 患者常报道胸痛或胸部不适。在一些患者中，胸痛发作强烈，其特征与心绞痛相似，并在运动过程中发展。更常见的是，胸痛症状轻微且持续时间长，而这些不是心绞痛的典型表现。心肌缺血是肥厚型心肌病公认的病理生理特征 [39-43]。然而，胸痛发作和心肌缺血之间的关系尚未明确 [41, 42]，肥厚性心肌梗死心肌缺血的机制也没有完全阐明。壁内冠状动脉异常增厚，继发于内膜和中层肥厚，并伴有相对缩小的管腔，以及收缩期间壁内冠状动脉的异常压迫，似乎在 HCM 的心肌缺血中起作用 [40, 42, 43]。尽管如此，在缺乏相关心外膜冠状动脉疾病的情况下，胸痛的预后意义仍然不清楚。

气短和乏力是能更准确地反映 HCM 患者功能异常严重程度的症状。由于管理决策是基于症状的严重程度 [1, 2]，并且 NYHA 功能分级与 HCM 的预后之间存在独立的强烈相关性 [44-46]，因此仔细评估患者的功能限制水平尤为重要。在选定的患者中，运动测试和最大耗氧量的测定可能有助于更准确地评估功能容量 [1, 2, 47, 48]。

（二）症状管理

此时，通过患者初步评估，医生已经确认了 HCM 的诊断，并详细了解了患者的临床表现，包括个人和家族史、症状的特征和严重程度，以及心脏的形态和功能。后续管理决策的一般方法如文中（图 28-2）所示。由于左心室流出道梗阻在肥厚型心肌病临床病程中的主要作用，流出道梗阻的存在与否对患者的治疗有很大的影响。

（三）左心室流出道梗阻

在肥厚型心肌病患者中，左心室流出道梗阻导致左心室收缩压升高，并导致重要的功能异常，包括舒张期充盈压升高、心室舒张期延长、二尖瓣反流、左心房扩张、心排血量减少和心肌缺血 [1, 2, 49-51]。在转诊中心评估的肥厚型心肌病患者中，20%～25% 的患者在基础条件下有左心室流出道梗阻（定义为最大峰值瞬时压力阶差 ≥ 30mmHg），另有 50%～60% 的患者可能在日常活动中自发地产生压力阶差，这通常可由生理操作（如 Valsalva 动作）或运动引出 [1, 15, 16]。几项研究表明，对于疾病进展为严重心力衰竭、心房颤动及继发于心力衰竭或脑卒中的死亡，基础状态下的左心室流出道梗阻是一个强有力的独立预测因子 [1, 36, 45, 46]。在基础条件下，无左心室流出道压力阶差的患者，采用刺激手法引起的左心室流出道压力阶差对预后的影响尚无研究数据。然而在临床实践中，对于有重要心力衰竭症状，无论静息或生理诱导的流出道压力阶差的患者，处理策略是相似的 [1]。

1. 左心室流出道梗阻和呼吸困难或疲劳症状

对于有左心室流出道梗阻和呼吸困难或疲劳症状的患者，β 受体拮抗药可作为治疗选择 [1, 2, 4, 52]。按标准剂量给药，β 受体拮抗药可以通过负性变力和变时作用来缓解症状。对于不能耐受 β 受体拮抗药或对这些药物无反应的患者，维拉帕米可能对症状缓解有效 [2, 4, 52, 53]。然而，在高流出压力阶差的患者中，维拉帕米应该谨慎使用，并应从低剂量开始，因为药物的血管舒张作用可能会增加流出压力阶差 [1, 2, 54]。当尽管使用 β 受体拮抗药或维拉帕米治疗心力衰竭的重要症状仍然存在时，相对较低剂量的利尿药可能是有用的 [1, 2, 4]。在一些对 β 受体拮抗药和维拉帕米无效的患者中，双异丙吡胺在降低左心室流出道压力阶差和改善症状方面可能是有效的 [1]。然而，由于其潜在的促心律失常作用，这种药物应该在院内开始使用，并进行心脏监测 [1]。对于在静息或激发显示梗阻的患者，应避免或谨慎使用大剂量利尿药和血管扩张剂治疗，因为这些药物可能通过减少左心室充盈或后负荷而增加流出

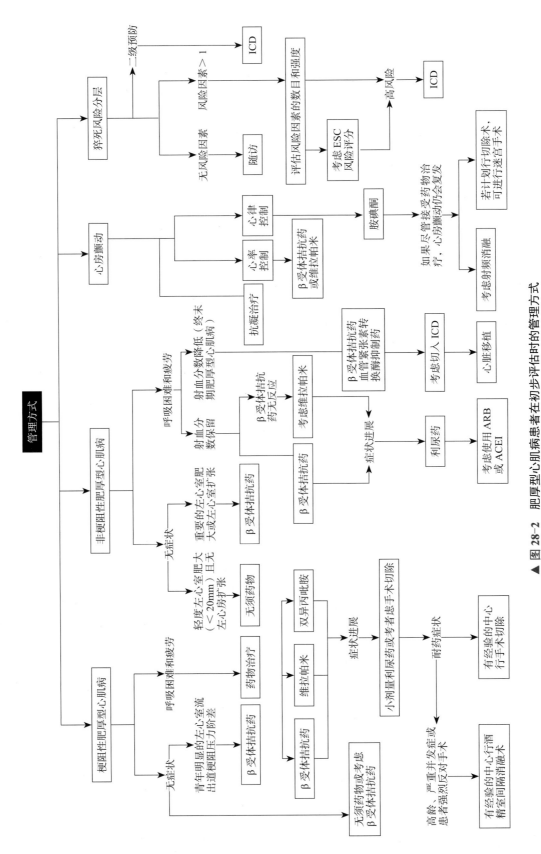

▲ 图 28-2　肥厚型心肌病患者在初步评估时的管理方式

ESC. 欧洲心脏学会；ICD. 植入型心律转复除颤器；ARB. 血管紧张素转换酶抑制药

道梗阻[1, 2, 4]。

药物无法缓解症状且伴有明显压力阶差增大（≥ 50mmHg）的患者，无论是在静息状态还是由于激发，可考虑接受外科室间隔心肌切除术或经皮酒精室间隔消融术[1, 2]。近年来，这两种技术的选择标准一直存在争议。然而，ACCF/AHA 指南（2011 年修订版）建议"对于大多数有严重耐药症状和左心室流出道梗阻的符合条件的 HCM 患者，在有经验的中心进行外科室间隔心肌切除术是有益的并且是首选"，"对于有左心室流出道梗阻和药物难治性严重症状（通常为 NYHA Ⅲ～Ⅳ级）的 HCM 患者来说，当手术禁忌或由于严重的并发症或高龄而被认为风险不可接受时，在有经验的中心进行酒精室间隔消融术是有益的"[1]。

因此，手术切除是大多数患者的主要治疗选择和首选方法，而 ACCF/AHA 指南建议将酒精室间隔消融术限制在高龄患者，即那些由于严重的并发症而导致手术风险高得不可接受的患者，或强烈反感手术的患者。然而，必须重申的是，正如 HCM 指南所述，操作者和所在机构的经验是外科心肌切除术或酒精室间隔消融术成功的关键决定性因素，所有可能接受有创性治疗以解除流出道梗阻的患者都应该被客观地告知这两种技术的可用性、优点和局限性。

2. 左心室流出道梗阻、无症状或仅有轻微症状

在有左心室流出道梗阻而无症状或症状轻微的 HCM 患者，没有确凿证据表明 β 受体拮抗药能够降低基础条件下的左心室流出道压力阶差、延缓病情进展或改善其预后[1, 2]。然而，对无症状的流出道压力阶差的儿童和成人，使用药物治疗是合理的，预期药物通过减慢心率和延长舒张期，可能会对舒张功能产生有利影响，并推迟症状的出现[1, 2]。对有流出道压力阶差增加的患者进行教育，关于左心室流出道梗阻的机制，以及如何避免导致左心室流出道压力阶差显著增加的环境情况也是十分重要的。

（四）非梗阻性 HCM

大多数肥厚型心肌病患者没有症状或仅有轻微症状、相对较轻的左心室肥大（< 20mm），且没有静息性或可激发的左心室流出道梗阻[33-35]。许多这样的患者会有一个良好的临床病程，预期寿命正常，没有主要的功能限制[35-37, 55-58]。然而，少数非梗阻性 HCM 且无症状或症状轻微的患者，临床病程可能较差[1, 2, 49, 56]。左心房内径在识别后一类患者中起着重要作用，因为增大的左心房通常反映重要的舒张功能障碍，并与出现心力衰竭和（或）心房颤动症状的风险增加相关[57-59]。因此，即使在无症状或症状轻微的非梗阻性肥厚型心肌病患者中，左心房扩大也提示使用 β 受体拮抗药治疗。

少数非梗阻性肥厚型心肌病患者呈现严重的心力衰竭症状[1, 2, 4, 51, 56]。这类患者通常有重要的舒张功能障碍，左心房明显扩张，收缩功能保留。在这些患者中，治疗选择有限[2, 4, 49, 56]（图 28-2）。β 受体拮抗药或维拉帕米对心率的控制和心室舒张充盈期的延长作用很好。利尿药和血管紧张素转换酶抑制药或血管紧张素受体拮抗药被用于治疗充血性心力衰竭症状[1, 2, 4, 51, 52, 56]。然而，利尿药的剂量应该谨慎增加，因为严重舒张功能障碍的患者可能需要相对较高的充盈压才能使心室足够充盈。有记录的阵发性或慢性房颤的肥厚型心肌病患者需要抗凝[1, 2, 59]。使用大剂量 β 受体拮抗药或维拉帕米来治疗左心房明显扩张的患者，可能会使其出现长时间无症状的慢心室率心房颤动发作。在这类患者中，即使在没有记录的心房颤动的情况下，也可以考虑进行抗凝治疗以预防血栓栓塞事件。

有 3%～5% 的非梗阻性肥厚型心肌病患者伴严重心力衰竭症状，处于疾病的终末期，其特征是左心室重塑伴进行性室壁变薄、心腔扩大、收缩功能障碍和 CMR 上广泛的 LGE[60-62]。在终末期演变的患者中，治疗应改为收缩功能障碍相关心力衰竭的标准药物治疗，包括利尿药、ACE 抑

制药或血管紧张素受体拮抗药、β 受体拮抗药和其他常规用于治疗因收缩功能障碍引起的心力衰竭的药物[1, 2]（图 28-2）。可以考虑抗凝治疗来预防血栓栓塞事件。最终，对于这些终末期演变的患者，心脏移植可能是必要的方法[1, 2, 4]。一般来说，心脏移植适用于有终末期进展和晚期心力衰竭症状，所有其他干预措施对这些症状对都难以奏效。HCM 患者心脏移植后的长期结果较佳，与特发性扩张型心肌病患者没有差异[62-65]。因为终末期进展的患者猝死的风险增加，亦可以考虑预防性植入 ICD[62]。

（五）心房颤动

心房颤动是肥厚型心肌病中特别重要的一种心律失常。在转诊中心随访的成年患者中，有 20%～25% 发生心房颤动，它是出现心力衰竭、脑卒中和死亡的风险增加等不良预后的预测因子[59, 66, 67]。左心室流出道梗阻和（或）左心房扩张的患者发生心房颤动的风险较高，且随年龄增加而增加[59, 67]。虽然一些患者在心房颤动发作期间可能没有症状，但许多患者会出现长时间心悸、呼吸困难或头晕。然而，阵发性心房颤动与这些症状之间的因果关系，只能在症状出现时有 12 导联心电图或动态心电图记录心房颤动发生的患者中得到证实。因此，我们建议反复发作长时间心悸的肥厚型心肌病患者去急诊科就诊，而不是等待症状自然缓解，这主要是为了获得这种潜在心律失常的 12 导联心电图记录。

胺碘酮是预防 HCM 患者心房颤动复发最有效的抗心律失常药物[1, 2]。对于有阵发性心房颤动病史的患者，外科心肌切除手术中可考虑迷宫手术[1]。射频消融可能在经过充分筛选的肥厚型心肌病伴心房颤动的治疗管理中发挥作用，但是这一手术的中长期获益仍不确定[1]。如果心率得到充分控制，特别是在老年患者，慢性心房颤动的耐受性通常很好。β 受体拮抗药或非二氢类吡啶钙通道阻滞通常能有效控制 HCM 合并慢性心房颤动患者的心率[1, 2]。

HCM 和 AF 患者发生血栓栓塞事件的风险很高[59, 66, 67]。因此，阵发性、持续性或慢性心房颤动是抗凝治疗的有力指征[59, 67]。因为在 HCM 中，即使是短暂的心房颤动反复发作也是全身栓塞的重要风险，抗凝启动的阈值应该很低，单次心房颤动发作可以证明考虑抗凝治疗是合理的[1, 2]。

（六）猝死的危险分层与预防

鉴于 ICD 在预防肥厚型心肌病中猝死的良好效果，以及抗心律失常药物和 β 受体拮抗药无法降低猝死风险，采用系统性方法对所有 HCM 患者进行猝死风险分层已经成为强制性的要求[1, 2, 68-70]。虽然只有小部分 HCM 患者突然死亡，但无论其是否有症状，所有患者都面临猝死和意外死亡的风险，还包括那些没有猝死风险因素的患者[68-71]。因此，所有患有肥厚型心肌炎的患者都应该接受风险分层，并告知患者这种疾病并非为猝死的零风险[1, 2, 68-71]。

患有肥厚型心肌病且曾经出现心搏骤停、心室颤动或持续性室性心动过速的患者是 ICD 二级预防猝死的候选患者[1, 2, 69, 72]。考虑到 HCM 风险分层研究中的许多困难，确定 ICD 作为初级预防猝死的候选者仍然不太确定，这些困难包括对疾病的识别相对较少、事件发生率较低、疾病临床表现多样和个体患者的风险因素强度差异，以及文献中对风险因素的定义不同。这些在选择 ICD 植入用于初级预防猝死的合适候选者方面的困难，在 ACC/AHA HCM 指南和最近发表的欧洲心脏病学会 HCM 指南（2014 年修订版）推荐的风险分层方法中产生了一些争议[73]。

在 ACC/AHA HCM 指南中，根据预后强度和主要常规危险因素的数量，将风险分层为高、中或低，包括 < 50 岁的家庭成员中有 ≥ 1HCM 相关猝死的病史、严重左心室肥大（最大室壁厚度 ≥ 30mm）、动态心电图监测反复发作或长期的非持续性室性心动过速，以及近期原因不明的（非血管迷走神经）晕厥[1, 2, 37, 44, 68, 70, 74-76]。据报

道，运动期间血压不能升高 20mmHg 以上或血压下降大于 20mmHg 也与猝死风险增加相关[77, 78]。因此，运动试验可能有助于评估个体患者的猝死风险。具有多个危险标志的患者通常被认为是高危患者。在过去的几个月内，具有单一强危险标志的患者，如一级亲属中有一个或多个与心肌肥厚相关的猝死、严重左心室肥大（≥30mm）或难以解释的非血管迷走性晕厥，也被认为具有重大风险，是预防性植入 ICD 的潜在候选者[1, 69, 70]。然而，在一部分患者中，基于主要传统风险因素的风险评估效果仍不确定。在一部分上述患者中，ACC/AHA 指南所定义的"风险修饰物"的相关临床特征，包括静息状态下严重的左心室流出道梗阻、CMR 发现的广泛 LGE 和左心室心尖室壁瘤，可能有助于解决是否植入 ICD 的临床精粹问题[62, 79-81]。此外，最近的研究表明，在 CMR 发现的广泛 LGE 和 LV 心尖部室壁瘤可以被认为是独立的危险标志物，可以证明 ICD 植入的合理性，特别是在没有传统危险标志物的患者中[28, 82-84]。

在 ESC HCM 指南中，风险分层主要基于一个统计模型，该模型计算风险评分并提供个体患者猝死风险的 5 年风险估计。风险评分基于比 ACC/AHA 指南更多的危险因素，包括患者年龄、左心室壁厚度、左心室流出道压力阶差和左心房直径作为连续变量。这个统计模型不包括 CMR 上的 LGE 或 LV 室壁瘤作为风险增加的指标。在该模型中，5 年风险 < 4% 被认为是低风险，不推荐植入 ICD；风险 ≥ 4% 和 < 6% 被判断为中度，可以考虑植入 ICD；而 5 年风险 ≥ 6% 是高风险，应该考虑植入 ICD[73]。

然而，HCM 疾病的诊断不常见，猝死事件也很少见，因而缺乏前瞻性和随机性试验，所以国际 HCM 指南不能给出 ICD 植入作为猝死的一级预防的明确适应证。此外，与许多风险标记物相关的风险水平，不能完全根据风险因素的数量或有无风险因素来评估，因为预后的影响可能与风险标记物的个体强度或个体患者的整体临床

特征有关。例如，当每个家庭成员仅有亲属猝死，而没有其他风险因素时，在有少量受影响亲属的家庭中有多次猝死病史，相比于在有许多受影响家属的家庭中发生单次猝死，可能更能提示猝死风险增加。再者，独立于年龄因素，在最近的动态心电图上记录的长时间和多个非持续性室性心动过速，可能比患者评估前几年记录的单个短暂发作具有更高的预后权重。最近发生的不明原因晕厥可能比患者评估前许多年发生的类似事件具有更高的风险。这些例子表明，最终的风险评估必须依赖于主治医生在具体个案基础上的经验判断，这取决于患者的个人临床和风险概况。还需要强调的是，对猝死风险和 ICD 的态度，在不同的患者、不同的国家和文化中可能会有很大的不同。因此，最终决定前还应该包括与患者和家属就猝死的风险、ICD 的优势和潜在的并发症及 HCM 风险分层的局限性进行彻底的讨论[1]。

（七）患者教育与咨询

由于 HCM 的复杂性、临床异质性和遗传性，医生应努力告知患者及其家属该疾病的一般特征。患者尤其应被告知 HCM 自然病程中的多样性，包括大多数受影响的成人寿命正常或接近正常的良好临床病程，少数患者出现严重的心力衰竭症状，以及更少数的人突然和意外的死亡。适当的信息告知将使困难的管理决定更容易。考虑到 HCM 对患者及其家人的终生影响，关于生活方式、体力活动、家庭筛查和遗传咨询的考虑也应该是这些信息的一部分，并简要总结如下。

（八）生活方式考虑因素

建议患有肥厚型心肌病的患者不要参加剧烈运动或与其他剧烈体力活动相关的竞技运动，避免可能导致血管过度扩张的情况，保持适当的水分，保持健康的体重以减轻心脏工作量，避免过度使用酒精或咖啡因，以及使用增加交感神经张

力的药物。临床特征良好的患者可以参加与轻度到中度体力活动相关的娱乐运动[1]。

HCM 女性若无症状或用 β 受体拮抗药后症状控制良好，妊娠并非禁忌[85, 86]。在这类患者中，自然分娩和阴道分娩很常见，通常因为产科原因而进行剖腹产。在基础条件下有左心室流出道梗阻的女性中，无论有没有症状，妊娠都与发病率和死亡率增加相关[85]。在有严重心力衰竭症状的女性中，妊娠与高发病率和死亡率有关，应该强烈劝阻其妊娠[85, 86]。一个多学科的团队在患者整个妊娠期间对其进行适当的管理是非常必要的。在分娩和分娩期间及产后早期进行连续的 ECG 监测也是必要的。

（九）家庭筛查

HCM 的遗传规律为孟德尔常染色体显性性状[30]。因此，HCM 患者的每个一级亲属都有 50% 的机会携带导致这种疾病的突变，并有发生 HCM 的风险。因此，应鼓励对一级亲属和其他家庭成员进行临床筛查。家庭筛查的目的是确定患有未诊断 HCM 的受影响亲属，并告知没有 HCM 临床表现的亲属在以后的生活中发展疾病的风险和定期临床筛查的指征。推荐的家庭筛查策略包括 12 导联心电图、超声心动图和临床评估。对于诊断为肥厚型心肌病仍不确定的家庭成员，也应进行 CMR 检查。在青春期，随着身体的生长，HCM 可能发展得更快。因此，建议年轻家庭成员（12—21 岁）每 1~2 年进行临床筛查[1]。由于这种疾病也可能在晚年发展，建议对初步评估时 12 导联心电图和超声心动图正常的成人每 5 年进行一次筛查是合理的[1]。

（十）基因检测与咨询

ACC/AHA 的 HCM 指南建议将遗传咨询作为评估 HCM 患者的一部分，以解决疾病的医学、心理和家庭方面的问题[1]。基因检测可能会被考虑在先证者中，以便于识别有患 HCM 风险的一级家庭成员。当在先证者中未发现明确的致病突

变时，基因检测不适用于家庭成员[1]。在基因检测结果可能对健康和人寿保险产生影响的国家，这些问题应该与先证者和可能进行基因筛查的家庭成员讨论。

四、随访访问

（一）随访期间的就诊时间安排

随访时间的安排基于最初的患者临床资料，如文中（图 28-3）所示。对于临床表现良好的患者，每 1~2 年进行 1 次常规随访评估（包括 12 导联心电图、超声心动图和 24h 动态心电图监测）通常就足够了。当患者满足以下各项标准时，临床表现通常被认为是良性的：无症状或仅有轻微症状，轻度左心室肥大（< 20mm），基础条件下无左心室流出道梗阻，无 HCM 猝死危险因素，CMR 无或轻度 LGE。

对于临床表现较为复杂的患者，包括以下一个或多个特征：心力衰竭症状、左心室肥大 ≥ 20mm、基础状态下左心室流出道梗阻、阵发性或慢性心房颤动、猝死的危险因素或 CMR 检查广泛的 LGE，其后续就诊的时间应根据患者临床表现的严重程度来安排。在该部分患者中，部分患者的常规随访评估中可包括额外的检查。例如，在静息状态下没有左心室流出道梗阻但在体力活动中有心力衰竭症状的患者，多普勒超声测量运动时左心室流出道压力阶差，可能有助于证实患者存在运动诱导的压力阶差。对于心力衰竭症状和功能受限是否存在或严重程度的不确定者，运动期间最大耗氧量的测定可能是有用的。在许多 HCM 转诊中心，系列 CMR 评估正在成为具有复杂临床表现的患者随访的标准组成部分。

（二）随访期间疾病进展的管理

随访期间临床恶化患者的管理，如文中（图 28-4）所示。在有心力衰竭症状发展或进展

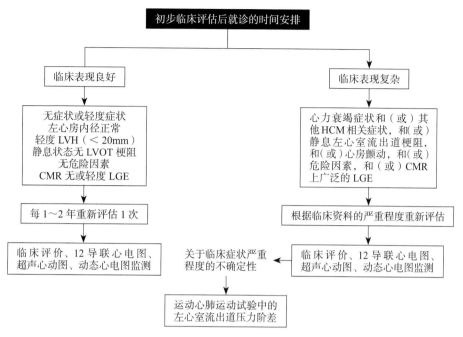

▲ 图 28-3　初步临床评估后的访视时间安排

CMR. 心血管磁共振；ECG. 心电图；HCM. 肥厚型心肌病；LGE. 晚期钆强化；LVH. 左心室肥大；LVOT. 左心室流出道

的患者中，治疗选择取决于疾病的病理生理和功能表现。对于左心室流出道梗阻的患者，有必要考虑药物治疗是否能充分控制症状，还是需要有创性治疗，以消除流出道压力阶差，减轻或消除症状。对于绝大多数非梗阻性 HCM 并有继发于舒张功能不全的临床恶化者，药物治疗是唯一的选择。在少数高度选择的收缩功能保留但因舒张功能受限而继发严重症状的患者中，可以考虑心脏移植。对于终末期演变和收缩功能障碍的患者，持续调整治疗的药物是必要的。最终，大多数终末期肥厚型心肌病患者成为心脏移植的候选者。在这类患者中，ICD 植入应该被考虑为移植的桥梁[1, 2, 62]。

对于在随访期间发生心房颤动的患者，需要解决抗凝治疗和预防心房颤动复发或心率控制的治疗问题。

对于猝死风险发生改变的患者，应重新评估风险水平，以决定 ICD 植入作为猝死一级预防是否合理。例如，下列一个或多个危险因素的发展应提出 ICD 植入的问题：左心室肥大进展至≥ 30mm（或年轻患者中接近 30mm），已知

受 HCM 影响的一级亲属最近的心脏性猝死（或 HCM 可能是事件的最有可能原因），有记录的警示性室性心动过速如频繁或长时间（＞ 10 次），动态心电图监测猝发、非持续性室性心动过速，或最近（几个月内）原因不明的非血管迷走性晕厥的年轻患者[1, 2, 37, 44, 70, 76]。

（三）超声心动图在随访中的评价

在随访期间，连续的超声心动图和多普勒评估，可以识别继发于疾病进展的心脏形态和左心室功能的变化。在儿童中，人们的注意力集中在左心室壁厚度可能大幅增加的问题上。这种形态演变通常与青春期身体的快速生长有关，可能发生在 1～2 年甚至几个月内[87]。在成人中，在随访期间没有报道左心室肥大的快速进展[88, 89]。疾病形态演变的另一个极端是，包括青少年在内，所有年龄段的患者都可能发生左心室壁变薄和（或）空腔扩张，伴随着收缩功能障碍的发展和进展到终末期肥厚型心肌病[60-62]。据报道，在 HCM 转诊中心随访的患者中，左心室壁变薄和收缩功能障碍的发生率为 3%～5%，在一些

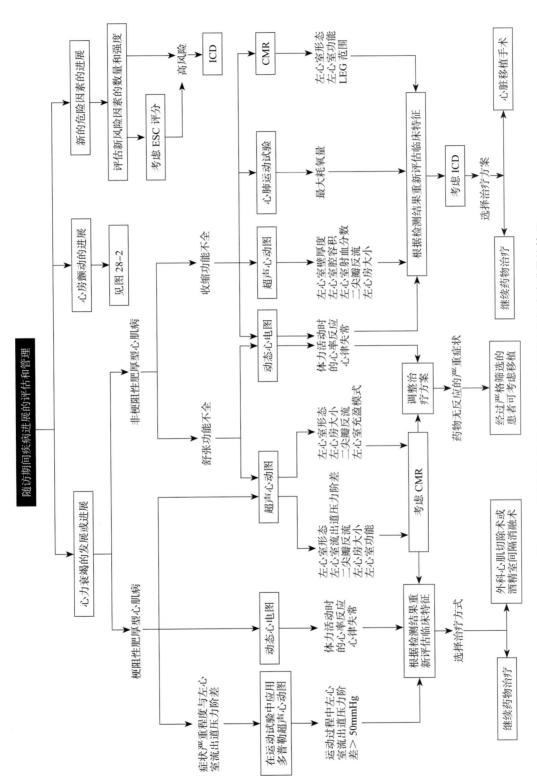

▲ 图 28-4 肥厚型心肌病（HCM）患者随访期间疾病进展的管理

CMR. 心血管磁共振；ESC. 欧洲心脏病学会；ICD. 植入型心律转复除颤器

HCM 家族中更为常见[60-62]。特定基因突变和演变为终末期疾病之间的关系尚未确定[90]。

连续测量左心房大小对 HCM 患者的随访评估帮助很大。在大多数梗阻性患者中，左心房内径逐渐增大，这是由左心室流出道压力阶差对心室血流动力学的长期影响所导致的，这些影响包括左心室收缩压和舒张压升高，以及二尖瓣反流。在非梗阻性肥厚型心肌病患者中，左心房内径与左心室舒张功能的严重程度密切相关。进行性左心房增大表明左心室血流动力学恶化，心房颤动风险增加，需要重新评估临床概况和治疗策略[57-59, 71, 91]。

连续波多普勒超声心动图可以识别随访期间左心室流出道压力阶差的变化。由于肥厚型心肌病左心室流出道梗阻的动态性质，流出道压力阶差的轻微改变没有临床意义。然而，在已知的先前无梗阻患者，反复出现基础条件下的显著流出道梗阻和收缩期二尖瓣室间隔接触时间延长，表明向梗阻性 HCM 转变。这种转变通常是由于左心室壁厚度逐渐增加和流出道变窄，以及继发于二尖瓣叶导致的流出道梗阻[10]。关于非梗阻性向梗阻性肥厚型心肌演变的发生率，目前尚无相关数据。在功能谱的另一个极端，LV 流出压力阶差的丧失可能是向终末期 HCM 演变的早期迹象。

多普勒超声心动图是评价肥厚型心肌病患者二尖瓣反流和舒张功能的常规方法。在大多数患者中，二尖瓣反流继发于左心室重构和流出道梗阻，并可能对疾病的临床病程产生重要影响[1, 50, 51]。在少数患者中，二尖瓣反流是由瓣膜结构原发性异常所导致的[92]。舒张期充盈障碍在肥厚型心肌病的病理生理学中起重要作用[2, 4]。然而，多普勒舒张功能指标在大多数肥厚型心肌病患者中的临床意义有限，因为它们很容易受到左心室负荷条件的影响。这些舒张指数在某些情况下可能是有用的，例如评估有明显心房扩大患者的左心房功能，或对于有严重舒张功能障碍临床证据的患者报道其限制性的左心室充盈模式。

（四）动态心电图在随访中的监测

在 24h 动态心电图监测中，评估心率可用于 β 受体拮抗药或维拉帕米治疗的检测。例如，平均心率为不低于 70～75 次 / 分，可能表明尽管进行了药物治疗有持续性呼吸困难的患者，仍需要增加用药量，而峰值心率低于 80～85 次 / 分，并且平均心率低于 45～50 次 / 分，则表明与药物相关的过度心动过缓和变时功能不全，这可能是症状持续的原因。室上性心律失常的识别可能提示需要改进药物治疗。记录频繁或长时间（＞10 次）的快速非持续性室性心动过速发作，会改变患者的风险状况，并可能在风险分层和预防猝死方面具有重要的管理意义[1, 2, 70]。

（五）随访期间的运动试验

对于在随访期间出现心力衰竭症状的患者，运动试验可能有助于评估他们的功能受限情况[1]。特别是对于那些在基础条件下没有显著左心室流出道压力阶差的患者，在其心力衰竭的症状发展中，运动试验结合多普勒超声心动图，对运动诱导的左心室流出道压力阶差的潜在作用评估，可能有帮助[16]。在随访期间，出现一种或多种主要肥厚型心肌病危险因素的患者，运动试验中出现的异常血压反应，可能有助于对这些患者猝死风险的整体评价[77, 78]。

（六）随访期间的 CMR

由于磁共振的高断层分辨率，在肥厚型心肌病患者中进行的连续 CMR 评估，可以比较准确确定以下情况：①左心室肥大进展；②左心室重塑伴壁变薄和收缩功能下降；③心尖室壁瘤的发展；④在候选外科心肌切除术者中，左心室流出道形态学和二尖瓣和乳头肌的特征评估[93-97]。比较连续 CMR 评估中的 LGE 分布可以识别心肌纤维化程度的增加、疾病进展的可能迹象和室性快速性心律失常风险的增加[23-25, 27, 97]。然而，目前指南并不提倡在随访期间进行常规的 CMR 评估。

临床精粹

- 疑似 HCM 患者的第 1 次临床评估应从 12 导联 ECG 检查开始，因为 90%~95% 的 HCM 患者有 ECG 异常，包括波宽短且深的 Q 波（> 0.3mV）、深的负向 T 波和（或）QRS 波群振幅增加。在无肥厚型心肌病家族史的患者中，若 12 导联心电图上也没有任何心电图异常，则诊断为肥厚型心肌病的可能性不大。

- 在肥厚型心肌病患者中，增大的左心房通常反映了左心室充盈压力增加，并与出现心力衰竭症状和（或）心房颤动的风险增加有关。因此，左心房内径对 HCM 患者的临床评估有重要意义。

- "梗阻"一词在梗阻性 HCM 患者与其医生间之间的对话中经常出现。因此，医生们应尽最大努力用日常语言向患者解释左心室流出道梗阻的机制。画出心脏、肥厚的室间隔和二尖瓣收缩期前移的简单示意图可能会对此有帮助。

- 患者对猝死风险和 ICD 植入风险的态度差别很大，这种差别在最终的管理决策中起着重要作用。因此，对于被判定为高危或中危的患者，应该简单地告知他们的风险水平、ICD 的优势和潜在的并发症及 HCM 风险分层的长期局限性。被判断为低风险的患者应该被告知其临床特征不适合 ICD 植入，因为 ICD 并发症的风险比猝死的风险要高得多。然而，所有患者都应该被告知，没有哪一种 HCM 猝死风险为 0，包括那些被判断为低风险的患者。

- 面对首次被诊断为 HCM 的患者时，医生介绍疾病时应包括有关生活方式、家庭筛查等的作用，此外，当患者是年轻女性时，注意介绍妊娠可能带来的影响。

本章测试

1. HCM 在一般人群中的流行率是（ ）
   A. 1/50 000
   B. 1/25 000
   C. 1/10 000
   D. 1/5 000
   E. 1/500

   答案：E。1/500，因为肥厚型心肌病是发病率最高的遗传性家族性心脏病，尽管大多数患者临床表现轻微且未得到诊断。

2. 在接受 HCM 基因筛查的患者中，确定导致该疾病的突变比例是（ ）
   A. 50%~60%
   B. 80%~90%
   C. 20%~30%
   D. < 20%
   E. < 10%

   答案：A。50%~60%，因为 HCM 的遗传原因复杂且不完全清楚。

3. 对怀疑患有肥厚型心肌病的患者的临床评估通常应始于（ ）
   A. 超声心动图
   B. 12 导联心电图
   C. 心脏磁共振
   D. 重建可能的猝死家族史
   E. 患者症状

   答案：B。12 导联心电图，因为绝大多数肥厚型心肌病患者心电图异常，且多数有典型的肥厚型心肌病心电图异常，如深 Q 波（> 0.3mV）持续时间短，深的负向 T 波。

4. 对预后的影响最大的临床特征是（ ）
   A. 异常的 12 导联 ECG
   B. 短暂和散发性心悸的病史
   C. 明显的左心房扩大

D. 最大间隔肥厚 15～16mm

E. 家族中猝死过一位 70 岁的二级亲属

答案：C。明显的左心房扩大，因为这一超声心动图特征已被证明与 HCM 相关死亡的风险增加独立相关。

5. 在肥厚型心肌病患者中，严重心力衰竭症状的患病率是（ ）

A. > 90%

B. > 80%

C. > 50%

D. < 40%

E. < 30%

答案：E。< 30%，因为大多数 HCM 患者没有症状或症状轻微，且有良好的临床病程。

6. 静息状态下的左心室流出道梗阻定义为流出道压力阶差达到（ ）

A. ≥ 20mmHg

B. ≥ 30mmHg

C. ≥ 40mmHg

D. ≥ 50mmHg

E. ≥ 70mmHg

答案：B。≥ 30mmHg。

7. 静息状态下左心室流出道梗阻在 HCM 患者中所占比例是（ ）

A. 20%～25%

B. 40%～50%

C. 50%～60%

D. > 60%

E. > 90%

答案：A。20%～25%。

8. 在静息状态下无左心室流出道梗阻的患者中，流出道梗阻是由生理手法（如 Valsalva 手法）或运动引起的比例是（ ）

A. 10%～15%

B. 20%～25%

C. 30%～40%

D. 50%～60%

E. 无

答案：D。50%～60%，这些数据指的是在 HCM 转诊中心接受评估的患者。

9. 梗阻性肥厚型心肌病患者有介入治疗缓解流出道压力阶差的指征有（ ）

A. 静息时流出压力阶差为 30mmHg 的患者

B. 静息时流出压力阶差为 50mmHg 的患者

C. 静息时流出压力阶差为 50mmHg，症状严重且对药物无反应的患者

D. 休息时或刺激性压力阶差 ≥ 50mmHg，并且治疗无法改善症状的患者

E. 全部

答案：D。休息时或刺激性压力阶差 ≥ 50mmHg，并且治疗无法改善症状的患者。已有证据表明，对于具有上述临床特征的患者，介入治疗的治疗效果比药物治疗更好。

10. 根据 ACC/AHA HCM 指南，被认为是 ICD 植入初级预防猝死的合理候选者的 HCM 患者是（ ）

A. 24h 动态心电图记录的非持续性室性心动过速患者

B. 静息状态下 ≥ 流出压力阶差为 50mmHg 的患者

C. 最大左心室肥大 ≥ 25mmHg 的患者

D. 最大左心室肥大 ≥ 30mm、最近不明原因晕厥、一级亲属有猝死家族史或多重危险因素

E. 全部

答案：D。有最大左心室肥大 ≥ 30mm、最近不明原因晕厥、一级亲属猝死家族史或多种危险因素的患者。

11. 根据 ACC/AHA HCM 指南，植入 ICD 以

一级预防猝死的候选对象是（　　）

A. 在 24h 动态心电图上有一阵 5 跳的非持续性室性心动过速

B. 在临床检查的 6 年前有不明原因晕厥发作的患者

C. 最大左心室肥大 32mm 的患者

D. 患者家族史中叔父有猝死

E. 在临床检查的 6 年前有原因不明的晕厥发作，并在 24h 动态心电图上有一阵 5 跳的非持续性室性心动过速

答案：C。左心室最大肥厚 32mm 的患者。

12. 下列与疾病进展为终末期 HCM 相关的临床特征有（　　）

A. 进展为严重的心力衰竭症状

B. Holter 记录中反复室性快速性心律失常的记录

C. 左心室肥大的进行性增加

D. 进行性左心室壁变薄、左心室腔扩张和发展为收缩功能障碍

E. 全部

答案：D。进展的左心室壁变薄、左心室腔扩张和发展为收缩功能障碍。

13. 肥厚型心肌病患者的终末期进展发生率是（　　）

A. 3%～5%

B. 15%～20%

C. 30%～40%

D. > 50%

E. 全部

答案：A。3%～5%。

14. 进展至终末期的 HCM 患者的药物治疗是（　　）

A. 不与其他药物相关的 β 受体拮抗药

B. 钙通道阻滞药

C. 双异丙吡胺

D. 利尿药、ACE 抑制药或血管紧张素受体拮抗药、β 受体拮抗药，以及其他常规用于治疗因收缩功能障碍引起心力衰竭的药物

E. 利尿药，而不与其他药物相关

答案：D。利尿药、血管紧张素转换酶抑制药或血管紧张素受体拮抗药、β 受体拮抗药和其他常规用于治疗因收缩功能障碍引起心力衰竭的药物。

15. 在 HCM 转诊中心评估的 HCM 患者其心房颤动发生率是（　　）

A. 1%～5%

B. 10%～15%

C. 20%～25%

D. 40%～50%

E. > 50

答案：C。20%～25%。

16. 可以接受抗凝治疗的反复或持续心房颤动且没有抗凝药物主要禁忌证的 HCM 患者是（　　）

A. 左心房明显扩张的患者

B. 中度或明显左心房扩张的患者

C. 伴有左心室流出道梗阻的患者

D. 伴有心力衰竭症状的患者

E. 全部

答案：E。全部，因为心房颤动与 HCM 患者栓塞脑卒中的风险有关。

17. 由于 HCM 是一种遗传性家族性疾病，为孟德尔常染色体显性遗传，应建议在患者家族中进行的临床筛查是（　　）

A. 如果最初 HCM 阴性，家庭成员进行 12 导联 ECG 的检查且每年重复 1 次

B. 如果最初 HCM 阴性，家庭成员进行超声心动图检查且每年重复 1 次

C. 临床筛查，包括心电图和超声心动图，如果最初是阴性，那么青春期的兄弟姐妹每

年1次，成人每5年1次。

D. 最初结果是阴性，则12导联ECG和超声心动图只重复1次

E. 无

答案：C。临床筛查，包括心电图和超声心动图，如果最初是阴性，那么青春期的兄弟姐妹每年1次，成人每5年1次。

18. 由于HCM是一种遗传性家族性疾病，作为孟德尔常染色体显性遗传，在患者和患者家族中应该建议的基因筛查是（　　）

A. 应建议在先证者中进行基因筛查，以便于识别有发生HCM风险的一级家庭成员。当在先证者中未发现明确的致病突变时，在家庭成员中不进行基因检测

B. 仅建议对先证者进行基因筛查

C. 应建议在家庭成员中进行基因筛查，而不管是否在先证者中发现了明确的致病突变

D. 当根据患者临床资料进行风险分层后，猝死风险的不确定性仍然存在时，应建议对先证者进行基因筛查以评估猝死风险

E. 不建议HCM患者及其家属进行基因筛查

答案：A。建议在先证者中进行基因筛查，以便于识别有发生HCM风险的一级家庭成员。当在先证者中未发现明确的致病突变时，在家庭成员中不进行基因检测。

19. 通常被认为是HCM患者良性表现的临床表现为（　　）

A. 无症状或症状轻微

B. 轻度左心室肥大（＜20mm）

C. 静息状态下无左心室流出道梗阻

D. 无HCM猝死危险因素

E. 包含上述所有情况

答案：E。包含上述所有情况。

20. 对于临床表现良好的HCM患者，正确的随访时间是（　　）

A. 3～6个月

B. 6个月～1年

C. 1～2年

D. 2～3年

E. 每5年

答案：C。1～2年。

第 29 章　肥厚型心肌病患者非心脏手术与妊娠的评估及管理

Evaluation and Management of Hypertrophic Cardiomyopathic Patients Through Noncardiac Surgery and Pregnancy

Nadia B. Hensley　Theodore P. Abraham　著

倪　黎　赵春霞　王　炎　译

要　点

◆ 由于肥厚型心肌病（HCM）患者发生猝死、脑卒中、充血性心力衰竭和心律失常的风险增加，因此，有必要全面采集病史和系统的体格检查，以评估其非心脏手术或妊娠的风险。

◆ 目前 HCM 患者症状（呼吸困难、先兆晕厥或晕厥、心悸和心绞痛）的进展、严重程度、持续时间和功能状态对于评估 HCM 患者围术期或围产期风险最有价值。

◆ β 受体拮抗药、钙通道阻滞药（如维拉帕米或地尔硫草）和双异丙吡胺在 HCM 患者进行非心脏手术的围术期（包括手术当天）应继续使用。

◆ 对于可引起梗阻的患者，无论是否有充血性心力衰竭症状，特别是在有大量容量变化的高风险手术中，必须注意术中最佳的容量状态。术中放置经食管超声探头或肺动脉导管可以帮助麻醉医生确定左心最佳充盈压力。

◆ 麻醉医生应避免使用能快速降低血管阻力的药物。纯 α 受体激动药，如去氧肾上腺素，在舒张末期容积减少或全身血管阻力下降的情况下是首选。

◆ 妊娠的生理变化可能会加重 HCM 患者左心室流出道的梗阻，因为胎盘而使阻力减低，从而增加了心肌收缩力和降低了全身血管阻力。

◆ HCM 患者妊娠前的 NYHA 分级通常是衡量其血流动力学是否能耐受妊娠生理变化的最佳指标。NYHA Ⅲ / Ⅳ 级的终末期 HCM 合并妊娠的患者，考虑到胎儿和母亲死亡的风险，应考虑终止妊娠。

一、概述

鉴于在所有种族和地区肥厚型心肌病的患病率相对较高（在一般人群中为 1∶500），医生会在非心脏手术前遇到这些患者及处于妊娠期的患者[1]。众所周知，在 HCM 病理生理学状态下，麻醉和手术干扰会导致患者发病和死亡率的增加，但很少有研究对其风险进行评估。最近，Barbara 等医生对经历了 96 例非心脏手术中的 57 例 HCM 患者进行了综述分析[2]，他们发现

有心功能 Ⅰ/Ⅱ 级（NYHA）症状的 HCM 患者对麻醉的耐受性相当好，而术前有心功能 Ⅲ/Ⅳ 级（NYHA）症状的 HCM 患者术后更有可能出现心力衰竭症状恶化。Hreybe 等分析了 HCM 患者非心脏手术后发生住院心肌梗死（MI）和住院死亡的风险，发现住院心肌梗死和死亡的风险高于对照组（心肌梗死 2.2% vs. 0.3%，$P < 0.001$；死亡 6.7% vs. 2.5%，$P < 0.001$）[3]。Haering 等对接受非心脏手术的 HCM 患者进行回顾性研究，发现 40% 的患者有一个或多个不良的围术期心脏事件，最常见的是充血性心力衰竭（16%）[4]。因此，本章将介绍如何评估 HCM 患者术后或围产期并发症的风险，以及如何最好地管理这类患者，包括什么时候外科手术或妊娠可能是禁忌的。

二、非心脏手术的术前评估

大多数 HCM 患者可以进行手术，包括高风险手术。患者的基本功能状态，包括心力衰竭的症状和程度，可能是判断 HCM 患者是否能耐受手术的最重要的因素。无症状或轻度症状的患者，包括 NYHA Ⅰ/Ⅱ 级患者，可能比功能障碍和症状程度较高的患者更少发生并发症。因此，需要在术前对患者进行全面评估。

（一）术前的临床表现和影像诊断

HCM 患者发生猝死、脑卒中、充血性心力衰竭和心律失常如折返性房性心动过速、心房颤动、室性心动过速、心室颤动的风险增加[3]，因此应进行详尽的病史采集以帮助评估风险[5]。有的患者可能已行基因诊断，但由于的遗传异质性[1]，其表型的表达不仅取决于基因突变，还取决于的环境因素[6]，如饮食和运动[7]。有一个 HCM 亚群出现基因突变但无左心室肥大，其临床结局和自然史尚不清楚[1]。然而，由于临床症状的风险随着年龄的增长而增加，这一亚群患者应定期进行心电图、经胸超声心动图筛查和临床评估[8]。如果 HCM 家族史明确，患者无症状且

表型正常，应考虑进行基因检测，以确定基因型阳性表型阴性状态，并制定相应的治疗方案[6]。如果不能进行基因检测，对于其一级亲属和其他家庭成员 HCM 诊断明确的患者，在非心脏手术和妊娠之前[6]，应通过二维经食管或经胸超声心动图或心脏磁共振[9]进行评估。然而，目前普遍的共识是基因型阳性表型阴性的患者发生围术期或其他 HCM 相关事件的风险非常低，可以像非 HCM 人群一样管理。

由于肥厚型心肌病症状可以在婴儿期至 90 岁之间的任何时候出现，即使是无症状的 HCM 患者，在非心脏手术的全身麻醉下或在妊娠期间发生生理变化期间，风险也会增加[10]。事实上，猝死通常发生在无症状或轻度症状的患者[11]。然而，更严重的症状预示着疾病进一步进展。大多数 HCM 患者的症状包括呼吸困难、先兆晕厥或晕厥、心悸和心绞痛[12]。应在术前检查中评估症状的进展和持续时间及目前的功能状态。心功能 Ⅲ/Ⅳ 级（NYHA）的患者最有可能（静息或激发）出现 > 30mmHg 的左心室流出道压力阶差的增加[13]、心房颤动[14]和（或）舒张功能不全[15]，这些都增加了围术期的风险，尤其是心力衰竭和心律失常[6]。任何有心律失常、电复律、射频消融和除颤器植入病史都应明确[1]。心绞痛患者，特别是老年人，应进行心导管检查或应激试验，以排除伴有冠状动脉疾病的可能性。患者用药情况如抗心律失常药物、心率控制药物或抗凝药物，也应进行评估，决定在围术期需要继续使用或停用。合并没有控制或已经控制的血管充血的患者在非心脏手术后充血性心力衰竭恶化的风险都增加。

（二）非心脏手术 HCM 患者的危险分层

HCM 患者应在非心脏手术术前评估时进行风险分层，包括诊断性检查，如 TTE、TEE 或心脏 MRI。HCM 患者按照流出道梗阻程度分类如下：①非流出道梗阻者；②左心室流出道峰值压力阶差 ≥ 30mmHg 且不稳定者；③静息左心室

流出道峰值压力阶差≥ 30mmHg 者（图 29-1 和图 29-2）。Haering 等发现，在接受非心脏手术的 HCM 人群中，与不良心脏事件相关的因素是手术时间延长和中危至高危手术[4]。中高危手术定义为大血管、骨科、开放腹膜、头颈部手术[16]。非心脏手术前应遵循 AHA/ACC 指南对 HCM 患者进行风险分层[16]。如果已知 HCM 患者正在进行中高危手术，并且近期没有进行 2D TTE 或 TEE，或者症状严重程度加重或出现新的心律失常，则需要完成进一步的检查。

2D TTE 或 TEE 应关注左心室流出道静息和诱发的梗阻的程度、二尖瓣反流及收缩期前向运动、二尖瓣及瓣膜下器官畸形、舒张功能障碍程度、房室增大及左心室收缩功能。最近的研究使用二维应变分析或斑点追踪可以更好地区分左心室肥大和 HCM[17]。静息条件下，30mmHg 或以上的流出道压力阶差（用连续波多普勒测量）是进展性心力衰竭症状和死亡的独立决定因素[18]，也是围术期心脏病发病率和死亡率增加的危险因素。HCM 患者可能会有明显甚至严重的心绞痛，其原因可能是微血管功能障碍、过度的心室壁张力或心外膜冠状动脉疾病。有危险因素的老年患者在进行非心脏手术前可能需要进行压力测试或心导管检查。心导管检查还具有评估血流动力学包括静息心排血量、肺血管压和充盈压的优点。

对于没有明确诊断的患者，动态的不符合良性标准的杂音（表 29-1）应做超声心动图检查[19]。HCM 杂音的典型特征是左胸骨边缘能听

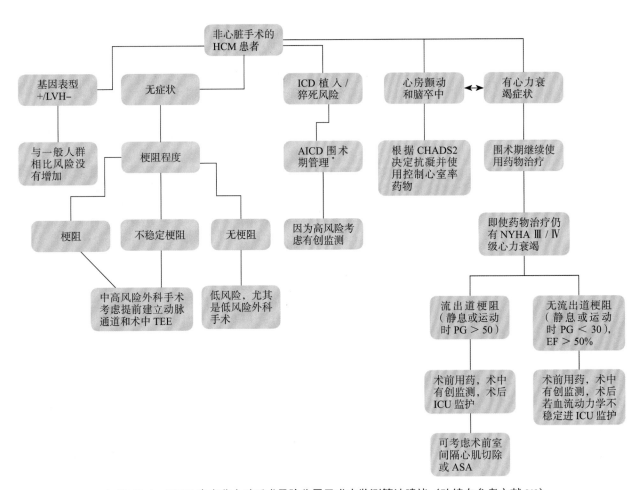

▲ 图 29-1　HCM 患者非心脏手术风险分层及术中监测算法建议（改编自参考文献 [1]）

自动心律转复除颤器（AICD）的一级预防指标：①心脏性猝死家族史；②近期不明原因的晕厥；③多次反复发作的非持续性室性心动过速；④运动引起的低血压反应；⑤室间隔肥厚 LVH ≥ 30mm；⑥广泛弥散的晚期钆强化。*.有创监测：动脉内导管、TEE、肺动脉导管或中心静脉压监测。PG. 压力阶差；LVH. 左心室肥大；ASA. 酒精室间隔消融

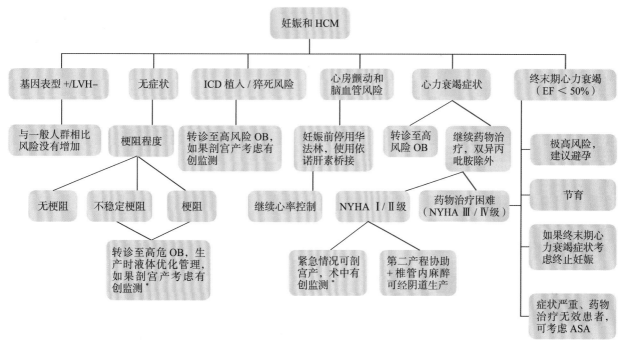

▲ 图 29-2　HCM 患者在妊娠和分娩期间风险分层和监测的建议算法

*. 辅助第二期产钳或吸引器辅助分娩。ASA. 酒精室间隔消融术

表 29-1　功能性（良性）心脏杂音的临床特征

- 定位：胸骨左缘，无放射 [a]
- 时期：收缩中期或早期 [b]
- 强度：Ⅱ级及其以下
- 没有难以解释的心脏的或肺部的症状（如气促、胸痛、端坐呼吸、晕厥）
- 没有其他难以解释的心脏症状（如啰音、第三心音、显著外周水肿）
- 没有心电图或胸部 X 线片的心室肥大的证据

改编自参考文献 [19]

a. 向颈部放射的杂音是由于主动脉瓣狭窄或者肥厚型心肌病，因此并不能认为是功能性的杂音

b. 舒张期杂音通常被认为是病理性的

表 29-2　HCM 伴发的非特异性心电图变化

- 左心室肥大（V_1 导联 S 波，V_5 导联 R 波 > 35mm）
- 电轴左偏
- 室内传导延迟（QRS > 0.12ms）
- 左心房增大（Ⅱ导联宽切迹 P 波，V_1 导联深的负向 P 波）
- ST 段和 T 波异常
- 胸前导联 R 波递增不良
- 室上性心律失常（最常见的是心房颤动）

到最响的收缩期杂音，不辐射到颈部，并随着运动、Valsalva 动作或站立而增加 [19]。应进行 12 导联常规心电图检查。然而，HCM 患者的心电图变化往往是非特异性的（表 29-2）。75%～95% 的 HCM 患者 12 导联常规心电图是异常的，它能帮助确定心律失常或以前有过心肌梗死的证据 [20]。

合并心房颤动的 HCM 患者脑卒中风险增加，最好使用香豆素或直接 Xa 抑制药（利伐沙班）或直接凝血酶抑制药（达比加群）抗凝 [8]。如果围术期脑卒中风险较低 [22]，香豆素应在 5 天内停用，并在高危手术前至少 2 天直接应用 Xa 或凝血酶抑制药，以降低出血风险 [21]。虽然很少见，但有易瘀伤和出血史的 HCM 患者，实际上可能有获得性的血管性血友病，这是由左心室流出道动态阻塞相关的大量血管性血友病因子的剪切所致 [23]。有关出血问题的更多信息可在本书的其他章节找到。这种出血倾向取决于手术类型，应做到在术前计划时心中有数。

（三）HCM 的术前处理

有左心室流出道显著梗阻（静息压力阶差 > 30mmHg 或更高）和劳力性心力衰竭症状的患者，

应开始使用 β 受体拮抗药进行药物治疗，如果有禁忌证，则使用维拉帕米[8]。对于静息时左心室流出道压力阶差大和晚期心力衰竭的患者应该慎用维拉帕米[24]。双异丙吡胺是另一种用于治疗有症状的 HCM 患者的药物疗法，已被证明可以减少静息时与激发时左心室流出道的压力阶差[25]。在 HCM 患者进行非心脏手术的围术期（包括手术当天），应继续使用 β 受体拮抗药、钙通道阻滞药（如维拉帕米或地尔硫䓬）及双异丙吡胺。在手术和交感神经刺激情况下 β 受体拮抗药尤其有利，它能降低心率和心肌收缩力，以及优化心肌供需曲线和最小化左心室流出道梗阻。

对于需要进行高风险手术的重度梗阻患者，在进行手术前应从症状和容量的角度对其进行优化，包括理想的药物治疗和可能的左右心导管检查以优化容量状态和血流动力学。对于最优药物治疗所不能解决的严重静息性或激发的左心室流出道梗阻的患者，他们进行重大非心脏手术的风险仍然很高，应考虑术前手术肥厚心肌切除术或酒精室间隔消融术。手术心肌切除术或酒精室间隔消融术后进行非心脏手术的理想时机尚不清楚。

（四）低风险 HCM 患者的术中处理

非心脏手术的低风险 HCM 患者是指那些无症状或症状非常轻微的患者。基因型阳性表型阴性的 HCM 患者也是低风险人群，这些人围术期血流动力学不稳定的风险较低，因此可以和健康的患者一样不需要任何额外的监测。但需要注意的是，除了基因型阳性 / 左心室不肥厚的患者外，根据其发病的病理生理机制，他们均存在冠状动脉微血管功能障碍和舒张功能障碍。除了充血性心力衰竭，麻醉医生还应警惕围术期任何关于缺血或心律失常的心电图变化。

（五）不稳定性或静息性梗阻 HCM 患者的术中处理

对于有可诱导性梗阻且既往无充血性心衰竭的患者，必须注意最佳的容量管理，因为术中或术后血容量减少可能导致梗阻的加重和进行性低血压。所有低血容量或等容量的患者都应维持充足的容量，以减少左心室流出道梗阻加重的可能性。如果有怀疑或担心，或有明显的血容量减少，则应考虑术中 TEE 或术中肺动脉导管检查。对于正在进行高风险手术且基础状态即有较大压力阶差或 NYHA 分级症状明显的患者尤其如此。此外，麻醉医生应避免使用单纯减轻心脏后负荷的药物，在低血容量或系统血管阻力降低的情况下应优先使用 α 受体激动药而不是强心药。主动脉球囊反搏是禁忌，因为它可能促进和加重静息性或不稳定性梗阻患者的流出道梗阻和引起反常性加重低血压。

既往有心房颤动病史或目前合并心房颤动的 HCM 患者也是一个独特的患者类型，也应该认真管理。在一项大型单中心回顾性研究中，Siontis 等发现，HCM 合并心房颤动患者的症状更重，运动能力更差，其全因死亡风险都明显高于未合并心房颤动的 HCM 患者[26]。患有心房颤动的 HCM 患者心力衰竭症状加重及住院的风险也明显增加。合并心房颤动的 HCM 患者的容量管理也极具挑战，患者术中发生心房颤动会出现心排血量突然下降（约 40%），麻醉医生应谨慎使用液体。这些患者也可能术后需要认真监测。

在上述情况下，虽然足够的前负荷很重要，但必须小心避免过高的血容量，因为舒张功能障碍可导致肺水肿。因此，HCM 患者手术的最适容积窗相对较窄，既要使梗阻程度最小化，又要避免发生充血性心力衰竭。

对于有严重梗阻的患者，麻醉医生必须了解低血压可能是前负荷减少的结果，或者是由梗阻程度加重导致的。必要时可用气囊漂浮导管，有助于确保适当的灌注压，如果需要升压药，首先使用单纯动脉血管收缩剂如去氧肾上腺素，因为它能改善流出道梗阻和血压。除非患者经术中 TEE 证实为非梗阻性，应避免使用强心药，包括肾上腺素和去甲肾上腺素。

（六）非梗阻性 HCM 患者的术中治疗

非梗阻性 HCM 患者也可能面临围术期并发症的风险，包括心力衰竭加重，尤其是并发心房颤动。大约 3% 的非梗阻患者会进展至终末期出现收缩期降低（通常 < 50%）和严重舒张功能障碍。而终末期 HCM 唯一确定的治疗方法是心脏移植。由于严重的舒张功能障碍，这类患者通常需要较高的充盈压力，但如上文所述，如果在手术中过度补液，也很容易导致肺水肿。

此外，轻症患者心排血量通常正常，但严重舒张功能障碍患者心排血量可能严重减少。心尖肥厚型心肌病患者可能也属于这一类型，因为心尖梗阻导致心室腔变小和舒张功能障碍。对于这类患者，特别是当计划进行高风险并有大量液体出入的手术时，使用气囊漂浮导管可能有助于维持最佳的灌注压力。术中 TEE 对于顽固性低血压病例尤其有用，它可以确切了解生理学和确认有无梗阻存在。非梗阻性 HCM 患者也有缺血和心律失常风险，应该监测这些并发症发生。

（七）非心脏手术 HCM 患者的术后管理

术前有严重症状或术中出现低血压 / 心律失常的患者，特别是在进行大量液体出入或高强度水化的高风险手术，术后应在重症监护病房接受治疗。如前所述，除非患者已经出现肺充血，否则动脉血管收缩剂和液体扩容是治疗低血压的主要手段。流出道梗阻患者禁用主动脉球囊反搏。患者应维持或重新开始接受门诊药物治疗，包括 β 受体拮抗药，必要时可使用液体复苏或利尿药，谨记 HCM 患者的最佳充盈压力通常要高于正常人群。肺动脉导管可能有助于记录和滴定充盈压力，以便使那些有梗阻患者在减轻流出道梗阻和避免肺血管充血之间保持平衡，但对于患有严重舒张功能障碍和心排血量减低的非梗阻性 HCM 患者也可能有帮助。

三、HCM 患者合并妊娠的管理

对合并妊娠的 HCM 患者的心脏风险的研究很少，大部分要追溯到 30 多年前 [27, 28]，最近由 Autore 等针对该人群的发病率和死亡率进行的一项回顾性研究 [18]，他们发现，与普通人群相比，合并妊娠的 HCM 患者死亡风险更高；但是，产妇的绝对死亡率很低 [18]。在他们的研究中，2 例死亡发生在特别高危的女性中，其中 1 例有 NYHA Ⅲ 级心功能症状并有妊娠史，另 1 例在几个近亲中有很明确的猝死家族史。在大多数情况下，妊娠并不是 HCM 患者的绝对禁忌证，其无症状或症状轻微的患者一般能耐受妊娠 [18]。

（一）妊娠期 HCM 患者的生理变化

妊娠期间发生的血流动力学变化对 HCM 产妇的影响不一 [29]。循环血容量增加（血浆容量增加 50%，红细胞体积增加 30%）和与每搏输出量增加相关的左心室舒张末期直径增加都可通过减少左心室流出道梗阻而获益。然而，基础状态下充血性心力衰竭患者可能会随着血浆容量的增加而症状加重。此外，由于低阻力胎盘和高雌激素 / 黄体酮水平，心脏收缩力增加和全身血管阻力降低可导致梗阻加重 [29]。尤其在妊娠晚期，可能需要特别关注血流动力学、容量状态、临床症状方面的变化和细心调整药物。

分娩时的生理变化也会加重 HCM 患者心力衰竭的症状。疼痛和焦虑可导致心动过速，从而减少舒张期舒张功能受损患者的舒张充盈时间 [29, 30]。由于下腔静脉解除压迫和下肢血液再分配（特别是在收缩期间）导致前负荷快速增加，这可能导致那些处于 Frank-Starling 曲线边缘的患者发生肺水肿 [30]。在分娩的第二阶段，心排血量比产前增加 50%，在分娩的第 1 个小时内，心排血量比产前增加 80%。心排血量在接下来的 2 周内缓慢下降 [29]。这些围产期血流动力学变化使 HCM 产妇面临新的或增加的左心室流出道梗阻、心律失常和充血性心力衰竭的风险 [30]。

（二）妊娠前或妊娠期 HCM 的一般处理

理想情况下，妊娠前应对 HCM 相关风险进行临床评估，包括患者属于哪种类型的左心室流出道梗阻 HCM：①非梗阻性 HCM；②静息梗阻性 HCM；③不稳定型梗阻性 HCM。重度梗阻患者（静息时峰值压力阶差＞ 30mmHg）的发病率和死亡率较高[8, 18, 31]（图 29-3）。尽管梗阻的程度与心功能有关，但情况并非总是如此。目前关于 HCM 产妇妊娠结局的研究很少，但病例报道很多，显示妊娠前 NYHA 级别与产妇发病率直接相关[18]。

对于 HCM 患者（母亲或父亲），应预先进行孕前基因咨询[8]。此外，一些机构还为备孕家庭提供胎儿检测或胚胎植入前遗传检测。其他评估应包括患者的用药史、现在和过去心律失常病史、除颤器植入史及既往的外科或非外科治疗，

如室间隔心肌切除术或酒精室间隔消融。尤其对于接受室间隔心肌切除术或酒精室间隔消融术的患者，应评估左心室残余梗阻的程度。尽管缺乏证实的数据，但大多数梗阻解除的患者，其舒张功能障碍也可能得到改善，可以比梗阻解除前更好地耐受妊娠。

静息或激发的左心室流出道峰值压力阶差大于 50mmHg 或 NYHA 高于 II 级的女性应推荐至高危产妇产科医生处就诊[8, 29]。如果 HCM 患者目前正在服用 β 受体拮抗药，大多数患者可以在围产期继续服用。阿替洛尔是一个例外，因为与其他 β 受体拮抗药相比，阿替洛尔导致胎儿生长受限的发生率更高[30]，需谨慎应用，并增加对胎儿心动过缓和宫内生长受限的监测[8, 32]。对于使用维拉帕米的产妇，可采取与非产妇相同的预防措施，即如果功能状况开始恶化或静息时左心室流出道压力阶差增高严重者，则应谨慎使用

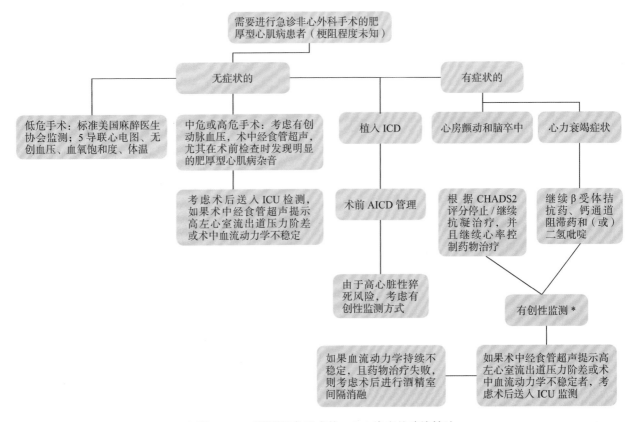

▲ 图 29-3　对需要紧急手术的 HCM 患者的建议算法

*. 动脉内导管、中心静脉导管、用或不用 TEE；LVOT. 左心室流出道；AICD. 自动心律转复除颤器；TEE. 经食管超声心动图

维拉帕米[1, 30]。由于双异丙吡胺可能引起子宫收缩，HCM 患者应在准备妊娠前停止用药[30]。对于有心房颤动病史并抗凝的患者，香豆素因致畸作用也应停止使用[30]，并应改为治疗剂量的依诺肝素[33]。

左心室流出道压力阶差升高（休息时 > 30mmHg）和有 NYHA Ⅲ 或 NYHA Ⅳ 级症状的患者存在产妇和胎儿不良结局的高风险，因此应该让她们有深刻印象。她们应该接受安全避孕方法的教育，以避免妊娠，使自己和胎儿处于这种危险之中。尽管雌激素和黄体酮避孕药可增强 HCM 患者产生血栓的风险，这些联合激素类避孕药被世界卫生组织评为 Ⅱ 级，这表明对于没有心房颤动的 HCM 患者，其受益大于风险[29]。其他选择包括纯孕激素配方、宫内装置、屏障方法和绝育[29]。如果患者症状严重，在妊娠中期或晚期或产后可能会严重到令人窒息的程度，则应考虑终止妊娠，以降低孕产妇和胎儿死亡率。

（三）分娩过程中的管理

分娩的时机和方式（剖宫产还是自然分娩）应根据患者的血流动力学状况来决定。大多数无症状或有轻微、稳定症状的 HCM 患者可自然分娩[29, 30]。如果担心心脏的功能是否足以承受妊娠的生理变化，可以通过更多的工作人员和监测设备，以更可控的方式诱导分娩。对于失代偿的患者，应由心脏病专家、产科医生和麻醉医生进行讨论，权衡继续妊娠对母亲和胎儿的风险及分娩的风险[29]。除非有胎儿窘迫或产妇血流动力学迅速恶化，否则阴道分娩因出血少而优于剖宫产[29]。

神经阻滞麻醉可以显著减少后负荷，但是在麻醉前应仔细滴定局部麻醉药和阿片类药物并给予足够的液体[29]。事实上，神经阻滞麻醉可以减少疼痛和交感神经刺激，从而降低心肌收缩力和心率，这对 HCM 患者有利。脊髓麻醉后的血流动力学管理可能更有挑战性，持续脊髓慢滴定、减少鞘内局部麻醉剂量、增加液体输注和患者体位是至关重要的[34]。

对于必须剖宫产者，推荐放置动脉通道。根据左心室流出道梗阻的程度、心功能状态、近期症状的恶化、心律失常和紧急程度，可能需要诱导全身麻醉。如果是紧急剖宫产，由于快速序贯诱导和插管可能导致循环不稳定，风险显著增加。TEE 对于快速恶化或剖宫产手术全身麻醉的危重产妇是有益的。同样，如果需要的话，肺动脉导管也证明在术后充分监测和管理液体状态和压力是有益的。特别是 TEE 可以指导液体管理以维持正常血容量，并通过评估局部室壁运动、二尖瓣反流程度或左心室流出道梗阻程度来帮助确定血流动力学不稳定的可能原因。肺动脉导管可以帮助评估左室充盈压力，对于术后几天内的危重救治都是有用的。

如果 HCM 患者在分娩过程中出现明显的血流动力学变化或分娩前心功能明显下降，则产后可能需要更高水平监护，也即重症监护。分娩后应缓慢使用合成催产素辅助宫缩，因为其不良反应是降低全身血管阻力[29]。对于 HCM 患者来说，产后心排血量升高和大量输液尤其危险，因此建议进行 12～24h 血流动力学监测[29]。

AHA/ACC 关于在非心脏手术（剖宫产）中使用肺动脉导管的指南建议，如果患者存在可通过肺动脉导管检测到的重大血流动力学障碍的风险，可以使用肺动脉导管[16]。如果患者需要重症监护且左心室功能严重受损，测量心脏左室充盈压力和混合静脉血氧饱和度（SvO₂）监测能够帮助确定血流动力学不稳定的原因，则可以考虑插入 PA 导管。这种情况通常发生在生理上有梗阻的严重 HCM 患者身上，尤其是静息性梗阻患者。术中 TEE 比 PA 导管可更好地提供 HCM 患者的功能是否改善的信息，因为 TEE 可以评估双心室功能、新的或增加的左心室流出道梗阻、新的局部室壁运动异常和二尖瓣反流程度。

总之，HCM 并不是妊娠的绝对禁忌证，患者能否耐受围产期的生理变化的最重要预测因素是其妊娠前的功能状态。只有在母亲血流动力学状况迅速恶化或胎儿严重心动过缓的情况下，才应进行剖宫产。TEE 和 PA 导管可用于全麻剖宫产 HCM 患者，以帮助指导液体管理和（或）是否需要使用升压药物。

四、结论

大多数 HCM 患者可以进行非心脏手术和妊娠。一般来说，是否有左心室流出道梗阻及其严重程度，以及患者术前或妊娠前的功能状态和症状，是决定围术期或妊娠期并发症的最重要因素。大多数关于这些患者的治疗的决策过程应该作为多学科团队合作的一部分。对于症状严重的患者应给予高度重视，避免高危手术，对于极高危患者应避免妊娠。然而，在不可避免的情况下，大多数患者可以接受手术和妊娠。

临床精粹

- 合并心房颤动的 HCM 患者，在其基本进程中由于舒张期舒张功能受损，增加压力和左心房大小而导致心房颤动，因此疾病进展更迅速。这些患者围术期需要严格的液体管理，因为他们存在血管内容量超负荷增加和肺水肿的风险。
- 对于有左心室流出道梗阻（静息性或可诱发性）的 HCM 患者，主动脉内球囊反搏是绝对禁忌证，因为它能够促进并可能加重梗阻和由此引起的低血压。
- 对于左心室流出道峰值压力阶差在休息时 ≥ 30mmHg 或在高风险的非心脏手术前诱发 ≥ 50mmHg 的患者或考虑妊娠的患者，尤其是药物难治性患者，可以考虑进行室间隔心肌切除术和酒精室间隔消融。
- 对于 HCM 产妇来说，神经阻滞麻醉是有益的，因为它能够减少交感神经对疼痛的症状反应（心动过速和心肌收缩力增强），从而降低引起左心室流出道梗阻的风险。

动脉内压力监测下缓慢滴定局部麻醉药是必要的，因为可减少后负荷降低的不良反应。

- 可以考虑在分娩的第二阶段使用产钳助产或吸引辅助分娩，因为这会减低 HCM 产妇所需 Valsalva 动作 / 用力的量，否则可能会使左心室流出道梗阻加重。

声明

我们要感谢 Mary Ann Anderson 女士、June Dameron 女士和 Raymond Black 先生在准备本章时提供的帮助。

作者之间没有任何利益冲突。

本章测试

1. 如果 HCM 患者在最大限度的药物治疗后仍有症状，那么左心室流出道压力阶差对室间隔缩减治疗有重要意义的值是（　　）

A. 平均压力阶差 ≥ 30mmHg

B. 平均压力阶差 ≥ 50mmHg

C. 最大压力阶差 ≥ 20mmHg

D. 最大压力阶差 ≥ 30mmHg

E. 峰值压力阶差 ≥ 50mmHg

答案：E。对于 LVOT 显著梗阻、压力峰值压力阶差 ≥ 50mmHg 且经最大药物治疗仍有症状的 HCM 患者，应该予以评估和考虑进行室间隔减容治疗。尽管许多患者可能会选择酒精室间隔消融，但是外科室间隔心肌切除术是美国心脏协会和美国心脏病学会指南推荐的介入金标准，是第一选择，有些患者可能需要再次外科手术。由于 HCM 患者的收缩期晚期梗阻的性质，仅评估压力峰值压力阶差来确定手术的候选者。

2. 关于心房颤动如何影响 HCM 患者围术期风险，正确的是（　　）

A. 所有心房颤动患者的风险程度都是相同的，无论他们是否患有 HCM

B. 由于所有 HCM 患者对前负荷都非常敏感，心房颤动患者需要在围术期增加前负荷

C. HCM 患者很少有心房颤动，因为更重要的心律失常是致命性室性心律失常

D. 由于心排血量减少约 40%，在围术期发生心房颤动的 HCM 患者血管内容量超负荷的风险增加

E. 合并心房颤动的 HCM 患者只增加围术期脑卒中的风险

答案：D。心房颤动是死亡率的一个强有力的预测因子，即使在最近的一项研究中对已确定的危险因素进行了调整之后也是如此[26]。HCM 合并心房颤动患者由于 HCM 相关因素和心房颤动相关因素，使得围术期风险增加，这是由于心脏舒张功能障碍和左心室肥大患者心房泵功能的丧失，可能导致他们心排血量减少 40%。这使得合并心房颤动的 HCM 增加了血管内容量超载和围术期心力衰竭加重的风险。

3. 一位 HCM 患者正在准备心房颤动消融和肺静脉隔离术的治疗。他 2 年前左心室流出道的压力阶差峰值为 102mmHg，最近未行 TEE 检查。尽管进行了最大限度的药物治疗，但患者劳力性呼吸困难的症状逐渐加重且阵发性心房颤动的频率也在增加。对这个患者最好的治疗方法是（　　）

A. 继续消融过程，向患者解释，由于他的左心室流出道压力阶差峰值较高，有更高的围术期风险

B. 向患者解释，由于他有显著高的左心室流出道压力阶差，并且最大剂量的药物治疗无效，他们可以选择任何一种外科室间隔心肌切除术（金标准），并可能在手术期间进行改良的迷宫手术。同时，确保患者开始进行心率和节律控制的药物治疗

C. 由于近期没有做 TEE 和患者仍有症状，取消消融手术

D. 在没有 TEE 的情况下继续心脏复律，并重新安排消融手术

E. B 和 C 正确

答案：E。理想情况下，由于该患者 2 年前左心室流出道的压力阶差峰值为 102mmHg，且近期症状有改变，最近应行 TEE 检查。由于左心室跨过左心室流出道压力持续升高，导致左心室舒张末压和左心房压升高，消融失败的风险更高。患者应开始进行节律控制药物治疗，并转到较大的手术中心进行室间隔心肌切除术。该患者可以做一个改良迷宫术或术中同时进行左心耳切除术[8]。

4. HCM 产妇，G3P2（孕 3 产 2），分娩时自发性破膜。她有规律的宫缩间隔 2min，持续 1min，评估疼痛分级为 9/10。她希望行硬膜外麻醉。接下来最好的步骤是（　　）

A. 由于患者疼痛程度为 9/10，麻醉医生继续放置腰硬膜外麻醉，给予正常剂量的局麻

B. 麻醉医生向患者解释，因为她患有 HCM，她不能分娩，必须去手术室做紧急剖宫产

C. 详细采集病史，她最近的 TEE 显示峰值压力阶差的 5mmHg，心功能 NYHA Ⅱ 级（妊娠期 β 受体拮抗药治疗），麻醉医生认为患者的风险较高，需要在放置硬膜外导管之前动脉内压监测，仔细滴定局麻药以获得适当的麻醉水平

D. 与麻醉学和产科的多学科讨论后决定患者可尝试分娩，如果在分娩的第二阶段出现血流动力学不稳定，持续 Valsalva 动作，那么可能需要吸引器分娩或产钳分娩

E. C 和 D 都正确

答案：E。HCM 患者在妊娠期和围产期都可以正常。研究表明，这与患者妊娠前的心力衰竭程度或 NYHA 分级高度相关[29, 30]。HCM 不是

剖宫产手术的适应证。剖宫产手术只适用于出现心力衰竭和血流动力学不稳定而不能进行经阴道分娩的患者。对于 HCM 产妇，特别是有明显压力阶差的产妇，应慎重，在放置硬膜外导管前放置动脉内压监测。在局部麻醉的硬膜外麻醉前，可给予适当的液体管理，以确保最佳的左心室充盈压力。推荐慢速滴定局麻药。如果持续的 Valsalva 动作导致血流动力学不稳定，可以考虑第二阶段的吸引器辅助分娩或产钳分娩来防止左心室流出道梗阻的增加。

5. HCM 患者耐受非心脏手术的最重要预测因子是（　　）

 A. LVOT 无明显梗阻

 B. 由于二尖瓣收缩期前向运动引起的二尖瓣反流小于中度

 C. 既往无室性心律失常史

 D. NYHA 分级

 E. 左心房内径＜ 3.0cm

答案：D。根据最近一项在手术量较大的中心接受非心脏手术的 HCM 患者的回顾性综述，预测患者预后的最重要指标是 NYHA 术前分级[2]。尽管大多数患者在手术中接受了血管活性药物治疗，那些 NYHA Ⅰ～Ⅱ分级的患者可完全耐受非心脏手术。紧急接受非心脏手术的患者死亡相关风险明显较高（ P=0.0002 ）。

第 30 章　建立卓越肥厚型心肌病医学中心
Building a Hypertrophic Cardiomyopathy Center of Excellence

B. Robinson Williams Ⅲ　　Lisa Salberg　**著**

倪　黎　赵春霞　王　炎　**译**

缩略语

HCM	hypertrophic cardiomyopathy	肥厚型心肌病
HCMA	Hypertrophic Cardiomyopathy Association	肥厚型心肌病协会
ICD	implantable cardioverter defibrillator	植入型心律转复除颤器
MRI	magnetic resonance imaging	磁共振
NCI	National Cancer Institute	美国国家肿瘤研究所
SCD	sudden cardiac death	心脏性猝死
TEE	transesophageal echocardiography	经食管超声心动图
VUS	variants of unknown significance	未知意义变量

要　点

- 针对成人和儿童肥厚型心肌病患者的全国转诊中心网络已经建立，并在持续增长。
- 这些中心的目标是通过集中专家和患者来改善肥厚型心肌病患者的临床治疗，促进研究者发起的大规模随机对照试验研究。
- HCM 中心的关键组成部分包括成人和儿童心脏病学、电生理学、心脏影像、心脏外科、介入心脏病学、晚期心力衰竭治疗、遗传咨询和行政协调等方面的 HCM 专家。对市场和项目开发的行政支持同样重要。
- HCM 中心为肥厚型心肌病患者提供先进治疗的专家，如室间隔手术切除术和酒精室间隔消融术（或适当的转诊安排这些服务），在两种手术方面都满足国家能力标准和临床结果标准。

一、概述

在 ACCF/AHA 肥厚型心肌病诊断和治疗指南（2011 年修订版）中专门介绍了 HCM 中心的概念。

写作委员会认为强调 HCM 是一种复杂的疾病这一点很重要，它具有广泛的（和不断增加的）临床和遗传谱。虽然 HCM 是最常见的遗传性心脏病之一，在一般人群中也比较常见，但这种疾病在一般临床实践中并不常见，大多数心脏病专家只诊治少数 HCM 患者。这一原则推动了建立优秀的临床项目（通常在已建立的中心内），在这些临床项目中，心血管治疗将重点放在 HCM 的治疗上（即"HCM 中心"）。这些临床项目是由熟悉 HCM 的现代管理和提供诊断和治疗方案的心脏内科和心脏外科医生负责，包括遗传检测和咨询、经胸超声心动图、CMR 成像、室间隔手术切除术和酒精室间隔消融、心房颤动 / 心房扑动的治疗和植入 ICD 在内的各项内容。另一个优势是可以对大组的患者进行结果研究[1]。

在这一段中，指南撰写委员会强调了致力于治疗 HCM 患者的区域转诊中心的重要性。"卓越 HCM 中心"为患者及其家属提供全面的医疗服务，并促进建立一个全国性的中心网络，以便在多中心研究中进行合作。在本章中，我们将讨论"卓越中心"概念的演变，以及 HCM 中心的组成部分。

美国区域卓越医疗保健中心的概念可以追溯到国家癌症研究所（NCI），它是国家卫生研究院（NIH）的一个分支。在 20 世纪上半叶，公众和医学界开始把更多的注意力集中在癌症上，这种疾病似乎正在迅速流行，而且似乎无法治愈。1960 年，NCI 建议成立政府资助的癌症中心，其目的是统一全国不同学术中心的研究。1971 年，美国签署了国家癌症法案，建立了 15 个国家癌

症研究所指定的癌症中心。这些中心根据人口、地理和医学专家分布在美国各地的不同机构。他们的任务是进行"与癌症有关的先进诊断和治疗方法的临床研究、培训和示范"[2]。

今天，美国有 60 多个 NCI 指定的癌症中心。为了获得这个称号，一个中心必须在临床专业知识和研究能力方面满足 NCI 制定的各种标准。区域卓越中心不仅允许机构之间的合作，而且允许患者在驾驶距离内获得世界级的临床治疗。在随后的几十年里，其他的国家组织都遵循了 NCI 采用的非常成功的"中心"模式。

美国的肥厚型心肌病协会（HCMA）成立于 1996 年，其目标是"向患者及其家属、医学界和公众提供关于肥厚型心肌病的支持、宣传和教育"[3]。HCMA 的目标之一是建立全国性的 HCM 中心网络，他们在这方面非常成功。在 HCMA 成立之前，只有少数几家机构拥有在 HCM 的诊断和治疗方面具有多学科的专家。目前，在 20 个州有 31 个 HCMA 认可的卓越中心项目，而且认证项目的创建正以每年大约 4 个新项目的速度增长（图 30-1）。

就像 NCI 指定的癌症中心一样，HCM 中心允许患者在离家更近的地方获得最先进的治疗。HCMA 已经建立了一个机构必须满足的标准，以

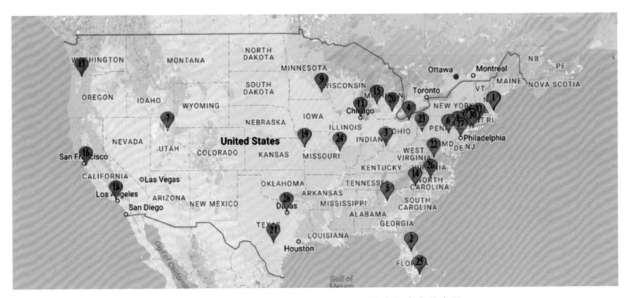

▲ 图 30-1　美国肥厚型心肌病协会认证的卓越中心分布图

取得 HCM 中心资格。此外，许多 HCM 中心已经合作形成一个强大的研究网络。本章的其余部分将讨论 HCM 中心的组成部分，以及 HCM 中心在社区和国家教育和研究中的角色。

另一个专门针对儿童人群的组织是儿童心肌病基金会（CCF），它涵盖了所有形式的心肌病。与 HCMA 类似，其目标是建立一个中心网络，处理在儿科人群中 HCM 问题，包括先进的治疗。CCF 已经确定了在心肌病治疗方面具有特殊专长的机构，特别是与儿科人群相关的机构（图 30-2）。

当然，被 HCMA 和 CCF 认可的中心并不是唯一治疗 HCM 患者的中心。HCMA 和 CCF 都是私人组织，其主要针对人群是 HCM 患者，因此不受审计或其他指标的约束，以确保在选择卓越中心时采用客观标准。因此，一些著名的卓越 HCM 中心要么没有参与，要么没有被选中，要么正在申请认可，但它们在临床和研究中都受人尊敬，拥有大量的患者和长期经验。因此，每个组织所列出的中心并不是一个全面的清单，而是 HCM 网络的两个例子。事实上，由于各种原因，美国和世界各国的 HCM 中心都为 HCM 患者提供了极好和全面的治疗，尽管没有列入其中，但这些中心的组成部分和目标都遵循本文所概述的概念。

二、HCM 中心的组成部分

HCM 是一种异质性和不可预测的疾病，在一般心脏病中心相对较少遇到。有了区域性中心，心脏病专家（既有无创的，也有介入性的）和外科医生就可以通过诊治大量患者来获得必要的专业知识。此外，照料 HCM 患者和家属需要多学科团队的合作方式。理想情况下，HCM 中心应包括医学主任、成人和儿童心脏病学、心脏影像（超声心动图和心脏磁共振成像）、电生理学、心脏外科、介入心脏病学、心脏移植和遗传

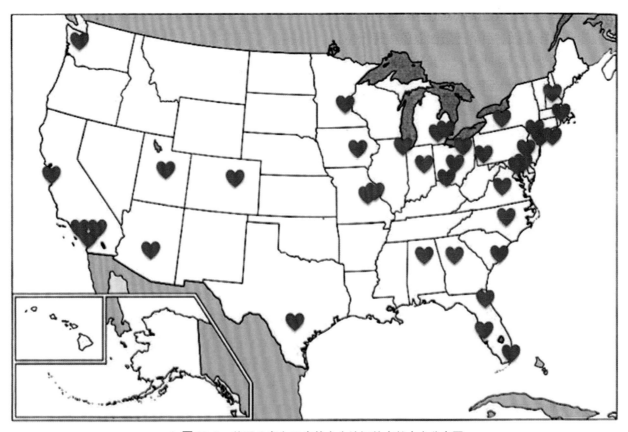

▲ 图 30-2　美国儿童心肌病基金会认证的卓越中心分布图

表 30-1　基本 HCM 中心的组成

- HCM 协调员
- HCM 专家（主任）
- 儿科心脏病学
- 心脏影像（超声心动图和心脏 MRI）
- 心脏电生理学
- 心脏外科
- 介入性心脏病学
- 先进的心力衰竭 / 移植
- 遗传咨询和遗传学家

额外的 HCM 中心组成部分

- 心理服务
- 营养学家和减肥专家
- 妇产科
- 配套服务

咨询专家（表 30-1）。临床协调员帮助患者操作系统并加强与转诊医生的沟通也很重要。完善的项目应包括整个医疗保健连续体的服务，包括产科治疗、饮食 / 减肥、心理和家庭服务。还应配备排班设备，以接待来自较远区域的患者和家属，提供预约时段，以便在 1～2 天内进行全面评估或提供旅行后勤方面的资源或指导。

三、HCM 专家

HCM 中心的医务主任是在诊断和治疗 HCM 患者方面具有主要专业能力的人，他 / 她通常把很大一部分的临床时间用于诊治复杂的 HCM 患者，参与项目的愿景规划，积累和保持 HCM 的临床经验。他 / 她还在研究所负责协调 HCM 患者的临床治疗，为 HCM 患者设立了一个或几个专门的临床日。尽管需要花费大量的时间来培养每个人的 HCM 专业知识，大型医疗中心通常已经具备了 HCM 中心所需的大部分或全部组件。医务主任还将确保这些部门协同工作，继续积累有关 HCM 治疗的特殊知识和经验。这可能包括促进参加全国 HCM 会议或其他针对每个子专业的现场培训。

传统上，医务主任是一名普通心脏病专家，通常具有心脏影像或晚期心力衰竭方面的专业知识。然而，心脏亚专科专家，如电生理学家或介入心脏科医生，当然也可以担任这一角色。医务主任通常是患者在 HCM 中心遇到的第一个医生。然后，医务主任将把患者转诊给他 / 她认为临床合适的团队其他成员。此外，医务主任负责保持小组成员之间的沟通渠道畅通，定期召开多学科会议。医务主任经常指导在中心进行的与 HCM 相关的临床研究，通常是与 HCM 相关的教育工作的负责人。他 / 她还负责确保该中心在机构内得到优先考虑，包括为维持和发展该项目提供行政和财政支持。HCM 的主管常是这个项目的代言人，从市场和发展的角度与外部互动，包括提高整个社区对 HCM 的认识。

四、儿科心脏病学

儿科心脏病学是任何 HCM 中心的另一个组成部分。肥厚型心肌病是一种遗传性疾病，可影响同一家庭的多个成员，包括儿童。它也是儿童和 35 岁以下年轻人心脏性猝死的主要原因。虽然 HCM 表型通常在生命中第 2 个或第 3 个 10 年表现出来，但该疾病可以出现在任何年龄。在很小的年龄（＜ 1 岁）被诊断为 HCM 的婴儿往往有更严重的疾病和更高的死亡率[4]。患有 HCM 的儿童和青少年可能出现症状，和（或）需要先进的治疗，如植入 ICD 或手术。儿科心脏病专家负责管理这些患者，并协调护理，有时与外部机构协调。

除了诊治受影响的患儿，儿科心脏病专家在筛查 HCM 患者的青春期一级亲属方面发挥着关键作用。对于 HCM 患者的一级亲属中不到 12 岁或青春期前发病的患者，除非临床怀疑为早发性（如杂音或晕厥）或过早死亡的恶性家族史或孩子参与高风险的竞技体育，则筛查是可选的[1]。建议青少年每 12～18 个月进行 1 次筛查。筛查通常包括病史和体格检查、心电图和超声心动图。生活方式因素和社会影响对儿童尤其重要，因此，儿科心脏病专家必须进行社会和（或）心理服务，并与孩子的父母密切合作，解决任何和所有的问题，包括运动参与、社会孤立和其他心理问题。儿科心脏病专家也可以带头与当地学校就 HCM 和认识进行讨论。

对 HCM 家族进行遗传检测发现了一组 HCM 基因型阳性表型阴性的患者。这些基因型阳性表型阴性的人大多数是儿童或青少年，需要由儿科心脏病专家严密监测 HCM 表型的发展。

五、心脏影像

心脏影像方面的专家是 HCM 中心的另一个重要组成部分。尽管现已有多种影像检查，超声心动图仍是诊断和治疗 HCM 患者优先的影像检查。如前节所述，超声心动图是筛选 HCM 患者一级亲属的首选检测方法。超声心动图在评估已知 HCM 患者时也很重要。超声心动图用于确定是否存在左心室流出道梗阻，准确测量压力阶差，确定最大壁厚，评估舒张期和收缩期左心室功能和左心房大小，并评估对治疗的反应。较新的超声心动图技术如应变率成像、三维超声心动图和左心房容积指数也可用于评估 HCM 患者。

超声心动图也经常用于帮助指导介入心脏病专家完成酒精室间隔消融术。术中经食管超声心动图经常用于指导外科医生进行室间隔心肌切除术。在有大量患者的 HCM 中心的超声医生更有可能全面掌握超声心动图诊断和评估 HCM 的微妙之处，包括二尖瓣和相关器官（包括乳头肌）的异常。超声医生在对 HCM 患者进行成像时应采用一致的方案，包括有无诱发的多切面多普勒评估和使用心肌对比剂，以帮助确定心内膜边界、确定壁厚和排除相关的心尖室壁瘤。此外，大体量 HCM 中心的超声医生应熟悉运动超声心动图的使用和引发 LVOT 阻塞的最佳 Valsalva 动作。

除了超声心动图外，心脏磁共振成像在 HCM 患者的评估中也起着至关重要的作用。在过去的 10 年里，不仅在 HCM 的诊断方面，而且在心脏性猝死的危险分层方面，心脏 MRI 已经成为一项越来越重要的检查。心脏 MRI 比超声心动图具有更高的空间分辨率，能够以断层成像的方式对心脏进行成像。对于正在接受 HCM 筛查且超声成像困难的患者，以及在超声成像通常不太清晰（前外侧壁或心尖）的局灶性肥厚的患者，心脏 MRI 可以帮助确定诊断。心脏 MRI 有助于 HCM 的危险分层，因为它能够准确地测量最大壁厚和评估左心室延迟增强的程度。钆延迟增强表现为心肌内瘢痕，与包括全因死亡率等不良临床结果相关[5]。

心脏 MRI 还可用于超声心动图不明确的患者 HCM 的诊断，或通过超声心动图对重度肥厚的患者提供更准确的室壁厚度测量。它也有助于识别其他肥厚的病因，如代谢疾病和浸润性疾病。在 HCM 中，壁厚 ≥ 3.0cm 与心脏性猝死风险增加相关，可能是植入 ICD 的适应证。因此，室壁厚度最高值为 2.5cm 或更高的患者可以通过 MRI 更准确的评估获益。总之，心脏 MRI 正在成为 HCM 患者评估的一个重要组成部分，一个 HCM 中心应该有这方面的专门技术。

六、心脏电生理

心脏电生理学是一个亚专业，在大多数心脏病实践和心脏中心都已具备。它也是 HCM 中心的重要组成部分。正如本教科书其他部分所讨论的，与普通人群相比，HCM 患者心脏性猝死（SCD）的风险更高，平均每年发病率为 1%。许多 HCM 患者将被认为是 SCD 的高危人群，需要植入 ICD。通常，需要 ICD 的 HCM 患者比典型的成年心脏病患者更年轻，这一点电生理学家必须考虑到。由于年龄的关系，HCM 患者在其一生中更有可能需要更换多个脉冲发生器。导线受损在 HCM 患者中也很常见，这可能是由于患者较高的活动水平，并可能由于肥厚心脏的高动力收缩。在他们的一生中暴露于多次手术会增加 HCM 患者的累积风险。此外，HCM 患者经常有发达的肌小梁，有时使电极定位困难；同时，心室电极的最佳血流动力学定位需要精确的位置。

拥有一个经验丰富的电生理学家将减少已知的风险，并提高正确放置的可能性。

HCM 患者除了增加室性心动过速和 SCD 的风险外，还面临心房颤动和心房扑动等房性心律失常的高风险。电生理学家可能需要帮助指导抗心律失常治疗或执行消融手术来治疗房性或室性心律失常。与其他基础心脏疾病的患者相比，因为心房或左心室极度肥厚，HCM 患者的消融操作可能有独特的挑战。因此，在治疗 HCM 患者方面也需要专门的专业知识。

最后，HCM 患者有时也需要用心脏起搏器。老年患者可能受益于起搏器，以减少流出道梗阻，或使用高剂量的房室结阻滞药（如 β 受体拮抗药或钙通道阻滞药）。此外，酒精室间隔消融术和外科室间隔心肌切除术后的患者可能需要安装心脏起搏器来治疗心脏传导阻滞或严重的传导疾病。考虑到手术后有较高的完全性心脏传导阻滞的风险，尤其需要电生理学团队以提高酒精室间隔消融的安全性。

七、心脏外科手术

室间隔心肌切除术具有特殊经验的心脏外科手术是 HCM 中心的另一个重要组成部分。在美国，单独室间隔心肌切除术被认为是治疗左心室流出道梗阻药物治疗无效患者的金标准。像任何外科手术一样，要获得良好的临床效果和较低并发症率，术者经验是至关重要的。然而，由于大多数心脏中心的 HCM 相对稀缺，外科医生很难获得专家级熟练掌握所需的手术量，除非设置一个大体量的 HCM 中心。ACCF/AHA 指南（2011年修订版）推荐手术量至少为 20 例，中心死亡率应小于 1%，主要并发症小于 3%[1]。HCMA 不需要 HCM 中心备有室间隔心肌切除外科医生。一个 HCM 中心要建立转诊到大体量手术中心的途径。能做室间隔心肌切除的外科医生应该有复杂的二尖瓣修复经验，包括修复乳头肌和腱索，以防止后续需要行机械二尖瓣置换术。在许多情

况下，可能需要由成熟的 HCM 外科医生进行正式的现场监督。

八、介入性心脏病学

对于左心室流出道梗阻的有症状的 HCM 患者，除了手术室间隔心肌切除术外，也可由介入心脏病专家行酒精室间隔消融术，这是以导管技术为基础，由介入心脏并专家完成的治疗，已经在本书其他章节做了深入讨论。这是 HCM 中心为左心室流出道梗阻且药物治疗无效的患者提供的一种选择。对于那些由于并发症导致手术风险高得不能接受的患者，应考虑采用该手术；对于那些拒绝手术治疗的患者，则应将其作为一种微创操作的选择。与手术室间隔心肌切除术一样，超多的手术量还有更好的临床表现与更少的并发症相关。与手术室间隔心肌切除术类似，ACCF/AHA 指南（2011 年修订版）也建议，实施酒精室间隔消融术数量至少为 20 例[1]。这些最容易在大体量的 HCM 中心中实现。类似于外科室间隔心肌切除术，中心也可有一个确定的可以转诊到有酒精室间隔消融术方面的介入心脏病专家的大体量的中心。同样和外科手术一样，在酒精室间隔消融术中，无论是现场还是通过国家课程，都可能需要正式的监督。博蒙特医疗中心的编辑 Srihari S. Naidu 和同事 George Hanzel 博士每年举办一次全国性的课程。

除了完成酒精室间隔消融术外，介入心脏病专家还应熟练掌握先进的血流动力学评估技术，包括全面的血流动力学评估，以确定和区别有症状患者的 HCM 生理。由于对于那些有严重的梗阻性生理所致临床症状的患者，酒精室间隔消融或手术是唯一可行的选择。所以评估患者，了解如何调控药物、设备和其他有创性治疗以改善患者的结果是绝对重要的。

介入心脏病专家也需要对接受手术心肌切除术的患者进行诊断性冠状动脉造影术以评估是否并发冠状动脉疾病。那些正在评估移植的患者，

必须做右心导管。此外，伴有心外膜冠状动脉疾病的患者可能需要放置支架以减少缺血。

九、进展性心力衰竭与心脏移植

每年，1%～2% 的 HCM 患者将进展为"终末期"HCM，即收缩功能不全的发展（左心室射血分数 ≤ 50%），可能是由于进行性心肌纤维化导致心室壁变薄和左心室扩张所致。另外 1%～2% 的患者由于晚期舒张功能不全和（或）心排血量低，会发展为射血分数保留的终末期心力衰竭（D 期）。最终阶段的 HCM 在本书的其他地方有详细的讨论，这类患者的死亡率很高（每年 11%）[6]。尽管采用了最佳的药物治疗，许多终末期患者仍将发展为进行性心力衰竭，其中一些患者将进行心脏移植。由于这些原因，一个完善的晚期心脏衰竭后心脏移植项目是 HCM 中心的必要组成部分。随着心律失常管理的进步和与 HCM 相关的心力衰竭的谨慎管理，包括成功的室间隔减容治疗，最终转向心脏移植的 HCM 患者的数量预计将在未来几年增加。

高级心力衰竭专家在全面评估这些患者终末期舒张期或收缩期心力衰竭、心肺运动测试结果和跟踪、最新药物和疗法的滴定及确定心脏移植的时间（如果需要）等方面至关重要。对于这样终末期的患者，心力衰竭专家往往成为主要的治疗医生。在许多情况下，HCM 心力衰竭和移植专家在一个不同但邻近的机构工作，与区域 HCM 专家和当地心脏病专家密切合作。然而，理想情况下，心脏移植项目应该在同一机构进行，因为移植团队通过心肌内膜活检可以帮助诊断和排除浸润性疾病作为不能解释的肥厚的原因。

十、遗传咨询

遗传检测和遗传咨询是 HCM 中心提供的重要服务。HCM 是一种由编码肌节蛋白的几个基因中的一个突变引起的遗传性疾病，该疾病以常染色体显性方式遗传。因此，当一个人被诊断为 HCM 时，所有的一级家庭成员都应该进行该疾病的筛查。家庭筛查在本教科书的其他地方有详细的讨论。遗传咨询师可以决定什么时候使用遗传检测并帮助解释结果。他们可以帮助解释阳性检测、阴性检测或具有未知意义的变异对患者和家庭成员的影响，包括对预期寿命、并发症、生活和健康保险及未来疾病遗传的影响。

胚胎植入前遗传诊断技术（preimplantation genetic diagnostics，PGD）和 Crispr CAS 9 技术突破性的研究进展可能对 HCM 家庭的计划生育产生重大影响。了解基本的基因突变是考虑这两种选择的必要条件。

遗传咨询师可以得到遗传学家医生的极大帮助，他们可以根据需要将讨论提升到更高的层次。因此，HCM 中心应该与遗传学家进行更深入的临床讨论和评估，包括考虑对某些患者进行全外显子组测序。

十一、HCM 护士或执业护士

一个专门的执业护士帮助维持高质量的患者治疗和减少 HCM 项目主任的工作负担。专科护理师与项目主任的协调帮助管理患者治疗，这可能包括门诊和住院治疗。药物滴定、检查的顺序及在患者可能出现症状变化时进行日常接触有助于确保高水平的治疗依从性，并改善总体临床结果和患者对本中心的满意度。

十二、HCM 协调员

设立专属 HCM 协调员对 HCM 中心的工作有极大的好处。HCM 协调员能接听 HCM 患者和医生的电话、分流和安排患者临床访问和帮助协调测试。特别是较远区域来的患者同一天可能需要多个检测，或多次来诊室访问，或可能需要复杂的保险授权。一个在这些方面有经验的协调员保证了中心的平稳运行，并提高了患者和转诊医生的经验。HCM 协调员在中心的研究和教育任务、组织会议和促进 HCM 团队所有成员的工作方面也有帮助。

十三、HCM 中心的研究

我们已经讨论了多学科方法的优势，包括一个大容量的 HCM 中心和如何改进临床诊疗。区域性 HCM 中心的另一个优势是便于研究。HCM 中心有能力建立大型临床数据库，以便进行纵向结果研究。此外，研究中心还可以将它们的数据库结合起来，形成更强大的观察性或随机前瞻性研究。我们今天对 HCM 的了解大部分都是这些观察性研究的结果。HCM 中 SCD 的发生率、ICD 治疗对 HCM 患者的有效性及外科室间隔心肌切除术和酒精室间隔消融的结果都已经在美国和其他地方的 HCM 中心的登记中得到证实。

在过去 30 年左右的时间里，大规模的前瞻性随机临床试验已经证实了其他心脏疾病（如冠状动脉疾病和充血性心力衰竭）的治疗效果。这些疾病非常普遍，因此更容易以这种方式研究。由于 HCM 患者相对较少，HCM 的前瞻性随机试验并不常见。国家 HCM 中心网络的好处之一是能够汇集患者进行随机临床试验。

除了跨中心的大规模研究之外，具有特定专业知识（如外科室间隔心肌切除术、酒精室间隔消融术或儿科）的个别中心可能能够执行个别研究者发起的研究，以推进该领域。这样的发现可以推广到其他地区让更多的 HCM 患者受益。

十四、HCM 中心的教育

除了提供高质量的临床诊疗和开展研究外，HCM 中心还应致力于对同行医疗专业人员和患者进行 HCM 方面的教育。教育可以有多种形式，包括专门讨论 HCM 的地方会议，在当地医院和医疗中心演讲，以及为患者及其家人召开的信息会议。某些特别优秀的中心也可以引领整个国

家，在国家心血管、外科、心力衰竭或介入性会议上教育其他人。因此，教育包括参加美国心脏病学会和美国心脏协会等国家心脏病学会议，以及专门针对 HCM 的会议，如肥厚型心肌病国际峰会和 HCMA 年会。

教育有两个主要目的：首先，它自然提高了当地医生和其他卫生保健工作者 HCM 的认知，可能提高 HCM 患者的诊疗水平；其次，它为 HCM 中心提供了机会，并使其他医疗保健专业人员意识到这种国家转诊中心网络的存在。在这方面，某些广告如电台广告或网站开发可以提供教育功能。

十五、结论

在过去的 20 年里，HCM 卓越中心的国家网络已经建立。中心的目标是提高对 HCM 患者的临床诊疗，鼓励 HCM 的研究，提高 HCM 相关意识和教育。成功的 HCM 中心利用了有一个包括 HCM 成人和儿科心脏病专家的多学科团队，具有电生理学、心脏影像、心脏外科手术、介入心脏病学、晚期心力衰竭治疗和遗传咨询专家，由 HCM 主任和一个专门的 HCM 协调员管理。重要的是，不是所有的 HCM 中心都能提供完整的服务，也不需要开展所有项目。而相互合作关系对于大部分提供酒精室间隔消融、外科室间隔心肌切除术、心脏移植和先进的儿科治疗的项目是必要的。

多学科 HCM 团队将他们广泛的技能集合在一起，以诊治复杂和不可预测的 HCM 患者。HCM 中心的存在也促进了机构之间的合作。大容量的中心已经建立了数据库，可以与其他中心协作，形成更大的数据库。这带来了有意义的研究结果和随机临床试验。HCM 中心内部和之间的合作无疑将促进我们对疾病的理解，并帮助 HCM 患者活得更久、生活得更好。

HCM 中心的目的不是代替当地的心脏病专家来诊治 HCM 患者。相反，这些中心应该提供

转诊和患者资源。他们可以对症状难以控制的患者提供第二意见，或协助评估 SCD 的风险。HCM 中心可能会提供诸如遗传咨询或室间隔心肌切除术或酒精室间隔消融方面的专业知识，这些在大多数心脏病学实践中是需要的。HCM 中心也可用于诊治护理病情较严重的患者或家庭。然而，许多患者在 HCM 中心治疗后，会继续跟随当地的心脏病专家进行后续治疗。这可能是居住在离医疗中心较远的患者或有多种并发症的患者的首选策略。HCM 中心和当地心脏病专家之间的有效沟通是必不可少的，以确保 HCM 患者继续得到高质量的诊疗。

临床精粹

- 尽管对 HCM 中心有多种要求，但某些服务必须外包给在这些项目方面拥有更大业务量和专业知识的其他 HCM 中心，如酒精室间隔消融术、外科室间隔心肌切除术、晚期心力衰竭和心脏移植及晚期儿科治疗（包括器械和外科手术）。

- 一个专门的 HCM 协调员是发展一个卓越中心的必要的第一步，机构必须理解为该项目的发展提供这样的资源的价值。

- 专门为 HCM 患者设立的办公日将使 HCM 相关的诊疗工作更为精简，并有助于巩固卓越中心。

- 虽然并非所有的 HCM 中心都通过了 HCM 协会的认证，但这样做可以让该中心参与更大的转诊网络，并增加对 HCMA 发起的研究和教育活动。

本章测试

1. HCM 中心的组成部分包括（　　）

A. HCM 专家 / 主管和 HCM 协调员

B. 遗传咨询师

C. 有介入治疗操作专家（外科、介入心脏科、电生理学）

D. 影像专家

E. 儿科心脏病专家

F. 以上所有

答案：F。HCM 中心除了提供高级影像（MRI）和心脏移植等服务外，还需要上述专业知识。并非所有的 HCM 中心都会在其机构中提供所有服务，并且必须与其他机构建立关系，这些机构能够执行初级机构无法提供的任何服务。通过这种方式，HCM 患者可以利用所有的资源。

2. HCM 主任的角色是（　　）

A. 作为项目外部和内部的代言人

B. 为那些从很远的地方来的患者协调就诊

C. 协调多学科小组会议和个别患者的综合护理

D. A 和 B

E. A 和 C

答案：E。HCM 主任是项目的外部和内部代言人，是 HCM 的主要临床专家。他 / 她管理协调，并与市场营销和社区外展合作，以提高对该项目和 HCM 的总体认识。HCM 主任成立 HCM 专家小组，并在海外召开以患者为中心的多学科小组会议，以实现对 HCM 患者的最佳个性化治疗。

3. 卓越中心认证的好处包括（　　）

A. 确认卓越中心的必要外部组成部分已经协调建立好

B. 能够与其他卓越中心建立网络，包括选择主要机构不提供的服务和额外的研究合作

C. 帮助机构证明需要专门的资源，包括专门的 HCM 协调员、市场营销和教育方面的资源

D. 以上皆是

E. A 和 B

答案：D。以上这些都是保持卓越中心认证的预期好处。

第 31 章　HCM 病例报告
Longitudinal Case-Based Presentations in HCM

Abdul Moiz Hafiz　Jonathan Elias　Kanika Mody　Jenna Kahn　Sahil Khera　Ankur Kalra　Srihari S. Naidu　**著**

倪　黎　杭伟健　王　炎　**译**

缩略语

ACCF	American College of Cardiology Foundation	美国心脏病学会基金会
AHA	American Heart Association	美国心脏协会
CMRI	cardiac magnetic resonance imaging	心脏磁共振成像
CPR	cardiopulmonary resuscitation	心肺复苏术
DCCV	direct current cardioversion	直流电复律法
ESC	European Society of Cardiology	欧洲心脏病学会
ETT	exercise treadmill test	平板运动试验
HCM	hypertrophic cardiomyopathy	肥厚型心肌病
HOCM	hypertrophic obstructive cardiomyopathy	肥厚梗阻性心肌病
ICD	implantable cardioverter defibrillator	植入型心律转复除颤器
INR	international normalized ratio	国际标准化比值
LBBB	left bundle branch block	左束支阻滞
LGE	late gadolinium enhancement	晚期钆增强
LVOT	left ventricular outflow tract	左心室流出道
NSVT	non-sustained ventricular tachycardia	非持续性室性心动过速
NYHA	New York Heart Association	纽约心脏协会
RBBB	right bundle branch block	右束支阻滞
SAM	systolic anterior motion of mitral valve	二尖瓣前叶收缩期前向运动
SCD	sudden cardiac death	心脏性猝死
TEE	transesophageal echocardiography	经食管超声心动图
TIE	transthoracic echocardiography	经胸超声心动图
VT	ventricular tachycardia	室性心动过速

一、概述

20 世纪 50 年代以来，肥厚型心肌病已被大家认识，然而，直到最近才发现这种疾病并不少见，发病率约 1/500。研究逐渐揭示了 HCM 复杂的病理生理学，包括舒张功能障碍、流出道梗阻、二尖瓣反流、充血性心力衰竭、肺动脉高压以及其他并发症，包括心房颤动和脑卒中。我们在了解这种疾病包括它的遗传基础方面已经取得了重大进展。事实上，研究已经发现了各种突变，这些突变有助于筛查个体及其家庭，既有助于识别可能受影响的个体，又有助于确定哪些人可以免于进一步的检测。

目前所知，HCM 存在大量在解剖、生理和临床表现方面的不同，这些不同可以导致多种临床表型，从基因型阳性的无临床表型个体到极度肥厚的心脏性猝死个体都有。另外，研究者也注意到更多的慢性表现，包括需要心脏移植的难治性心力衰竭。HCM 的患者常因多种因素如舒张功能障碍、左心室流出道梗阻、二尖瓣异常、肺动脉高压和心律失常等复杂的相互作用导致了一系列的症状，如果处理不当，这些症状可能会在患者的一生中不断恶化，导致发病率或死亡率的增加。症状严重的患者表现为劳力性呼吸困难、下肢水肿、端坐呼吸、晕厥或更严重的情况，如心源性栓塞性脑卒中、晚期心力衰竭和（或）危及生命的心律失常。若存在一些并发症如肥胖、高血压和肺部疾病，患者有时甚至会表现出相似和 HCM 重叠的症状，从而进一步混淆判断。在许多情况下，患者常常因为未在第一时间就诊于相关专业的心脏病学家而被误诊或漏诊，导致患者最终被确诊时的症状、心脏结构和功能可能已经非常差了，因此也限制了相关潜在治疗方法的使用，不能使患者得到预期的生活质量或生存获益。因此，在这一领域需要旨在提高认识和早期诊疗的方法。

对某些特定人群的管理可能更具挑战性，如参与竞技运动的年轻患者及孕妇，他们有可能拥有更长的有质量的生活。幸运的是，当被确诊为 HCM 后，这部分患者可以被转诊至一个大体量 HCM 中心，这在这本书的概述和在当前 HCM 的指南中均有提及，大多数时候 HCM 症状可以通过各种无创和（或）有创方法，包括适当的药物治疗和生活方式的改变而缓解。

关于 HCM 患者诊疗信息传播的一个挑战是，这种疾病在总体上相对罕见且经常被误诊，且患者的临床表现、解剖结构、心功能和个体对治疗的反应存在广泛的差异性。因此，仅有少数几个 HCM 卓越中心的医生掌握大量相关 HCM 诊疗的专业知识。由于这种疾病的诊疗经验积累主要是通过对病例学习，本章的目的是通过病例介绍来模拟临床经验。因此，本章列出了 8 例患者的最初临床表现和几年来的随访，并描述了这些患者的各种临床表现及如何诊治他们的。这种方法将补充本教科书中其他地方诊断和治疗的说教式描述。重要的是，由于这主要是一些 HCM 中心的经验之谈，每个患者具体的方案将基于当地的经验和结果。因此，本章的重点不是为一组患者建议一个完美的诊疗过程，而是为特定的患者记录一个这样的病程。

每个病例都从他们最初的病史开始组织，包括任何相关的病史，并随访患者直到最近的门诊就诊。通过演示，我们将提出临床精粹讨论及临床要点，让读者对每个临床精粹背后的原因和一些微妙的治疗有一个切实的理解。

二、病例 1：患有难治性 HCM 的 58 岁男性患者

患者，男性，58 岁（白人），既往有高血压病史，最近被诊断为肥厚型梗阻性心肌病。患者自诉其经常运动且耐受性良好，然而，在过去的 1 年里，他开始出现劳力性气短和呼吸困难，并在过去 6 个月进展为反复发作与劳力性相关的晕厥前兆，无晕厥或胸部不适的症状，但心悸频繁。在最初的评估中，患者在爬一段楼梯后表现

出劳力性呼吸困难和 NYHA Ⅲ 级症状。12 导联心电图显示窦性心律伴左束支传导阻滞（图 31-1）。超声心动图显示二尖瓣中度反流，左心室收缩功能正常，基底间隔 2.1cm，后壁正常，左心室流出道梗阻 40mmHg，Valsalva 动作后增加到 130mmHg，符合 HCM 梗阻的病理生理改变。随后，推荐使用 24h 动态心电监护仪。

临床精粹：什么时候推荐 HCM 患者 24h 动态心电图（Holter）监测？

- 动态心电图监测应常规纳入 HCM 患者的初始评估[1]。动态心电图监测室性快速心律失常对于无症状和有症状的 HCM 患者的危险分层是非常重要的，这是因为在动态心电图监测中出现的非持续性室性心动过速，除了可以确定患者后续发生心脏性猝死事件的风险升高外，还可以帮助确定哪些患者可植入 ICD[1]。然而，就其本身而言，非持续性室性心动过速是 ICD 植入的 Ⅱb 适应证，通常需要考虑其他风险因素来证明 ICD 植入的合理性。另一种情况

是，较长时间快速的非持续性室性心动过速，特别是对于有症状或流出道梗阻的患者有必要植入 ICD。动态心电图监测还可识别心房颤动，这是 HCM 患者脑卒中和临床失代偿的常见病因，尤其是像本例患者那样的心悸。动态心电图监测对于无症状患者的后续年度评估可以考虑但不太常用。更常见的是，有症状的患者可通过随后的动态心电图、事件或循环监测仪来阐明症状的病因。

在动态心电图监测后，患者接受了诊断性右心导管检查，检查显示左右心室充盈压正常，肺动脉压稍高；HCM 的梗阻无静息压力阶差，但在 Brockenbrough 和 Valsalva 联合动作后可出现 90mmHg 的压力阶差；心排血量保留，冠状动脉造影显示非阻塞性前降支狭窄程度小于 30%。患者继续接受 β 受体拮抗药和双异丙吡胺联合治疗。此外，心脏磁共振证实有 2.2cm 的室间隔不连续膨出，且无晚期钆增强。

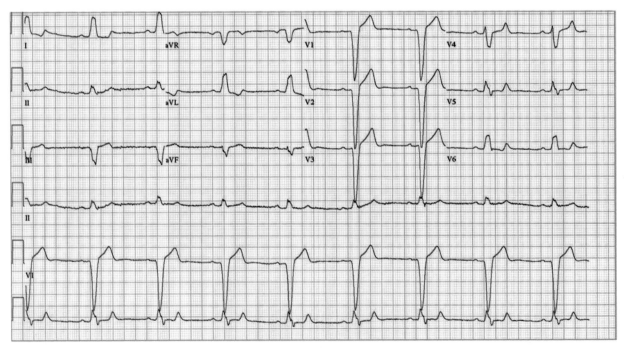

▲ 图 31-1　病例 1：左束支阻滞心电图

临床精粹：HCM 患者何时推荐心脏磁共振？

- 通过 CMRI 对 HCM 表型的准确描述，可以更精确地确定肥厚的位置和大小，从而有助于制定有创治疗（室间隔心肌切除术或酒精室间隔消融）的管理决策。严重室间隔瘢痕的存在可能使酒精室间隔消融术的效果变差[2]。CMRI 在提供心室功能的准确信息方面也很有价值，特别是对于因经胸超声心动图成像中声窗各件差、无法看到左心室或右心室某些区域的患者[3, 4]。超声心动图显示较不清晰的区域，如心尖和侧壁，在 CMRI 上更容易识别，相关结构如乳头肌也更容易识别。此外，在选定的患者中，当心脏性猝死风险分层，特别是高危状态不确定时，可考虑 CMRI 评估晚期钆增强来帮助临床精粹。多项研究表明，约 50% 的 HCM 患者存在 LGE 提示的纤维化区域，部分患者的纤维化区域可能平均占左心室心肌的 10%[5, 6]。重要的是，在 CMRI 上有 LGE 证据的 HCM 患者比没有 LGE 的患者有更高的心脏性猝死风险，如在动态心电图监测中发现的非持续性室性心动过速。因此，LGE 可能有助于风险分层和确定是否行 ICD 植入。由于 CMRI 可对心脏进行整体成像和精确的测量，可有助于 HCM 的诊断和鉴别诊断。最后，由于室间隔最大厚度 > 3.0cm 提示有猝死的高危风险而需进行 ICD 植入，超声心动图显示临界室间隔厚度（2.5～2.9cm）的患者可以通过 CMRI 来确定是否存在有室间隔大于 3.0cm 的情况。一些 HCM 中心对所有 HCM 患者进行常规的 CMRI 检查，而另一些医院也把 CMRI 作为一项更具选择性的检查。

由于患者药物治疗效果差及动态左心室流出道梗阻，考虑进行室间隔缩减治疗。最终，基于患者的年龄、HCM 表型和潜在的左束支传导阻滞，决定行室间隔心肌切除术。如果酒精室间隔消融后出现完全性右束支阻滞，这将使患者发生完全性心脏传导阻滞的风险极大，需要植入起搏器。术中切除了不对称室间隔肥厚，术中经食管超声证实左心室流出道梗阻已得到缓解。术后患者恢复良好，出院后继续使用 β 受体拮抗药（术后 TTE）（图 31-2 至图 31-4）。

然而，大约室间隔心肌切除术 2 周后，患者开始出现多次晕厥发作。尽管目前没有电生理学证据推荐植入 ICD 进行猝死的一级预防，但是该患者还是进行了 ICD 植入。在接下来的几个月里，患者仍然反复发作晕厥，随后的监测没有找到心律失常病因的证据。超声心动图也未显示静息或诱发的流出道梗阻（图 31-2 至图 31-4）。

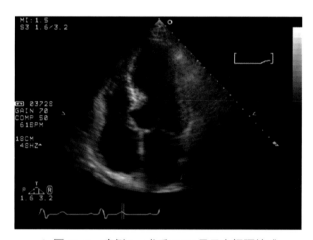

▲ 图 31-2　病例 1：术后 TTE 显示室间隔缩减

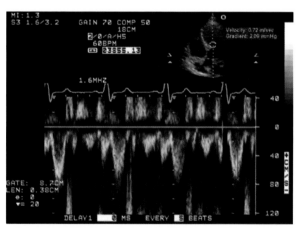

▲ 图 31-3　病例 1：术后 TTE 四腔心切面显示无左心室流出道压力阶差

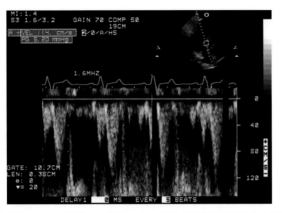

▲ 图 31-4 病例 1：术后 TTE 三腔心切面显示无左心室流出道压力阶差

临床精粹：房室传导模式是否影响有创治疗的选择？

- 患者合并左束支传导阻滞时，室间隔心肌切除术可能是首选的治疗方法，而不是酒精室间隔消融，后者会因为新发的完全性右束支传导阻滞而导致完全性房室传导阻滞而大大增加永久起搏器安置的风险。一项纳入52例患者的小型研究对酒精室间隔消融术与外科室间隔心肌切除术对房室传导的影响发现，4例术前存在左束支传导阻滞的患者有3例在酒精室间隔消融术后发生完全性房室传导阻滞，而10例术前存在左束支传导阻滞的患者在外科室间隔心肌切除术后均没有发生心脏传导阻滞[7]。这与两组中术前无左束支传导阻滞的患者形成鲜明对比，其中酒精室间隔消融组有40%发生完全性右束支传导阻滞，外科室间隔心肌切除术组有46%发生完全性右束支传导阻滞，两组术后无房室传导阻滞的患者无显著差异（分别为53%和54%）。另外，在外科组中，3/5（60%）既往有完全性右束支传导阻滞的患者术后发展为完全性房室传导阻滞，而在酒精室间隔消融组（n=2）没有[7]。因此，在其他因素相同的情况下，既往有完全性右束支传导阻滞的患者推荐行酒精室间隔消融治疗，而既往有左束支传导阻滞的患者推荐行外科室间隔心肌切除术治疗。

临床精粹：在 HCM 中 ICD 的指征是什么？

- 在对已知或疑似HCM患者进行初步评估时，应始终进行SCD风险评估。所有患者，尤其是年轻患者，都应了解不适当的电击的风险，终身都有起搏器/电极故障和其他设备并发症的风险，以及起搏器升级/电池更换的需要。根据ACCF/AHA指南[1]，以下一个或多个标准可判断为高风险：①心室颤动的病史，持续VT或SCD事件，包括ICD治疗室性快速性心律失常；②一级亲属在小于50岁发生SCD事件的家族史；③不明原因复发性晕厥；④记录到NSVT3跳及3跳以上，或在动态心电监护上示NSVT心率大于120次/分；⑤最大LV壁厚大于或等于30mm。在随访评估中，通常进行动态心电图监测、平板运动试验（低血压或心律失常）、超声心动图，以及反复发作的家族史和个人病史，以确定是否存在任何高风险因素，或高、低风险因素同时存在，可以考虑植入ICD。相比之下，电生理检查并没有被认为是HCM患者的危险分层工具。在本例中，因"不明原因晕厥"植入ICD。然而，该患者最近做过手术，在植入ICD之前，晕厥的病因尚未充分确定。ICD事件回顾和超声心动图排除了心律失常和梗阻性病因，自主神经不稳定可能是罪魁祸首。

停用β受体拮抗药后患者晕厥得到缓解，提示晕厥可能是神经源性原因（自主神经不稳定）。超声心动图仍未发现梗阻的证据，ICD事件回顾中也未发现心律失常。随后几个月，患者无晕厥或晕厥前兆复发，达到NYHA功能性Ⅰ级。患者主诉ICD植入部位胸壁不适，需要长期使用麻醉镇痛药。

考虑到目前无症状患者缺乏继续ICD治疗用于一级预防的指征，再加上患者运动跑步机试验有极好的运动耐受性，我们决定将患者转诊至电生理学家那里行 ICD 去除术（根据患者的意愿）。我们还建议患者，既然 ICD 已经植入，保留它可能是明智的。然而重要的是，告知患者至少要等 6 个月，以确保没有发现心律失常和症状没有复发。经过长时间的讨论，评估 ICD 移除的风险和益处后，患者最终接受了 ICD 移除，没有进一步的并发症。1 年后，患者仍无症状。

临床精粹

- "原因不明"和"反复发作"的晕厥是 HCM 患者 SCD[1] 的标志。由于 HCM 患者的病因是多因素和复杂的，在进行 ICD 之前，应仔细了解临床病史，以彻底评估不明原因和反复发作晕厥的 SCD 高危患者。HCM 患者晕厥的可能病因包括：①致心律失常、室性和室上性心动过速；②机械性、动态 LVOT 阻塞，导致收缩压突然急剧降低（如用力引起）；③神经介导；④医源性原因，如干扰房室传导的药物及影响负荷条件的治疗，另一个医源性原因是外科手术或酒精室间隔消融术后未被确认的心脏传导阻滞。在一项研究中，无法解释或被认为与心律失常表现一致的晕厥仅在最近发生（＜6 个月）时才与 SCD 显著独立相关，而在就诊前 5 年之前发生时则没有相关性[8]。

临床精粹：HCM 患者植入 ICD 需要考虑哪些实际问题？

- 为了减少不适当的电击，应将心室颤动区设置得足够高（＞220 次 / 分），并应使用抗心动过速起搏。某些患者可能适合单腔左心室 ICD，事实上，皮下 ICD 对于年轻患者可能是一个很好的选择。然而，考虑需要起搏的左心室流出道梗阻的患者，或认为是左心室非同步化引起的顽固性症状

患者中考虑心脏再同步化治疗，可增加其他心腔电极。此外，对于那些有很大可能发生心房颤动或窦房结功能障碍患者，如老年患者，双腔起搏将使患者受益，特别是同时能监测心律失常和连续起搏的双腔起搏器。

三、病例 2：有围生期 SCD 病史的 38 岁女性患者行酒精房间隔消融术

2010 年 6 月，38 岁的患者最近妊娠后，来到肥厚型心肌病中心就诊。她是一名没有保险的白人女性，有高血压和吸烟史，尽管她在 6 个月前（25 包 / 年）就戒烟了。最近诊断为 HCM 后，患者每日服用琥珀酸美托洛尔 100mg。患者妊娠 2 次，一个孩子为 12 岁，另一个为 2 月龄大。这两个孩子当时都还没有进行 HCM 检查。她的病史分为以下两个阶段：第一阶段是在笔者所在肥厚型心肌病中心就诊之前的事件，第二阶段描述的是她在 2010 年就诊之后我们所做的临床决定。

2004 年，她第一次发现心脏问题，当时她的家庭医生指出她有收缩期喷射杂音。行超声心动图，诊断为左心室肥大临界状态。不久，患者出现胸痛和呼吸困难，劳力时加重，判定为 NYHA Ⅱ 级心力衰竭症状，并开始服用小剂量美托洛尔和阿司匹林。目前还不清楚这位医生当时的主要诊断是什么，然而没有进行进一步的检查。

2006 年，由于此患者运动时持续胸痛，她接受了第一次心导管检查。患者说结果"不明显"，没有找到她胸痛的原因；心导管术后，她仍有胸痛。2 年后，她主诉休息时胸骨下心绞痛并伴有呼吸短促。尽管她在妊娠前曾就医过，并被告知妊娠对她来说是安全的，但 2009 年妊娠后症状恶化。由于缺乏医疗保险，她直到妊娠 31 周才就医。此时，她每天都有晕厥发作和持续的呼吸短促，这促使她在住院期间进行了进一步的

检查，超声心动图显示室间隔厚 2.4cm 并伴有梗阻，最终被诊断为重度肥厚性梗阻性心肌病。她的心脏科和产科团队就早期剖腹产的优点及心脏是否能够承受妊娠的剩余时间或剖腹产展开了讨论。这一时期，她反复住院，直到最终在妊娠 36 周时通过剖腹产分娩，没有被转诊到高危产科组。目前尚不清楚是否有证据表明充血性心力衰竭或容量负荷过重。不幸的是，此患者剖腹产手术中心搏骤停，经心肺复苏和除颤后，患者成功苏醒。此患者术后植入了 ICD，并开始服用美托洛尔，产后其他治疗相对没有显著变化，出院后逐渐增加美托洛尔剂量至每日 100mg。

临床精粹：植入 ICD 适合这位患者吗？

- 年龄小于 35 岁发生 SCD 的患者，HCM 可能占 48% 之多[9]。事实上，SCD 可能是始发症状。ICD 降低了心脏性猝死高危患者的死亡率。因此，所有 HCM 患者都应筛查 SCD 的风险和可能的 ICD 需求。目前，HCM 患者 SCD 的风险分层依据临床因素而不是遗传因素，尽管一级 HCM 患者的 SCD 家族史可能使 SCD 风险增加 5 倍[10]。在一个系列研究中，不同基因型的患者临床表型无法区分，因此基于基因型的预后不可靠[11, 12]。ICD 的 I 类适应证（ACC/AHA）包括病史中出现：心室颤动、持续性室性心动过速、心脏性猝死、心脏性猝死家族史（特别是在一级亲属小于 50 岁的时候发生）、原因不明的晕厥（6 个月内）或左心室最大厚度大于 30mm[1]。尽管有人可能会说，本来存在妊娠禁忌证的患者的室性心律失常和心搏骤停是由麻醉和分娩压力诱发的，但任何被诊断为 HCM 的持续 SCA 的患者通常都需要 ICD 植入。值得注意的是，虽然 NSVT 一度被认为是一个主要的危险因素，但对于 ICD 植入，它只是 IIb 级；跑步机运动检测的异常血压反应也是如此。

临床精粹：已知患有 HCM 的患者寻求妊娠的风险是什么？

- 如果没有症状或症状轻微或中度，HCM 女性可以安全地妊娠，而 NYHA III 或 NYHA IV 级预示产妇死亡率和发病率增加[13]。10%～30% 有中度至重度症状的 HCM 母亲在妊娠期间临床症状恶化，尤其是 LVOT 梗阻时，而压力阶差＞ 100mmHg 的恶化风险最高[14, 15]。既往有轻度至中度症状的患者不需要剖宫产和特殊医疗（高危产科），除非在妊娠过程中出现活动性心力衰竭或明显的梗阻，但应剖宫产和高危产科是妊娠期症状较严重者的主要治疗手段。孕产妇死亡率仅限于患有晚期症状的患者，包括进行性心力衰竭、严重收缩期或舒张期功能障碍、室性心动过速、室上性心动过速或明显的 LVOT 梗阻。这些女性需要高风险的母胎医疗团队的治疗，并由心脏病专家密切参与，最好是 HCM 专家。如果需要控制症状，妊娠期间不应停用 β 受体拮抗药或双异丙吡胺，应密切监测胎儿心动过缓。妊娠心房颤动患者可通过密切胎儿监测（紧急剖宫产应急计划）[16]和低分子肝素抗凝[2, 17]。ACCF/AHA 指南强调对任何患有 HCM 的育龄女性进行基因检测和遗传咨询，以及对患有 HCM 的父母（母亲或父亲）进行遗传咨询，了解妊娠前及妊娠的风险[1]。应劝阻 NYHA III 类症状的患者妊娠，而 NYHA IV 类是绝对禁忌证。脊髓阻滞麻醉后心脏负荷下降也是禁忌证，麻醉医生应熟悉引起梗阻的药物和可用于急性改善流出道梗阻的药物。SwanGanz 导管可以指导压力和液体量状态，对有症状的梗阻或充血患者是有帮助的。

患者于 2010 年转至肥厚型心肌病中心，检查显示她的血压为 112/60mmHg，心率为 60 次 / 分，体重约 104kg（230 磅），呈病态肥胖。她的颈部没有任何颈静脉扩张、瘀青或肿块，胸骨左缘有 3/6 收缩期杂音，随着 Valsalva 动作而增强，双下肢有轻微的水肿，有 NYHA Ⅲ 级呼吸困难症状，无晕厥，但用力时有头晕和心悸，爬楼梯有劳力性呼吸困难。12 导联的心电图显示她是 60 次 / 分的起搏心律。

在这次会诊中，使用超声心动图来评估不对称的室间隔肥大、肥大程度、二尖瓣瓣叶收缩期前向运动、二尖瓣反流及在静息和激发期间流出道梗阻程度。此外，由于明显的症状和可能的梗阻，将琥珀酸美托洛尔增加到上午 100mg、下午 50mg，并考虑在未来添加双异丙吡胺以更好地控制症状。笔者团队也讨论了如果严重症状持续存在，可能发生的有创治疗（酒精室间隔消融术或外科室间隔切除手术）。专家进行了详细讨论，根据 ACC/AHA 指南和她的年龄（38 岁）考虑，外科室间隔心肌切除术比酒精室间隔消融术更优。

在随访 2 周时，超声心动图（图 31-5）显示射血分数 65%～70%，Ⅱ 级舒张功能障碍，孤立性基底部肥大（2.4cm），二尖瓣收缩期前向运动伴左心室流出道梗阻，左心室流出道静息压力阶差峰值 80mmHg，右心室收缩压 40～45mmHg，轻度至中度二尖瓣反流，严重左心房扩张。患者仍处于 NYHA Ⅲ 级症状，因此开始使用双异丙吡胺每天 2 次、每次 150mg 来进一步减少流出道梗阻。

尽管如此，1 个月后患者仍有 NYHA Ⅲ 级呼吸困难、间歇性头晕和 Ⅱ 级心绞痛症状。因此，行心导管检查（图 31-6），显示冠状动脉解剖正常，左、右心充盈压轻度升高，轻度肺动脉高压，肺血管阻力正常，心排血量正常。因为此患者有流出道梗阻，尽管她采取了药物治疗，激发试验中静止压力阶差可升至约 80mmHg。根据这些结果，我们决定讨论有创治疗方案。

临床精粹：患者选择心肌切除术还是酒精室间隔消融？

- 如 ACCF/AHA 指南[1] 所示，为了推荐患者采用任何一种有创策略，我们建议患者应满足以下核心先决条件：①由于左心室流出道梗阻引起的症状对最佳的药物治疗不敏感，这通常意味着两类药物的不良反应；②必须证明梗阻是由二尖瓣与肥厚的室间隔拥挤引起的（而不是由于收缩闭塞或严重的舒张功能障碍）；③静息或激发时，最大瞬时压力阶差至少为 50mmHg。当满足这些标准时，可以考虑有创治疗。对于年龄较轻、室间隔较厚、室间隔厚度大于 30mm 且合并需要手术矫正的解剖性心脏病（如二尖瓣疾病）或需要冠状动脉搭桥的患者，宜行外科室间隔心肌切除术。心室中部梗阻或由异常的乳头肌或瓣下隔膜引起的梗阻，也应进行手术治疗。因此，除了室间隔心肌切除术，其他结构异常可能也需要治疗——二尖瓣手术（11%～20% 的病例）[18]、二尖瓣置换术、乳头肌修复、部分切除或移动乳头肌、二尖瓣前瓣折叠或伸展[19-22]。手术预后良好的预测因素包括年龄＜ 50 岁、左心房大小＜ 46mm、无心房颤动发生及男性[2, 23]。解决左心室流出道梗阻的成功率大于 90%[2]，而二尖瓣切除术的死亡率为 3%～4%[22, 24, 25]。更适合进行酒精性房间隔消融术的患者包括那些年龄较大、高龄或有明显并发症且选择性增加手术风险的患者。此外，既往有起搏器或 ICD 的患者可选择进行酒精房间隔消融术。重要的是，虽然每个解剖结构都有可能通过手术治疗，但酒精室间隔消融术只有选择解剖结构最理想的，这包括基底部肥厚、二尖瓣问题及目标心肌有足够的穿隔支。此外，对 LBBB 患者最好行室间隔心肌切除术，而对 RBBB 患者最好行酒精室间隔消融术，

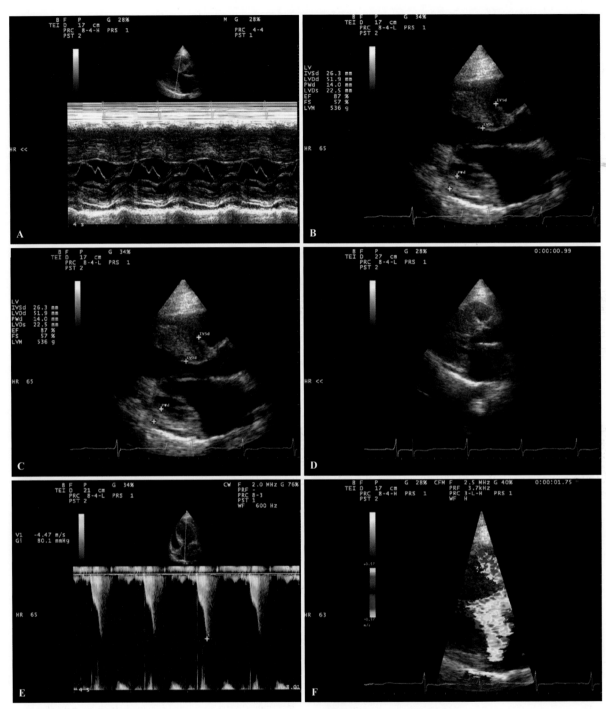

▲ 图 31-5 病例 2

A. TTE M-mode 描绘收缩期前向运动；B. TTE 胸骨旁长轴测量不对称隔肥大；C. TTE 无收缩期前向运动；D. TTE 收缩中期前向运动和 LVOT 梗阻；E. 静息 LVOT 压力阶差 80mmHg；F. 继发于二尖瓣收缩期前向运动的中度二尖瓣反流

这种方法降低了术后发生完全性心脏传导阻滞和需要起搏器的风险。最后，当两种手术在某一患者看来都同样安全和有效时，患者可自主选择，在经过平衡和彻底地讨论（包括适当的咨询）后，患者可以决定选择其中一种手术或另一种手术。然而，我们建议外科医生和介入医生至少要进行 20 次这样的手术才能算是有经验的。

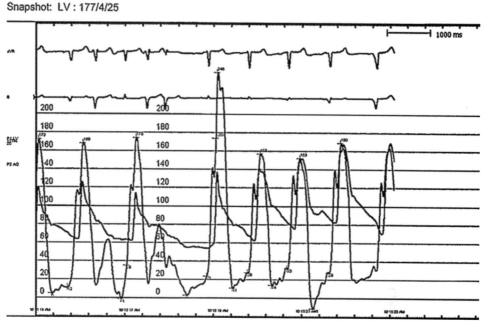

▲ 图 31-6　病例 2：心导管显示可诱发 LVOT 压力阶差

医生强烈建议患者进行外科室间隔心肌切除术，并接受心脏外科医生会诊。然而，患者选择了酒精室间隔消融术。尽管室间隔心肌切除术是这个年龄段患者的经典首选，但有几个原因使该患者选择酒精室间隔消融。除了病态肥胖引起的气道管理问题外，患者没有家庭支持，依从性欠佳，无法耐受开胸手术。其次，她是两个孩子的单身母亲，没有保险，不愿承担长时间恢复的风险，包括术后无法生育孩子。经过一番讨论后，患者最终选择了酒精室间隔消融术。1 个月后，采用标准技术进行酒精室间隔消融术。

患者门诊随访 1 个月后，二维超声心动图（图 31-7）显示室间隔肥厚改善（基底隔 2cm）有轻度二尖瓣收缩期前向运动，左心室流出道最小压力阶差峰值为 12mmHg，伴有轻度二尖瓣反流，无肺动脉高压。此时，患者的症状为 NYHA Ⅱ级，她的药物治疗方案包括持续服用 β 受体拮抗药和双异丙吡胺。医生还建议她为自己和其他家庭成员进行基因检测。在随后的随访中，由于患者持续出现 NYHA Ⅱ级症状，双异丙吡胺增加到每天 2 次，每次 200mg。消融 1 年后，患者症状显著缓解到 NYHA Ⅰ级，医生和患者讨论了基因测试。此时，消融 18 个月后，超声心动图（图 31-8）显示她的左心室间隔底部厚度为 1.4cm，收缩期二尖瓣前向运动消失，左心室流出道的静息压力阶差 15mmHg，Valsalva 动作后并未增加。左心室射血分数为 55%，舒张功能不全 Ⅰ级。鉴于患者良好的预后和症状改善，双异丙吡胺用量减少一半，并考虑在未来停用。

临床精粹：左心室对有创治疗的反应如何？

● 酒精室间隔消融术和外科室间隔心肌切除术改善症状的时间过程是不同的。在室间隔心肌切除术后，梗阻立即被清除，在随后的几个月里，重塑发生，舒张功能改善。然而，由于心内直接手术后的恢复期，患者可能要几个月后才会感到明显的好转。与此相反，酒精室间隔消融术后，整个身体几乎不需要恢复。然而，最初的酒精输注会造成局部梗死，从而减少流出梗阻。随着时间的推移，该区域出现瘢痕和变薄，进一步扩大流出道直径，模拟外科室间隔心肌切除术。术后舒张功能障碍、心室肥大、室间隔和远处部位重塑都得到了改善。

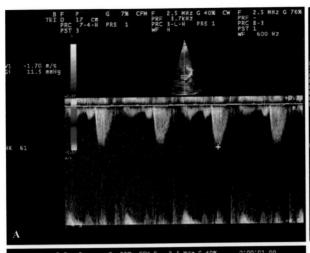

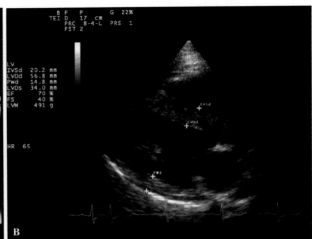

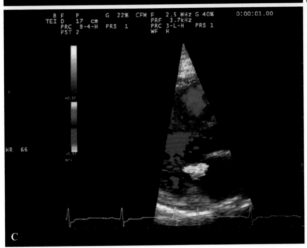

▲ 图 31-7　病例 2：酒精室间隔消融术后 1 个月 TTE
A. 室间隔多普勒显示 LVOT 流出道压力阶差降低；B. 胸骨旁长轴切面，与术前基线测量相比基底隔缩小；C. 二尖瓣反流减少

因此，酒精室间隔消融术的完全效果可能需要 6～10 个月才能显现，并在这两种治疗过程中持续重建数年。在这两种情况下，射血分数均有轻度下降，但收缩压功能仍正常。因此，必须要有耐心，至少需要等待 6 个月才能决定手术是否成功。

此患者家庭筛查发现，她的一个孩子有室间隔缺损（超声心动图），暂时观察，而她 14 岁的大孩子发现有肥厚型心肌病左心室肥大，建议避免进行竞技性的激烈体育运动。

酒精室间隔消融 2 年后，患者再次出现胸痛、左臂和肩膀疼痛，并报告与先前症状相似的头晕症状。心电图没有显示变化，而现在无论是静止状态还是刺激状态，超声心动图显示压力阶差完全消失。此时，ICD 的房室延搁增加，以允许其自身房室结传导，有助于改善症状。患者出现持续体重增加和乳腺分泌物，随后检查发现其有催乳素水平紊乱和垂体腺瘤引起的视力障碍。患者正在接受内分泌治疗，现已无症状。

临床精粹：什么时候对亲属包括儿童进行 HCM 筛查？

• 患者和医生有责任确保直系亲属接受基因检测和（或）影像学检查（如经胸超声心动图）。成人应每 5 年做一次超声心动图检查，儿童应每 12～18 个月做一次超声心动图检查。如果发现 HCM 应在 HCM 中心进行诊疗，并就症状、猝死风险和其他生活方式进行仔细的咨询。需要详细讨论与儿

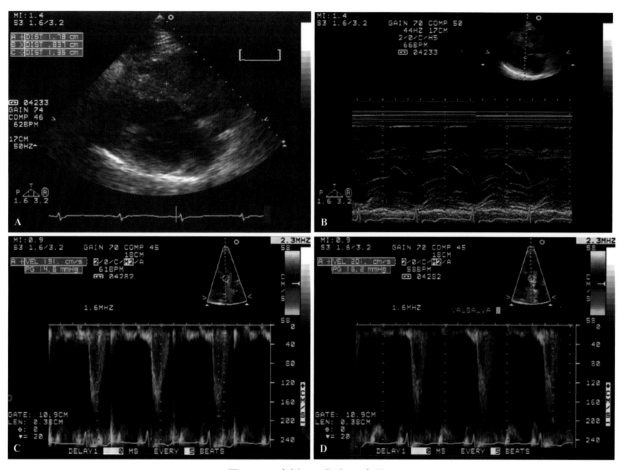

▲ 图 31-8 病例 2：术后 18 个月 TTE

A. 酒精室间隔消融术 18 个月后左心室间隔重构；B. M 型超声心动图收缩期前向运动消失（与图 31-5A 比较）；C. LVOT 压力阶差 14mmHg；D. Valsalva 运动后（压力阶差 16mmHg）无明显变化

童和青年有关的问题（性、毒品、体育），以便他们和其父母了解其疾病的风险。重要的是，许多家庭可能在 HCM 中心之外的医疗机构接受筛查。在这种情况下，明智的做法是告诉患者和家属，让他们的医生应该特别寻找 HCM 的任何迹象或症状。如有疑问，可将影像等资料送到 HCM 中心进行进一步评估。

临床精粹：评估 SCD 的风险

- 除了传统上被接受的 HCM 患者 SCD 的危险因素（NSVT、左心室最大壁厚 ≥ 30mm、SCD 家族史、不明原因晕厥、运动后血压

反应异常）外，ESC 指南（2014 版）中纳入了一个新的风险预测模型[2]。该模型基于 HCM risk-SCD 多中心研究[26]，旨在提供个性化的 5 年风险评估：SCD 5 年发生率 = 1-$0.998^{exp（预后指数）}$，预后指数 =［0.159 398 58 × 最大壁厚（mm）］-［0.002 942 71 × 最大壁厚 2（mm^2）］+［0.025 908 2 × 左心房直径（mm）］+［0.004 461 31 × 最大（静息 /Valsalva 动作）左心室流出道压力阶差（mmHg）］+［0.458 308 2 × 家族史 SCD］+［0.826 391 95 × NSVT］+［0.716 503 61 × 不明原因晕厥］-［0.017 999 34 × 临床评估年龄（年）］。

临床精粹：何时考虑其他疾病？

- HCM 患者可能会发展成其他疾病或伴随的疾病，如肥胖，这可能部分解释其症状。本例患者早期出现严重流出道梗阻和 HCM 症状，包括心搏骤停，随后出现肥胖加重的症状，梗阻消除、停用药物、肥厚减少后出现内分泌紊乱。因此，HCM 的治疗最初改善了症状，并通过连续超声心动图确证改善了心肌肥厚。不能被忽视的是，患者症状的复发或恶化可能是由于新的疾病或其他病因，包括冠状动脉疾病、瓣膜病、呼吸道疾病或肥胖和内分泌紊乱，如我们的患者。这个患者的诊断线索是她的解剖学和生理学不支持 HCM 症状的复发，因此，我们必须找到另一种病因。

四、病例 3：进展为终末期心力衰竭的非梗阻性肥厚型心肌病中年女性患者

L.L. 女士，43 岁，有肥厚型心肌病、肥胖和睡眠呼吸暂停病史。她的 HCM 病史始于 18 岁，当时她的第一个表兄突然去世，尸检发现患有 HCM。随后对她的家人进行筛查，发现她和她的两个兄弟有 HCM 表型，不对称的室间隔肥厚，但没有流出道梗阻，她当时并没有症状。在接下来的几年里，她的两个哥哥死于心脏性猝死，都是在相对较年轻的年龄，41 岁和 38 岁。NIH[27] 研究了她的 200 个家族成员，有 HCM 表型的 15 个成员中均检测到 V95A 原肌球蛋白突变。

到 27 岁时，她开始出现运动耐量下降的症状，还有端坐呼吸和阵发性夜间呼吸困难。她参加了 NIH 的几项临床药物研究，包括氯沙坦和特非那定的研究，然而这两种药物对她的症状改善甚微。

36 岁时，症状持续数年之后，她在一次晕厥发作后接受了 ICD 植入。

该患者随后在 HCM 中心开始治疗（图 31-9 和图 31-10），文中描述了最初的超声心动图结果。在接下来的几年里，患者开始出现心功能失代偿，心悸和疲劳等症状逐渐加重。39 岁时该患者行心导管检查，发现右心房压力 11mmHg，右心室压力 45/16mmHg，肺毛细血管楔压 22mmHg，主动脉压力 109/62mmHg，左心室压力 110/35mmHg（无流出道压力阶差）。Fick 心排血量为 4.05L/min，Fick 心脏指数为 2.05L/（min·m²）。

大量研究发现，HCM 患者虽然左心室功能保留甚至收缩功能亢进，但在发病早期即出现舒张功能障碍。舒张功能障碍极有可能是该部分患者运动不耐受和心绞痛的原因。由于 HCM 室壁

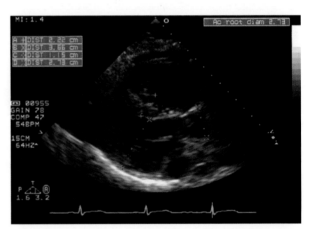

▲ 图 31-9　病例 3：胸骨旁长轴切面初步评估提示室间隔基底部肥厚

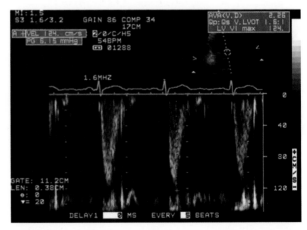

▲ 图 31-10　病例 3：TTE 通过三腔心视图评估无 LVOT 压力阶差

弥漫不对称肥厚，收缩末期左心室完全清空，某些情况下出现近空腔闭塞，导致左心室充盈时的吸引功能受损。舒张功能障碍的发生，与舒张时间延长、心肌纤维化、负压减小和空腔体积导致的左心室充盈受损密切相关[28]。在一些 HCM 患者中，左心室可能进行性扩张。最初左心室扩大可能直接或间接地通过主动收缩，启动和促进舒张期左心室充盈[29]。同时，随着纤维沉积，左心室壁变得更加僵硬，反过来需要更高的舒张期充盈压。在这种情况下，利尿药通常能改善症状。

她参加了一项关于螺内酯与安慰剂在 HCM 中作用的临床试验。此期间超声心动图显示射血分数 70%，无梗阻，室间隔不对称肥厚，室间隔厚度 23mm。使用改良版 Naughton 法进行了压力测试，静息血压为 100/65mmHg，静息心率为 61 次 / 分。运动 10min34s，最大心率 135 次 / 分，峰值 MET5.6，运动时无低血压或心律失常。运动测试因胸痛而终止。心肺运动试验时 VO_2 峰值为 17.6ml（kg·min），VE/VCO_2 为 30，VO_2 为 17ml/（kg·min）时达到无氧阈值，为其年龄预测最大值的 53%，与晚期心力衰竭症状不一致。

螺内酯临床试验终止后，尽管无流出道梗阻，患者症状仍持续存在（图 31-11 和图 31-12），文中显示超声心动图随访结果，医生建议她行心脏替代治疗。此时，她正在使用每天 240mg 维拉帕米和呋塞米 40mg/d 的药物治疗方案，并有 NYHA Ⅲ～Ⅲ_b 级症状，包括仅能支持行走一个街区的运动耐受性和无法爬楼梯。患者血压 124/76mmHg，静息心率 62 次 / 分，规则，听心音无杂音。在接下来的几个月里，患者有进行性头晕和运动时呼吸困难的症状。患者重新开始服用螺内酯（试验外），其功能状态几乎没有改变。重复心肺运动试验显示她的心肺功能下降，VO_2 峰值为 11ml/（kg·min），这与她的 Ⅲ_b 级症状更加一致。由于症状加重，患者再次接受了右心导管检查，显示右心房压力为 11mmHg，右心室压力 39/12mmHg，肺动脉压 36/18mmHg（平均压 =24mmHg），平均肺毛细血管楔压 20mmHg，

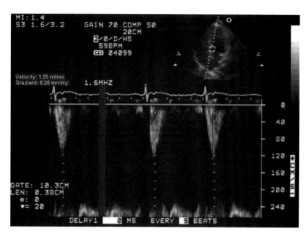

▲ 图 31-11　病例 3：随访 TTE 显示，尽管有严重的 HCM 相关症状，但 LVOT 静息状态没有任何明显的压力阶差

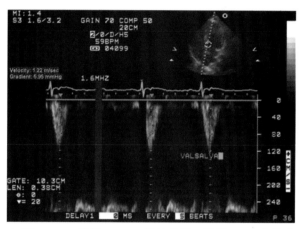

▲ 图 31-12　病例 3：TTE 随访发现，尽管 HCM 相关症状严重，但 Valsalva 动作下 LVOT 压力阶差无明显变化

肺动脉氧饱和度 70.3%；计算得 Fick 心排血量的 4.59L/min，跨肺压差为 4mmHg，肺血管阻力 0.87Wood 单位。手臂运动后，她的跨肺压力阶差增加到 10mmHg，心排血量下降到 3.9L/min，心脏指数 1.8L/（min·m²），肺血管阻力 2.6 Wood 单位。这些结果提示严重的舒张功能不全和轻度的继发性肺功能不全。

该患者被列入心脏移植名单，并出现劳力性呼吸困难和头晕症状，被迫居家休息。她的 ICD 没有显示任何明显的心律不齐，静息血压范围为 96/60mmHg（坐位）到 85/60mmHg（立位）。因为液体平衡脆弱，需要滴定利尿药。除了利尿，患者体重还减轻了约 23kg（50 磅），尽管她仍然

受到呼吸困难的限制，体重减轻仍然改善了其运动耐量。体格检查显示胸骨左缘有 2/6 的短收缩期杂音，并没有随着 Valsalva 动作的增加而增加。重复心肺运动测试显示 VO₂ 峰值为 14.2ml/（kg·min），呼吸交换率（RER）为 0.97，为其年龄预测最大值的 67%。

最终，在 43 岁时，即在心脏移植登记后 2 年，患者成功进行了原位心脏移植，并最终出院回家。虽然她有一些典型的移植后并发症，但她没有出现明显的排斥反应，目前症状有所改善。

临床精粹：非梗阻性 HCM 的药物管理是什么？

- 呼吸困难和心绞痛的症状应该用 β 受体拮抗药和（或）维拉帕米治疗。一些专家推荐钙通道阻滞药作为这类患者的一线药物。一些学者提倡在梗阻性 HCM 中使用双异丙吡胺，但在非梗阻性 HCM 患者中缺乏相关数据，因此通常避免使用双异丙吡胺。使用双异丙吡胺时应十分谨慎，避免与延长 QTc 的药物合用。由于药物可能诱导房室结传导增强从而导致心动过速，对心房颤动患者慎用。由于舒张功能障碍和慢性心排血量减少，非梗阻性患者常常出现充血的表现。水肿患者应开始使用利尿药，从低效利尿药开始，逐步升级为髓襻利尿药，必要时辅以其他药物。在给药时，应监测患者是否有症状性心动过缓和低血压，并补充钾。血管紧张素转换酶抑制药或血管紧张素受体拮抗药的有效性尚未确定，这些药物在流出道梗阻 HCM 患者中使用应极其谨慎。目前有研究正在评估螺内酯和新型钠通道阻滞药对 HCM 的作用，但结果尚未公布。如上所述，对于有症状的容量超负荷的患者可加用利尿药，但剂量滴定应谨慎，以避免低血容量[1]。在这些患者中，须注意避免因药物引起的变时功

能障碍，因为他们在运动时增加心排血量的能力主要取决于增加心率的能力。因此，虽然 β 受体拮抗药和钙通道阻滞药是 HCM 治疗第一线药物，应避免剂量过大。

临床精粹：何时进行运动测试，包括 VO₂?

- 对于压力阶差不大于 50mmHg 的患者，运动压力测试是合理的（Ⅱb 适应证），以确定功能状态及 SCD 风险分层[1, 30]。超声心动图可用于记录梗阻性或非梗阻性生理状态。当一个患者有严重的运动能力受损时，如该患者，心肺运动测试也有助于确定患者的真实运动能力，并有助于区分心肺成分。VO₂ 峰值，即耗氧量峰值，结合呼吸交换率有助于辨别患者的疾病进展是否存在非心脏原因，如低氧血症。VO₂ 峰值也可用于评估患者是否需要更进一步的治疗。这些包括室壁根尖心肌切除术和空腔闭塞患者的空腔扩大和心脏替代治疗，如心脏移植[31]。

临床精粹：什么时候考虑原位心脏移植？

- 对于药物治疗无效的、出现心力衰竭症状加重的非梗阻性 HCM 患者及出现限制性心力衰竭表型的患者，应该考虑心脏移植 –ESC 指南（2014 年修订版）Ⅱb 级推荐。而对于心功能 NYHA Ⅲ～Ⅳ级且 LVEF ＜ 50% 的患者，原位心脏移植是 Ⅱa 类推荐[2]。原位心脏移植可能是心力衰竭 HCM 患者的一种备选方案，这是更常见的适应证。因此，心脏移植的转归并不取决于射血分数的减少，尽管射血分数保留的患者收缩功能很少下降到需要移植。一旦患者被认为符合心脏移植的条件，就必须维持患者的血流动力学，以确保维持终末器官功能。因此，患者及时转诊给心脏移

植专家是很重要的。除症状和血流动力学标准外，心肺运动试验可用于确定患者心功能受损的程度，是确定患者是否适合进行心脏移植的重要因素。传统上，接受 β 受体拮抗药治疗的患者的 VO_2 小于 12ml/（kg·min），对于 β 受体拮抗药耐受的患者的 VO_2 小于 14ml/（kg·min）[31]。

临床精粹

- 根据 L 女士家系[27] 的研究，V95A 突变外显率低（53%），表现为室壁轻度肥大，但预后不良。15 例患者中，左心室壁最大平均厚度为 16.66mm，广泛增厚，心电图不符合典型的心肌肥厚标准。在大量携带这种突变的患者中已经发现心肌病及症状性心动过缓和心搏骤停。最常见的死亡原因是心脏性猝死，可能发生在休息时，伴有轻度 LVH 或无 LVH。在治疗 V95A 突变患者时，遗传咨询和预防措施是必要的，因为表型相当温和，很少或没有疾病迹象或症状的患者也可能出现不良预后。

临床精粹：血流动力学评估

- 根据患者右心导管检查，她的左心室压升高，肺动脉压轻度升高，左心室压升高，提示左心室功能受损。没有跨肺压力阶差，因此没有明显的内源性肺疾病。她的左心室到主动脉收缩压压力阶差很小，表明在休息或刺激时左心室流出均无阻塞。基于无梗阻，左心室舒张压升高，左心室舒张功能障碍是其症状的病因。严重舒张功能不全的患者通常会在基线和运动时出现心排血量和指数的降低。运动血流动力学有助于阐明舒张功能障碍、输出量和心指数下降及心脏疾病对肺血管系统的任何影响，

这些影响可能会加重症状。大多数具有明显舒张功能障碍的患者表现为严重的疲劳，继之是充血加重。

临床精粹：如何管理心脏移植名单上的患者？

- 在移植前跟踪 HCM 患者可能是具有挑战性的，特别是当他们的心排血量开始下降时。在这名患者中，体重减轻是症状管理的关键，因为体重减轻导致了运动耐受性的改善和利尿药的减量。此外，这也增加了她获得捐赠心脏的机会。然而，尽管患者的运动能力有所提高，但其 VO_2 峰值仍维持在 14，这仍是心脏移植的指征，因此患者继续等待。在这种情况下，先进治疗的选择仍然非常有限，考虑到心室腔缩小和室壁僵硬，导致心排血量低。强心药对限制性心肌病患者的益处有限，实际上可能会造成伤害。这些病例的心排血量低是由于心室不能扩张、僵硬，无法拉伸以增加搏出量[32, 33]。因此，强心药可能加重心力衰竭，也可能导致室性心律失常。鉴于心室腔缩小，射血分数保留，机械支持（如心室辅助装置）也并不适用。在大多数情况下，在心脏病专家密切监测，调整口服药物方案和谨慎利尿的情况下，患者能够等待至心脏移植。然而，在患者的活动耐量的限制下，患者可能需要住院治疗，并进行日复一日的治疗优化。在这些情况下，移植委员会可能需要优先考虑，以升级患者的移植状态，因为顽固性心律失常或肌力依赖的传统标准可能不符合。在极端情况下，患者可能最终发展为"毁损"型 HCM，在这种情况下，心室扩张，然后改变治疗方法，用肌力增强和机械支持治疗扩张型心肌病。

临床精粹：舒张功能障碍患者的处理

- 大多数非梗阻性 HCM 患者症状轻微或无症状。这是因为缺乏阻塞也使进行性肥厚和恶化的舒张功能障碍的可能性降低，心排血量通常不受影响。此外，通常不伴有二尖瓣反流。然而，有一部分患者可能在以后的生活中发展为梗阻，或者发展为需要移植的严重舒张功能障碍，就像目前的病例一样。这在一定程度上也是由于左心室充盈的空腔缩小，特别是在严重的心尖 HCM 和心腔闭塞的患者。由于缺乏良好的药物治疗和标准的介入治疗方案，这些严重症状患者的治疗非常困难。维拉帕米和地尔硫草可改善左心室舒张压，增加运动能力，并有助于改善症状，特别是对 β 梗阻性患者[2, 34-38]。在需要移植之前，心脏起搏器优化房室延迟和药物改善充血和松弛是主要的治疗方法。在这类患者中，需要家人、医生和其他人的积极参与，使患者做好移植准备，并通过该系统获得心脏。此外，在诊断严重舒张功能障碍时，可能需要采取积极的措施，包括 VO_2 检测和有创血流动力学运动及一系列的右心导管。一旦发生并发症，可能需要多种途径寻求移植供体，因为缺血性或扩张性心肌病患者更容易获得心脏。

五、病例 4：长期 HCM 合并充血性心力衰竭的老年女性患者

B.P. 女士是一名 82 岁的女性，已知有长期梗阻性肥厚型心肌病病史，高血压和一次心房颤动发作史。由于有摔倒的风险，她曾因心律失常接受保守治疗，没有使用抗凝剂。尽管不吸烟，但她也被诊断患有慢性阻塞性肺病。她在入院时因心房颤动合并充血性心力衰竭被转到我们的心脏科治疗，当时有严重的呼吸困难和下肢肿胀。二维超声心动图（图 31-13A 至 C）显示射血分数为 60%～65%，二尖瓣严重反流并二尖瓣收缩期前向运动，不对称的室间隔肥厚，室间隔 17mm。因此，她接受了 HCM 中心的评估，并接受了 β 受体拮抗药和利尿药治疗。

在充分利尿后，HCM 中心决定做一个右心导管和左心导管。此时，她已转复为窦性心律正常。心导管检查（图 31-13D）显示严重静息和可诱发性梗阻，静息压力阶差大于 40～50mmHg，可诱发压力阶差大于 100mmHg。冠状动脉中有轻微病变。尽管有利尿药治疗，但仍有中度肺动脉高压和左心充盈压升高。PVR 仅轻度升高，说明主要病因是 HCM，而不是 COPD。

继续利尿，并在上述治疗基础上每日加用双异丙吡胺 2 次，以改善梗阻性生理反应和预防复发性心房充盈。尽管加了这些药物，并在心脏康复中心接受了短期治疗，但她心功能仍为 NYHA Ⅲ 级，并开始出现心源性的体重减轻。随后，她的治疗策略被重新评估，并建议植入永久性心脏起搏器。

在心脏起搏器植入后的随访中，尽管增加了 β 受体拮抗药的剂量，她仍然有 NYHA Ⅲ 级症状。复查发现除了明显的呼吸短促外，没有其他心脏主诉，包括心悸、头晕、晕厥或下肢肿胀。她不抽烟，并持续服用药物，包括每天 1 次阿司匹林 81mg，每天 1 次呋塞米 40mg，每天 2 次双异丙吡胺缓释片 150mg，每天 2 次琥珀酸美托洛尔 25mg，每天 1 次螺内酯 25mg。门诊体检血压 92/52mmHg，心率 80 次 / 分，没有颈静脉扩张，心律齐，左胸骨缘 3/6 级收缩期射血杂音，随 Valsalva 动作增强，肺部检查无啰音，无下肢水肿。超声心动图显示不对称室间隔肥大（1.5cm），明显流出道梗阻，二尖瓣中度反流，可能是二尖瓣收缩期前向运动所致，主动脉未见明显狭窄。患者被评估进行酒精室间隔消融术。

采用标准技术经第一室间隔穿支进行酒精室间隔消融术。可诱发压力阶差从消融前的 160mmHg 减少到消融后的 0mmHg（图 31-14）。

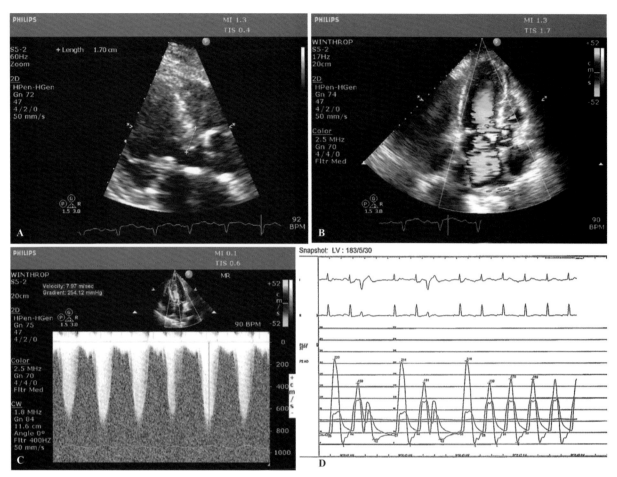

▲ 图 31-13　案例 4：超声及心导管测量

A. 胸骨旁长轴切面显示不对称的室间隔肥大；B. TTE 三腔切面显示重度二尖瓣反流；C. TTE 频谱多普勒与重度二尖瓣反流一致；D. 心导管血流动力学数据显示明显的休息和引起的 LVOT 压力阶差

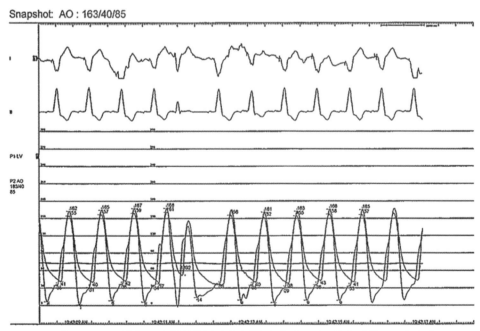

▲ 图 31-14　病例 4：心导管酒精室间隔消融术后无明显静息或激发压力阶差

该手术以房室传导阻滞为特征，在此期间她需要完全依赖永久性起搏器起搏。住院期间无特殊。她于第 3 天出院，3 周后作为门诊随访，自诉症状有明显改善，现在评分 NYHA Ⅰ级。随访超声心动图未显示任何左心室流出道梗阻（图 31–15）。随访 6 个月后，呼吸困难完全缓解，她说自己可以在孙女的婚礼上跳"整晚"的舞了。她的食欲恢复了，3 个月内体重增加了约 5kg（10 磅），也没有充血性心力衰竭的迹象。永久起搏器未记录到心房颤动发作。患者重新调整了治疗方案，β 受体拮抗药用量略有减少，消融后 2 个月停用双异丙吡胺，6 个月后螺内酯改为氢氯噻嗪每日 25mg。在最后的随访中，考虑在将来开始使用血管紧张素受体拮抗药，以更好地控制该

患者的血压，消除梗阻性生理反应。患者和家人都非常感激笔者团队为一个大多数人都认为是晚期的患者冒了一次险。

> **临床精粹：利尿药在 HCM 中的作用是什么？**
> - 出现梗阻性 HCM 并发症（如高血压）的患者应避免使用大剂量利尿药治疗。利尿药（类似于酒精摄入和减少口服液体摄入以脱水）可以减少前负荷，从而加重动态 LVOT 阻塞，导致症状恶化，特别是在患者之前存在静息或可诱发 LVOT[1] 压力阶差。然而，ACCF/AHA 指南指出，当出现充血（容量超载）时，可以对有症状的患

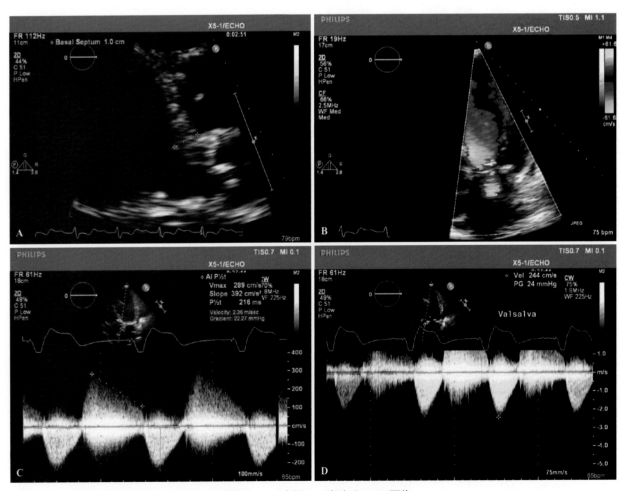

▲ **图 31-15 病例 4：消融后 TTE 图像**

A. PLAVX 切面上基底隔厚度减少（1cm）；B. 消融术前重度二尖瓣反流导致轻度二尖瓣反流减轻；C 和 D. 消融术后 LVOT 压力阶差降低，Valsalva 动作未使情况恶化

者加用利尿药。这适用于非梗阻性及长期梗阻 HCM。然而，对于后者，必须注意避免过度利尿，这可能加速恶化梗阻性症状。因此，可能需要有创血流动力学来记录充血的程度，从而决定选择利尿药的种类和剂量。在这类患者中，氢氯噻嗪或氨苯蝶啶与氢氯噻嗪的联合治疗对于中度充血的患者可能是理想的选择，而在严重的病例中可能需要襻利尿药与甲苯喹唑磺胺联合使用。

临床精粹：HCM 患者何时行心导管？

• HCM 患者应行心导管检查以评估心外膜冠状动脉狭窄，检查冠状动脉解剖包括室间隔穿支，并评估血流动力学。此外，导管插管可以帮助确定肺疾病和心脏病对心力衰竭的相对影响，包括压力的评估。这对有梗阻性生理和充血的患者尤其相关，在该患者中已经使用利尿药，而利尿药剂量过高或过低可能导致持续的甚至新的症状。心导管是 ACCF/AHA Ⅰ级推荐给有中度至高度可能患有冠心病的 HCM 患者，此时对合并冠心病的诊断将改变管理策略。在手术切除或酒精室间隔消融术[1]前应进行心导管检查。此外，对症状严重的患者在最佳药物治疗下进行心导管检查是合理的，以便充分了解心肺功能、心力衰竭的证据（包括心排血量和容量状态）和肺的作用，并评估是否存在严重梗阻。为了充分阐明潜在的生理功能，需要细致的血流动力学检测。

临床精粹：为什么该患者建议使用永久性起搏器？

• 考虑到该患者的年老和虚弱状况，她似乎不适合进行介入室间隔缩窄治疗。手术切

除室间隔的风险太高，而且患者目前处于疾病晚期，改善压力阶差是否足以逆转疾病的进程尚不明确。对于已经接受一线和二线药物治疗的患者，植入永久性起搏器可能是合理的[39]。在部分患者中，特别是老年人（在 M-PATHY 试验中观察到 ≥ 65 岁的患者）[40]中，使用右室导线放置于心尖 AV 延迟较短的起搏器可缓解梗阻性生理[39]，同时也可允许使用更高剂量的 β 受体拮抗药。考虑到患者无心脏性猝死史、室性心动过速或非持续性室性心动过速史、近期不明原因晕厥或左心室肥大 > 30mm，患者不存在心脏性猝死的高风险。因此，没有植入 ICD。

临床精粹：HCM 患者何时推荐酒精室间隔消融术，有哪些风险？

• 由于多种原因，考虑对该患者进行酒精室间隔消融术。首先，她在经过最大的药物治疗后出现了难以纠正的症状，包括（在这个病例中）心脏起搏器的放置。其次，由于年事已高和身体虚弱，她不是外科手术的合适候选人。第三，其室间隔厚度大于 15mm，二尖瓣收缩期前向运动导致严重流出道梗阻，因此其形态符合酒精间隔消融术。第四，她的心脏解剖结构显示有很高的成功机会，局灶性间隔膨出，合适的室间隔穿支，并没有内在二尖瓣反流。笔者团队为患者和家属进行了深入的讨论，告知他们潜在的并发症包括高级别心脏传导阻滞，需要永久性起搏器植入风险为 8.9%[41]，住院期间持续室性心动过速的风险约为 1%，住院死亡率高达 1%[42]。在这个患者中，心脏起搏器的植入降低了风险。然而，考虑到室间隔厚度在 1.5cm 的边缘，产生室间隔缺损的风险被讨论并估计约为

1%。在解释了所有的风险和益处后，决定继续进行酒精室间隔消融术，尽管公认的是，考虑到她的整体功能状态、并发症和长期病程，确定该手术能够减轻的症状的百分比是非常困难的。实际上，这种疗法被认为是为了改善生活质量而采取的姑息治疗。

临床精粹

- 长期存在 HOCM 生理的患者可能会因生理和功能状态恶化，包括由慢性心力衰竭症状引起的衰弱和恶病质。这类患者通过积极的 HCM 治疗，包括药物治疗、起搏器治疗和介入治疗，可能会看到总体状况的显著改善。在这样的老年患者中，酒精室间隔消融术是一个特别合宜的选择，因为风险比手术要低，患者可能愿意冒这个风险，以查明 HOCM 生理是否是他们整体虚弱的最大原因。既往有永久起搏器的患者行酒精室间隔消融术的风险总体较低，除非有其他不可预见的并发症，手术后可能只需要在医院监测 3 天。

六、病例 5：患有非梗阻性 HCM 和 SCD 的 52 岁女性患者

患者 R.C. 于 2008 年 1 月在肥厚型心肌病中心就诊，当时 52 岁。患者曾在 2006 年发生了一次心脏性猝死并被诊断出患有肥厚型心肌病。患者同时伴有头晕目眩，并在救护车上发生室性心动过速。超声心动图显示严重的非对称性室间隔肥厚和肥厚型心肌病，但无梗阻相关的生理特征。患者提到，在最初诊断时，她没有被告知这种情况是遗传性的。她也没有接受过预防 SCD 的结构化风险分层。

临床精粹：HCM 的遗传学基础

- HCM 是由编码肌节蛋白或肌节相关蛋白基因的常染色体显性突变引起的[1]。告知患者 HCM 的遗传基础至关重要，因为 HCM 突变的外显率很高，超过 95%，而且受影响的父母有 50% 的机会将突变传染给孩子，因此需要对患者和所有一级亲属进行遗传咨询和筛查，因此他们大约有 50% 的风险获得致病突变[43]。这名患者有一个儿子，在她最初出现和诊断时，他是一个参与高风险运动的青少年，因此他应该接受 HCM 形态学或症状的筛查。如果被诊断出患有 HCM，他会被建议不要参加竞技运动，并接受 ICD 置入。在他们被测试终身诊断为 HCM 的结果之前，为无症状亲属提供咨询具有重要意义，因为这可能会影响他们的保险单、职业、收养资格、参加某些体育活动等（如上述示例中所述）[2]。偶发病例很少见，在大多数 HCM 患者中约占 5%。

除了 HCM 之外，患者还报告了血脂异常和哮喘病史，并且是 25 年前（7 包 / 年）戒烟的吸烟者。患者报告说，她的父亲还活着，72 岁时有急性心肌梗死病史，而母亲则还活得很好。

患者否认了既往的症状，包括呼吸困难、水肿、心悸、胸痛或晕厥。住院期间的检查，心电图提示右束支传导阻滞（图 31-16），超声心动图（图 31-17A 和 B）显示显著的不对称间隔壁肥大，射血分数为 60%～65%、Ⅰ 级舒张功能不全、左心房轻度扩张和二尖瓣轻度反流。Valsalva 动作没有激发压差，MR 也没有显示加剧。诊断性心脏导管检查显示冠状动脉解剖正常和心室运动亢进（图 31-17C 和 D）。此后，放置 ICD，没有进行电生理测试。

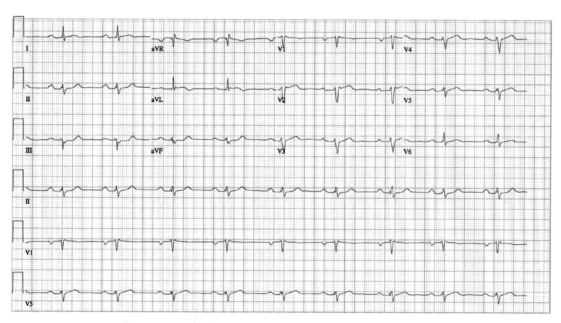

▲ 图 31-16　最初的 12 导联心电图描绘了不完全的右束支传导阻滞

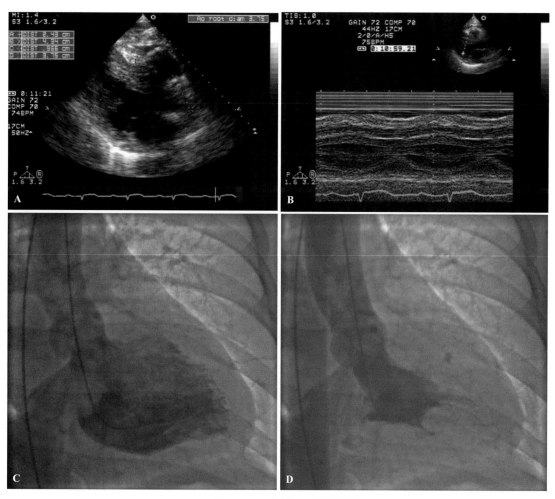

▲ 图 31-17　病例 5：基线测量

A. 经胸心脏超声胸骨旁长轴观，提示不对称的间隔肥大（2.4cm）；B.M 型超声提示收缩期左心室完全闭合；C 和 D. 心脏导管检查提示继发于严重室间隔肥大的运动亢进型射血分数

临床精粹：何时进行电生理学检查以进行风险分层？

- ACCF/AHA 临床指南不推荐进行风险分层的电生理研究，因为其敏感性和特异性较差[1]。因此，电生理检查时 VT 的可诱发性并不是 ICD 放置的指标。EPS 可能在如下情况有帮助：对室上性心动过速的患者如心房扑动、房性心动过速、房室结折返性心动过速和房室折返性心动过速[2]，或在手术切除或酒精室间隔消融后出现心脏传导阻滞或高度传导阻滞的患者，在正在考虑永久性放置起搏器的患者。放置 ICD 的决定基于临床风险算法的高风险。EPS 可用于检查阈值电位，尤其是在添加新的抗心律不齐药物时，或通过导管消融术来消融或治疗心律不齐，如单形持续性室性心动过速[44, 45]。

患者在接下来的 2 年中表现良好，并且没有症状。在 HCM 诊所就诊时，重复的二维超声心动图显示出与前述相似的发现，即明显的室间隔壁肥厚而没有二尖瓣的收缩前向运动。药物回顾显示，患者每日 1 次阿托伐他汀 10mg，维拉帕米缓释剂每日 1 次 360mg，阿司匹林每日 1 次 81mg，孟鲁司特每日 1 次 10mg 和他莫昔芬每日 1 次 10mg。

临床精粹：选择维拉帕米 vs. β 受体拮抗药

- 对于那些对 β 受体拮抗药无反应或对 β 受体拮抗药有不良反应或禁忌证的梗阻性或非梗阻性 HCM 患者，建议使用维拉帕米疗法来治疗症状（心绞痛或呼吸困难）。我们的患者有上呼吸道反应性病史，正在使用支气管扩张剂治疗，因此，维拉帕米疗法从一开始就被提出。此外，由于具有更好改善舒张功能的理论潜力，一些临床医生更希望使用钙通道阻滞药治疗非梗阻性

HCM 患者。但是，地尔硫草的研究较少，因此首选的钙通道阻滞药是维拉帕米。患有梗阻性生理或充血的患者应注意避免服用大剂量维拉帕米，因为维拉帕米可能会对后负荷产生深远影响，并导致某些患者梗阻生理加剧、低血压、晕厥和死亡。因此，一些临床医生不推荐将维拉帕米的剂量增加至每日 240mg 以上。

由于没有任何症状，患者 NYHA 心功能分级为 I 级，并建议她继续目前的药物治疗方案。运动测试显示出良好的运动耐力，没有心律不齐或低血压。此时，如果出现症状，则有各种选择，包括减少房室延迟以改善舒张压充盈，将药物改为每日 2 次及添加琥珀酸美托洛尔。在接下来的 6 个月的随访中，患者治疗中一直保持良好状态，因此未对医疗方案进行任何变化。建议患者不要参加竞技运动，并指导她进行适当的运动以保持理想的体重。下次访问时，患者临床表现仍旧良好，但她的基因检测证实了与肥厚型心肌病相符的阳性突变，我们建议对她的儿子进行检测。

大约 2 年后，ICD 显示出了短暂的心房扑动，即使患者没有报告任何明显的心悸。抗凝治疗被提出讨论，但由于有机会更频繁地查询 ICD，监测复发情况，因此该患者选择不启动华法林治疗。在前次复查之后的 5 个月，患者经历了不适当的 ICD 电击，所以来到 HCM 中心门诊。笔者发现患者 ICD 导线在制造商的近期召回的批次中，被予以更换。

临床精粹：HCM 患者的 ICD 并发症

- 在相对年轻的 HCM 患者，ICD 导联植入不是良性的，因为年轻的患者可能会活很多年，而且 ICD 并发症的总体并发症发生率并非无关紧要，包括导线故障、穿孔、移位、置入部位并发症及起搏器故障/改变。如同这个案例。此外，患有 HCM 并置入

ICD 的患者可能会因 T 波过高而导致 T 波过度感应[46]，从而导致虚假的 ICD 检测和不必要的治疗，从而降低这些患者的生活质量[47]。在一项多中心研究中，在满足最高临床风险分层标准的 30 岁以下患者中，这些无关的电击发生频率更高。然而，通过外推法，可以确定 1/4 的患者在 ICD 植入后的最初 5 年中经历了适当的 ICD 电击，因此使 ICD 成为降低高危患者死亡率的可靠方法[48]。但是，绝大多数具有多于 1 个危险标志的患者不会经历 SCD。在同一项研究中，在选择进行 ICD 放置的高风险患者中，危险因素的数量与随后的适当 ICD 放电率无关。导线磨损断裂是 HCM 患者的另一个主要并发症，由于左心室和右心室功能亢进及年轻患者参与的活动更加剧烈，这可能更常见。

除导线功能异常外，我们患者的 ICD 检查还显示了几次心房颤动，随后停用了阿司匹林，开始使用华法林，CHADS2-VASc 评分为 2，将国际标准化比值目标保持在 2～3，以预防血栓性脑卒中。在 1 个月后的随访中，患者体重增加了约 3kg（7 磅），体重达到约 98kg（216 磅）。患者有阵发性心房颤动，但超声心动图上仍无梗阻性生理现象。在 2010 年 7 月，该患者在发生快速心房颤动后再次出现 ICD 电击，并被送到急诊室。此时，她的维拉帕米剂量增加到了每日 2 次。加药后，患者出院。

第 2 年，患者无异常表现。然而，在 2011 年 6 月，ICD 检查发现有 4 次心房颤动和 5 次非持续性室性心动过速。患者自诉感觉很好。并且患者体重减轻了一些［现在体重约为 93kg（205 磅）］。2011 年 12 月，该患者接受 ICD 检查，发现 6 次 NSVT 搏动，但没有 AF 发作。患者已开始每日服用达比加群 150mg 以代替华法林，琥珀酸美托洛尔每日 1 次 25mg 也被添加到患者的

治疗方案。6 个月后的超声心动图随访仍未改变。

临床精粹：心房颤动 HCM 中的抗凝药

- HCM 患者发生心房颤动相关脑卒中的风险增加，可能比一般人群高。脑卒中是继 SCD 和进行性心力衰竭之后的 HCM 患者第三大死亡原因，估计每年的风险为 4%。与患者讨论抗凝治疗非常重要。即使窦性心律恢复，所有阵发性、持续性或永久性心房颤动的 HCM 患者也应使用华法林充分抗凝[2]，选择包括华法林和较新的口服抗凝剂，如达比加群，尽管后者尚未在 HCM 人群中进行专门研究。对于这类患者，也可以考虑使用左心耳封堵器，因为在 PROTECT AF 和 PREV AIL 试验中并未明确排除这些患者[49, 50]。我们的患者确实患有轻度舒张功能障碍，左心房轻度扩张，没有明显的二尖瓣反流。在开始服用华法林时，她也很犹豫。原因是需要通过有创血液检测来密切监测 INR 水平。鉴于她的阵发性心房颤动和 CHADS2-VASc 评分为 2，她将是新型口服抗凝药（如达比加群、利伐沙班或阿哌沙班）的合适患者。但是，应向患者提供有关 HCM 人群中这些药物缺乏数据的咨询意见。此外，尚不清楚是否在 HCM 中验证了 CHADS2 评分和 CHADS2-VASc 分数的准确性。因此，无论是否存在血栓栓塞危险因素的改变，患者均可以合理地抗凝治疗心房颤动。

初次就诊后 3.5 年，患者临床症状一直表现良好，但 ICD 检查显示数次 NSVT 发作，最长的一次为 27 次，频率 166 次 / 分，可自发终止。没有进一步的心房颤动发作。值得注意的是，低剂量美托洛尔的加入使得所有心房颤动停止。现在，患者的心电图显示窦性心律，右束支传导阻滞，左前束阻滞，一度房室延迟。超声心动图显示稳定的非梗阻性 HCM，间隔厚度为 2.4cm（图 31-17A

和 B）。患者的体重、心电图和药物保持不变，并被要求进行运动压力测试以评估其运动耐力。

临床精粹：为什么及哪些 HCM 患者需要进行运动压力测试？

- 运动跑步机除了可确定心脏性猝死的风险分层[1]（如果发现异常血压响应或室性心律不齐，请参阅具体章节），还可用于确定 HCM 患者的功能能力和对治疗的反应。对于静息时峰值瞬时压差未出现大于或等于 50mmHg 的 HCM 患者，ACCF/AHA 指南建议，运动超声心动图可以较好地检测和量化运动诱发的动态 LVOT 梗阻[1]。我们的患者满足了这些条件，尽管一旦安装了 ICD，无症状的患者很可能会放弃仅用于进行风险分层的每年 1 次的跑步机测试。

在压力测试中，患者表现出良好的运动能力，达到布鲁斯运动测试方案的 9~31min，并且达到了 10.45MET，峰值心率为 130 次 / 分，这是患者年龄预测最大心率的 79%（同时使用钙通道阻滞药和 β 受体拮抗药）。运动心电图仅显示窦性心动过速，超声心动图部分无压力诱发的梗阻性生理现象，证实了非阻塞性 HCM。

在患者的最后 1 次随访中有 NYHA Ⅱ 类症状，但是她的医疗方案没有改变。重复的超声心动图（图 31-18 和图 31-19）显示，没有室间隔肥大的进展，也没有任何明显的静止或可激发的压力阶差。多年来，患者家人进行了基因检测，而她的母亲、兄弟和儿子对于相同的 HCM 突变均呈阳性。由于我们的患者（一级亲属）因 HCM 患有 SCD，因此发现她的儿子也具有该表型，便接受了 ICD 植入。

临床精粹：如何使用基因检测？

- 现在，HCM 患者越来越多地使用基因检测。基因测试的主要能力在于追踪基因在整个家族中的遗传过程，以及确认和排除这种遗传疾病的存在。在这种情况下，我们发

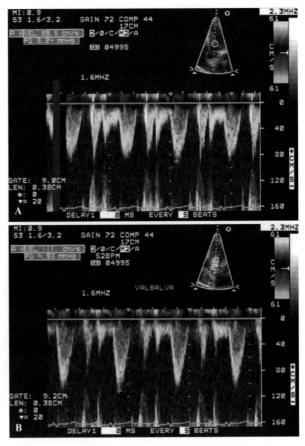

▲ 图 31-19 病例 5：TTE 胸骨旁长轴视图，为期 5 年的随访，使用药物治疗

A. 静息 LVOT 压差 =3mmHg；B. Valsalva 动作时的 LVOT 压差 =5mmHg

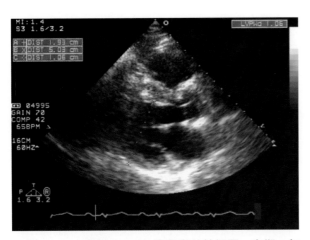

▲ 图 31-18 病例 5：TTE 胸骨旁长轴视图，为期 5 年的随访，采用药物治疗。与基线测量值相比，室间隔肥大（**1.9cm**）轻度消退（图 31-17A）

现是患者的母亲将基因传递给患者的，因此应该进一步对于家系中的母亲一方进行测试。更重要的是，要告知他们疾病的风险。另外，儿子被发现该基因呈阳性。在所有基因型阳性病例中，都需要进行超声检查，包括超声心动图检查，有时需要进行 MRI 检查，以确定基因型阳性是否伴有表型阳性，因为目前认为表型的存在赋予了 SCD 的风险[51]。目前尚无关于 HCM 基因型阳性表型阴性个体中 SCD 发生率的数据[52]。因此，按照共识的观点，这些基因型阳性表型阴性的患者可以保守治疗，通常不排除在竞技运动之外。但是，任何可能与 HCM 一致的表型异常都会促使他们进行全面的年度测试和探访，并将其排除在竞技体育之外。在大多数情况下，这包括最大厚度超过 1.5cm 或其他高度暗示临床疾病的异常情况（如心脏 MRI 上典型的 HCM 显著 LGE、明显的不对称肥大或存在流出道梗阻）。

七、病例 6：患有严重 LVOT 梗阻伴呼吸困难的 61 岁老年男性患者

A. H. 先生于 2007 年下半年来到 HCM 中心就诊，患者为 61 岁男性，有高血压、血脂异常、消化性溃疡、胃食管反流和肥厚型心肌病的病史。在转诊到我们中心前 9 个月，HCM 由他的初诊心脏病医生首次诊断出来的，当时他开始出现步行一个街区有劳力性呼吸困难，此外劳累时经常出现头晕眼花，符合 NYHA 新功能 III 级。他曾接受阿托伐他汀治疗血脂异常，阿替洛尔治疗高血压，后来改用氨氯地平治疗，症状几乎没有缓解。几年前的二维超声心动图提示为"正常"。随后在 2007 年 1 月进行了心脏导管检查，术中提示"正常冠状动脉解剖"。

患者否认吸烟或饮酒。患者家族史中，母亲 67 岁因心力衰竭而去世，而患者的兄弟在 37 岁时死于不明原因。患者体格检查发现血压为 112/70mmHg，心律规整，为 90 次 / 分。心血管检查显示，在胸骨左缘有 3/6 级收缩期喷射性杂音，左心室运动亢进。胸部检查双侧听诊都很清楚，其余检查无异常。值得注意的是，患者没有水肿。

他的心电图显示窦性心律正常，伴有左心室肥大和复极异常（图 31-20）。初次就诊时，由于检查提示梗阻性生理的可能和明显的心力衰竭症状，因此停用氨氯地平，并以每日 2 次服用 25mg 琥珀酸美托洛尔开始 β 受体拮抗药治疗。此外，还放置了 24h 动态心电图监护仪，以评估其猝死的风险和可能考虑使用植入型心律转复除颤器（鉴于他的重要家族病史）。另外，建议他改变生活方式，包括避免饮酒、脱水和竞技体育活动，并确保积极地口服液体以充分水压。

临床精粹：初诊的方法

• 患有 HCM 并疑诊为梗阻性生理的患者，应接受全面的超声心动图检查以诊断 HCM，是否存在梗阻性生理及最大厚度。如果仍有疑问，心脏 MRI 可能有帮助。一旦被诊断，进行初诊时应在多个方面向患者提供咨询。首先，必须详细说明 HCM，包括可能出现的各种症状。应当告知患有指示梗阻的收缩期喷射性杂音的患者，避免使用任何可能减少后负荷或预负荷或增加收缩力的药物。应该对他们进行教育，哪些情况可能导致脱水，并建议避免饮酒、咖啡因或其他刺激物。禁忌使用治疗勃起功能障碍的磷酸二酯酶抑制药和硝酸盐。他们新添加任何药物应有接在心脏病专科医生指导下使用，因为许多降压药因其主要的后负荷降低作用或引起反射性心动过速的趋势而相对禁忌，两者均会使梗阻加重。因此，在初次就诊期间，通常会调整或取消药物治疗。

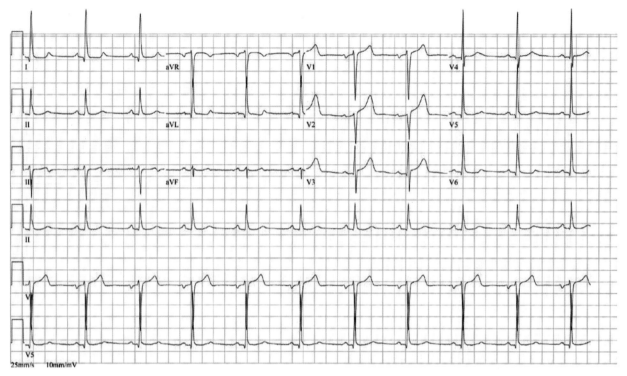

▲ 图 31-20　案例 6：12 导联心电图，提示左心室肥大和复极异常

患者应避免任何可能导致左心室流出道压差突然增加或心律失常的运动，如短跑、网球、篮球、举重或踢足球[53]。除了讨论上述改变生活方式的方法外，还应讨论心脏性猝死的风险，包括每年进行的筛查。最后，应该讨论家庭遗传模式和基因检测方面。通常，首次访问的重点是了解患者的症状、生理状况并调整药物，同时教育有关生活方式的改变和依从性。随后的访问可以集中在与基因检测和 SCD 风险有关的问题上。但是同时，通过动态心电图监视来启动 SCD 风险分层方法可能是合理的，与当前这位患者的情况一样。在开始适当的 β 受体拮抗药后，患者可能对于其他测试（如运动跑步机风险分层测试）会更好地规划。

对患者进行超声心动图检查，发现二尖瓣收缩前向运动伴二尖瓣轻度至中度反流、左心室收缩功能正常、SAM 间隔接触点的回声接触区、不对称的间隔肥大，基底部间隔为 2.2cm，左心室后壁为 1.7cm，静息时左心室流出道压差为 12mmHg（图 31-21），Valsalva 动作后上升

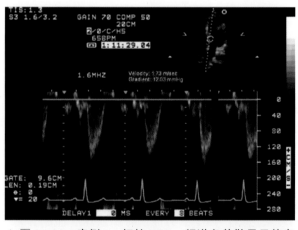

▲ 图 31-21　病例 6：初始 TTE，频谱多普勒显示静息 LVOT 压力阶差为 12mmHg

至 26mmHg。动态心电图除显示窦性心动过缓和 7 个二联律外，其余均显示窦性心律正常，未发现非持续性室性心动过速或房性心律失常。由于持续的 NYHA Ⅲ 级症状，患者 β 受体拮抗药的剂量加倍，并决定进行运动跑步机测试，以继续进行危险分层并评估其用药后的运动耐受性。

临床精粹：为什么运动平板试验对该患者有帮助？

- 除了有助于确定运动耐量（这可以用于证实或反驳患者的主观评估）外，ETT还有助于对患者进行风险分层。虽然患者有一位家庭成员在很小的时候就去世了，但是其是否患有HCM并不能明确，因此仅凭家族史不能证明植入ICD的合理性。因此，任何ICD放置的适应证都应基于其他危险因素的综合评定，就像所有HCM患者一样。考虑到患者最大间隔厚度为2.2cm（小于3.0cm的分界点），并且没有NSVT、SCD或VT，ETT时异常的血压反应将有助于分配风险[54, 55]。ETT期间收缩压下降20mmHg或升高小于20mmHg的患者被认为是心脏性猝死的高危患者，可能需要ICD植入，在ACCF/AHA指南（2011年修订版）中列为Ⅱb类[1]。静息压差小于50mmHg的患者也可以考虑运动负荷超声心动图，以确定是否存在明显的运动诱发压差或二尖瓣反流增加[1]。最后，运动耐量可以帮助决定是增加用药还是维持目前的剂量；一般来说，NYHA Ⅰ~Ⅱ级患者通常可以维持药物治疗，但一旦药物用尽或受到不良反应的限制，患者发生更严重的乏力时，通常需要升级药物或考虑有创性治疗。

尽管加强了药物治疗，患者仍有NYHA Ⅲ级症状。进一步的选择包括增加药物治疗或继续进行有创性治疗。然而，目前还不清楚其梗阻的程度及可诱发的压力阶差是否可以适合有创性治疗。经过彻底和均衡的讨论，包括外科手术和介入会诊，患者要求采用微创方法，因此考虑进行酒精室间隔消融术。在心导管术过程中，没有出现静息压差，但发现了300mmHg的峰值压差，证实了其严重的梗阻性生理。进行酒精室间隔消融后，激发压差急剧降低至120mmHg。第

一间隔动脉很小，被认为不适合间隔消融，所以手术是通过从右冠状动脉发出的异常间隔动脉进行的（图31-22）。超声心动图引导下消融。肌酐磷酸激酶峰值为900。由于完全性心脏传导阻滞、有明显心脏性猝死家族史、术后48h以上单形性非持续性室性心动过速（Ⅱb类指征），双腔ICD被放置。手术后1周，患者自诉感觉"100%"好转，并出现NYHA Ⅰ级症状。患者可以进行低水平的锻炼，并可行走数个街区，而没有任何症状。目前，他的医疗方案没有任何变化。

临床精粹：何时结束酒精间隔消融手术？

- 从历史上看，如在该患者中，当静息和峰值压差降低＞50%时，认为酒精间隔消融是成功的。最近，许多专家主张继续消融额外的间隔动脉（如果存在），以使残留的静息压差小于10mmHg（这对应外科手术结果），并使峰值压差降低＞50%。我们的患者符合此标准，因为手术后没有静息压差。尽管这个更严格的目标可能会增加完全性心脏传导阻滞的风险，进而需要心脏起搏器放置，但可以获得更有效、更持久的结果。但是，这仍然是该领域的争议点。在目前的患者中，决定结束手术后仍需要进行临床随访。

消融后1个月再次在诊室见到该患者，患者仅自诉有劳累引起的一些疲劳。ICD的检查未发现任何室性心动过速或心房颤动，并且其心房和心室起搏的时间少于1%。到这时，患者使用的ICD导线制造商已经召回结束了，但是没有破裂的迹象，因此没有进行拔出。

消融后3个月，患者再次出现在诊室。自诉期间有出现间歇性头晕、头晕、心悸和轻微活动气促，除了体重增加了约4.5kg（10磅）之外，还提及偶尔的静息时头晕。此时的超声心动图（图31-23）显示静息压差为19mmHg，激

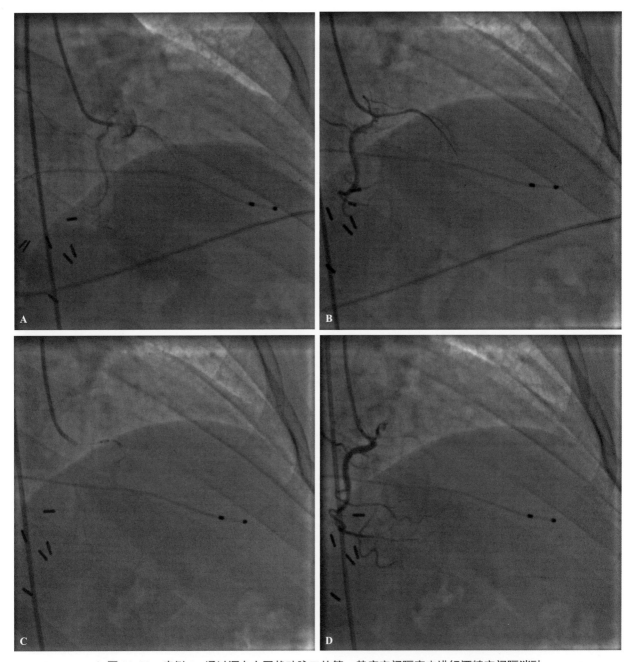

▲ 图 31-22　病例 6：通过源自右冠状动脉口的第一基底室间隔穿支进行酒精室间隔消融

A. 用 Judkins 右冠状动脉指引导管插入间隔冠状动脉；B. 将导丝插入室间隔穿支冠状动脉；C. 扩张球囊并将酒精注入分支；D. 消融后闭塞的穿隔支

发压差为 45mmHg，而基底间隔减为 1.8cm（原来为 2.2cm）。2 个月前的回声显示静息压差为 11mmHg，激发压差为 18mmHg。在这一点上，考虑到来自消融的持续预期重塑（可能随着时间的推移而不断改善），对患者进行了保守治疗，并作为门诊患者经常监测症状。然而，在消融后 8 个月，由于症状加重，超声心动图重复检查发现压差为 100mmHg，二尖瓣的收缩前向运动引起 LVOT 梗阻和轻度二尖瓣反流，患者重复进行了左、右心脏的心脏导管术，虽然没有再次检测到静息压差，但发现了 180mmHg 的激发压差，并且第一室间隔穿支冠状动脉的尺寸增加了。这被认为是由于第一次消融引起的需求增高，因此计划进行第二次酒精室间隔消融。

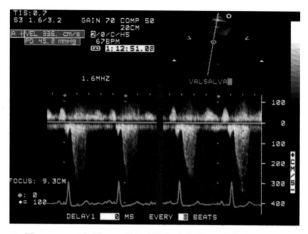

▲ 图 31-23 案例 6：最初消融后症状持续存在，需要进行 TTE 检查。频谱多普勒揭示了 Valsalva 动作时，持续存在 LVOT 可激发压差

临床精粹：多久需要再进行一次酒精室间隔消融?

- 有研究报道，由于患者可能因严重肥大而出现难治性症状，无法充分消融整个梗阻区域，或者如同本例患者由于侧支血管而导致梗阻复发。初次进行酒精室间隔消融后，重复进行酒精间隔消融的发生率为 2.7%~12.8%，转诊至间隔心肌外科切除术的发生率为 1.1%~2.8%[41, 42, 56]。因此应告知患者，小部分患者可能需要第二次有创性治疗。为了提高初始功效，现在认为应该将静息压差降低至小于 10mmHg，并且将峰值压力阶差至少降低 50%（如果不是更多的话）。采用这种方式，复发的风险似乎很小。但是，必须注意不要注入过多的酒精，而应通过对比剂回声引导将重点放在针对间隔接触的确切区域上，以在保持安全性的同时提高疗效。实际上，在北美多中心注册研究中，因为大量动脉注射酒精，注射大量酒精与较高死亡率相关[41]。最初的酒精室间隔消融失败后，也应考虑对患者进行室间隔心肌切除术。然而，在这种情况下，外科手术切除术尽管能成功，但具有较高的永久性起搏器发生

率（10%~20%）。对于我们的患者，由于间隔隆起的局灶性特点导致其症状，更近端的 LVOT 阻塞似乎与现在可用的第一室间隔穿支对应，并且已经存在 ICD，因此选择了重复酒精室间隔消融术。重要的是，患者的间隔厚度（＞1.5cm）仍说明足以消融。情况并非总是如此，当存在明显的变薄时，外科手术的显微切除术可能更安全，因为外科医生可以注意避免在变薄的隔膜附近切除。

第二次消融（图 31-24）是通过第一室间隔穿支冠状动脉进行，并导致 Valsalva 和 Brockenbrough 现象时激发压差完全消失。消融后，该患者作为门诊患者经常复查，症状已完全缓解，没有劳力性呼吸困难或头晕。超声心动图显示，在静止或激发时均无 LVOT 梗阻，无 SAM 出现。

5 年后，患者仍保持在 NYHA Ⅰ 级，没有头晕或呼吸困难的症状。ICD 检查发现有导线噪音，由于 ICD 导线损坏而被修正。在 6 年的随访中，从心脏症状角度来看，患者表现良好。超声心动图显示无左心室流出道梗阻或二尖瓣收缩期前移，有轻度至中度二尖瓣反流。

临床精粹：肥厚型心肌病患者 ICD 导线并发症并非无关紧要

- 植入 ICD 的 HCM 患者可能会有较长的有活力的寿命，而且这些患者的寿命可能超过任何特定设备系统的寿命。虽然已被证明在 HCM 患者中 ICD 可以有效终止 SCD，但 ICD 植入的好处和风险应该仔细考虑，并仅在心脏性猝死风险较高的患者中优先使用。对于非常年轻的人来说尤其如此，装置在他们的一生中可能需要多次修理。在非常年轻的患者中，单腔除颤可能就已经足够并可以有效减少并发症[57]。肥厚型

心肌病患者易出现 T 波过度感知和其他导联功能障碍，主要原因是心肌肥厚并伴有高动力收缩。相反，SCD 的风险可能使患者在多年后从 ICD 植入中受益，并且风险分层方案并不完善。因此，植入 ICD 的决定，应该同时考虑到与这些设备生活在一起的潜在益处和长期发病率，针对患者进行个体化评估。

八、病例 7：劳力性呼吸困难和胸闷的 57 岁男性患者

一位 57 岁的白人男性来我们的 HCM 中心，诊断为 HCM、血脂异常和二尖瓣脱垂。HCM 是因劳累时进展性呼吸困难伴胸闷 1 年被诊断出来的，没有心悸、头晕或晕厥的报告。在被初始评估时，他不能做轻家务或爬一层楼梯，符合 NYHA 功能Ⅲ级。心电图显示左束支传导阻

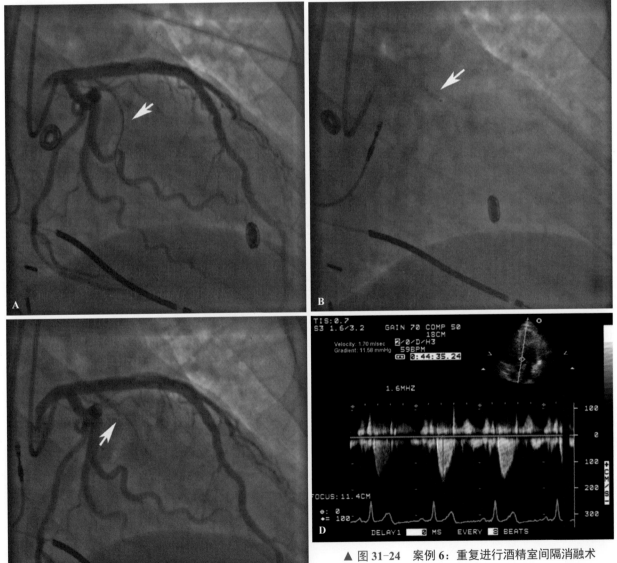

▲ 图 31-24　案例 6：重复进行酒精室间隔消融术

A. 来自 LAD 的基底室间隔穿支（箭）插入导丝；B. 球囊（箭）在分支中膨胀，并向球囊远端注入酒精；C. 消融的间隔冠状动脉分支（箭）；D. 消融后的 TTE 频谱多普勒结果显示，LVOT 的静息压差降低了（12mmHg）

滞（图 31-25），超声心动图显示左心室收缩功能保留，不对称的基底间隔壁肥大为 1.9cm，后壁厚度为 1.3cm，左心室流出道梗阻，静息压差由 65mmHg 激发时增至 140mmHg。二尖瓣前叶收缩前向运动与中度偏心性二尖瓣反流有关。流出道湍流与梗阻生理有关，似乎既位于室间隔肥大的区域，也在主动脉瓣下方流出道的较高处，需要对主动脉瓣下膜部关注。经 24h 动态心电图监测和运动平板试验检查，显示没有心肌缺血或异位激动的证据，患者被安排心脏导管检查，以进一步评估压差和症状的病因，包括呼吸困难和胸痛。

临床精粹：何时建议 HCM 患者进行心脏导管插入术？

- 对患有胸部不适的 HCM 患者，如果他们具有中度至高度可能性的冠状动脉疾病，同时当确诊伴发的 CAD 将改变治疗时，冠状动脉造影是 ACCF/AHA 的 I 类推荐[1]。虽然胸部不适是 HCM 患者的常见不适，但

是评估症状是由 HCM 本身引起还是与心外膜梗阻的 CAD 相关很重要，因为 CAD 作为一种并发症，预示着更高的不良后果风险[58]。这些患者可能需要血供重建。但是，HCM 中的缺血本身也可继发于严重肥大或由微血管功能障碍而引起。此外，冠状动脉造影对描绘冠状动脉的解剖结构至关重要，这是考虑对有症状的患者进行室间隔减容治疗的重要因素。例如，多支血管疾病或左主干疾病的存在，可能提示行外科间隔心肌切除术，而不是酒精室间隔消融术。

除了冠状动脉造影，心导管检查进行血流动力学评估可以帮助确定右心和左心充盈压力、肺部疾病的影响、是否存在静息或可诱发的流出道梗阻及舒张功能障碍的证据。在严重心力衰竭、心绞痛、晕厥前期或晕厥的患者中，全面的导管检查有助于确定和区分首要病因和确定

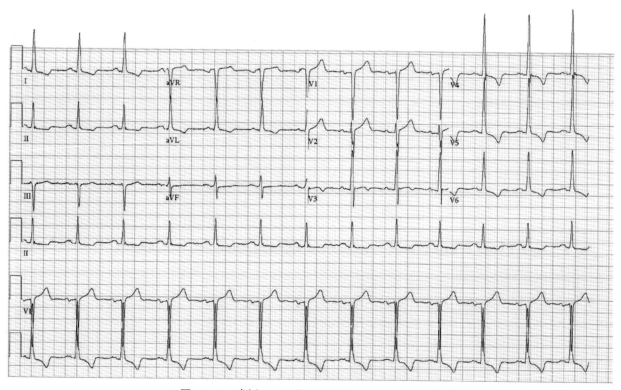

▲ 图 31-25 病例 7：12 导联心电图显示左束支传导阻滞

治疗方案。例如，充血性心力衰竭或呼吸困难患者可从利尿药中获益，而充盈压力和肺循环正常但严重梗阻的患者可受益于加量的β受体拮抗药和双异丙吡胺的使用，或考虑有创性室间隔减容治疗。运动血流动力学也有利于阐明舒张功能障碍或亚临床肺部疾病对患者症状的影响。

对于 HOCM 合并主动脉瓣狭窄患者，心导管插入术也可以帮助确定，瓣膜下与瓣膜梗阻的成分。对这样的患者来说，标准的经胸超声心动图常是不确定的。瓣膜和瓣膜下梗阻的相对影响可以量化，实际瓣膜面积可根据独立的瓣膜压差和 Fick 方程计算得到的心排血量得到。

患者接受了诊断性心导管检查，冠状动脉正常，高动力的左心室，主动脉瓣下压差 30mmHg，并在 Brockenbrough 现象下增加到 50mmHg，没有跨瓣膜压差。充盈压力和肺压力，包括肺血管阻力，都是正常的。鉴于血流动力学评估时存在瓣膜下的压差和病因不明（流出道中有两个湍流区，相关于肌肉和膜组分同时存在），经食管超声心动图建议用于进一步评估左心室流出道梗阻。

> **临床精粹：对于 HCM 患者什么时候推荐使用 TEE 呢？**
> - ACCF/AHA 指南[1]表明：① TTE 成像结论不确定时，TEE 有助于临床精粹；② TEE 可以通过描绘需要切除的肥厚室间隔指导外科手术计划；③ TEE 对于研究二尖瓣反流患者的任何二尖瓣结构异常都是有用的；④ TEE 可用于帮助判断酒精室间隔消融术的可行性；⑤ TEE 可以确定主动脉下膜部造成固定性梗阻是否同时存在动态梗阻；⑥ TEE 可用于考虑心转复或抗心律失常治疗的心房颤动患者，用来排除左心耳

血栓。考虑左心耳封闭的患者将还需要一个手术操作方案驱动的 TEE。在二尖瓣反流评估中，中心或前向射流表明二尖瓣固有的异常，而与 SAM 同步的后向射流提示与 HOCM 生理功能有关的二尖瓣反流。后者将有望通过隔离外科切除术或酒精室间隔消融被解决。对于有主动脉下膜的 HCM 患者，如果其正在接受有创性治疗处理药物难治性症状，指出切除术治疗的选择是中肯的，因为通过手术瓣下隔膜可以被切除。

TEE（图 31-26）证实了收缩期二尖瓣前向运动伴左心室流出道梗阻。然而，瓣下隔膜也被发现（图 31-27）。此时，尽管给予最佳剂量的琥珀酸美托洛尔和维拉帕米组合治疗，患者仍有严重的药物难治性症状。因此决定进行室间隔减容治疗及瓣下隔膜切除。

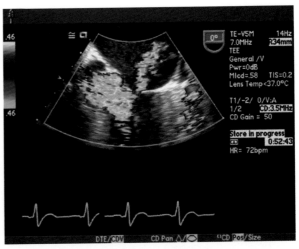

▲ 图 31-26　病例 7
TTE 描绘了继发于收缩期前向运动的中度二尖瓣关闭不全，并伴有马赛克图案，该图像见于继发于收缩期前向运动的 LVOT 湍流和主动脉下的隔膜部，从而导致 LVOT 压差升高

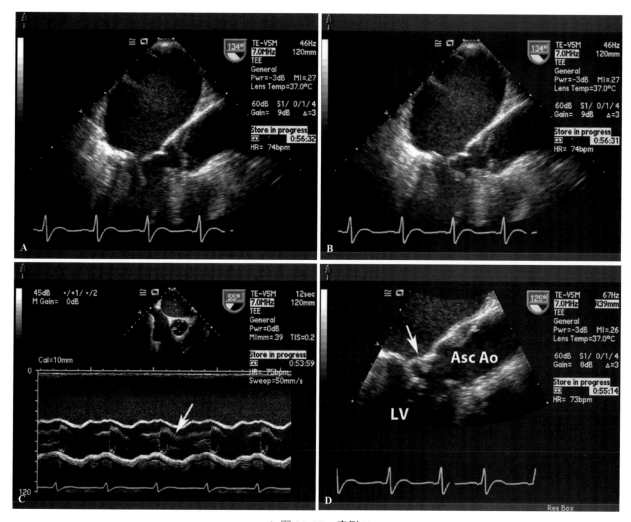

▲ 图 31-27　病例 7

A 和 B.TEE 显示二尖瓣收缩前向运动；C.M 型超声发现提示主动脉下瓣膜（白箭）；D. 在左心室长轴切面上证实收缩期前向运动（白箭）

临床精粹：在需要间隔减容治疗的 HCM 患者，如何正确选择是手术室间隔心肌切除术或酒精室间隔消融术？

- ACCF/AHA 指南[1] 推荐间隔减容治疗应由经验丰富的操作者进行，这要求操作者在综合性的临床 HCM 项目里要有 20 次独立累积手术，或在 HCM 专业中心的独立操作者要有 50 次累积手术（一级推荐）。这种治疗应限于有 LVOT 梗阻证据和有药物难治症状的患者，满足严格的解剖和血流动力学标准。对于需要有创性治疗的患者，

由于较长的跟踪记录和安全数据，目前外科手术是首选的治疗方法，只要可以在有经验的中心进行（Ⅱa 级推荐）。当并发病存在时，包括增加手术风险的高龄，酒精室间隔消融是一种有用的替代方法（Ⅱa 类推荐）。最后，当两个选项都可用时，患者自主权的原则规定了经过利弊权衡且彻底的讨论后，患者应能在这两种操作之间进行选择（Ⅱb 类推荐）。然而，最近的 ESC 指南认为两种治疗方法大致相同，主要基于患者解剖和风险谱。

支持室间隔心肌切开术的因素包括年龄较小（30—40 岁）、间隔厚度更大（> 3.0cm）及伴随手术性心脏病（如需要手术的结构性心脏病或需要冠状动脉搭桥术的 CAD）。已存在的左束支传导阻滞也偏向于手术。支持进行酒精室间隔消融术的因素包括年龄大、增加手术风险的并发症及在与患者进行仔细讨论后患者强烈希望避免进行开胸手术。先前存在的右束支传导阻滞支持酒精室间隔消融术。

在本例中，主动脉瓣下隔膜是酒精室间隔消融术的绝对禁忌证，因此需要进行室间隔心肌切除术。通常，瓣膜下解剖结构异常的患者，包括重做心肌切除术、既往做过酒精室间隔消融术、瓣下隔膜及乳头肌或二尖瓣异常者，应由具有丰富手术经验的 HCM 中心的外科医生治疗。

考虑到患者的年龄、持续存在的 NYHA Ⅲ级症状，同时存在动态 LVOT 梗阻及主动脉瓣下膜的存在，该患者被转诊接受手术。给患者沿着室间隔切除边缘成功进行了纤维隆起 / 瓣下隔膜切除，成功实施而无并发症。因此，患者的症状得到改善，5 年后，他仍处于 NYHA Ⅰ级功能状态。每年继续对他进行 SCD 风险分层、家庭咨询和跟踪评估。

> **临床精粹：何时怀疑瓣下隔膜？**
> ● 瓣膜下流出道梗阻的绝大多数患者由于二尖瓣叶与室间隔接触而患有 SAM 和梗阻。这种梗阻是动态的，并且基于前负荷、后负荷和收缩性。胸骨旁长轴视图上，在室间隔 /SAM 接触点可以看到流出道的湍流。在有隔膜的患者中，梗阻可能是固定的（与动态相反），与主动脉瓣反流相关，与 SAM 相比，湍流将位于不同或分离的位置，通常较高，但仍在主动脉瓣下方，这些应该考虑对隔膜存在的怀疑，并提示进行 TEE 或其他影像检查以排除其存在，如心脏 MRI。然而，一般来说，TEE 是金标

> 准。因此，临床医生必须具有更强的意识，以便筛查隔膜。否则，可能会导致意外酒精室间隔消融术，从而无法消除压差。

九、病例 8：肥厚型心肌病和既往室间隔心肌切除术患者发生心力衰竭恶化

S.J. 女士是一位 40 岁的女性，长期以来有肥厚型心肌病的病史，并于 3 年前行外科心肌切除手术治疗。她过去的病史还包括甲状腺功能减退、血脂异常、抑郁和 2 型糖尿病。在过去的 6 个月中，她因运动而逐渐恶化的呼吸困难被转折进行评估和处理。接诊时，她是 NYHA Ⅲ级。她还述及由于很小的运动量就导致端坐呼吸和头晕。患者接受每天 2 次 50mg 琥珀酸美托洛尔，每天 2 次 100mg 的双吡酰胺和每天 20mg 呋塞米。否认心绞痛或晕厥。体格检查显示，正常窦性心律 60 次 / 分，血压 100/70mmHg，BMI 22kg/m^2，在胸骨左上边界处听到 3/6 级递增 – 递减的收缩期杂音，在 Valsalva 动作时减弱，微弱的双侧基底部破裂音，双侧下肢浮肿。12 导联心电图显示正常窦性心律，左束支传导阻滞（QRS > 200ms）和一度房室阻滞（PR=232ms），与先前的室间隔心肌切除术一致（图 31-28）。二维经胸超声心动图显示射血分数 > 65%，不对称室间隔肥厚为 27mm，无乳头肌肥大，Ⅱ 级舒张功能障碍，轻度至中度二尖瓣反流伴收缩前向运动，左心室流出道压差在 Valsalva 动作期间达到 84mmHg（图 31-29～图 31-30）。呋塞米的剂量被谨慎地增加了，并转诊患者进行心脏导管检查以进一步评估心外膜阻塞性冠状动脉疾病、血流动力学和室间隔穿支冠状动脉解剖结构。心脏导管检查证实无梗阻性冠状动脉疾病，无严重 LVOT 梗阻（静息压差为 30mmHg，PVC 诱发的压差为 90mmHg），并且室间隔穿支冠状动脉解剖结构适合酒精室间隔消融术。

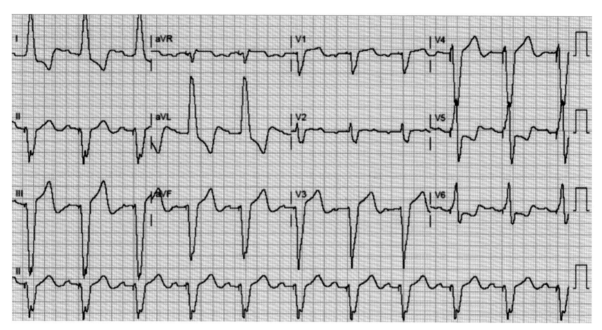

▲ 图 31-28　1 名患有 HCM 并在 3 年前进行了室间隔心肌切除术的 40 岁女性。基线心电图显示，窦性心律正常，伴有一度房室延迟和左束支传导阻滞

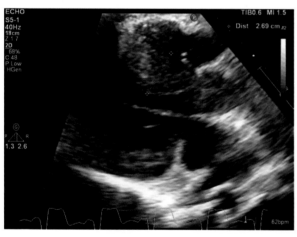

▲ 图 31-29　1 名患有 HCM 并在 3 年前进行了室间隔心肌切除术的 40 岁女性，不对称间隔厚度为 27mm

S.J. 女士在心肌对比超声心动图指引下，成功进行了酒精室间隔消融术——第一室间隔穿支冠状动脉注入了为 2.5ml 的酒精，第二室间隔穿支冠状动脉为 1ml。激发的压差从 80mmHg 下降到 45mmHg（图 31-31）。初次间隔消融后，她发展为完全性房室分离，需要在术中和术后进行永久起搏。双异丙吡胺被停用并于第 2 天出院回家。经过 1 个月的随访，她的症状得到了显著改善，并且是 NYHA Ⅰ～Ⅱ级。术后 3 个月，静

息状态的经胸二维超声心动图检查未发现休息或激发的 LVOTO。该病例表明，在谨慎选择的有症状 HCM 患者中，酒精室间隔消融术对于消除外科室间隔心肌切除术后残留压差是安全有效的。

> **临床精粹：室间隔心肌切除术后残留 LVOTO 的机制**
>
> • 室间隔心肌切除术用以减少 SAM 和 LVOTO 已经存在了数十年。经典的 Morrow 手术包括从室间隔近端切除少量肌肉以减轻 LVOTO[59]。如今，该手术涉及更广泛、更深的室间隔心肌切除术，对于部分患者，需要切除畸形的腱索、二尖瓣折叠或二尖瓣置换[25, 60, 61]。自早期以来，手术操作 / 早期死亡率已从 4%～5% 下降到 < 1%，特别是在大体量的专业中心[60, 62]。外科手术切除术对于接受了最大可耐受限度的药物治疗后仍有压力阶差的有症状的年轻患者是一种可被接受的有创性疗法。室间隔心肌切除术后残留 LVOTO 的情况很

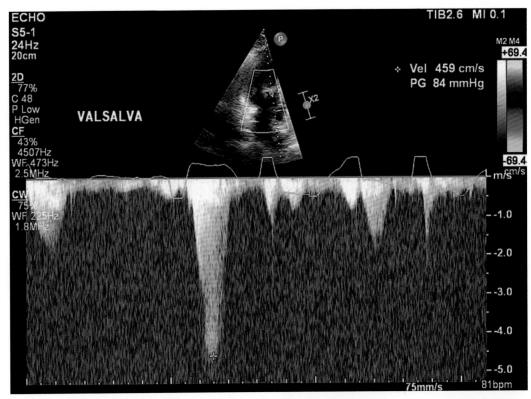

▲ 图 31-30　1 名患有 HCM 并在 3 年前进行了室间隔心肌切除术的 40 岁女性，左心室流出道压差
（Valsalva 动作激发）为 84mmHg

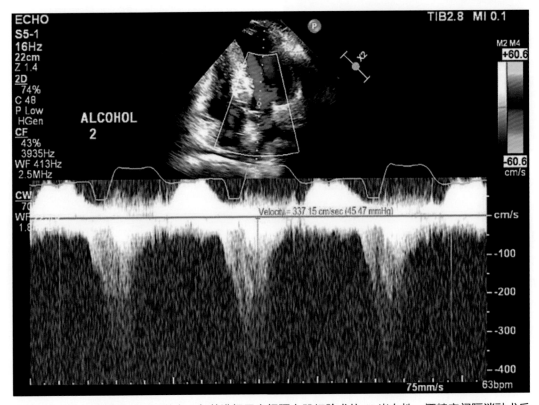

▲ 图 31-31　一名患有 HCM 并在 3 年前进行了室间隔心肌切除术的 40 岁女性，酒精室间隔消融术后
的压差和室间隔厚度下降

少，在最大手术流量的中心有1%～2%的患者需要因残留压差和症状而进行再切除术[63]。在Mayo诊所进行的一系列二次室间隔心肌切除术中，首次手术后出现症状的平均时间和到再次手术的平均时间为22±42个月和43±51个月[63]。残留压差的最常见病因是在59%的患者前一次主动脉瓣下隔切除的长度不足，其次是在25%的患者室间隔切割的深度和长度不足。在某些情况下可观察到心室中部梗阻，但这是残留压差相对罕见的原因[63]。值得注意的是，采用酒精室间隔消融术治疗的患者的再干预率相比于室间隔心肌切除术较高（分别为7.7%和1.6%，P=0.001）[64]。

临床精粹：如何处理既往室间隔心肌切除术后患者的症状性左心室流出道残留梗阻？

- 尽管采用最大限度耐受的药物治疗，S.J.女士有症状性残留LVOTO。残余压差主要是由于在室间隔心肌切除术的时候，长度和深度不够，因为心室中部压差被超声心动图检查排除。处理选择包括再次外科手术行室间隔心肌切除术或行酒精室间隔消融手术。来自最大的系列重复的室间隔心肌切除术数据，报道有良好的临床结果，再次行室间隔心肌切除术后10年随访，93.8%的患者NYHA Ⅰ级或Ⅱ级，生存率为98%[63]。因为我们的患者是一名同时非常适合外科手术或酒精室间隔消融术的候选病例，我们对患者提供了两种治疗方法。我们非常详细地讨论了压差改善的可能性，以及再次室间隔心肌切除术中植入永久起搏器的概率较低。尽管详尽地讨论了再次手术的成功率和在她现在很年轻的时候植入永久性心脏起搏器的后果（和可能的长

期并发症），她决定进行酒精室间隔消融术，并且偏向选择间隔消融术而不是重复外科室间隔心肌切除术是由于害怕围术期的疾病和与再手术相关的住院时间。根据最近的欧洲心脏病学会指南：所有40岁及以上的患者，如果计划酒精室间隔消融术，应行有创或CT冠状动脉造影（Ⅱa类）[2]，这个建议不依赖于症状性心绞痛。

临床精粹：起搏器或植入型心律转复除颤器消融优先于酒精室间隔消融

- 酒精室间隔消融术概念上设计为在间隔动脉供血区域诱发心肌损伤，但这可能导致医源性传导异常。最常见的传导异常为右束支阻滞，见于50%～85%的术后患者[65-67]。完全心脏传导阻滞和永久起搏器植入的比例在室间隔消融术中比室间隔心肌切除术高（OR=2.6，95%CI 1.7～3.9），从10%到30%不等（更近期欧洲资料为12%）[7, 68, 69]。酒精室间隔消融术后完全性阻滞最重要的独立风险因素是预先存在的左束支阻滞。女性、弹丸酒精注射、Ⅰ度AV延迟、注射1条以上的室间隔穿支冠状动脉是发展完全心脏传导阻滞的重要危险因素[70]。我们的患者有3个主要危险因素（Ⅰ度AV延迟、左束支阻滞和女性性别），因此，我们决定在酒精室间隔消融术之前植入永久性心脏起搏器。植入型心律转复除颤器一级或二级预防的适应证包括心脏性猝死病史、室性心动过速或非持续性室性心动过速史、异常血压反应、左心室＞30mm肥大、不明原因晕厥病史。我们的患者左心室严重肥大27mm，但不符合植入型心律转复除颤器标准。

十、结论

HCM 患者的表现方式多种多样，其疾病过程可能导致多种表型。这些表型包括在生命早期或晚期的表现、妊娠期间的表现，或者以家族筛查的结果而呈现。这些也包括大量心律失常，从 SCD 到心房颤动。当接诊患者时，要对他们进行全面的评估，包括进行最佳影像学检查以做出诊断和了解生理学，药物滴定以控制症状，初始和年度检测以了解他们的 SCD 风险，并与他们的家人进行讨论以保护他们的亲人。此外，随着患者年龄的增长，他们可能会出现需要治疗的新疾病，或者可能会使疾病进展到需要新的治疗方法的节点，包括起搏器、ICD 或间隔减容治疗。相对的是，他们可能会经历长时间的稳定，在此期间，常规就诊只是确认症状稳定和需要 SCD 植入的风险因素最小。

以上案例被选作代表性的病例群，用来阐明在 HCM 项目背景下的长期管理和可见到的所有因素，以及他们被如何处理。虽然实践模式可能不同，但目的是让读者了解护理的细微差别，包括诊断和治疗，这是护理这一富有挑战性但值得的患者群体所必需的。它也让读者了解，如何将前面所有章节整合到 HCM 患者的实际管理中。

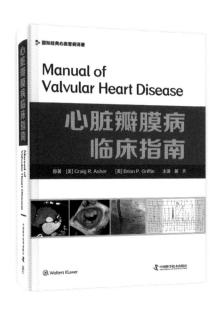

心脏瓣膜病临床指南

原 著　[美] Craig R. Asher 等

主 译　苗 齐

定 价　198.00元（大16开精装）

本书引进自世界知名的 Wolters Kluwer 出版社，是一部全面介绍当代心脏瓣膜病理论及应用技术操作的经典教科书。书中所述均基于真实病例及术者经验，配有高清临床图像及手绘插图说明所描述的临床诊治技术操作，并提供了与每一项诊治技术有关的最新临床数据，使得手术步骤阐释浅显易懂。本书内容实用、阐释简明、图片丰富，既可作为心脏外科医生、心脏专科麻醉医生和相关专业医学生的临床指导书，又可作为心脏科医生和心胸重症监护医生更好地了解和掌握心脏瓣膜病患者管理新技术的参考书。

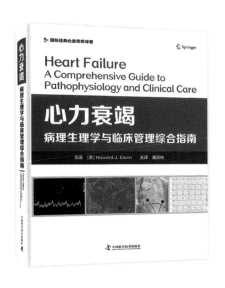

心力衰竭：病理生理学与临床管理综合指南

原 著　[美] Howard J. Eisen

主 译　唐其柱

定 价　298.00元（大16开精装）

本书引进自世界知名的 Springer 出版社，是一部心力衰竭专业参考书，由美国 Drexel 大学医学院心脏科教授 Howard J. Eisen 联合众多学界专家共同打造，全面涵盖了病理生理学、病情评估、医疗管理、器械治疗、心脏移植和机械循环支持等方面的内容，还分享了心力衰竭领域从分子基础到临床防治的前沿进展和学术观点，并特别介绍了心脏超声心动图、磁共振成像、病理切片和血流动力学描记等心力衰竭病情评估的内容。本书内容翔实，脉络清晰，图文并茂，可读性强，为心力衰竭的临床诊疗提供了理论依据，既可作为心血管内外科、内科相关专业及老年病科等医生的实践指南，又可供相关专业研究生、规范化培训医生和其他相关专业人员阅读参考。

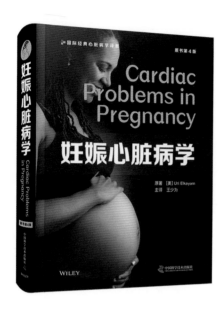

妊娠心脏病学（原书第 4 版）

原 著 [美] Uri Elkayam

主 译 王少为

定 价 298.00元（大16开精装）

本书引进自 WILEY 出版社，是一部全面的妊娠相关心血管疾病诊疗指南。本书为全新第 4 版，共 7 篇 36 章，在上一版本基础上优化和增加了新知识，同时还补充了最新研究和临床进展，内容涉及先天性和后天性心血管疾病，阐释了母婴心脏病学的所有要素，以及孕前和孕期的风险评估方法及干预指南、妊娠心血管疾病的相关诊疗方法等内容，涵盖了心血管医学、产科学、麻醉学、心脏外科学、药理学和临床科学等多领域的专业知识，以期最大限度地为医学专业人员提供复杂妊娠安全性和成功率的支持，亦可为那些照顾妊娠心脏病患者的医务人员提供一部有价值的实用参考书。

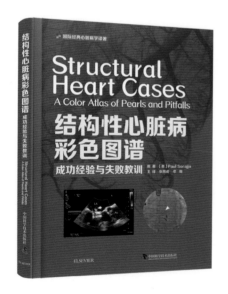

结构性心脏病彩色图谱：成功经验与失败教训

原 著 [美] Paul Sorajja

主 译 张刚成 郑 璇

定 价 198.00元（大16开精装）

本书引进自国际知名的 ELSEVIER 出版集团，是一部有关结构性心脏病介入治疗的专业图谱类参考书，由国际知名专家 Paul Sorajja 教授倾力打造，联合全球各地的众多专家结合其丰富的实践经验共同编写，反映了心脏介入治疗新技术和新材料应用的最新动态和前沿水平。著者以解剖病理进行分类，以图谱形式对 130 多个结构性心脏病病例的专业治疗进行了细致介绍，涉及二尖瓣疾病、主动脉瓣疾病、人工瓣膜疾病、先天性心脏病、心肌病和三尖瓣疾病等几乎全部结构性心脏病内外科介入手术。本书编排简洁，重点突出，图文并茂，便于读者快速查阅相关内容，同时附有大量高清影像图片，可视化展示心脏介入治疗的相关操作步骤，既可作为结构性心脏病专业从业人员的案头参考书，又可为广大心血管专业医师，特别是心内科和心外科临床工作者，提供实用参考。